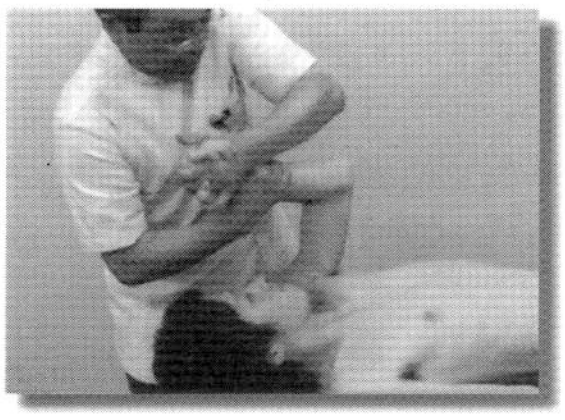

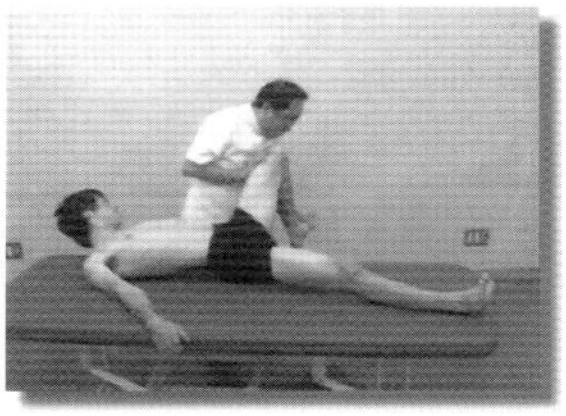

개정 제3판

PNF 매뉴얼

옮긴이 **김상수** 외

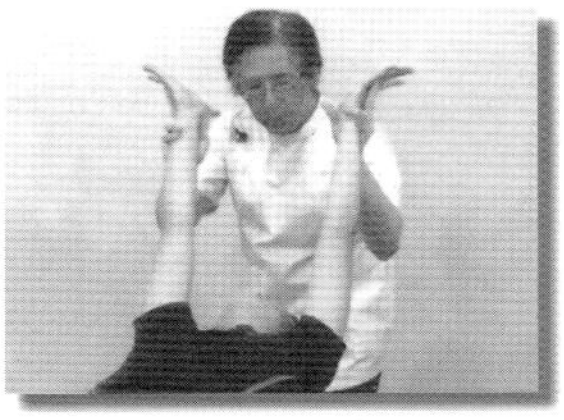

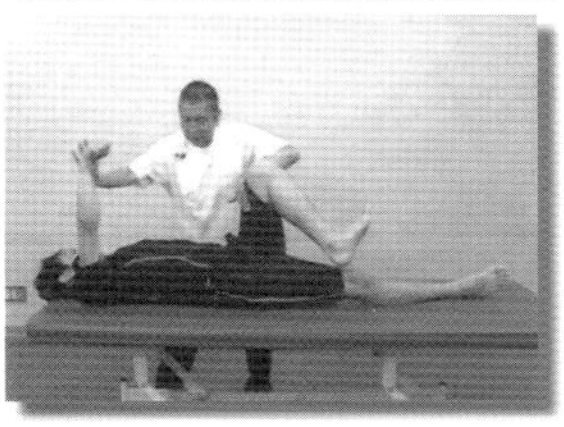

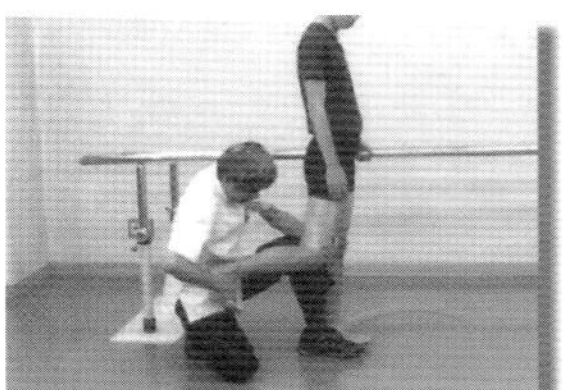

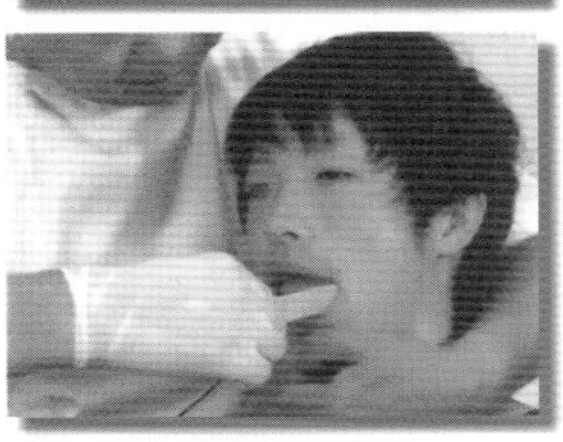

改訂 第3版

PNF Manual

편집 柳澤 健 · 乾 公美

영 문 출 판 사

■옮긴이(가나다 순)

김미현 인제대학교 물리치료학과 교수
김상수 대구보건대학교 물리치료과 교수
김효철 원광디지털대학교 한방미용예술학과 교수
성기석 경희대학교 체육대학원 겸임교수
우영근 전주대학교 물리치료학과 교수
이형수 광주보건대학교 물리치료과 교수
정덕조 서원대학교 사범대학 체육교육과 교수
정연옥 동원대학 휘트니스 건강관리과 교수
조지훈 신경대학교 사회체육학과 교수
채정병 마산대학교 물리치료과 교수

"PNF Manual, 3rd Edition"

Originally Published by Nankodo Co., Ltd., Tokyo, 2011

編集者：柳澤　健（首都大学東京 健康福祉学部理学療法学科教授）
乾　公美（札幌医科大学保健医療学部理学療法学科教授）
執筆者：柳澤　健（首都大学東京 健康福祉学部理学療法学科教授）
今井基次（八千代リハビリテーション学院 学院長）
乾　公美（札幌医科大学保健医療学部理学療法学科教授）
秋山純和（人間総合科学大学保健医療学部リハビリテーション学科教授）
原田恭宏（東京医療学院理学療法学科 学科長代理）
新井光男（つくば国際大学医療保健学部理学療法学科教授）
清水 Michele Eisemann（甲南女子大学看護リハビリテーション学部理学療法学科教授）
山元総勝（熊本保健科学大学保健科学部リハビリテーション学科教授）
高橋　護（老健いとうの杜リハビリテーション室 室長）
田村陽子（東京都リハビリテーション病院リハビリテーション部理学療法科 主査）
富田　浩（人間総合科学大学保健医療学部リハビリテーション学科教授）
萩原利昌（川崎市百合丘障害者センター 所長）
宮下　智（日本橋学館大学リベラルアーツ学部教授）
覚張秀樹（東京女子体育大学体育学部教授）

PNF 매뉴얼 개정 3판

2012년 9월 21일 초판인쇄
2012년 9월 28일 초판발행

지은이 : Ken yanagisawa, Kimiharu Inui
옮긴이 : 김 상 수 외
발행인 : 박 병 조
발행처 : 도서출판 영문출판사
등　록 : 1987년 12월 21일 제 2-419호
주　소 : 서울시 강남구 삼성동 69-1
전　화 : (02)514-5590, 776-5590
팩　스 : (02)756-8943
홈페이지 : www.ymsbook.net
e-mail : yeongmunsa@empal.com
정　가 : 35,000원
ISBN 978-89-7224-311-3 98510

• 파본은 교환해 드립니다.

◆ 개정 제3판의 서문 ◆

2001년에 "PNF 매뉴얼"의 초판이 간행되고 2005년에 제2판이 간행되었으며 이 개정 제3판의 출판으로 10년이 경과하였다. 초판은 Kaiser재단병원 재활센터에서 PNF 강습(3개월 · 6개월 코스)을 수강한 6명을 포함하는 9명의 물리치료사가 집필하였으나, 이 제3판에서는 제2판과 마찬가지로 같은 센터에서의 수강자 8명을 포함하는 14명의 PNF 전문가가 참여해주셨다. 어느 집필자도 PNF의 임상 · 교육 · 연구에 종사하고 있는 베테랑들이다. 편집자 자신도 PNF를 학습한지 40년이 경과하였고, 현재도 역시 PNF의 연구에 시간을 소비하고 있으나 아직도 미흡하다.

이 제3판에서는 ① "Ⅲ. 기본기법"에서 DVD 동영상을 사용하여 사진으로는 표현하기 어려운 운동을 모두 선명하게 묘사하는 것을 가능케 한 것, ② 그 동영상과 마찬가지의 사진을 본문 안에서도 사용하였다는 것, ③ 팔다리 기본 패턴의 동영상 삽입에 더하여 팔꿉관절 · 무릎관절의 굽힘 또는 폄을 동반하는 패턴을 추가하였다는 것이 큰 개정 요점이다. DVD 동영상 촬영은 프로 카메라맨에게 부탁하였고, 편집자가 촬영현장에 입회하면서 정확한 PNF기법을 독자에게 전달할 수 있도록 배려하였다.

1994년에 일본 PNF연구회가 발족하여, 제1회 일본 PNF연구회 학술집회(2000년)가 다카마쓰(高松)시에서 개최된 이래, 올해로 11회째의 학술집회(도쿄)를 맞이한다. 매년, 특별강연 · 심포지엄 이외에 일반 연제의 발표가 있으며, 해마다 높은 수준의 학습집회로 성장하고 있다. 동 학회가 주최하는 PNF 강습회(초급 · 중급 · 상급 코스)에서는 이 책이 교과서로서 채택되고 학술적이고 동시에 임상적인 강습회가 전국에서 개최되고 있다.

21세기의 물리치료는 EBPT(Evidence-Based Physical Therapy : 근거에 기초한 물리치료)가 추구되고 있다. PNF는 바야흐로 물리치료사 양성학교나 대학에서의 강의 · 실습에 의한 수업만이 아니라, 대학원 박사과정이나 연구에도 이 책이 기여할 수 있을 것을 바라마지 않는다.

이 책의 편집에 진력해주신 난코도(南江堂) 출판부의 여러 분에게 깊은 감사를 드린다.

야나기사와 켄 · 이누이 키미하루

◆ 초판의 서문 ◆

1950년대에 PNF(Proprioceptive Neuromuscular Facilitation : 고유수용성신경근육촉진법)가 개발된 이래, 세계 중에서 수많은 물리치료사가 미국의 Kaiser재단병원 재활센터에서 PNF의 강습(3개월 · 6개월 코스)을 받고 있다. 일본에서부터도 20명 전후의 물리치료사가 이 강습회를 거쳐 일본에서의 임상 · 교육 · 연구에 PNF를 활용하고 있다. 이 책 "PNF 매뉴얼"은 이 강습을 수강한 6명을 포함하는 PNF를 숙지한 9명의 물리치료사에 의해서 집필되어 있다.

이 책의 특징은 PNF에 관한 풍부한 연구결과에 기초한 이론에 더하여 기본기법 · 질환별의 사용방법 등이 구체적으로 망라되어 있다는 것이다.

1994년에 PNF의 이론과 기법을 추구할 목적으로 일본 PNF연구회가 발족하고 2000년 10월에 제1회의 학습집회가 다카마쓰(高松)시에서 개최되고 있다. 제1회의 집회에도 불구하고 특별강연 · 심포지엄 이외에 9개 주제의 강연이 발표되었다. 이 책은 이 연구회의 발전에도 충분히 기여할 수 있다고 편집자 등은 확신하고 있다.

21세기의 물리치료는 EBM(Evidence-Based Medicine : 근거에 기초한 치료)이나 Clinical Decision Making에 대응한 치료내용이 더욱 추구되고 있다. "PNF 매뉴얼"이 물리치료의 발전에 기여할 수 있을 것이라 전망해본다.

이 책의 미비한 점에 대해서는 독자 여러 분의 조언이 있기를 바란다.

마지막으로 이 책의 편집에 전력해주신 난코도(南江堂) 출판부의 우에다 마코토 · 후지이 히로시 · 이소마에 가즈미의 세 분에게 깊이 감사드린다.

2001년 1월

야나기사와 켄 · 이누이 키미하루

◆ 역자 서문 ◆

대한 고유수용성신경근촉진법학회(PNF)가 창립 된지도 엊그제 같은데 이제는 성년이 다 되었습니다. 신생학회를 탄생시키면서 많은 분들의 노력들이 학회의 많은 발전을 가져왔고 물리치료사들의 진단과 중재 능력을 향상시켜 왔습니다. 사)물리치료사협회 산하 전문물리치료학회의 일원으로서 약 3,000명의 정회원을 가진 학회로 성장하게 되었습니다. 대한 고유수용성신경근촉진법학회가 이렇게 발전되기까지는 많은 분들이 아낌없는 지원과 사랑의 결정체가 아닐런지? 다시 한 번 생각해 봅니다. 특히, 영문출판사 박 병조 대표님이 열정적으로 좋은 책을 소개하셔서 번역하게 하였고, 우리나라에 PNF를 알게 해주신 배 성수 교수님의 역할로 오늘날 우리학회가 반석 위에 올라갔다고 생각합니다.

또한, PNF학회의 전반적인 발전을 위해 노력하신 발기인들과 원로님분들께도 노고에도 감사드립니다. 앞으로 우리학회의 미래 비젼은 회원들을 위한 학회를 만들고자 합니다. 회원이 주인이 되는 학회를 구상하고 있습니다. 학회임원 여러분들과 회원님들의 많은 관심 부탁드리면서 이번에 개정된 이 책은 좋은 내용으로 구성되어 회원여러분들과 학생들에게 PNF가 쉽게 다가갈 수 있을 것이라 전망해 봅니다. 많은 관심과 격려 부탁드립니다. 감사합니다.

2012년 8월

대한 고유수용성신경근촉진법학회장 **김 상 수**

목 차

I. PNF의 개요 · 정의 · 치료원리 ···· 1

1. PNF의 개요 ···· 1
2. PNF의 정의 ···· 1
3. PNF의 치료원리 ···· 2

II. 촉진요소 ···· 3

1. PNF 운동패턴 ···· 3
2. PNF 운동시작자세의 효과 ···· 6
3. PNF운동의 효과 ···· 11
4. 근육의 신장 ···· 11
   - von Uexkull-Magnus의 법칙 ···· 12
5. 관절의 견인 ···· 13
6. 관절의 압축 ···· 14
7. 저항 ···· 15
   - 근력강화와 저항 ···· 16
8. 발산과 강화 ···· 17
   - 근육활동의 조합패턴 ···· 18
9. 정상적인 타이밍 ···· 18
10. 수동운동 · 능동보조운동 ···· 18
11. 맨손 접촉 ···· 19
12. 구두지시(청각자극) ···· 20
13. 시각자극 ···· 20

III. PNF에서 사용되는 기본기법 ···· 23

A. PNF를 시행할 때의 유의할 점 ···· 23

1. 치료사의 자세 ···· 23
2. 맨손 접촉 ···· 23
3. 근육신장 ···· 24
4. 구두지시(청각자극) ···· 25
5. 시각자극 ···· 25
6. 저항 ···· 25

7. 정상적인 타이밍 ······ 25
8. 관절의 견인 · 압축 ······ 25

B. 팔의 패턴 ······ 26

1.팔꿈치를 똑바로 편 채 굽힘–모음–가쪽회전 패턴 ······ 26
2. 팔꿈치의 굽힘을 동반하는 굽힘–모음–가쪽회전 패턴 ······ 27
3.팔꿈치의 폄을 동반하는 굽힘–모음–가쪽회전 패턴 ······ 29
4. 팔꿈치를 똑바로 편 채 폄–벌림–안쪽회전 패턴 ······ 30
5.팔꿈치의 굽힘을 동반하는 폄–벌림–안쪽회전 패턴 ······ 32
6. 팔꿈치의 폄을 동반하는 폄–벌림–안쪽회전 패턴 ······ 33
7. 팔꿈치를 똑바로 편 채 굽힘–벌림–가쪽회전 패턴 ······ 34
8. 팔꿈치의 굽힘을 동반하는 굽힘–벌림–가쪽회전 패턴 ······ 36
9. 팔꿈치의 폄을 동반하는 굽힘–벌림–가쪽회전 패턴 ······ 37
10. 팔꿈치를 똑바로 편 채 폄–모음–안쪽회전 패턴 ······ 39
11.팔꿈치의 굽힘을 동반하는 폄–모음–안쪽회전 패턴 ······ 40
12. 팔꿈치의 폄을 동반하는 폄–모음–안쪽회전 패턴 ······ 42

C. 다리의 패턴 ······ 44

1.팔꿈치를 똑바로 편 채 굽힘–모음–가쪽회전 패턴 ······ 44
2. 무릎의 굽힘을 동반하는 굽힘–모음–가쪽회전 패턴 ······ 45
3. 무릎의 폄을 동반하는 굽힘–모음–가쪽회전 패턴 ······ 47
4. 무릎을 똑바로 편 채 폄–벌림–안쪽회전 패턴 ······ 49
5. 무릎의 굽힘을 동반하는 폄–벌림–안쪽회전 패턴 ······ 50
6.무릎의 폄을 동반하는 폄–벌림–안쪽회전 패턴 ······ 52
7. 무릎을 똑바로 편 채 굽힘–벌림–안쪽회전 패턴 ······ 53
8. 무릎의 굽힘을 동반하는 굽힘–벌림–안쪽회전 패턴 ······ 55
9.무릎의 폄을 동반하는 굽힘–벌림–안쪽회전 패턴 ······ 56
10. 무릎을 똑바로 편 채 폄–모음–가쪽회전 패턴 ······ 58
11. 무릎의 굽힘을 동반하는 폄–모음–가쪽회전 패턴 ······ 59
12.무릎의 폄을 동반하는 폄–모음–가쪽회전 패턴 ······ 61

D. 목의 패턴 ······ 63

1. 굽힘 패턴 ······ 63
2. 폄 패턴 ······ 64

E. 어깨뼈의 패턴 ······ 66

1. 어깨뼈 패턴과 팔 패턴의 조합 ······ 66
2. 어깨뼈 패턴의 기법 ······ 66
3. 어깨뼈 패턴 ······ 67

F. 골반의 패턴 ······ 73
1. 골반패턴과 다리패턴의 조합 ······ 73
2. 골반패턴의 기법 ······ 73
3. 골반패턴 ······ 73
G. 팔의 양 쪽 대칭성 패턴 ······ 78
1. 양쪽 대칭성 굽힘-벌림-가쪽회전 패턴 ······ 78
2. 양쪽 대칭성 폄-모음-안쪽회전 패턴 ······ 79
3. 양쪽 대칭성 굽힘-모음-가쪽회전 패턴 ······ 81
4. 양쪽 대칭성 폄-벌림-안쪽회전 패턴 ······ 82
H. 상부몸통 패턴 ······ 84
1. 초핑(내려치기) 패턴 ······ 84
2. 리프팅(들어올리기) 패턴 ······ 88
I. 하부몸통 패턴 ······ 88
1. 하부몸통 굽힘 패턴(하부 배근육) ······ 88
2. 하부몸통 폄 패턴(하부 등근육) ······ 90
J. 팔 · 다리의 조합 패턴 ······ 92
1. 한쪽팔의 굽힘-벌림-가쪽회전 패턴과 반대쪽 다리의 폄-벌림-안쪽회전 패턴 ··· 92
2. 한쪽팔의 폄-모음-안쪽회전 패턴과 반대쪽 다리의 굽힘-모음-가쪽회전 패턴 ··· 93
K. 기본적 ADL ······ 96
1. 운동발달에 따르는 바로 누운 자세에서부터 일어나기 ······ 96
2. 엎드려 누운 자세에서부터 일어나기 ······ 107
3. 침대 위에서의 일어나기 ······ 109
L. 혀 · 호흡복합의 패턴 ······ 113
1. 얼굴에 PNF 접근 ······ 113
2. 아래턱에 PNF 접근 ······ 114
3. 구강 · 혀에 PNF 접근 ······ 115
4. 호흡에 PNF 접근 ······ 117
M. 보행에 대한 PNF ······ 121
1. 보행 접근의 원리 ······ 121
2. 보행 접근의 순서 ······ 121
3. 보행 접근의 실제 ······ 121

IV. 특수기법 ······ 135
1. 율동적 개시(rhythmic initiation) ······ 135
2. 복제기법 ······ 136
3. 반복신장(반복수축) ······ 136

4. 강조의 타이밍(pivot : 축운동) ····· 136
5. 근육수축 양상에 의한 조합운동 ····· 137
6. 작용근 · 길항근에 의한 왕복운동 ····· 137
7. 이완기법 ····· 138

V. 평가와 치료 프로그램의 입안 ····· 141
1. 평가 ····· 141
2. 목표설정 ····· 149
3. 치료 프로그램의 입안 ····· 149
4. 재평가 ····· 152

VI. PNF의 임상응용 ····· 153
1.운동의 효과 ····· 153
2. 운동에서 개개 근육의 작용과 중력중심 이동의 변화 ····· 154
3. PNF의 치료원칙 ····· 155
4. PNF의 임상응용의 기초 ····· 155
5. 촉진패턴의 선택 ····· 160

VII. 질환별 PNF ····· 161
A. 중추신경질환 ····· 161
1. 뇌졸중 편마비 – 침대에서부터 선 자세까지 ····· 161
2.뇌졸중 편마비 – 보행 ····· 171
3. 운동실조증 ····· 177
4. 파킨슨병 ····· 186
B. 신경 · 근육질환 ····· 195
1. 척수손상 ····· 195
2. 얼굴 · 삼킴 ····· 202
C. 뼈 · 관절질환 ····· 209
1. 엉덩관절 ····· 209
2. 무릎관절 ····· 216
D. 스포츠 장애 ····· 225
1. 야구 ····· 225
2. 육상경기 ····· 236
3. 수영 ····· 244

찾아보기 ····· 253

부록 DVD-Video에 대해서

- 동영상은 모두 컬러영상(동영상 수 90, 합계 약 95분)이다. 서적에는 동영상에서부터 끄집어낸 정지화면을 흑백사진으로 게재하고 있다.
- 모든 동영상에는 내레이션 또는 음성이 들어가 있다.
- 본문 중 및 사진 아래에 삽입된 DVD 는 해당 동영상과 관련된 문장, 정지화면이라는 것을 나타내고 있다(예컨대, DVD 1이 부기된 곳은 「팔의 패턴」의 「동영상 01 팔꿈치를 똑바로 편 채로 하는 굽힘-모음-가쪽회전 패턴」에 관련된 문장 또는 정지화면을 나타내고 있다.
- DVD를 사용할 때의 주의사항은 권말의 「부록 DVD를 사용할 때의 주의사항」을 참조하기 바란다.

동영상 제목 일람표

팔의 패턴

01 팔꿈치를 똑바로 편 채 굽힘-모음-가쪽회전 패턴
02 팔꿈치의 굽힘을 동반하는 굽힘-모음-가쪽회전 패턴
03 팔꿈치의 폄을 동반하는 굽힘-모음-가쪽회전 패턴
04 팔꿈치를 똑바로 편 채 폄-벌림-안쪽회전 패턴
05 팔꿈치의 굽힘을 동반하는 폄-벌림-안쪽회전 패턴
06 팔꿈치의 폄을 동반하는 폄-벌림-안쪽회전 패턴
07 팔꿈치를 똑바로 편 채 굽힘-벌림-가쪽회전 패턴
08 팔꿈치의 굽힘을 동반하는 굽힘-벌림-가쪽회전 패턴
09 팔꿈치의 폄을 동반하는 굽힘-벌림-가쪽회전 패턴
10 팔꿈치를 똑바로 편 채 폄-모음-안쪽회전 패턴
11 팔꿈치의 굽힘을 동반하는 폄-모음-안쪽회전 패턴
12 팔꿈치의 폄을 동반하는 폄-모음-안쪽회전 패턴

다리의 패턴

13 무릎관절을 똑바로 편 채 굽힘-모음-가쪽회전 패턴
14 무릎관절의 굽힘을 동반하는 굽힘-모음-가쪽회전 패턴
15 무릎관절의 폄을 동반하는 굽힘-모음-가쪽회전 패턴
16 무릎관절을 똑바로 편 채 폄-벌림-안쪽회전 패턴
17 무릎관절의 굽힘을 동반하는 폄-벌림-안쪽회전 패턴
18 무릎관절의 폄을 동반하는 폄-벌림-안쪽회전 패턴
19 무릎관절을 똑바로 편 채 굽힘-벌림-안쪽회전 패턴
20 무릎관절의 굽힘을 동반하는 굽힘-벌림-안쪽회전 패턴
21 무릎관절의 폄을 동반하는 굽힘-벌림-안쪽회전 패턴
22 무릎관절을 똑바로 편 채 폄-모음-가쪽회전 패턴
23 무릎관절의 굽힘을 동반하는 폄-모음-가쪽회전 패턴
24 무릎관절의 폄을 동반하는 폄-모음-가쪽회전 패턴

목의 패턴

25 폄 패턴

어깨뼈의 패턴

26 앞쪽올림 패턴
27 뒤쪽내림 패턴
28 앞쪽내림 패턴
29 뒤쪽올림 패턴

골반의 패턴

30 앞쪽올림 패턴
31 뒤쪽내림 패턴
32 뒤쪽올림 패턴
33 앞쪽내림 패턴

팔의 양쪽 대칭성 패턴

34 양쪽 대칭성 굽힘-벌림-가쪽회전 패턴
35 양쪽 대칭성 폄-모음-안쪽회전 패턴
36 양쪽 대칭성 굽힘-모음-가쪽회전 패턴
37 양쪽 대칭성 폄-벌림-안쪽회전 패턴

상부몸통 패턴

38 초핑 패턴
39 리프팅 패턴

하부몸통 패턴

40 하부몸통 굽힘 패턴(하부 배근육)
41 하부몸통 폄 패턴(하부 등근육)

팔 · 다리의 조합 패턴

42 한쪽 팔의 굽힘-벌림-가쪽회전 패턴과 반대쪽 다리의 폄-벌림-안쪽회전 패턴
43 한쪽 팔의 폄-모음-안쪽회전 패턴과 반대쪽 다리의 굽힘-모음-가쪽회전 패턴

기본적 ADL

44 교각(bridging)
45 몸 구르기(바로 누운 자세 - 엎드려 누운 자세)
46 몸 구르기(바로 누운 자세 - 옆으로 누운 자세)
47 바로 누운 자세에서부터 on-elbow 자세(한쪽 아래팔로 지지하여 옆으로 누운 자세)
48 on-elbow 자세에서부터 다리를 모아 옆으로 구부려 편하게 앉은 자세 또는 on-hand 자세
49 다리를 모아 옆으로 구부려 편하게 앉은 자세 또는 on-hand 자세로부터 네발기기 자세
50 네발기기 자세에서의 안정성 확보를 위한 맨손 접촉
51 네발기기 자세에서부터 무릎서기 자세
51 네발기기 자세에서부터 무릎서기 자세
52 무릎서기 자세에서 안정성 획득을 위한 맨손 접촉
53 무릎서기 자세에서부터 한쪽무릎서기
52 무릎서기 자세에서 안정성 획득을 위한 맨손 접촉
53 무릎서기 자세에서부터 한쪽무릎 서기
54 한쪽무릎서기 자세에서부터 선 자세
55 손 짚고 엎드린 자세(pivot prone 자세)
56 엎드려 누운 자세에서부터 양 아래팔로 지지하여 엎드려 누운 자세(puppy position)
57 양 아래팔로 지지하여 엎드려 누운 자세에서부터 네발기기 자세
58 침대 위에서의 일어나기 동작
59 침대의 끝에 걸터앉은 자세에서부터 일어서기 동작

혀 · 호흡 복합의 패턴

60 이마근
61 눈썹주름근
62 눈둘레근
63 입둘레근
64 웃음근
65 입 벌리기 운동
66 입 다물기 운동
67 빨기 운동
68 앞쪽 돌출
69 뒤쪽 끌어들이기
70 혀끝의 올림
71 혀끝의 내림
72 옆쪽으로 운동
73 양 혀 모서리 올림
74 혀끝을 둥글게 하기
75 상부흉곽에 접근
76 하부흉곽에 접근
77 국부의 흉곽에 접근

보행에 대한 PNF

78 머리의 관절압축
79 어깨뼈의 관절압축
80 뒤쪽으로부터 관절압축
81 앞쪽으로부터 관절압축
82 골반으로 관절을 압축할 때 맨손 접촉
83 선 자세에서 균형훈련의 촉진
84 한쪽다리 선 자세 동작
85 한쪽다리 앞쪽으로 흔들어 내밀기 동작
86 앞쪽 보행
87 뒤쪽으로부터 촉진
88 옆쪽보행의 촉진
89 뒤쪽보행의 촉진
90 교차보행의 촉진

I. PNF의 개요 · 정의 · 치료원리

1. PNF의 개요

1940년대의 후반에 의사인 카바트(Kabat)박사[1, 2]가 폴리오 후유증환자의 근육수축을 높이기 위한 생리학적 이론을 구축하고 노트(Knott)와 보스(Voss)[3]의 물리치료사와 함께 개발한 운동치료가 PNF(proprioceptive neuromuscular facilitation : 고유수용성신경근육촉진법)이다. 현재는 척수성의 질병만이 아니라, 중추신경질환, 말초신경질환 · 스포츠손상(외상 · 장애) 등도 대상이 된다.

2. PNF의 정의

"주로 고유수용기를 자극함으로써 신경근육 기전의 반응을 촉진하는 방법"이 PNF의 정의이다. 고유수용기란 위치 · 움직임 · 힘의 감각의 수용기(표 1)를 말하며 관절주머니의 수용기[루피니(Ruffini)종말 : 관절운동의 방향 및 속도와 수동 · 능동운동의 식별을 관장한다]. 인대의 수용기[파치니소체(Pacini corpuscle) : 약간의 운동이나 운동의 가속도를 감수한다] 이외에 근육방추 · 힘줄방추 · 관절 위의 피부의 움직임 수용기(파치니소체 · 루피니종말)를 가리킨다(표 2).

표 1 고유수용기

① 위치의 감각 : 신체 각부의 상호관계를 아는 감각
② 움직임의 감각 : 운동의 방향과 속도를 아는 감각
③ 힘의 감각 : 저항에 대항한 자세를 유지할 때에 근력을 아는 감각

표 2 고유수용기의 기능

수용기	기능
루피니 종말(관절주머니)	운동방향과 속도의 검출
파치니소체(인대)	가속도의 검출
근방추	수동적 신장에 의한 근육긴장의 검출
힘줄방추	수동적 신장에 및 수축에 의한 근육긴장의 검출
피부의 움직임 수용기(파치니소체 · 루피니종말)	

이것들의 수용기를 자극하는 방법으로서 관절의 견인 · 압축, 근육의 신장, 운동저항, PNF운동 시작자세 등을 열거할 수 있다. 그러나 실제로는 체성감각에 포함되는 표재감각(외수용기 : 피부의 감각기관)이나 특수감각인 시각 · 청각 등도 자극된다.

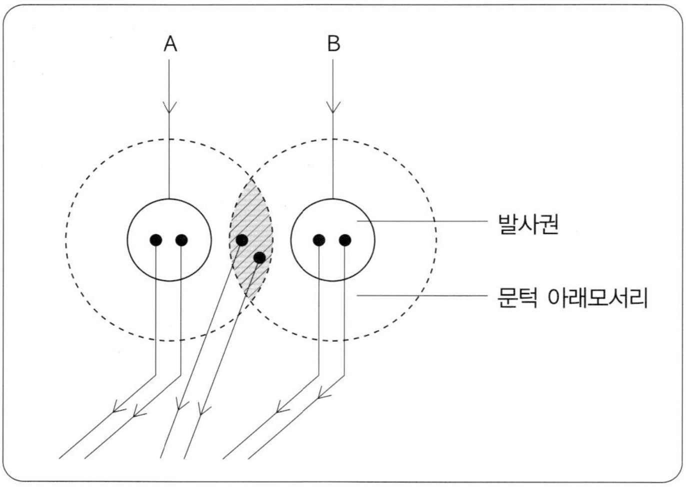

그림 1 촉진

촉진에는 공간적 촉진과 시간적 촉진이 있다. 그림 1과 같이 시냅스 앞섬유의 A 또는 B의 단독 자극에서는 각각의 발사권에 있는 2개의 신경섬유(neuron)밖에 흥분하지 않지만, A와 B를 동시에 자극하면 문턱 아래모서리가 서로 겹친 장소에 있는 2개의 신경섬유가 흥분한다. 이것을 공간적 촉진이라 한다. 임상적으로는 손목관절과 팔꿉관절을 동시견인 등의 조작에 의해서 근유수축의 흥분성을 증대시키는(문턱값을 저하시키는) 것이다. 시간적 촉진이란 동일한 시냅스 앞섬유를 시간적으로 미루어(시차를 두어) 자극하면 문턱 아래모서리에 있는 신경섬유가 흥분하는 현상이다. 또한 동일한 관절에 대해서 시차를 둔 신속한 자극을 가함으로써 근육수축의 문턱값을 저하시킨다.

3. PNF의 치료원리

운동발달의 지체나 외상, 신경질환 등의 결함이 있는 신경근육 기전은 근력의 저하 · 협동부전 · 근육의 단축 · 관절가동범위의 제한 · 강직 등을 초래한다. 이러한 비정상적인 반응을 개선시키기 위해 근육의 신장, 운동저항, 관절의 견인 · 압축 등의 조작에 의해서 조금이라도 정상적인 반응을 획득시킨다. 이것이 PNF의 치료원리이다.

◆ 문 헌 ◆

1) Kabat H : Central mechanisms for recovery of neuromuscular function. Science **112** : 23-24, 1950
2) Kabat H : Proprioceptive Facilitation on Therapeutic Exercise, Licht S ed, 2nd Ed, Elizabeth Licht, New Haven, p 327-343, 1965
3) Voss DE, Ionta MK, Myers BJ（福屋靖子ほか訳）：神経筋促通手技—パターンとテクニック—，第3版，協同医書出版社，東京，1989

Ⅱ. 촉진요소

운동을 용이하게 시키는 요인에 대한 것을 촉진요소라 한다.

Kabat(1952)[1)]는 당초 반응을 촉진하는 요인으로서 ① 최대저항, ② 신장, ③ 집합운동 패턴, ④ 반사, ⑤ 길항근에 의한 역운동의 다섯 가지를 명시하고 있었다. 그러나 최근의 PNF에서는 **표 1**과 같은 11개의 촉진요소로 구성된다.

촉진요소는 근육수축력의 증대 · 협동성의 개선 · 유연성의 개선 등에 관여한다.

표 1 촉진요소와 기대되는 주된 효과

촉진요소	기대되는 효과
① PNF 운동패턴	근육수축력의 증대 · 반응시간의 단축 · 가속도의 증대
② 근육의 신장	근육수축력의 증대 · 유연성의 개선
③ 관절의 견인	근육수축력의 증대 · 가동범위의 증대
④ 관절의 압축	근육수축력의 증대
⑤ 저항	근육수축력의 증대 · 유연성의 개선
⑥ 발산과 강화	근육수축력의 증대
⑦ 정상적인 타이밍	협동성의 개선
⑧ 수동운동, 능동보조운동	협동성의 개선
⑨ 맨손접촉 (피부자극)	근육수축력의 증대
⑩ 구두지시 (청각자극)	근육수축력의 증대
⑪ 시각자극	협동성 개선

1. PNF 운동패턴

PNF는 다른 운동과 비교하여 일정한 특이적인 운동패턴을 가지는 특징이 있다. 이 PNF 운동패턴은 대각선이고 동시에 나선(회전)모양의 운동이며 복합 면상에서 시행된다. 사람의 강력한 투박하고 큰 운동을 관찰하면 대각선상의 움직임과 회전의 움직임이 가미되어 있고 시상면 · 수평면 또는 이마면과 같은 단일 기본면상의 운동은 매우 적다. 팔다리의 PNF에서는 팔(어깨관절) · 다리(엉덩관절)에 각각 네 가지의 운동패턴이 있고, 게다가 중간관절인 팔꿈치 · 무릎관절의 부동, 굽힘 또는 폄을 동반하는 세 가지의 패턴을 갖는다. 이들의 투박하고 큰 운동은 스포츠에서도 관찰할 수 있다(**표 2**).

배구의 공격 시나 테니스의 첫 서브에서는 어깨관절의 폄-모음-안쪽회전운동이며 유도의 끌어당김에서는 팔꿉관절 굽힘을 동반하는 어깨관절의 굽힘-벌림-가쪽회전운동이다. 또한 다리의 운동에서는 엉덩관절의 굽힘-모음-가쪽회전운동은 축구의 슛 때에 관찰되고, 폄-벌림-안쪽회전운동은 유도의 허벅지(샅) 등에서 관찰된다.

팔 · 다리의 패턴과 각각의 패턴에 작용하는 작용근을 **표 3, 4**에 나타냈다. 그리고 목(**표 5**) · 어깨뼈(**표 6**) · 몸통(**표 7, 8**) · 골반(**표 9**)의 패턴이 있다.

표 2 PNF 패턴과 스포츠에 관찰되는 운동

	패턴	운동
팔·어깨관절	굽힘–모음–가쪽회전 패턴 폄–벌림–안쪽회전 패턴 굽힘–벌림–가쪽회전 패턴 폄–모음–안쪽회전 패턴	배영 등 수영의 크롤, 당수의 뒤쪽치기 등 유도의 끌어당기기 등 배구의 공격, 테니스의 첫 서브, 수영의 접영 등
다리·엉덩관절	굽힘–모음–가쪽회전 패턴 폄–벌림–안쪽회전 패턴 굽힘–벌림–안쪽회전 패턴 폄–모음–가쪽회전 패턴	축구의 슛 등 유도의 허벅지(샅) 등 당수의 앞쪽 차기 등 유도의 작은 발걸이 등

표 3 팔 PNF 패턴의 작용근(팔꿉관절 폄 위치 : 똑바로 뻗은 패턴)

	어깨뼈	어깨관절	팔꿉관절	아래팔	손목관절	손가락
굽힘–모음–가쪽회전 패턴	**앞쪽올림**	**굽힘–모음–가쪽회전**	**폄 위치**	**뒤침**	**바닥쪽굽힘, 노쪽 편위**	**굽힘**
	등세모근상부섬유 어깨올림근 앞톱니근	큰가슴근 어깨세모근전부섬유 위팔두갈래근 위팔노근	위팔세갈래근 팔꿈치근	위팔두갈래근 뒤침근	긴 · 짧은노쪽손 목굽힘근	긴 · 짧은엄지굽힘근 엄지모음근 얕은 · 깊은손 가락굽힘근
폄–벌림–안쪽회전 패턴	**뒤쪽내림**	**폄–벌림–안쪽회전**	**폄 위치**	**엎침**	**등쪽굽힘, 자쪽 편위**	**폄**
	등세모근하부섬유 큰 · 작은마름근	넓은등근 어깨세모근중부 · 후부섬유 위팔세갈래근 큰원근	위팔세갈래근 팔꿈치근	원엎침근 네모엎침근	자쪽손목폄근	긴 · 짧은엄지폄근 긴 · 짧은엄지벌림근 손가락폄근
굽힘–벌림–가쪽회전 패턴	**뒤쪽올림**	**굽힘–벌림–가쪽회전**	**폄 위치**	**뒤침**	**등쪽굽힘, 노쪽 편위**	**폄**
	등세모근상부섬유 어깨올림근 등세모근중부섬유 앞톱니근	어깨세모근전부섬유 위팔두갈래근(긴갈래) 부리위팔근 가시위근 가시아래근 작은원근	위팔세갈래근 팔꿈치근	위팔두갈래근 뒤침근	긴 · 짧은노쪽 손목폄근	긴 · 짧은엄지폄근 긴 · 짧은엄지벌림근 손가락폄근
폄–모음–안쪽회전 패턴	**앞쪽내림**	**폄–모음–안쪽회전**	**폄 위치**	**엎침**	**바닥쪽굽힘, 자쪽 편위**	**굽힘**
	등세모근하부섬유 앞톱니근 큰마름근	큰가슴근 큰원근 어깨밑근	위팔세갈래근 팔꿈치근	원엎침근 네모엎침근	자쪽손목굽힘근	긴 · 짧은엄지굽힘근 엄지모음근 얕은 · 깊은손가락 굽힘근

각각에 팔꿉관절 폄 위치, 굽힘, 폄의 3가지의 패턴이 있다.

표 4 다리 PNF 패턴의 작용근(무릎관절 폄 위치 : 똑바로 뻗은 패턴)

	엉덩관절	무릎관절	발목관절/발	발가락
굽힘–모음–가쪽회전패턴	**굽힘–모음–가쪽회전**	**폄 위치**	**등쪽굽힘, 내번**	**폄**
	큰허리근 엉덩근 넙다리빗근 모음근군 가쪽회전근군	넙다리네갈래근	앞정강근 뒤정강근	긴 · 엄지폄근 긴 · 짧은손가락 폄근
폄–벌림–안쪽회전 패턴	**폄–벌림–안쪽회전**	**폄 위치**	**바닥쪽굽힘, 외반**	**엎침**
	중간볼기근 큰볼기근 뒤넙다리근 작은볼기근	넙다리네갈래근	장딴지근 가자미근 긴 · 짧은종아리근	긴엄지굽힘근 긴 · 짧은손가락 굽힘근
굽힘–벌림–안쪽회전 패턴	**굽힘–벌림–안쪽회전**	**폄 위치**	**등쪽굽힘, 외반**	**폄**
	넙다리근막긴장근 넙다리곧은근 중간볼기근 작은볼기근	넙다리네갈래근	앞정강근 긴 · 짧은종아리근	긴엄지폄근 긴 · 짧은손가락 폄근
폄–모음–가쪽회전 패턴	**폄–모음–가쪽회전**	**폄 위치**	**바닥쪽굽힘, 내번**	**엎침**
	모음근군 큰볼기근 뒤넙다리근 가쪽회전근군	넙다리네갈래근	장딴지근 가자미근 뒤정강근	긴엄지굽힘근 긴 · 짧은손가락 굽힘근

각각에 무릎관절 폄 위치, 굽힘, 폄의 3가지 패턴이 있다.

표 5 목 PNF 패턴의 작용근

	윗목 굽힘	아랫목 굽힘	옆쪽굽힘	회전	
굽힘–옆쪽굽힘–회전 패턴	긴머리근 앞머리곧은근 목뿔위근육 목뿔아래근육	긴목근 넓은목근 앞목갈비근 목빗근	긴목근 목갈비근 목빗근	반대쪽	목갈비근 목빗근
				같은 쪽	긴머리근 긴목근 앞머리곧은근
폄–옆쪽굽힘–회전 패턴	목엉덩갈비근 머리가장긴근 위 · 아래머리빗근 큰 · 작은뒤머기곧은근 머리반가시근 머리널판근 등세모근상부섬유	목엉덩갈비근 머리가장긴근 목널판근 뭇갈래근 회전근 머리반가시근 등세모근상부섬유	목엉덩갈비근 가로사이근 머리가장긴근 머리널판근 위머리빗근 목널판근 등세모근상부섬유	반대쪽	뭇갈래근 회전근 머리반가시근 등세모근상부섬유
				같은 쪽	아랫머리빗근 목널판근 머리널판근

표 6 어깨뼈 패턴의 작용근

앞쪽내림 패턴	뒤쪽올림 패턴	뒤쪽내림 패턴	앞쪽올림 패턴
앞쪽내림 (내림–벌림–아래쪽회전)	뒤쪽올림 (올림–모음–위쪽회전)	뒤쪽내림 (내림–모음–아래쪽회전)	앞쪽올림 (올림–벌림–위쪽회전)
등세모근하부섬유 앞톱니근 큰마름근	등세모근상부섬유 어깨올림근 등세모근중부섬유 앞톱니근	등세모근하부섬유 큰 · 작은마름근	등세모근상부섬유 어깨올림근 앞톱니근

표 7 상부몸통 패턴의 작용근

왼쪽으로의 쵸핑 패턴	오른쪽으로의 리프팅 패턴
상부몸통 굽힘–왼쪽옆굽힘–왼쪽회전	상부몸통 폄–오른쪽옆굽힘–오른쪽회전
오른쪽 배바깥빗근 왼쪽 배속빗근 배곧은근	좌우의 목 · 상부몸통 폄근 왼쪽의 뭇갈래근 · 회전근

표 8 하부몸통 패턴의 작용근

왼쪽으로의 양쪽다리 굽힘 패턴	오른쪽으로의 양쪽다리 폄 패턴
하부몸통 굽힘 왼다리 : 굽힘–벌림–안쪽회전 패턴 오른다리 : 굽힘–모음–가쪽회전 패턴	하부몸통 폄 왼다리 : 폄–모음–가쪽회전 패턴 오른다리 : 폄–벌림–안쪽회전 패턴
오른쪽 배바깥빗근 왼쪽 배속빗근 배곧은근	좌우의 하부몸통 폄근

표 9 골반 패턴의 작용근

앞쪽올림 패턴	뒤쪽내림 패턴
앞쪽올림	뒤쪽내림
배바깥빗근 배속빗근 배곧은근 허리네모근(위쪽)	엉덩허리갈비근 가슴가장긴근 허리네모근(아래쪽)

2. PNF 운동시작자세의 효과

1 반응시간

팔다리의 촉진 자세(PNF 자세)는 의도한 근육의 근전도의 반응시간(pre-motor time)을 단축한다. 위팔두갈래근은 촉진 자세에서 대조 자세와 비교하여 반응시간이 단축한다. 위팔세갈래근 촉진 자세에서는 위팔세갈래근의 반응시간이 단축한다. 다리에서도 마찬가지의 결과가 얻어지고 있다. 이들의 결과로부터 팔다리의 대각선 · 나선방향으로의 운동은 반응시간의 단축효과를 미친다(Nakamura 등, 1974)[2].

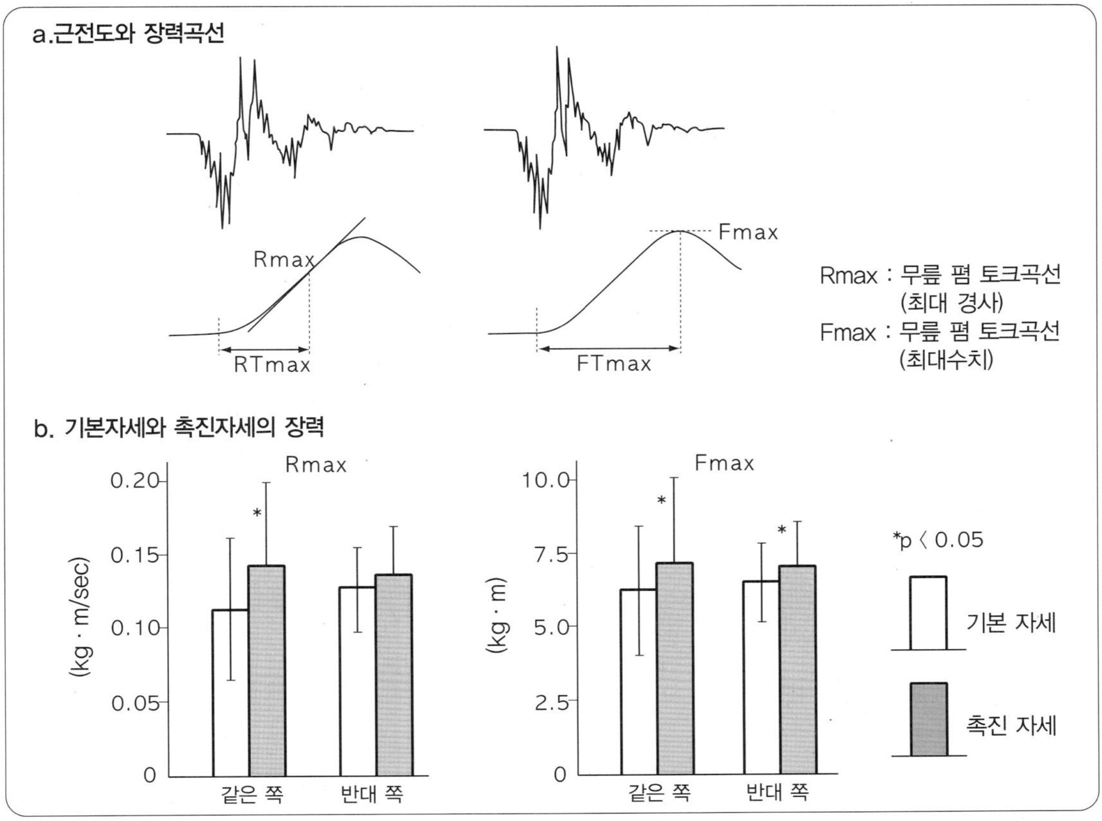

그림 1 자세변화와 근육장력

(Fujita 등, 1986)[3]

2 발생장력과 반응시간

한쪽 팔을 수동적으로 PNF 자세로 유지하고 빛 자극을 신호로 가급적 신속하게 무릎관절을 펴게 하면, 기본자세와 비교하여 무릎 폄의 토크(torque)가 증대하여 넙다리네갈래근의 반응시간이 단축한다(**그림 1**). 이 보고는 비조작 부위인 다리의 발생장력이나 반응시간에 영향을 준다고 하여 행동 각성의 효과로서 해석된다.

3 발성 반응시간

한쪽 어깨관절을 PNF 자세로 유지시켰을 때의 소리자극에 대한 발성반응시간에 의한 검색에서 기본자세와 비교하여 반응시간이 단축한다(**그림 2**).

팔꿉관절 굽힘 위치의 촉진 자세에서도 마찬가지의 현상이 관찰된다(Nakamura, 1983)[5].

4 척수운동신경세포의 흥분성

좌우 8가지의 한쪽 팔 PNF 자세를 수동적으로 유지하였을 때의 가자미근 H파(유발근전도)에 의한 검색(**그림 3**)에서는 기본자세와 비교하여 같은 쪽과 반대 쪽의 어깨관절 폄-벌림-안쪽회전 위치에서 H

파 진폭의 증대가 인지된다. 다른 PNF 자세에서는 억제에 작용하는 자세는 관찰되지 않는다(표 10a).

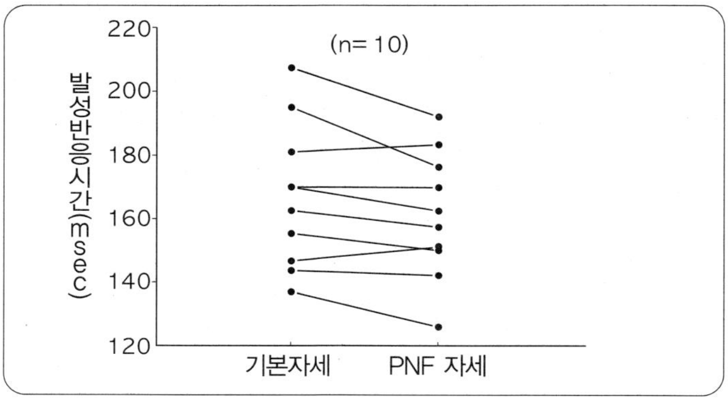

그림 2 기본자세와 PNF 자세에서의 발성반응시간

(柳澤 등, 1991)[4)]

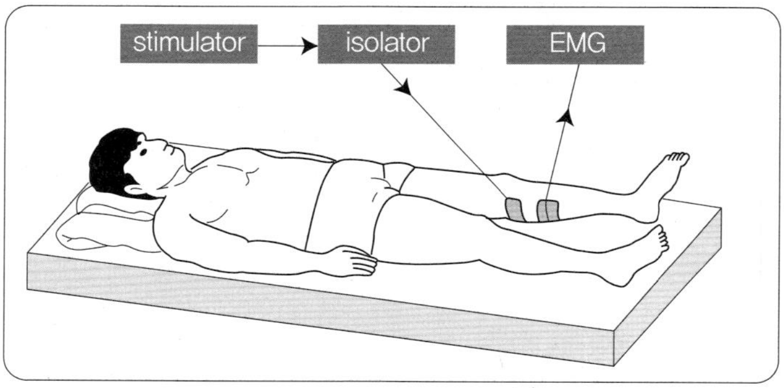

그림 3 H파 도출의 실험도

표 10 팔 PNF 자세의 H파 진폭수치(건강한 사람)

a. 한쪽 팔(n = 10)

	같은 쪽	반대 쪽
굽힘–벌림–가쪽회전위치	95.7 (18.3%)	110.7 (29.7%)
폄–모음–안쪽회전위치	95.4 (18.9)	89.0 (29.7)
굽힘–모음–가쪽회전위치	103.3 (17.1)	96.7 (20.0)
폄–벌림–안쪽회전위치	122.5* (28.3)	127.5* (28.8)

b. 양쪽 팔(n = 8)

반대 쪽	같은 쪽			
	굽힘–벌림–가쪽회전위치	폄–모음–안쪽회전위치	굽힘–모음–가쪽회전위치	폄–벌림–안쪽회전위치
굽힘–벌림–가쪽회전위치	98.9 (14.8%)	97.0 (20.1%)	106.8 (19.1%)	101.4 (10.8%)
폄–모음–안쪽회전위치	97.0 (10.3)	98.4 (10.0)	102.6 (10.6)	117.6* (18.3)
굽힘–모음–가쪽회전위치	91.5 (11.5)	99.0 (13.8)	94.1 (17.4)	93.3 (10.6)
폄–벌림–안쪽회전위치	104.6 (15.9)	100.0 (22.5)	102.2 (11.8)	116.3* (18.2)

평균치 (1 SD), 기본자세 : 100%, $^{*}p<0.05$

(柳澤 등, 1989)[6)]

또한, 16가지의 양쪽 팔 PNF 자세(**표 10b**, **그림 4**)나 3가지의 반대쪽 다리 PNF(**표 11**)에서도 마찬가지의 결과가 얻어진다. 이들의 결과는 PNF 자세에 의해서 비특이적인 중추각성을 일으켜 운동신경세포의 흥분성이 높아져 가자미근 H파 진폭이 증대하였다고 해석되고 있다. 또한 뇌혈관장애에 의한 편마비환자의 팔 PNF 자세에서도 마찬가지의 결과이다(**표 12**).

가자미근 H파 진폭을 증대시키는 것은 어깨관절(건강한 사람)의 회전자세만으로도 발생한다는 보고(**표 13**)로부터 PNF 자세에서의 H파 증대는 회전근의 신장이 관여하고 있다는 것이 시사되고 있다.

5 뇌파의 변화

한쪽 팔을 PNF자세로 유지하면 기본자세와 비교하여 뇌파의 α파가 빠른 주파수가 된다(Chida 등, 1983)[10]. 뇌파 등전위도에 의한 검색에서는 α band power의 강화(**그림 5**)가 일어난다. 이들의

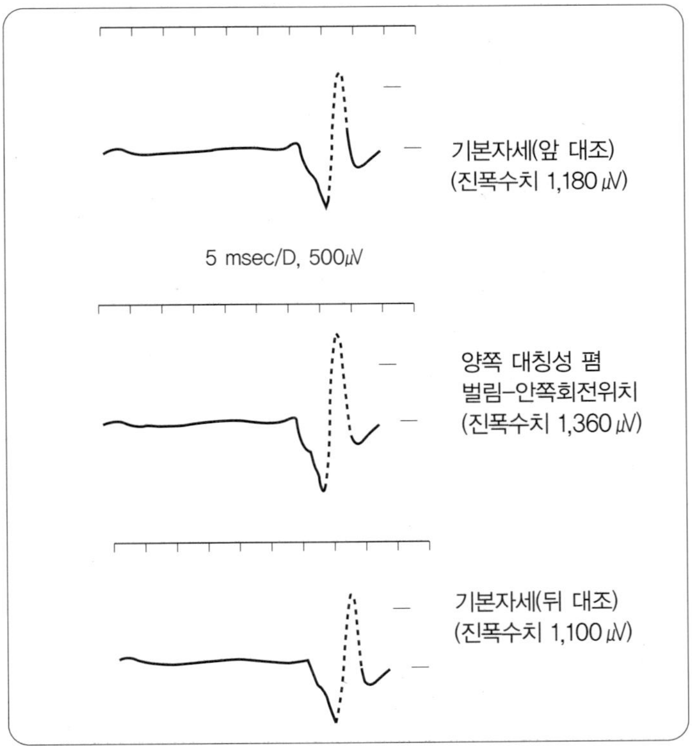

그림 4 PNF 자세 앞 · 중간 · 뒤의 H파형(32회 가산평균 파형)

(柳澤 등, 1989)[6]

표 11 다리 PNF 자세의 H파 진폭수치(건강한 사람)

	굽힘–모음–가쪽회전위치	폄–벌림–안쪽회전위치	굽힘–벌림–안쪽회전위치
평균치 (SD)	114.9* (29.7%)	95.4 (22.5%)	111.1* (19.7%)

n = 14, 기본자세 : 100%, *p<0.1

(Yanagisawa 등, 1991)[7]

표 12 팔 PNF자세의 H파 진폭 평균치(편마비 환자)

	굽힘-벌림-가쪽회전위치	폄-모음-안쪽회전위치	굽힘-모음-가쪽회전위치	폄-벌림-안쪽회전위치
비마비 쪽	107.3% (19.7)	101.1% (21.3)	108.3% (10.9)	110.0%* (13.6)
마비 쪽	107.5% (20.0)	93.3% (18.1)	95.3% (13.7)	121.6%** (24.5)

n = 8, 기본자세 : 100%,() : 표준편차, *p<0.1 **P<0.05 (柳澤 등 1993)[8]

표 13 회전 자세에서의 H파 진폭(건강한 사람)

관절	자세	H파 진폭 변화	범위
오른쪽 어깨관절	안쪽회전위치	109.0 ± 9.4***	100.0~124.6
	가쪽회전위치	105.8 ± 6.6**	96.8~117.0
왼쪽 어깨관절	안쪽회전위치	105.4 ± 6.8**	95.9~117.9
	가쪽회전위치	105.8 ± 9.8*	93.6~126.2
오른쪽 엉덩관절	안쪽회전위치	99.7 ± 11.2	76.5~115.2
	가쪽회전위치	104.1 ± 15.2	79.0~124.7

대조를 100%로 하여 백분율로 표시
n = 11, *p<0.1, **P<0.05, ***P<0.01 (富田 등, 1995)[9]

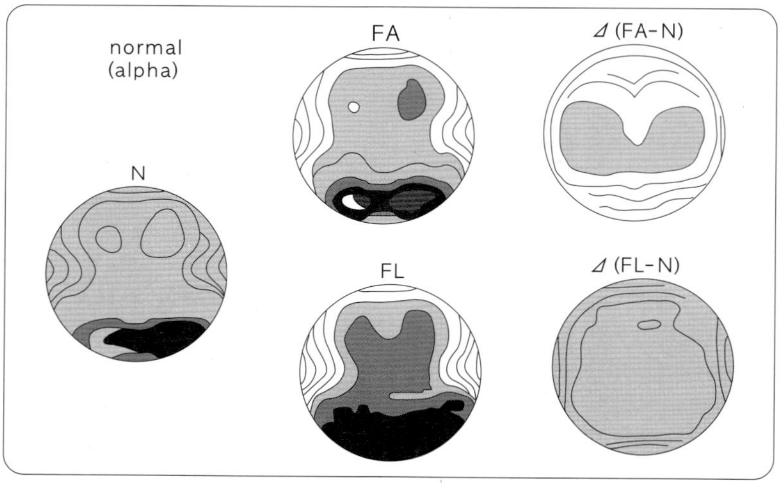

그림 5 자세와 뇌파 등전위도

N : 기본자세, FA : 팔 촉진자세, FL : 다리 촉진자세
(Hosokawa 등, 1985)[11]

보고로부터 PNF 자세는 중추각성을 일으켜 각성수준을 높인다고 한다.

소뇌성운동실조증 환자에서의 5분간의 PNF 시행 후의 대조자세와 PNF 자세에 의한 뇌파 각성 응답의 변화는 겉질 혈액순환량의 증가를 동반하여 PNF에 의한 겉질 각성수준의 상승을 나타낸다(小坂 등, 1993)[12].

PNF 운동시작자세의 효과를 요약하면, 다음과 같이 된다.

① 고유수용기를 통해서 대뇌겉질을 비특이적으로 중추 각성을 시킨다.

② 척수운동신경세포의 흥분성을 증대시킨다.

③ 근육 발생장력의 증대, 반응시간의 단축이라는 행동 각성을 일으킨다.

3. PNF운동의 효과

1 각속도의 변화

앉은 자세에서 엉덩관절 회전 중간위치와 안쪽 · 가쪽회전위치에서부터의 무릎관절을 펴는 힘(무릎의 폄 가속도)을 비교한 보고에서는 엉덩관절 회전위치에서부터의 무릎의 폄 가속도는 중간위치와 비교하여 커진다(**그림 6**). 이 결과는 넙다리네갈래근에 의한 무릎의 폄 벡터(vector)에 엉덩관절 회전근군의 벡터가 더해지기 때문이라 한다(柳澤 등, 1998)[13].

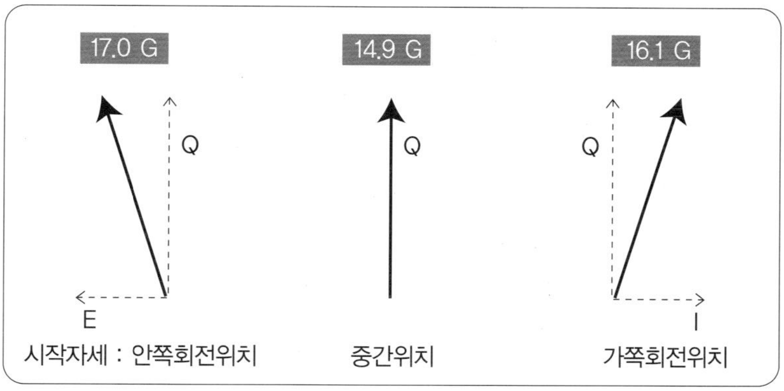

그림 6 수평면에서의 무릎의 폄 가속도 벡터(실선)와 평균치(G)

Q : 넙다리네갈래근에 의한 벡터, E : 엉덩관절 가쪽회전근에 의한 벡터, I : 엉덩관절 안쪽회전근에 의한 벡터
1G = 9.8m/sec²
(柳澤 등, 1998)[13]

2 MRI 에서의 비교

다리의 PNF운동(복합면)과 시상면에서의 운동을 MRI에서 비교한 보고(Kuruma 등, 2008)[14]에서는 시상면 운동과 비교하여 PNF운동은 감각운동영역과 소뇌를 부활시킨다고 하고 있다.

4.근육의 신장

근육을 수동적으로 신장하면 근육수축이 용이해진다. 무릎힘줄반사와 같은 신장반사를 시행할 때는 미리 대상으로 하는 근육을 신장해둔다. 근육을 신장함으로써 근육방추도 신장되어 Ia섬유에 흥분성의 자극전도를 용이하게 한다(**그림 7**).

근육신장의 자극은 같은 근육만이 아니라 주위의 근육도 촉진한다(Loofbourrow 등, 1948)[16]. 예컨대, 앞정강근의 신장은 같은 근육만이 아니라 엉덩관절의 굽힘-모음-가쪽회전 패턴의 작용근도 촉진한다(Kabat 등, 1953)[17]. 또한 엉덩관절 근육군과 앞정강근을 동시에 신장하면, 이들의 근육군의 흥분성은 강화되어 몸통의 굽힘근에까지 흥분이 발산된다(Adler 등, 1997)[18].

Gellhorn(1948)[19]는 마취된 원숭이의 대뇌겉질에 전기 자극을 가하여 근육이 신장할 때와 신장하지 않을 때의 근전도를 비교하고 있다. 팔꿉관절을 45° 굽힘위치에서 대뇌겉질의 굽힘근 지배부위를 자극하면 위팔두갈래근에 근육활동을 관찰할 수 있지만, 120° 굽힘위치에서는 소실한다(**그림 8**). 근육을 신장하면 겉질 자극에 대한 반응성은 그 길이에 비례하여 증가한다. 이들의 결과는 PNF 운동시작자세에서의 근육신장의 이론적 근거가 된다.

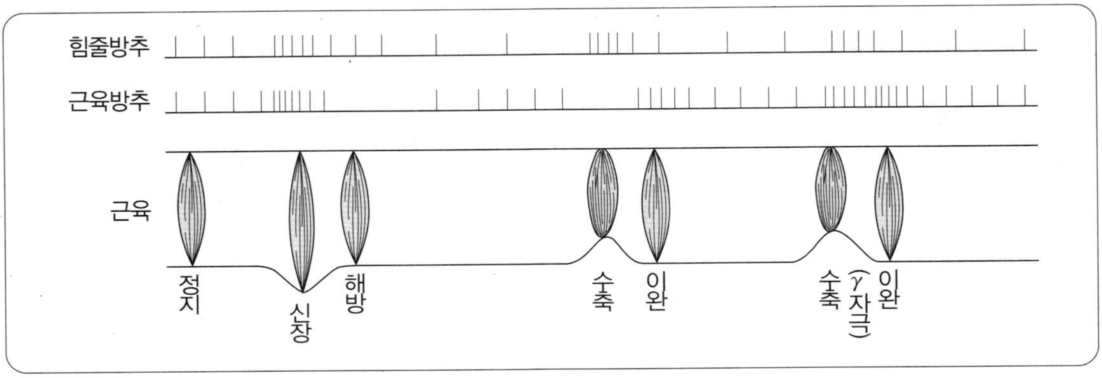

그림 7 장력수용기에서부터의 구심성 임펄스
(眞島, 1986)[15]

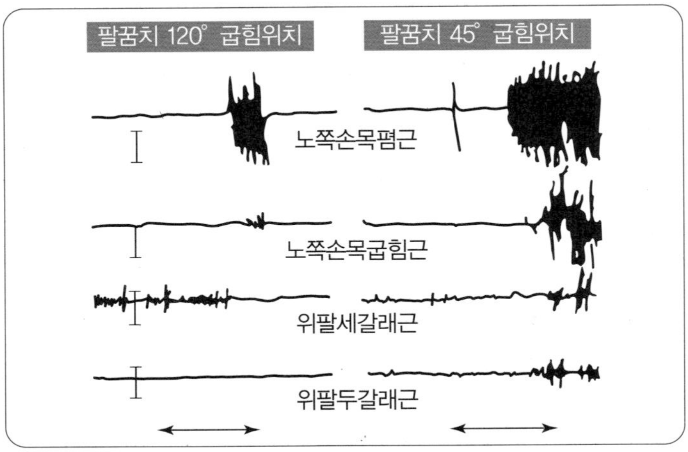

그림 8 팔꿉관절 각도와 겉질 자극의 효과
2.1V, 90/sec, 5 sec(화살표)의 자극. Cal은 100μV.
(Gellhorn, 1948)[19]

⊙ von Uexküll-Magnus의 법칙

von Uexküll(1905)[20]은 거미불가사리류(brittle star)의 팔에 전기 자극을 줌으로써 원심성 임펄스가 어떻게 변화하는가에 대한 실험을 시행하고 있다(**부속그림 1**).
R1 또는 R2에 전기 자극을 가하면, 거미불가사리류의 팔이 수직일 때에는 R1의 자극으로 팔은 R1 쪽으로 움직이고, R2의 자극에서는 R2 쪽으로 반응한다(**부속그림 1a**). 그러나 **부속그림 1b**와 같이 하면 어느 자극에서도 R1 쪽으로 굽는다. 즉, 반응은 자극된 부위와 관계가 없고 근육이 신장된 쪽으로 반응한다.
또한 Magnus(1924)[21]는 척수 개-고양이를 사용하여 다리의 교차반사에 의한 실험을 시행하고 있다(**부속그림 2**). 한쪽의 무릎힘줄을 두드리면 미리 반대쪽 다리를 굽힘 위치(**부속그림 2a**)로 해두면 반대쪽 다리는 펴지고(교차폄반사), 반대쪽 다리의 폄 위치(**부속그림 2b**)에서는 굽는다(교차굽힘반사).
이들의 결과는 자극이 척수수준에서 전환되어(shunting) 반대쪽 다리의 신장된 근육군에 원심성 임펄스를 발생시킨다고 해석된다. Magnus는 무척수동물에서 관찰된 von Uexküll의 결론을 개 · 고양이에서도 확인하고 있다. 이것을 von Uexküll-Magnus의 법칙이라 한다.

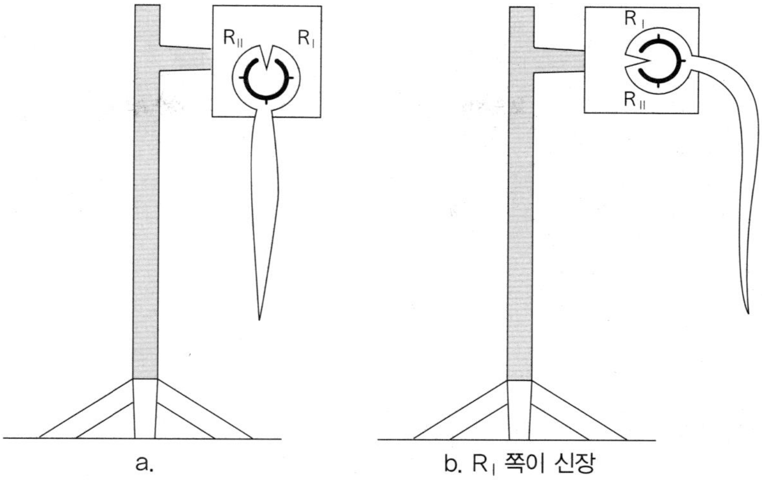

부속그림 1 반사에 대한 근육신장의 효과를 나타내기 위한 **von Uexküll**의 실험 (**von Uexküll**, 1905)[20]

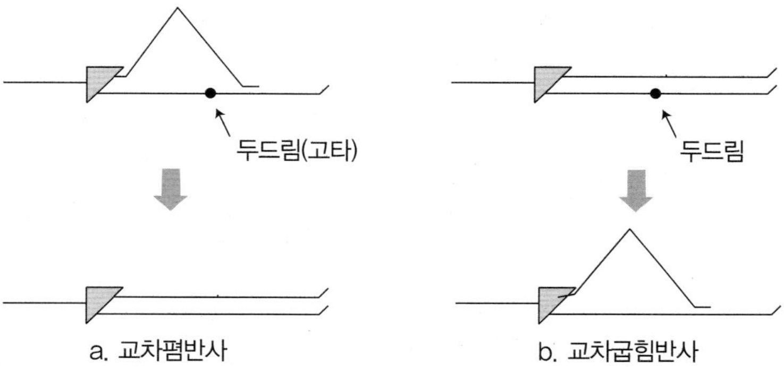

부속그림 2 교차반사 (Magnus, 1924)[21]

5. 관절의 견인

운동을 시작할 때나 운동 중에 관절의 견인조작을 가한다. 이 조작은 팔의 전체 패턴과 엉덩관절이 굽는 다리의 패턴에 사용되는 경우가 많다.

관절의 견인은 관절운동을 원활하게 한다. 예컨대, 류마티스 환자가 능동적인 관절운동을 하면 관절통증을 호소한다. 견인을 가하면서 능동운동을 시키면, 통증을 동반하지 않고 원활한 운동이 가능해지는 경우가 있다.

관절의 견인은 관절 내의 수용기를 자극하여 수의수축력을 증대시키는 효과가 있다. 종아리를 침대 끝에 아래로 늘어뜨린 바로 누운 자세에서 넙다리네갈래근에 정지수축(등척성 수축)을 건강한 사람에게 지시하면(**그림** 9), 무릎관절을 견인하지 않을 때와 비교하여 가쪽넓은등근의 근육방전이 증대하고 견인의 양이 증가할수록 방전의 양이 증대한다(**그림** 10).

견인조작과 근전도 반응시간(pre-motor time)과의 관계에는 견인을 하지 않을 때와 비교하여 5kg의 견인으로 pre-motor time은 단축하고 motor time은 연장한다. 이 결과는 견인조작이 중추처리과정인 pre-motor time을 단축시켜, 상위중추에 대한 촉진효과를 시사하고 있다(黑澤 등, 1990)[23].

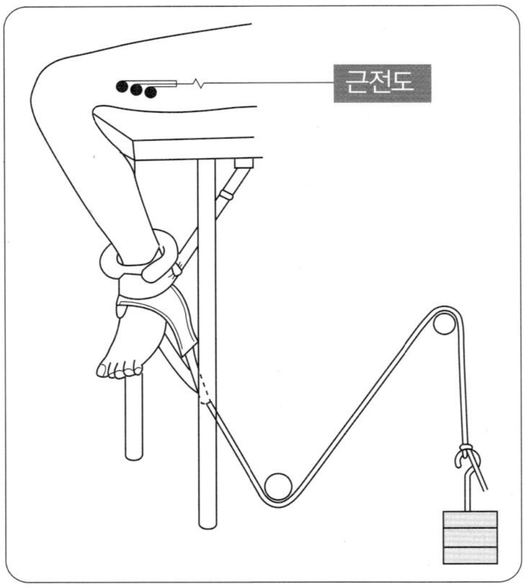

그림 9 무릎관절의 견인장치
(Svednsen 등, 1983)[22]

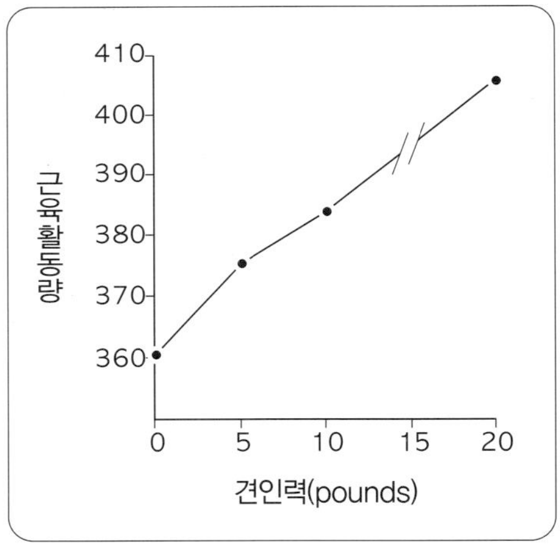

그림 10 견인력과 근육활동량의 관계
(Svendsen 등, 1983)[22]

6. 관절의 압축

관절의 압축이란 치료사의 외력에 의하여 팔다리 또는 몸통의 몸쪽 뼈와 먼쪽 뼈의 거리를 뼈의 장축방향을 따라서 단축시키는 것이다. 바로 누운 자세에서 골반을 고정하고 발바닥에서부터 다리 장축방향으로 압력을 가하면 다리의 길이는 단축한다. 5kg의 압력으로 약 1.5㎝, 10kg에서 2㎝, 15kg에서 2.5㎝ 단축한다.

관절압축은 견인조작과 마찬가지로 관절 내의 수용기를 자극하여 근육수축력을 높여 관절의 안정성 증대가 기대된다. 이 조작은 엉덩관절이 펴지는 다리의 패턴에서 사용되는 일이 많다. 예컨대, 다리의 폄-벌림-안쪽회전 패턴의 운동을 시작할 때와 종료할 때에 압축이 가해진다. 또한 보행 개시 전의 선 자세나 보행 중(입각기)에 압축조작이 시행된다.

건강한 사람의 다리에의 수동적인 압축개방 후와 압축을 하지 않을 때의 유발근전도 H파(가자미근)에 의한 비교(**그림** 11)에서는 5kg · 10kg · 15kg의 압축은 비압축 시와 비교하여 H파 진폭을 증대시킨다는 것으로부터 다리의 압축조작은 일과성으로 척수운동신경세포의 흥분성을 증대시킨다. 이 결과는 뇌혈관장애에 의한 편마비 환자에서도 마찬가지로 관찰된다(**그림** 12).

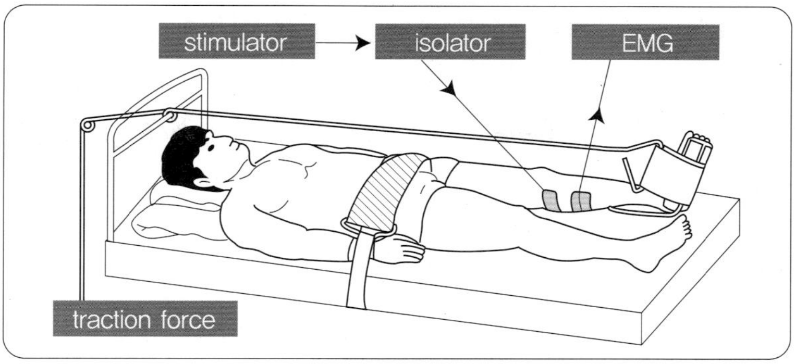

그림 11 관절압축장치와 H파의 도출의 실험도

(Yanagisawa 등, 1987)[24)]

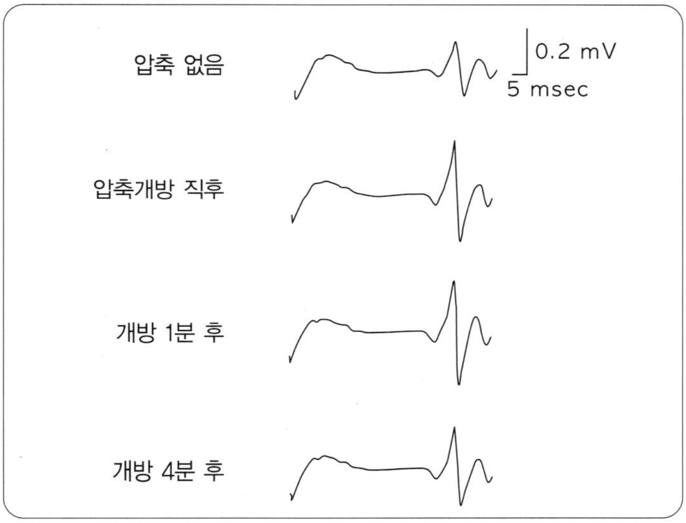

그림 12 5kg 압축 · 해방 후의 마비 쪽 가자미근의 H파(오른쪽 편마비 환자)

(Yanagisawa 등, 1987)[24)]

7. 저항

Kabat(1961)[25)]는 최대저항을 사용함으로써 약화된 근육에의 발산효과를 최대화시킨다고 지적하였으나, 현재의 PNF에서는 최대저항은 중추신경질환의 근육긴장을 증대시킨다는 것으로부터 환자에 상응한 적정 저항량으로 변화하고 있다. 그러나 비중추신경질환이라면 최대저항이 적응된다.

원숭이의 대뇌겉질에 전기자극을 가하여 관절 고정과 비고정의 유발근전도를 비교하면 관절을 고정하였을 때에 근육방전이 현저하게 증대한다. 즉, 저항은 근육수축을 촉진시킨다. 그러나 척수 뒤뿌리를 미리 절단해두면 이 현상이 소실한다는 것으로부터 고유수용감각계의 자극이 겉질자극에 의한 운동에 촉진효과를 준다(Gellhorn, 1949)[26)]. Gellhorn은 이 현상을 고유수용성 겉질수용성 겉질 촉진(proprioceptive cortical facilitation)이라 부르고 있다.

운동에 대한 저항을 가하는 방법으로서 팔꿉관절 굽힘이나 무릎관절 폄에서는 가동범위의 중간

1/3이 가장 강력해지는 저항을 가한다. 가동범위의 초기에 강력한 저항을 주면 원활한 운동을 저해한다(**그림 13a**). 관절각도와 근육 토크의 관계를 이해하는 것이 중요하다(**그림 14**).

근력강화효과를 얻으려면 건강한 사람에서는 최대수의수축(maximal voluntary contraction ; MVC)의 35% 이상의 부하가 필요하며 20~35% MVC의 부하로 근력을 유지하고, 20% 이하에서는 근력은 유지할 수 없다. 위축근육에서는 20% MVC 이상에서 강화한다(Müller, 1959)[28].

이들의 결과로부터 PNF에서의 저항량은 건강한 사람에서 35% MVC 이상이고 위축근육에 대해서는 적어도 20% MVC 이상의 부하를 가할 필요가 있다.

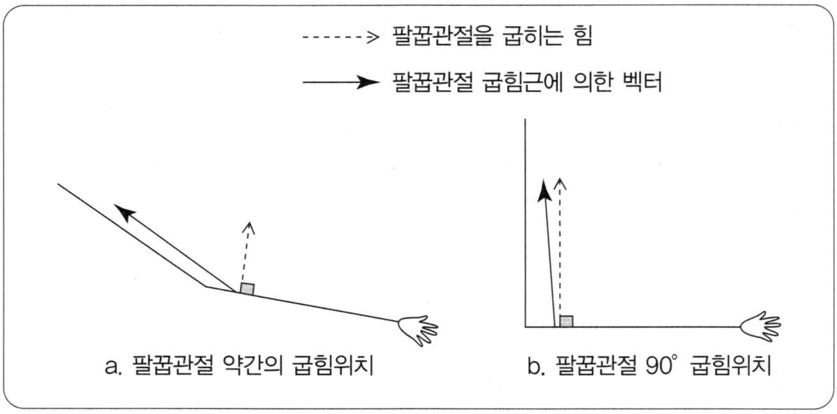

그림 13 팔꿉관절 각도와 굽히는 힘

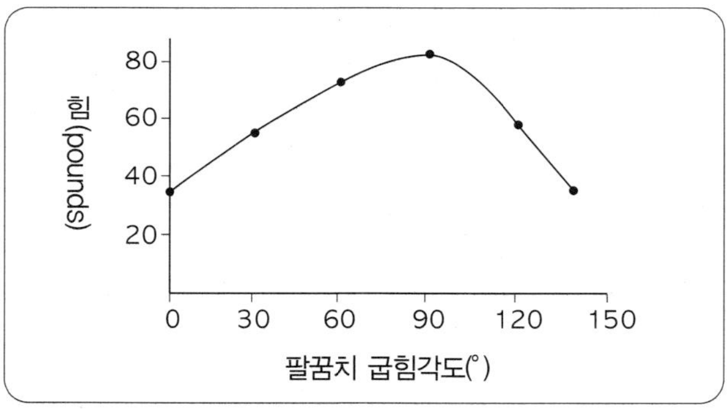

그림 14 팔꿉관절의 굽힘에서 각도와 힘의 관계

(Williams 등, 1959)[27]

⊙ 근력강화와 저항

근육수축력의 강화(근력강화)에서는 신경성 인자와 근육비대인자의 2개의 요인을 생각할 수 있다. 신경성 인자는 운동단위의 동원(recruitment)이나 임펄스의 발사빈도(rate coding)의 증가에 의한 근육수축력의 강화이다. 운동단위의 동원에서는 손가락과 같은 작은 근육은 50% MVC 이하에서 대부분의 운동단위가 동원되지만, 넙다리네갈래근과 같은 큰 근육에서는 90~100% MVC까지 운동단위의 동원이 지속한다. 발사빈도는 근력이 증대함에 따라 증가한다. 작은 근육에서는 60Hz에서 플래토

(plateau)에 도달하지만, 큰 근육에서는 20~25Hz이다. 일반적으로 작은 근육에서는 우선 발사빈도에 의해서 출력이 조절되고, 큰 근육에서는 운동단위의 동원에 의해서 출력이 조절된다(Basmajian, 1985)[29]. 근육비대 인자는 근육 단면적의 증대효과이다. 근육 단면적 1㎠당의 최대근력은 팔꿉관절 굽힘근에서는 3.8~11.4kg/㎠로 폭이 넓다(福永, 1978)[30]. PNF에 의한 근력강화는 초기에서는 신경성 인자에 의한 효과이며 그 후는 근육비대인자가 중심이라 생각된다. Moritani 등(1979)[31]은 팔꿉관절 굽힘근의 근력강화를 시행하고 이것을 적분근전도로 평가한 결과, 훈련초기의 근력강화는 신경성의 요인이 관여하고 늦어도 4주 이후의 근력강화는 근육비대에 의한 것이라 하고 있다(**부속그림 3**).

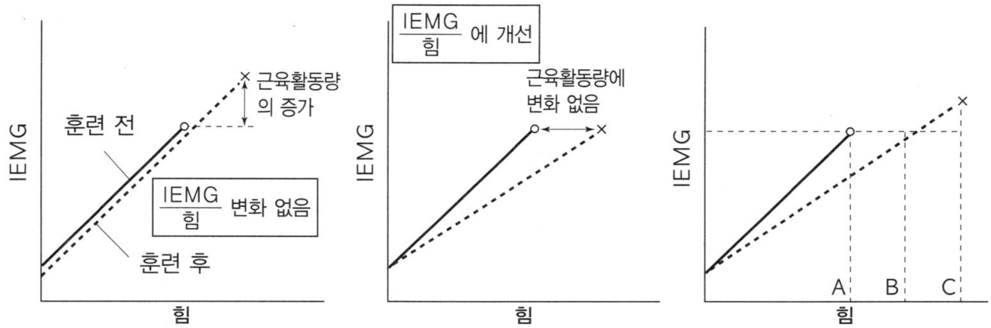

a. 신경성 인자에 의한 근력강화
IEMG가 증가하고 근력이 증가한다.

b. 근육비대인자에 의한 근력강화
IEMG는 변화하지 않고 기울기가 변화하여 근력이 증가한다.

c. 양자의 기여율의 평가법

$$\%MH = \frac{B-A}{C-A} \times 100, \ \%NF = \frac{C-B}{C-A} \times 100,$$ MH : 근육비대인자, NF : 신경성 인자

부속그림 3 근력강화훈련효과에서의 신경성 인자와 근육비대 인자의 관여 추정 (Moritani등, 1979)[31]

8. 발산과 강화

근육수축을 효과적으로 증대시키려면 단일의 근육을 수축시키기보다 많은 근육이 동시에 작동하는 집합운동을 이용한다. 약화된 근육을 강력하게 수축시키려면 강한 근육에 정지성의 저항(등척성 수축)을 가함으로써 약화된 근육에 임펄스의 발산(irradiation)효과(**그림 15**)를 기대하고 근육수축을 강화(reinforcement)한다. 예컨대, 손목관절의 굽힘근이 약화하고 위팔굽힘근이 정상인 경우, 손목관절 굽힘근만을 수축시키는 것이 아니라 위팔굽힘근에 정지저항을 가하면서 손목관절 굽힘근에 임펄스의 발산을 일으키고 손목관절 굽힘근의 구심성 수축을 2~3회 시행하여 강화시킨다. 이 방법을 피봇(축운동)이라 한다.

이 밖에 근육수축을 효과적으로 증대시키는 현상으로서는 아래의 예를 열거할 수 있다.

① 팔의 굽힘근에 저항을 가하면, 손목관절 굽힘근의 수축이 촉진된다.
② 한쪽 팔다리에 저항을 가하면, 반대쪽의 근육수축이 촉진된다.
③ 엉덩관절의 굽힘에 저항을 가하면, 몸통 굽힘근의 수축이 촉진된다.
④ 아래팔의 뒤침에 저항을 가하면, 어깨관절의 가쪽회전운동이 촉진된다.
⑤ 엉덩관절의 굽힘-모음-가쪽회전에 저항을 가하면, 등쪽굽힘과 내번이 촉진된다.

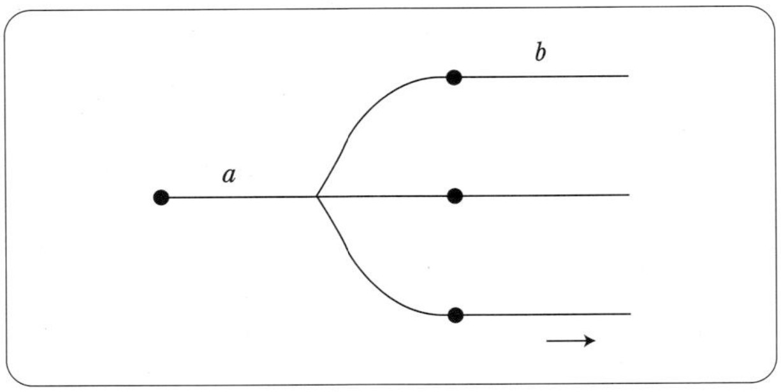

그림 15 발산

1본의 신경절이전섬유(a)를 자극해도 복수의 신경절이후섬유(b)에 임펄스가 흐른다.

⊙ 근육활동의 조합패턴

건강한 성인의 팔꿉관절을 굽힘위치로 유지하고 아래팔 엎침위치 또는 뒤침위치에서 손목관절의 굽힘근 또는 폄근의 근육수축을 저항에 대항하여 시행하면, 손목관절 및 팔꿉관절의 굽힘근과 폄근의 수축 패턴이 상이하다(Gellhorn, 1947)[32]. 뒤침위치에서는 위팔두갈래근-손목굽힘근, 위팔세갈래근-손목폄근, 엎침위치에서는 위팔두갈래근-손목폄근, 위팔세갈래근-손목굽힘근과의 근육활동에서의 조합패턴이 관찰된다. 이들의 결과는 PNF의 촉진패턴에 부분적으로 응용되고 있다.

9. 정상적인 타이밍

정상적인 타이밍이란 조화를 이룬 연속된 운동의 시간적 경과를 말한다. 어떤 동작을 수행하려면 연속된 협동성이 있는 운동이 필요하다. 많은 협동성이 있는 효율적인 운동에서는 먼쪽에서부터 몸쪽으로의 운동으로 진행한다. 예컨대, 받침대 위의 물건을 잡을 때는 우선 손가락 · 손의 움직임부터 시작되고 이어서 팔꿈치 · 어깨관절이 움직이기 시작한다. 이와 같이 먼쪽에서부터 몸쪽으로의 원활한 운동의 시간적 경과에 대한 것을 정상적인 타이밍이라 부른다.

어른이 선 자세에서 섬세한 운동을 시행할 때의 균형은 먼쪽(발목관절)에서부터 몸쪽(엉덩관절 · 몸통)으로 진행한다(Nashner, 1977)[33]. 정상적인 타이밍을 재구축함으로써 운동의 협동성이 개선된다.

강화(앞 페이지)에서는 정상적인 타이밍은 무시되고 강조의 타이밍이라 불린다.

10. 수동운동 · 능동보조운동

PNF에서는 저항을 사용하는 일이 많지만, 부전마비의 환자에서는 수동운동이나 능동보조운동을 시행하는 일도 드물지 않다.

원숭이의 수동운동 때에 대뇌겉질에 전기자극을 시행하면 근육의 신장방향으로의 수동운동은 근전도의 반응시간(pre-motor time)을 지연시켜 반대방향에서 단축한다(小坂 등, 1983)[34] **(그림 16)**.

인간의 능동보조운동에서는 그 속도가 빠르면 반응시간은 단축하지만, 근육활동량은 저하한다. 속도

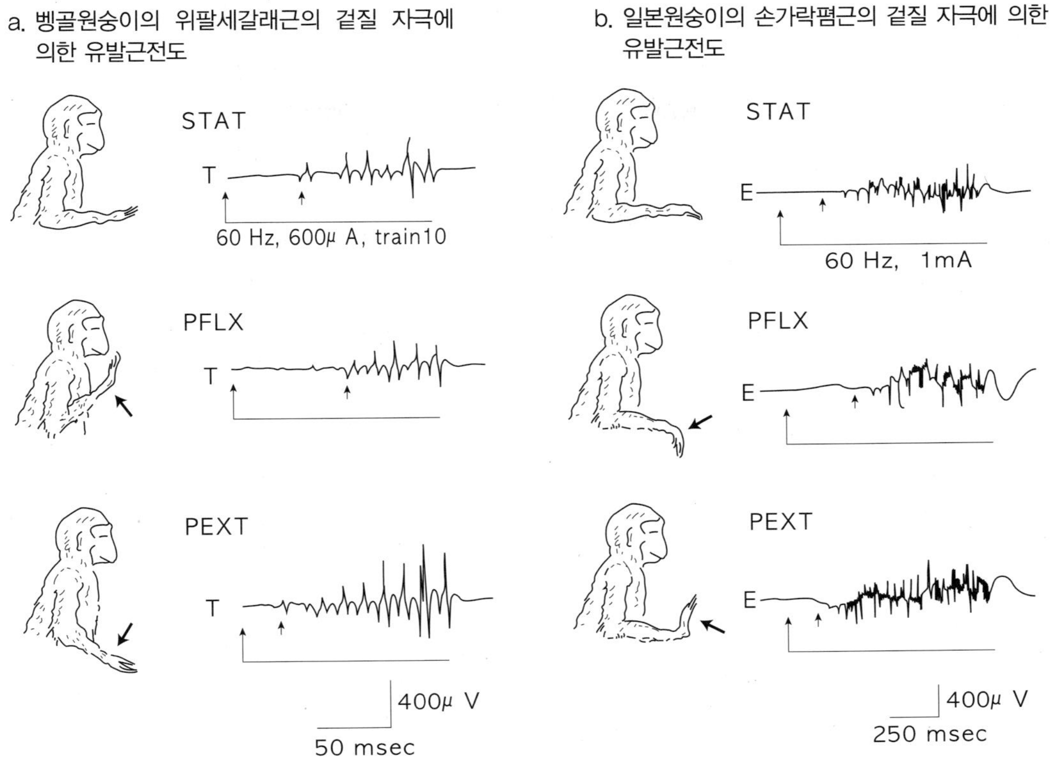

STAT	팔꿉관절 90° 로 고정유지
PFLX	팔꿉관절을 완전 폄 위치에서부터 완전 굽힘
PEXT	팔꿉관절을 완전 굽힘위치에서부터 완전 폄

STAT	손목관절을 0° 로 고정유지
PFLX	손목관절의 수동적 굽힘
PEXT	손목관절의 수동적 등쪽굽힘

근전도 하의 bar는 전기자극을 주고 있는 시간, 화살표 : 자극 개시

그림 16 원숭이의 수동적 운동 때의 겉질 자극

(小坂 등, 1983)[34]

가 느리면 반응시간은 지연되지만 근육활동량은 증대한다(佐藤, 1983)[35]. 이 보고는 마비초기에서는 능동보조운동을 느린 속도로 시행함으로써 근육활동량의 증대를 기대할 수 있다는 것을 시사하고 있다.

11. 맨손 접촉

맨손 접촉은 피부 · 근육 · 힘줄 · 관절 내의 수용기를 효율적으로 자극하기 위한 치료사의 잡는 방법이며 이것에 의해서 적절한 저항 · 견인 · 압축이 가해진다.

환자의 몸분절(체절)에 맨손 접촉을 함으로써 피부의 감각수용기가 자극된다. 피부의 수용기를 자극하면 이들의 밑에 있는 근육을 촉진하고(Hagbarth, 1952[36] ; Eldred 등, 1954[37]) 감각입력은 운동

겉질을 자극한다(Asanuma 등, 1972[38] : ,Rosen 등, 1972[39]). 이들의 사실로부터 맨손 접촉은 가능한 한 촉진하고 싶은 근육 위에서 시행한다. 또한, 맨손 접촉에 의한 힘살(근복)에의 압박은 근육수축을 증대시킨다(Adler 등, 1997)[18]. 팔다리의 힘살에의 압박은 작용근을 자극하여 운동을 강화한다.

올바른 잡는방법은 벌레근 쥐기(손허리손가락관절 굽힘 위치 · 손가락사이관절 폄 위치)를 원칙으로 하고, 치료사의 손톱을 환자의 피부에 접하거나 세게 꽉 쥐어서는 안 된다.

12. 구두지시(청각자극)

운동시작 전에 환자에게 어떠한 운동을 하여야 하는지를 간략히 가르치고 근육신장과 동시에 말의 억양을 고려한 구두지시를 가한다. 예컨대, 팔의 폄–모음–안쪽회전 패턴에서는 운동을 시작하기 전에 :

"여기서부터 여기까지의 운동입니다. '자 쥐시오' 라 내가 말하면, 강력하게 내 손을 쥐면서 팔을 움직이십시오." "그러면, 시작합니다. 자 쥐시오, 팔을 더 위로 올리시오, 더, 더 미시오"

라는 식으로 지시를 준다. "미시요"나 "당기시오"는 구심성 수축이며 "그대로 멈추시오"는 정지성 수축을 의미하고 "힘을 빼시오"는 이완을 의미한다. 치료사에 의한 구두지시는 환자에 대한 청각자극이 된다.

청각자극에서는 치료사의 목소리의 어조(tone)가 근육수축에 영향을 미친다(Buckwald 등, 1966)[40]. 강하고 예리한 목소리는 근육수축을 증대하는 데에 도움이 된다. 통증이 있는 환자에서는 공포심을 높이지 않기 위해서 부드럽고 조용한 목소리로 구두지시를 준다(Johansson 등, 1983)[41].

13. 시각자극

시각에 의한 운동의 피드백을 기대한다. 시각은 운동의 수행에 중요한 역할을 수행한다(Robinson 등, 1965)[42]. PNF 패턴을 시행할 때는 반드시 운동의 방향을 눈으로 쫓게 하고, 시각 피드백에 의해서 운동을 조절하거나 수정할 수 있다. 예컨대, 팔의 패턴이라면 환자 자신의 손의 움직임을 보게 하여 바른 방향으로 운동을 시킨다. 환자가 운동의 방향을 눈으로 쫓는 것은 그 운동을 용이하게 만든다.

◆ 문 헌 ◆

1) Kabat H : Studies on neuromuscular dysfunction. Ⅺ. The role of central facilitation in restoration of motor function in paralysis. Arch Phys Med **33** : 521-533, 1952

2) Nakamura R, Viel E : The influence of position changes in the proximal joint on EMG-recorded reaction time on key muscles in the human extremity. 7th International Congress of the WCPT, Proceedings, p 119-123, 1974

3) Fujita M, Nakamura R : The effect of PNF positions of the upper extremity on rapid knee extension. Tohoku J Exp Med **150** : 31-35, 1986

4) 柳澤　健，中村隆一，高木昭輝ほか：上肢 PNF 肢位の行動覚醒への影響．理学療法学 **18**：143-144, 1991
5) Nakamura R : Effect of facilitating positions on behavioral arousal. JJA Phys M Bal Clin **46** : 131-137, 1983
6) 柳澤　健，中村隆一，藤原孝之：上肢 PNF 肢位のヒラメ筋 H 波に及ぼす影響．理学療法学 **16**：19-22, 1989
7) Yanagisawa K, Nakamura R et al : Effects of facilitating position on H-reflex. 11th International Congress of the WCPT, Proceedings, p 1025-1027, 1991
8) 柳澤　健，遠藤敏裕，竹井　仁ほか：片麻痺患者の上肢 PNF 肢位変化が下肢運動ニューロンに及ぼす影響．都立医療技短大紀要 **6**：125-127, 1993
9) 富田　浩，柳澤　健，竹井　仁：上下肢の回旋肢位がヒラメ筋 H 波に及ぼす影響．理学療法学 **22**：175-177, 1995
10) Chida T, Nakamura R : EEG changes induced by passive postural changes. J Human Ergol **12** : 217-218, 1983
11) Hosokawa T, Nakamura R, Kosaka K et al : EEG activation induced by facilitating position. Tohoku J Exp Med **147** : 191-197, 1985
12) 小坂健二，中村隆一：小脳性運動失調患者における PNF 施行後の肢位変化による脳波覚醒．リハ医学 **30**：45-47, 1993
13) 柳澤　健，新田　收，富田　浩ほか：股関節肢位変化による膝関節伸展加速度への影響．第 33 回日本理学療法士学会特集号，p 188, 1998
14) Kuruma H, Watanabe S et al : Cortical activation patterns during proprioceptive neuromuscular facilitation movements. 10th International Congress of ACPC (abstract), p 299, 2008
15) 真島英信：生理学，第 18 版，文光堂，東京，1986
16) Loofbourrow GN, Gellhorn E : Proprioceptively induced reflex patterns. Am J Physiol **154** : 433-438, 1948
17) Kabat H, Knott M : Proprioceptive facilitation technics for treatment of paralysis. Phys Ther Rev **33** : 53-64, 1953
18) Adler SS, Beckers D, Buck M（柳澤　健ほか訳）：PNF ハンドブック，クインテッセンス出版，東京，1997
19) Gellhorn E : The influence of alternations in posture of the limb on cortically induced movements. über Brain **71** : 26-33, 1948
20) von Uexküll J : Studien über der Tonus. Zeitschrift Biol **46** : 1-37, 1905
21) Magnus R : Körperstellung, Julius Springer, Berlin, 1924
22) Svendsen DA, Matyas TA : Facilitation of the isometric maximum voluntary contraction with traction—A test of P.N.F. predictions. Am J Phys Med **62** : 27-37, 1983
23) 黒沢和生，丸山仁司：関節牽引が反応時間に与える影響．運動生理 **5**：91-94, 1990
24) Yanagisawa K, Fujiwara T, Takagi A : Effects of joint approximation for lower extremities in normal adult subjects and hemiplegic patients. 10th International Congress of the WCPT, Proceedings, p 590-593, 1987
25) Kabat H : Proprioceptive facilitation in therapeutic exercise. Therapeutic Exercise, Licht S, Johnson EW eds, 2nd Ed, Waverly, Baltimore, 1961
26) Gellhorn E : Proprioception and the motor cortex. Brain **72** : 35-62, 1949
27) Williams M, Stutzman L : Strength variation through the range of joint motion. Phys Ther Rev **39** :

145, 1959

28) Müller EA : Training muscle strength. Ergonomics **2** : 216-222, 1959

29) Basmajian JV : Muscles Alive, 5th Ed, Williams & Wilkins, Baltimore, 1985

30) 福永哲夫：ヒトの絶対筋力，杏林書院，東京，1978

31) Moritani T, de Vries HA : Neural factors versus hypertrophy in the time course of muscle strength gain. Am J Phys Med **58** : 115-130, 1979

32) Gellhorn E : Patterns of muscular activity in man. Arch Phys Med **28** : 568-574, 1947

33) Nashner LM : Fixed patterns of rapid postural responses among leg muscles during stance. Exp Brain Res **30** : 13-24, 1977

34) 小坂健二，中村隆一：運動野刺激による誘発筋活動に対する他動運動の影響．リハ医学 **20** : 187-189, 1983

35) 佐藤一望：自動介助運動の神経生理学的機序とその意義．リハ医学 **21** : 78-83, 1983

36) Hagbarth KE : Excitatory and inhibitory skin areas for flexor and extensor motoneurons. ACTA Physiol Scand **26** (Suppl) : 1-58, 1952

37) Eldred E, Hagbarth KE : Facilitation and inhibition of gamma efferents by stimulation of certain skin areas. J Neurophysiol **17** : 59-65, 1954

38) Asanuma H, Rosen I : Topographical organization of cortical efferent zones projecting to distal forelimb muscles in the monkey. Exp Brain Res **14** : 243-256, 1972

39) Rosen I, Asanuma H : Peripheral afferent inputs to the forelimb area of the monkey motor cortex—Input-output relations. Exp Brain Res **14** : 257-273, 1972

40) Buckwald JS : Exteroceptive reflexes and movement. Am J Phys Med **46** : 121-128, 1966

41) Johansson CA, Kent BE, Shepard KF : Relationship between verbal command volume and magnitude of muscle contraction. Phys Ther **63** : 1260-1265, 1983

42) Robinson ME, Doudlah AM, Waterland JC : The influence of vision on the performance of a motor act. Am J Occup Ther **19** : 202-204, 1965

Ⅲ. PNF에서 사용되는 기본기법

A PNF를 시행할 때의 유의할 점

1. 치료사의 자세(자세)

치료 테이블에서는 환자를 가능한 한 침대 끝에 접근시키고 치료사의 양 발은 운동패턴의 방향과 평행으로 둔다. 운동이 시작되면 치료사의 골반을 운동방향으로 향하고 중력중심의 이동에 의한 저항을 가한다. 이러한 것들은 적절한 근육신장이나 직선적이고 원활한 저항을 가하는 데에 중요하다.

2. 맨손 접촉

치료사의 손을 놓는 방법이나 쥐는 방법은 근육의 신장, 운동저항, 관절의 견인 · 압축을 가는 데에 중요하다.

맨손 접촉으로서 운동패턴에 작용하는 작용근 위에 놓는다(그림 1). 작용근 위에 놓는 것이 불가능한 경우는 팔다리의 안쪽/가쪽을 사이에 끼우는 것처럼 놓는다. 길항근 쪽으로 접촉하지 않도록 한다.

치료사의 몸쪽 및 먼쪽의 손에는 많은 경우, 벌레근 쥐기(컵 쥐기: lumbrical grasp)가 사용된다. 엄지손가락은 바닥쪽 벌림을 하고 둘째손가락에서부터 다섯째손가락을 닫아 MP관절 굽힘위치,

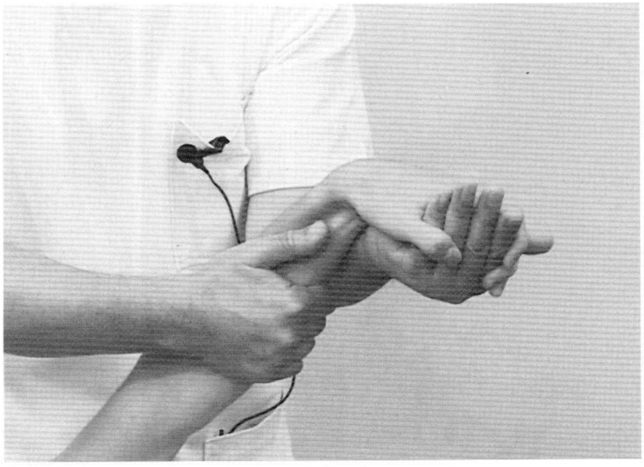

그림 1 맨손 접촉(오른팔, 폄–모음–안쪽회전 패턴의 중간영역)
몸쪽의 맨손은 작용근 위에 놓는다.

PIP · DIP관절을 폄 위치 또는 가볍게 굽힘 위치로 하여 손끝으로 복부를 사이에 끼우는 것처럼 쥔다(**그림** 2). 이 쥐는 방법은 PNF를 시행할 때에 빈번히 사용된다.

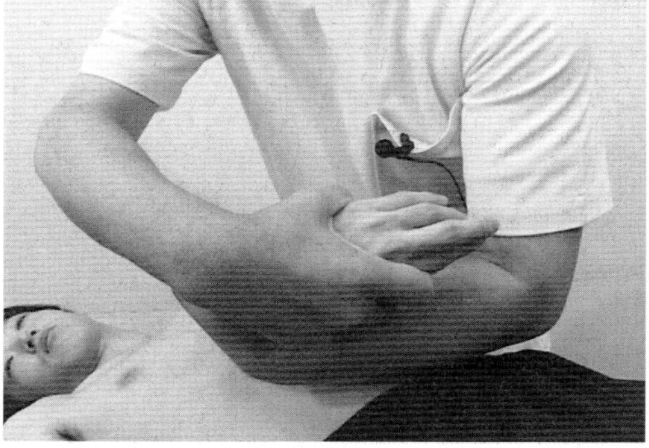

그림 2 맨손 접촉 : 벌레근 쥐기(오른팔, 굽힘-벌림-가쪽회전 패턴의 시작 자세)
엄지손가락은 바닥쪽 벌림을 하고 둘째손가락에서부터 다섯째손가락을 닫아 MP · PIP · DIP관절을 가볍게 굽혀 손끝의 복부를 사이에 끼우는 거처럼 쥔다.

3. 근육신장

근육신장이란 근육을 잡아 늘이는 것이며 수축을 촉진하여 근육피로를 억제한다. 운동패턴 중에 재신장을 하는 경우와 운동시작 전에 신장반사를 유발하여 근육수축을 촉진하는 경우가 있다.

신장반사를 유발하기 위한 신장자극은 패턴운동을 시작할 때의 "방아쇠"의 역할을 수행한다. 복합면상에서 근육을 충분히 신장한 다음에 급격한 신장을 약간 가함으로써 신장반사를 유발한다(**그림** 3). 운동 중의 재신장은 특수기법인 반복 스트레칭(IV. 3. 반복 스트레칭의 항, p.136)에서 사용된다.

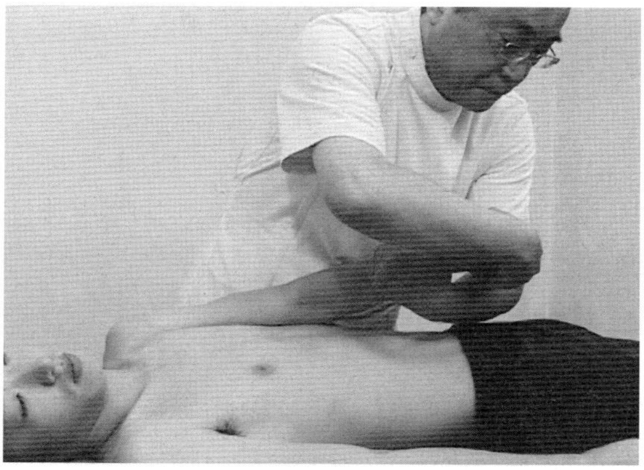

그림 3 패턴운동을 시작할 때 신장(오른팔, 굽힘-벌림-가쪽회전 패턴의 시작 자세)
치료사는 체중을 앞쪽으로 옮기면서 어깨관절 굽힘근군 · 벌림근군 · 가쪽회전근군 · 손목관절 등쪽굽힘근군에 신장을 시행한다.

4. 구두지시(청각자극)

억양이 있는 알기 쉬운 명료한 지시를 환자에게 주고 강조해야 할 부분은 큰 목소리로 지시한다. 구두지시는 환자에게 청각자극이 된다.

5. 시각자극

환자에게 운동패턴을 좇아보게 함으로써 환자에게 공간에서의 팔다리의 위치관계를 알게 하여 바른 운동방향을 이해시킨다.

6. 저항

운동을 시작할 때와 종료할 때에는 약한 저항으로 시행하고 가동범위의 중간 1/3 부근에서 최대의 저항을 가한다.

7. 정상적인 타이밍

협동성이 있는 운동패턴을 일으키려면 먼쪽의 운동이 먼저 일어나고 몸쪽으로 진행할 필요가 있다. 팔의 폄 패턴에서는 손가락 → 손목관절 → 어깨관절의 순서로 원활하게 운동한다. 회전은 운동시작에서부터 종료까지 균일하게 한다.

8. 관절의 견인 · 압축

운동의 패턴을 시작할 때 및 운동할 때에 견인을 계속해서 가한다. 이 조작은 팔의 전체 패턴과 엉덩관절을 굽히는 다리의 패턴에 사용되는 일이 많다. 압축은 엉덩관절 폄을 동반하는 다리 패턴에 사용되고 동시수축을 기대한다. 견인의 금기는 골절의 급성기나 수술적 처치 후 등에 의해서 조직에 손상을 미쳤을 때이다. 압축의 금기는 관절류마티스 · 페르테스병(Perthes disease) · 변형성관절증 · 관절치환술 후 등 관절주위에 문제가 있는 경우이다.

B 팔의 패턴

1. 팔꿈치를 똑바로 편 채 굽힘-모음-가쪽회전 패턴 (그림 1)

1 자세

	시작 자세	종료 자세
어깨뼈	뒤쪽내림위치	앞쪽올림위치
어깨관절	폄 · 벌림 · 안쪽회전위치	굽힘 · 모음 · 가쪽회전위치
팔꿉관절	폄 위치	폄 위치
아래팔	엎침 위치	뒤침 위치
손목관절	등쪽굽힘 · 자쪽편위 위치	바닥쪽굽힘 · 노쪽편위 위치
손가락	폄 위치	굽힘 위치

2 맨손 접촉

먼쪽 손은 환자의 손바닥에 직각으로 둔다. 몸쪽 손은 환자의 자쪽에서부터 아래쪽으로 돌려 아래팔 하부의 배 쪽에 둔다.

3 치료사의 자세와 움직임

운동선에 평행으로 시작점에서부터 종료점까지 뻗어 닿을 수 있는 위치에서 환자에게 허리가 접촉할 정도로 접근하여 시작 자세의 연장선으로 향해서 선다. 구두지시로 환자가 손목관절을 굽히자마자 곧 치료사는 신속하게 신체를 회전시켜 운동선의 뒤쪽에서 환자와 대면하도록 방향을 바꾼다. 패턴운동이 진행됨에 따라 치료사는 중력중심의 위치를 높게 하여 물건을 내미는 것 같은 자세로 종료점까지 중력중심을 이동한다.

4 근육신장

시작할 때 치료사는 중력중심을 앞쪽(꼬리 쪽 다리)으로 이동함으로써 신장한다.

5 관절견인

전체 단축영역에서 시행한다.

6 구두지시

"손을 쥐시오!"
"반대쪽 귀 쪽으로 당기시오!"

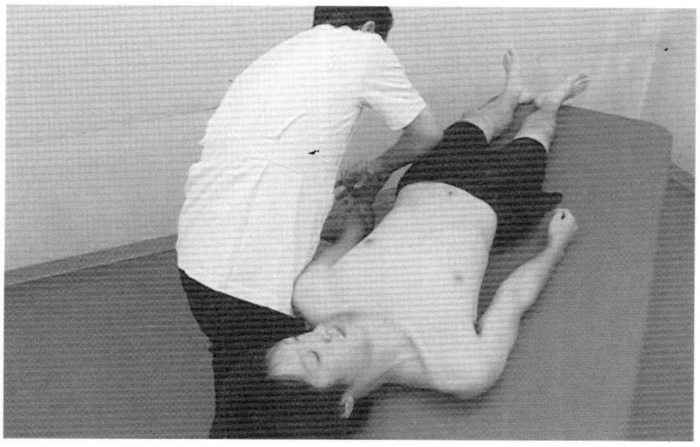

a. 시작 자세

치료사는 연장영역을 향해서 자세를 갖추고, 환자의 팔은 충분히 안쪽회전을 하여 큰돌기보다 주먹 하나의 벌림 위치.

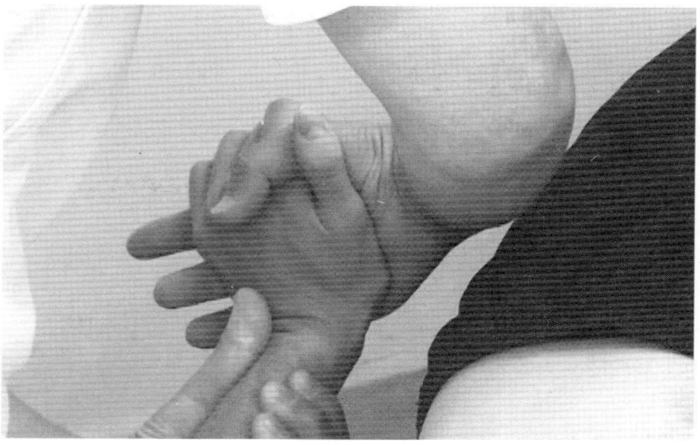

b. 맨손 접촉(먼쪽의 쥐기)

손바닥에 놓은 손은 충분히 손목관절을 등쪽굽힘을 시키고 몸쪽의 손은 손바닥으로 사이에 끼우는 것처럼 쥐고 안쪽회전위치를 취한다.

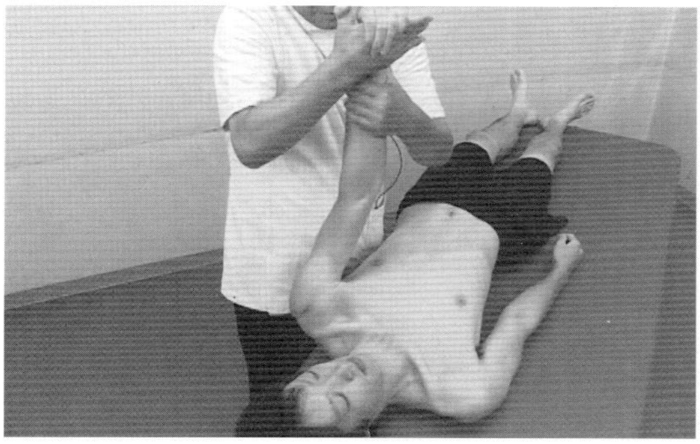

c. 중간 영역

치료사는 패턴운동이 시작되면 몸을 회전시켜 단축영역 방향으로 향한다. 운동과 함께 중력중심을 단축영역 방향으로 옮긴다.

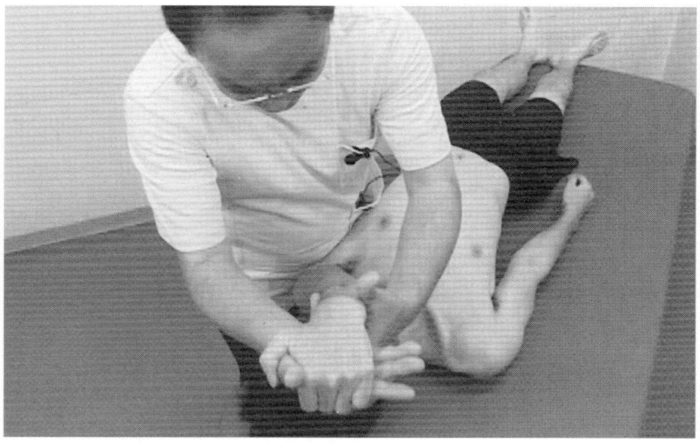

d. 종료 자세

치료사는 더욱 단축영역 방향으로 중력중심을 옮기고 운동을 방해하지 않도록 주의한다. 종료 자세는 팔꿉관절이 얼굴의 정중선 위에 온다.

그림 1 팔꿈치를 똑바로 편 채로의 굽힘-모음-가쪽회전 패턴(DVD 1)

2. 팔꿈치의 굽힘을 동반하는 굽힘-모음-가쪽회전 패턴 (그림 2)

1 자세

	시작 자세	종료 자세
어깨뼈	뒤쪽내림위치	앞쪽올림위치
어깨관절	폄 · 벌림 · 안쪽회전위치	굽힘 · 모음 · 가쪽회전위치
팔꿉관절	폄 위치	굽힘 위치
아래팔	엎침 위치	뒤침 위치
손목관절	등쪽굽힘 · 자쪽편위 위치	바닥쪽굽힘 · 노쪽편위 위치
손가락	폄 위치	굽힘 위치

2 맨손 접촉

1. ② 항(앞 페이지)과 같다.

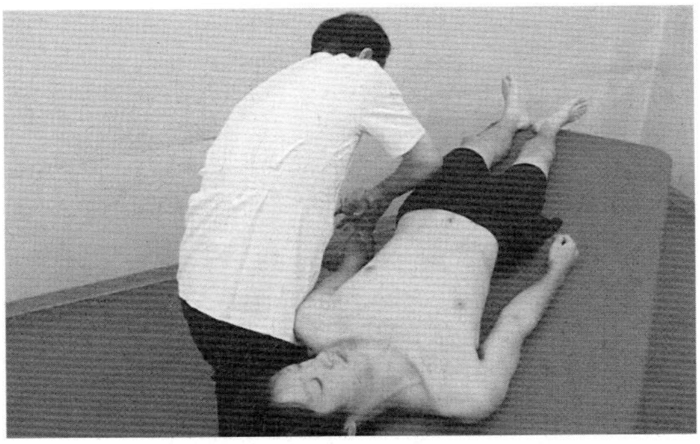

a. 시작 자세

치료사는 연장영역을 향해서 자세를 갖추고, 환자의 팔은 충분히 안쪽회전을 하여 큰돌기보다 주먹 하나의 벌림 위치.

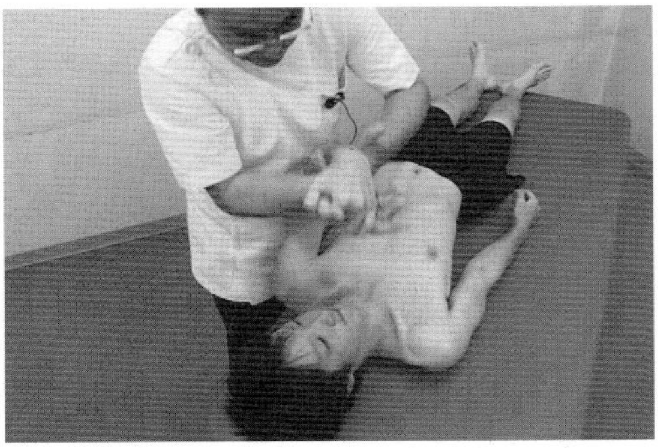

b. 중간 영역

치료사는 패턴운동이 시작되면 몸을 회전시켜 단축영역 방향으로 향한다. 운동과 함께 중력중심을 단축영역 방향으로 옮긴다.

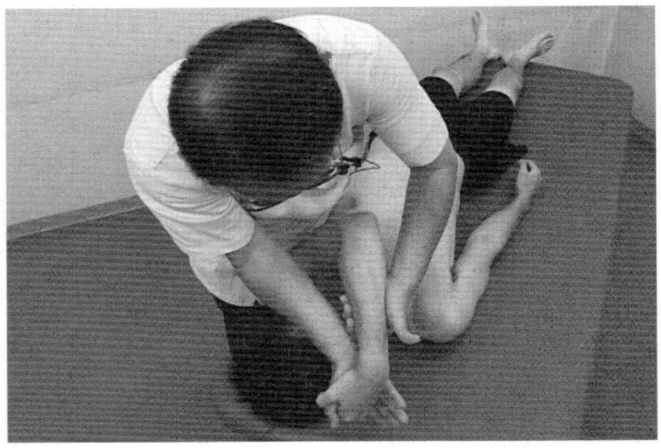

c. 종료 자세

치료사는 더욱 단축영역 방향으로 중력중심을 옮기고 운동을 방해하지 않도록 주의한다. 종료 자세는 팔꿉관절이 얼굴의 정중선 위에 온다.

그림 2 팔꿈치의 굽힘을 동반하는 굽힘-모음-가쪽회전 패턴(DVD 2)

3 치료사의 자세와 움직임

운동선에 평행으로 시작점에서부터 종료점까지 뻗어 닿을 수 있는 위치에서 환자에게 허리가 접촉할 정도로 접근하여 시작 자세의 연장선으로 향해서 선다. 구두지시로 환자가 손목관절을 굽히자마자 곧 치료사는 신속하게 신체를 회전시켜 운동선의 뒤쪽에서 환자와 대면하도록 방향을 바꾼다. 패턴운동이 진행됨에 따라 치료사는 중력중심의 위치를 높게 하여 물건을 내미는 것 같은 자세로 종료점까지 중력중심을 이동한다. 팔꿉관절의 굽힘을 더 강조할 때는 중력중심의 높이를 낮게 하여 시행한다.

4 근육신장

1. ④ 항(p. 26)과 같다.

5 구두지시

"손을 쥐시오!"

"팔꿈치를 구부리시오!"
"반대쪽의 귀 쪽으로 잡아당기시오!"

3. 팔꿈치의 폄을 동반하는 굽힘-모음-가쪽회전 패턴 (그림 3)

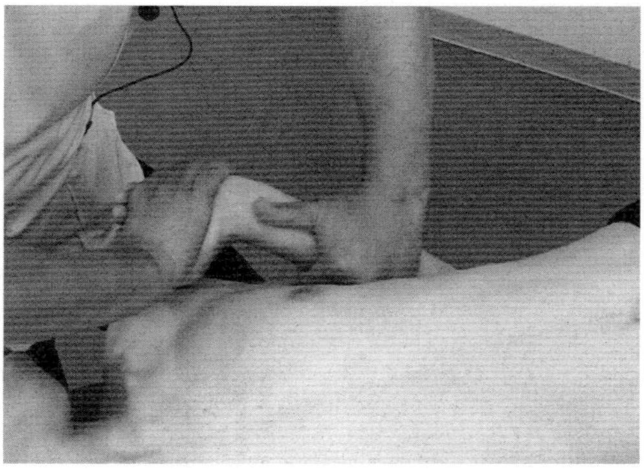

a. 시작 자세
치료사는 연장영역을 향해서 자세를 갖추고, 환자의 아래팔은 충분히 엎침을 하고 팔꿈치도 충분히 굽힌다.

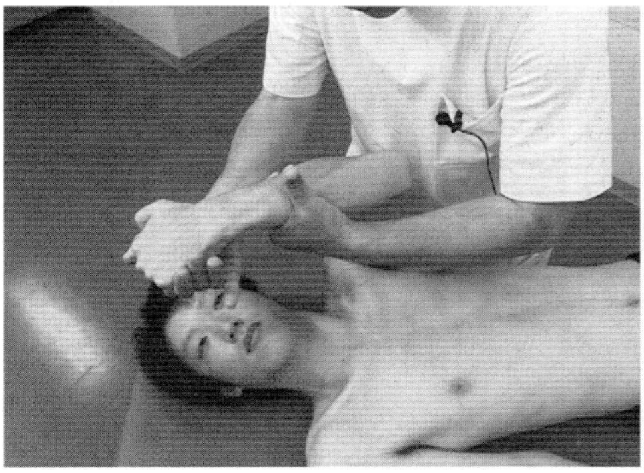

b. 중간 영역
치료사는 패턴운동이 시작되면 몸을 회전시켜 단축영역 방향으로 향한다. 운동과 함께 중력중심을 단축영역 방향으로 옮긴다.

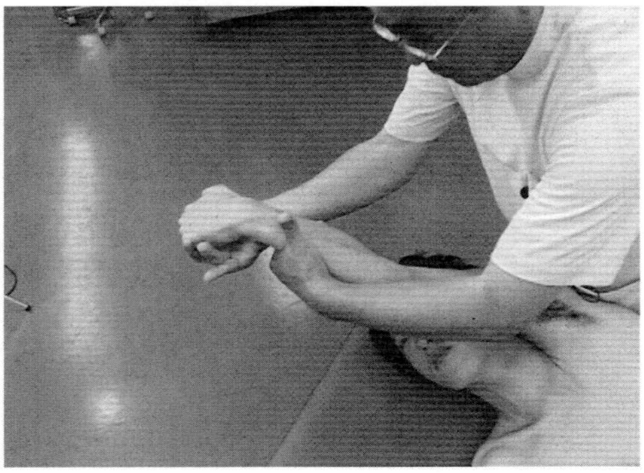

c. 종료 자세
팔꿈치의 폄을 강조하는 경우는 종료영역에서 관절압축을 시행한다. 종료 자세는 팔꿉관절이 얼굴의 정중선 위에 온다.

그림 3 팔꿈치의 폄을 동반하는 굽힘-모음-가쪽회전 패턴(DVD 3)

1 자세

	시작 자세	종료 자세
어깨뼈	뒤쪽내림위치	앞쪽올림위치
어깨관절	폄 · 벌림 · 안쪽회전위치	굽힘 · 모음 · 가쪽회전위치
팔꿉관절	굽힘 위치	폄 위치
아래팔	엎침 위치	뒤침 위치
손목관절	등쪽굽힘 · 자쪽편위 위치	바닥쪽굽힘 · 노쪽편위 위치
손가락	폄 위치	굽힘 위치

2 맨손 접촉

1. ② 항(p. 26)과 같다.

3 치료사의 자세와 움직임

1. ③ 항(p. 26)과 같다.

4 근육신장

1. ④ 항(p. 26)과 같다.

5 관절압축

종료영역에서 시행한다.

6 구두지시

"손을 쥐시오!"
"팔꿈치를 펴시오!"
"손을 밀어 올리시오!"

4. 팔꿈치를 똑바로 편 채 폄-벌림-안쪽회전 패턴 (그림 4)

1 자세

	시작 자세	종료 자세
어깨뼈	앞쪽올림위치	뒤쪽내림위치
어깨관절	굽힘 · 모음 · 가쪽회전위치	폄 · 벌림 · 안쪽회전위치
팔꿉관절	폄 위치	폄 위치
아래팔	뒤침 위치	엎침 위치
손목관절	바닥쪽굽힘 · 노쪽편위 위치	등쪽굽힘 · 자쪽편위 위치
손가락	굽힘 위치	폄 위치

2 맨손 접촉

먼쪽 손은 벌레근 쥐기로 환자의 손등 쪽 부분에 놓는다. 몸쪽 손은 아래팔 폄근부분의 자쪽에 놓는다.

3 치료사의 자세와 움직임

구두지시에 의해서 운동이 시작되고 어깨관절이 대략 90° 굽힘위치까지 펴졌을 때, 치료사는 몸을 회전하여 패턴의 단축영역의 방향으로 방향을 바꾼다. 폄이 진행됨에 따라 치료사의 중력중심 위치는 낮아지고 꼬리 쪽 다리로 이동한다. 운동은 손목관절이 큰돌기의 약간 아래쪽에서 끝난다.

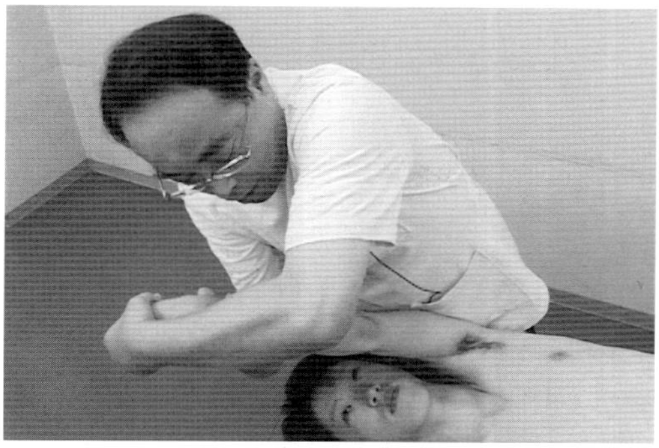

a. 시작 자세

치료사는 연장영역을 향해서 자세를 갖추고 환자의 팔꿉관절은 얼굴의 정중선 위에 온다.

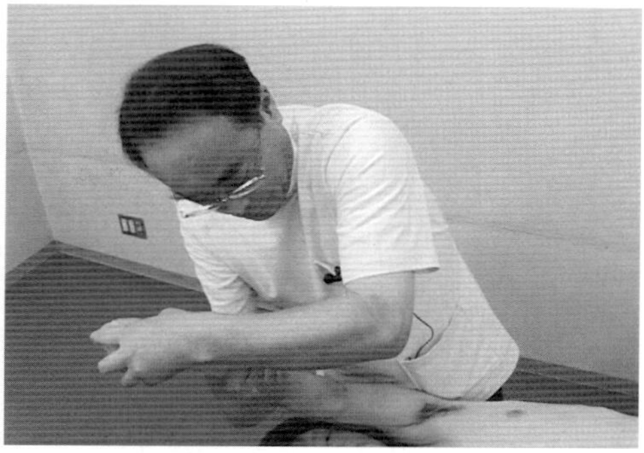

b. 맨손 접촉(먼쪽의 쥐기)

손등에 놓은 먼쪽의 손은 충분히 손목관절을 바닥쪽굽힘, 노쪽 편위를 시키기 위해 밀착 시키고 몸쪽의 손은 아래팔 폄근부분에 밀착시켜 노쪽에 닿지 않도록 한다.

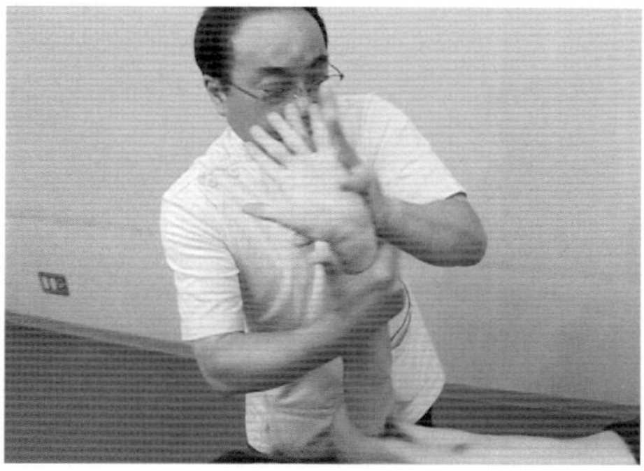

c. 중간 영역

치료사는 운동을 방해하지 않도록 몸을 단축영역 방향으로 회전시켜 중력중심을 이동한다.

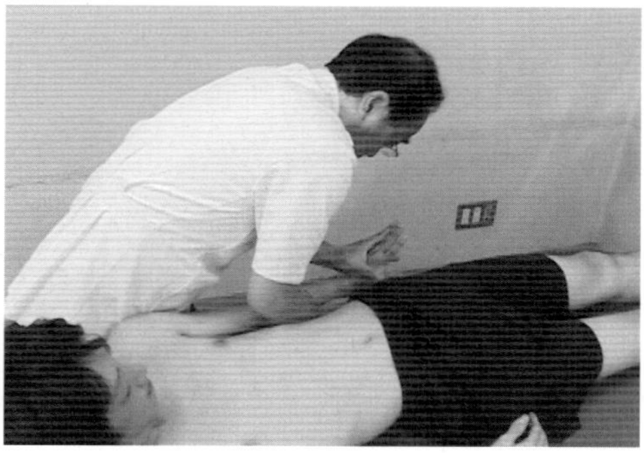

d. 종료 자세

치료사는 더욱 중력중심을 이동하고 손목 관절이 큰돌기의 가쪽 주먹 하나의 위치에서 끝난다. 이 때, 어깨관절의 안쪽회전은 중간위치를 넘어설 정도이다.

그림 4 팔꿈치를 똑바로 편 채로 폄-벌림-안쪽회전 패턴(DVD 4)

4 근육신장

시작할 때 치료사는 중력중심을 앞쪽으로 이동함으로써 신장한다.

5 관절압축

단축영역의 중간을 지난 다음에 시행한다.

6 구두지시

"손가락을 벌리시오!"
"팔을 반대쪽의 허리 쪽으로 잡아당기시오!"
"새끼손가락을 바닥 쪽으로!"

5. 팔꿈치의 굽힘을 동반하는 폄-벌림-안쪽회전 패턴 (그림 5)

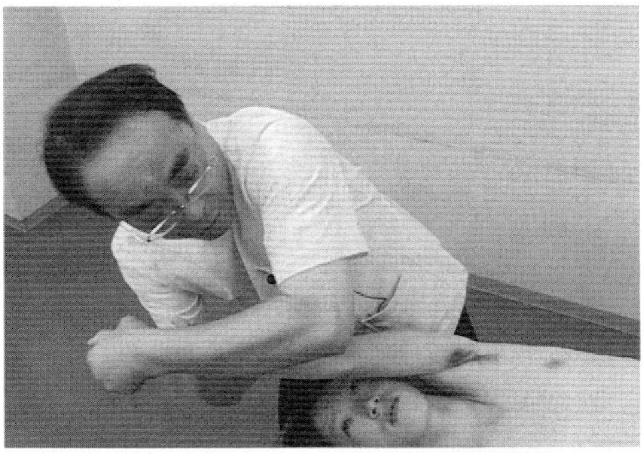

a. 시작 자세

치료사는 연장영역을 향해서 자세를 갖추고, 환자의 팔꿉 관절은 얼굴의 정중선 위에 온다.

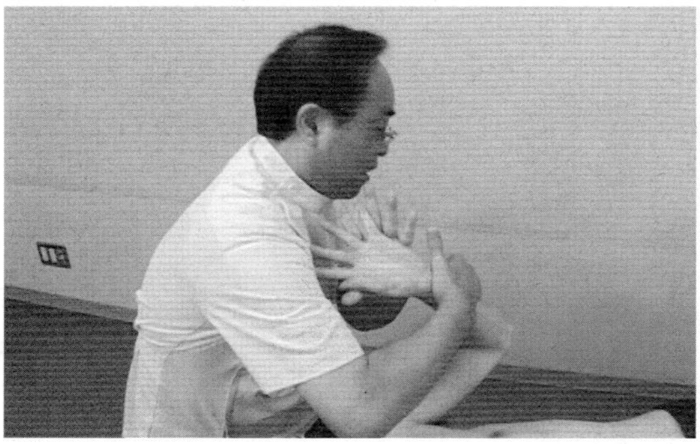

b. 중간 영역

치료사는 운동을 방해하지 않도록 몸을 단축영역 방향으로 회전시키고, 팔꿈치의 굽힘을 강조하기 위해 중력중심을 낮춘다.

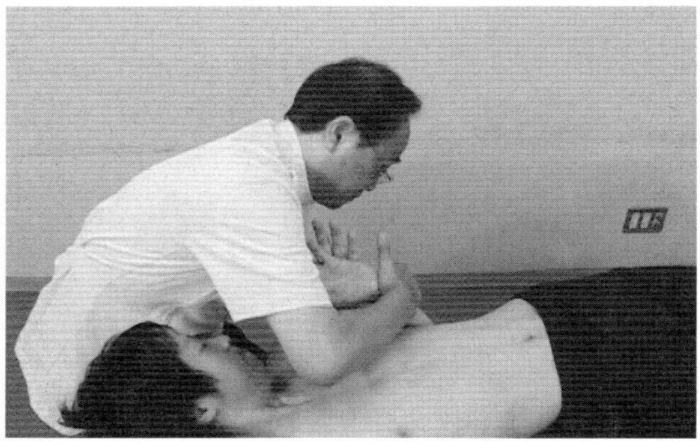

c. 종료 자세

치료사는 더 중력중심을 앞쪽으로 이동하고 환자의 아래팔은 충분히 엎침을 하여 팔꿈치를 충분히 굽혀서 끝난다.

그림 5 팔꿈치의 굽힘을 동반하는 폄-벌림-안쪽회전의 패턴(DVD 5)

1 자세

	시작 자세	종료 자세
어깨뼈	앞쪽올림위치	뒤쪽내림위치
어깨관절	굽힘 · 모음 · 가쪽회전위치	폄 · 벌림 · 안쪽회전위치
팔꿉관절	폄 위치	굽힘 위치
아래팔	뒤침 위치	엎침 위치
손목관절	바닥쪽굽힘 · 노쪽편위 위치	등쪽굽힘 · 자쪽편위 위치
손가락	굽힘 위치	폄 위치

2 맨손 접촉

4. ② 항(p. 30)과 같다.

3 치료사의 자세와 움직임

구두지시에 의해서 운동이 시작되고 어깨관절이 대략 90° 굽힘 위치까지 펴졌을 때 치료사는 몸을 회전하여 패턴의 단축영역의 방향으로 방향을 바꾼다. 폄이 진행됨에 따라 치료사의 중력중심의 위치는 낮아지고 꼬리 쪽 다리로 이동한다.

4 근육신장

4. ④ 항 (p. 31)과 같다.

5 구두지시

"손가락을 벌리시오!", "팔꿈치를 구부리시오!"

6. 팔꿈치의 폄을 동반하는 폄-벌림-안쪽회전 패턴 (그림 6)

1 자세

	시작 자세	종료 자세
어깨뼈	앞쪽올림위치	뒤쪽내림위치
어깨관절	굽힘 · 모음 · 가쪽회전위치	폄 · 벌림 · 안쪽회전위치
팔꿉관절	굽힘 위치	폄 위치
아래팔	뒤침 위치	엎침 위치
손목관절	바닥쪽굽힘 · 노쪽편위 위치	등쪽굽힘 · 자쪽편위 위치
손가락	굽힘 위치	폄 위치

2 맨손 접촉

4. ② 항 (p. 30)과 같다.

3 치료사의 자세와 움직임

4. ③ 항 (p. 30)과 같다.

4 근육신장

4. ④ 항 (p. 31)과 같다.

5 관절압축

종료 자세에서 시행한다.

6 구두지시

"손가락을 벌리시오!"
"팔꿈치를 펴시오!"
"내려치시오!"

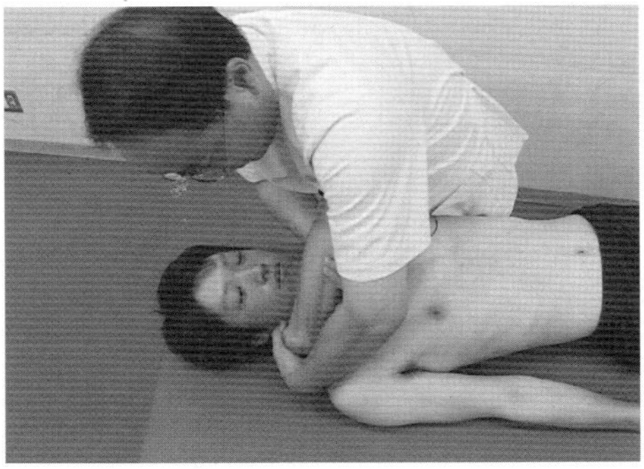

a. 시작 자세

치료사는 연장영역을 향해서 자세를 갖추고 환자의 팔꿉관절은 얼굴의 정중선 위에 온다. 환자의 얼굴과 어깨 사이에 손을 넣고 충분히 팔꿈치의 굽힘위치를 취한다.

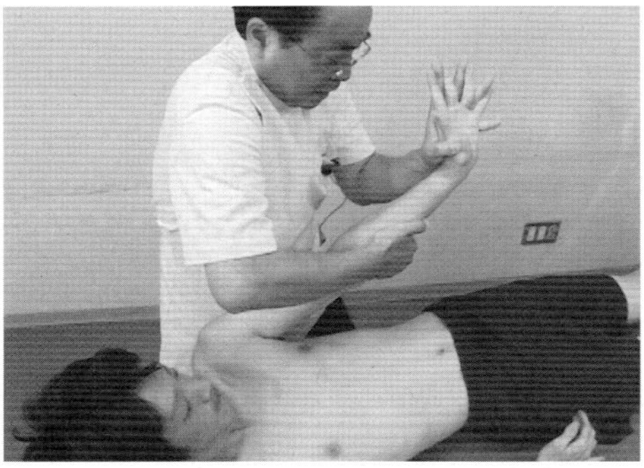

b. 중간 영역

치료사는 패턴운동이 시작되면 몸을 회전시켜 단축영역 방면으로 향한다. 팔꿉관절은 충분히 폄 위치를 취한다.

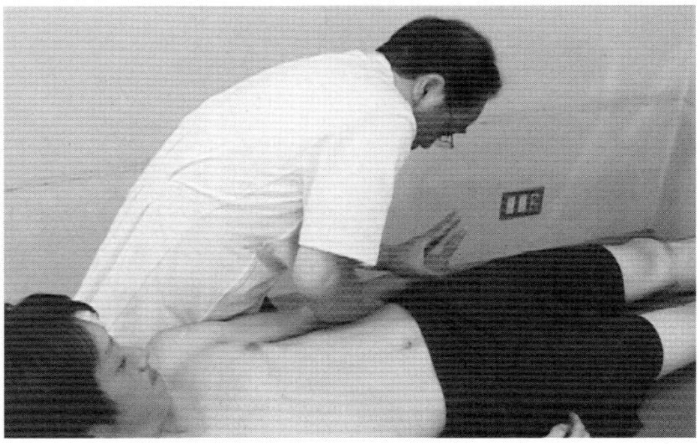

c. 종료 자세

치료사는 중력중심을 단축영역으로 이동하고 손목관절이 큰돌기의 가쪽 주먹 하나의 위치에 끝난다. 이 때, 어깨관절의 안쪽회전은 중간위치를 넘어설 정도로 한다.

그림 6 팔꿈치의 폄을 동반하는 폄-벌림-안쪽회전 패턴(DVD 6)

7. 팔꿈치를 똑바로 편 채 굽힘-벌림-가쪽회전 패턴 (그림 7)

1 자세

	시작 자세	종료 자세
어깨뼈	앞쪽내림위치	뒤쪽올림위치
어깨관절	폄* · 모음 · 안쪽회전위치	굽힘 · 벌림 · 가쪽회전위치
팔꿉관절	폄 위치	폄 위치
아래팔	엎침 위치	뒤침 위치
손목관절	바닥쪽굽힘 · 자쪽편위 위치	등쪽굽힘 · 노쪽편위 위치
손가락	굽힘 위치	폄 위치

※운동학적으로는 약간의 굽힘 위치

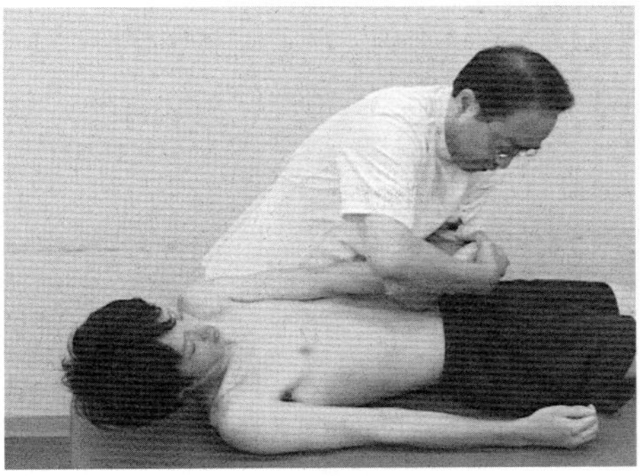

a. 시작 자세

치료사는 연장영역을 향해서 자세를 치료사는 갖추고 환자의 팔꿉관절은 몸통의 정중선 위에 온다.

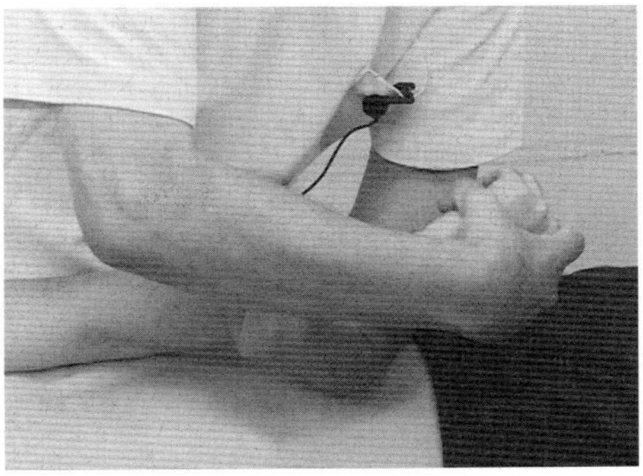

b. 맨손 접촉(먼쪽 쥐기)

바닥쪽굽힘을 주기 위해 자기의 팔꿈치를 앞쪽으로 내민다. 몸쪽의 손은 아래팔 먼쪽부분의 노쪽 등면에 벌레근 쥐기로 감싼다.

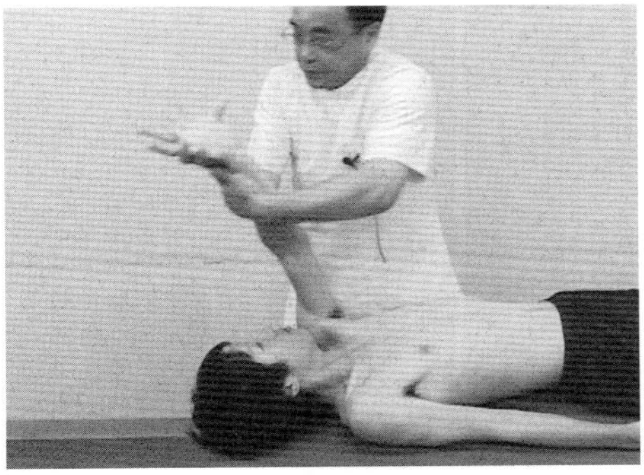

c. 중간 영역

치료사는 운동을 방해하지 않도록 몸을 단축영역 방향으로 회전시키고 중력중심을 이동한다.

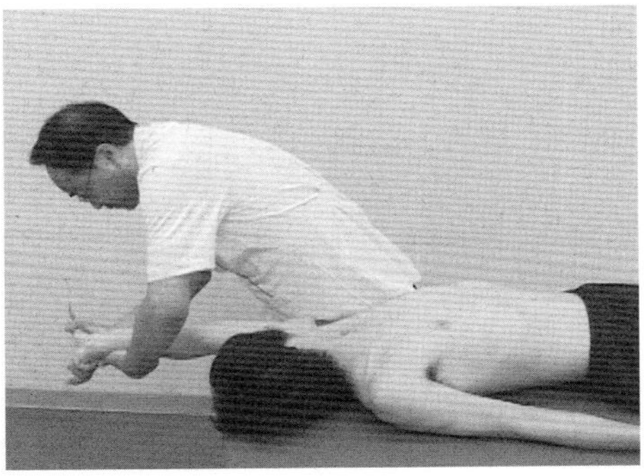

d. 종료 자세

치료사는 더 중력중심을 이동하고 환자의 위팔이 귓바퀴(이개)의 가쪽 주먹 하나의 위치와 엄지손가락이 바닥을 가리킨 부분에서 끝난다.

그림 7 팔꿈치를 똑바로 편 채로 굽힘-벌림-가쪽회전 패턴(DVD 7)

2 맨손 접촉

먼쪽 손은 손바닥과 손가락으로 환자의 손가락과 손등의 노쪽을 감싼다. 몸쪽 손은 아래팔 먼쪽부분의 노쪽 등면에 손바닥을 놓는다.

3 치료사의 자세와 움직임

시작점, 종료점에 무리 없이 뻗어 닿을 수 있는 위치에 운동선에 평행으로 운동의 연장선으로 향해서 자세를 갖춘다. 먼쪽의 손은 환자의 손목관절을 충분히 바닥쪽굽힘을 시킬 수 있도록 팔꿈치를 뻗는다. 구두지시와 함께 운동이 시작되면 몸을 회전하여 환자와 마주보고 선다. 종료점까지 중력중심을 머리쪽 다리로 이동한다.

4 근육신장

4. ④ 항 (P. 31)과 같다.

5 관절견인

전체 가동범위에서 시행한다.

6 구두지시

"손가락을 벌리시오!"
"만세를 부르시오!"

8. 팔꿈치의 굽힘을 동반하는 굽힘-벌림-가쪽회전 패턴 (그림 8)

1 자세

	시작 자세	종료 자세
어깨뼈	앞쪽내림위치	뒤쪽올림위치
어깨관절	폄* · 모음 · 안쪽회전위치	굽힘 · 벌림 · 가쪽회전위치
팔꿉관절	폄 위치	굽힘 위치
아래팔	엎침 위치	뒤침 위치
손목관절	바닥쪽굽힘 · 자쪽편위 위치	등쪽굽힘 · 노쪽편위 위치
손가락	굽힘 위치	폄 위치

※ 운동학적으로는 약간의 굽힘 위치

2 맨손 접촉

7. ② 항 (앞 페이지)과 같다.

3 치료사의 자세와 움직임

7. ③ 항 (앞 페이지)과 같다.

4 근육신장

4. ④ 항 (p. 31)과 같다.

5 관절견인

7. ⑤ 항 (상기)과 같다.

6 구두지시

"손가락을 벌리시오!"
"팔꿈치를 구부리시오!"
"머리를 쓰다듬는 것처럼 올리시오!"

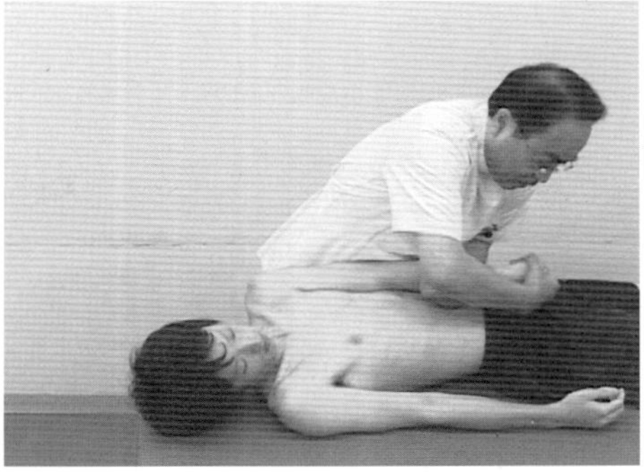

a. 시작 자세

치료사는 연장영역을 향해서 자세를 갖추고 환자의 팔꿉관절은 몸통의 정중선 위에 온다.

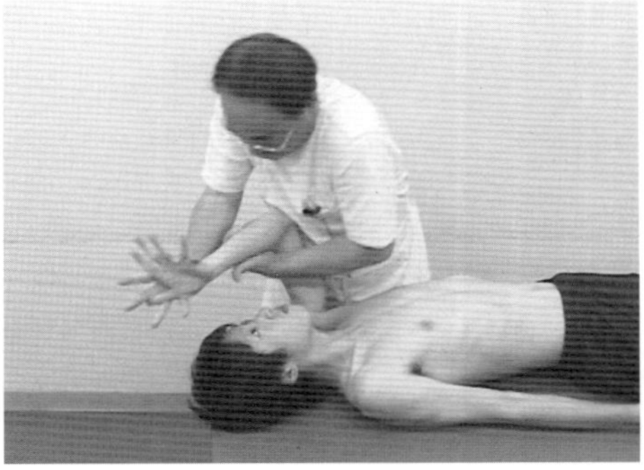

b. 중간 영역

치료사는 몸을 단축영역 방향으로 회전시키고 중력중심을 이동한다. 팔꿉관절 굽힘은 약 90° 이다.

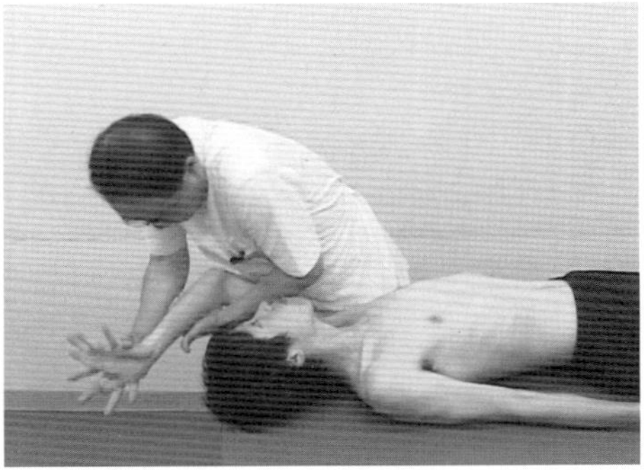

c. 종료 자세

치료사는 더 중력중심을 이동하고 팔꿉관절 90°를 유지한 채로 환자의 엄지손가락이 바닥을 가리킨 부분에서 끝난다.

그림 8 팔꿈치의 굽힘을 동반하는 굽힘-벌림-가쪽회전 패턴(DVD 8)

9. 팔꿈치의 폄을 동반하는 굽힘-벌림-가쪽회전 패턴 (그림 9)

1 자세

	시작 자세	종료 자세
어깨뼈	앞쪽내림위치	뒤쪽올림위치
어깨관절	폄* · 모음 · 안쪽회전위치	굽힘 · 벌림 · 가쪽회전위치
팔꿉관절	굽힘 위치	폄 위치
아래팔	엎침 위치	뒤침 위치
손목관절	바닥쪽굽힘 · 자쪽편위 위치	등쪽굽힘 · 노쪽편위 위치
손가락	굽힘 위치	폄 위치

※ 운동학적으로는 약간의 굽힘 위치

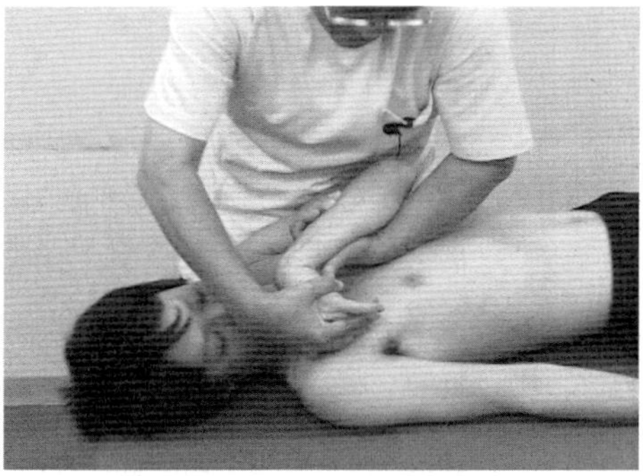

a. 시작 자세

치료사는 연장영역으로 향해서 자세를 갖추고 환자의 굽힌 팔꿉관절은 몸통의 정중선 위에 온다.

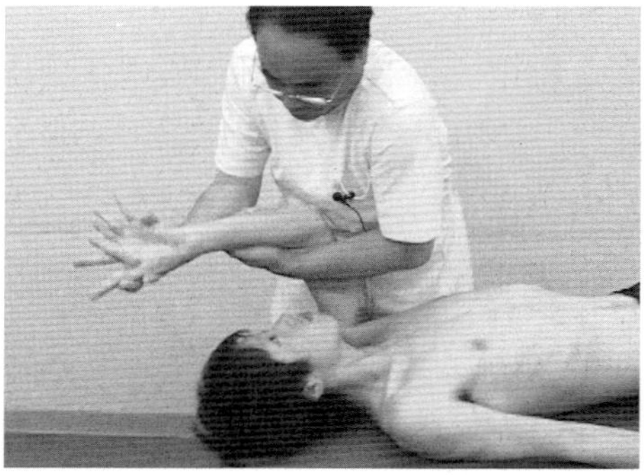

b. 중간 영역

치료사는 운동을 방해하지 않도록 몸을 단축영역 방향으로 회전시키고 팔꿉관절을 펴게 하면서 중력중심을 이동한다.

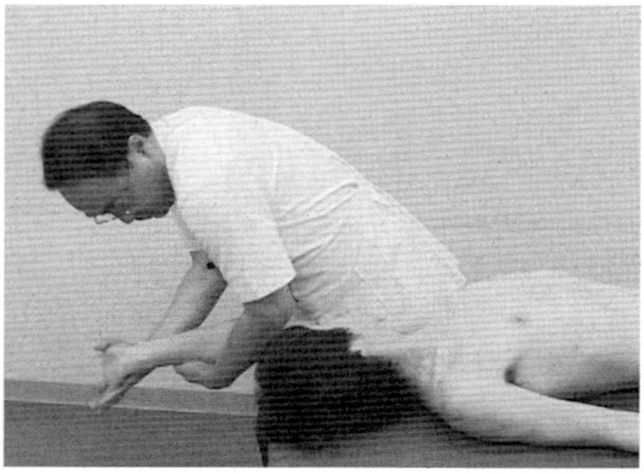

c. 종료 자세

치료사는 더 중력중심을 이동하고 충분한 팔꿉관절의 폄을 하고 환자의 엄지손가락이 바닥을 가리킨 부분에서 끝난다.

그림 9 팔꿈치의 폄을 동반하는 굽힘-벌림-가쪽회전 패턴(DVD 9)

2 맨손 접촉

7. ② 항 (p. 35)과 같다.

3 치료사의 자세와 움직임

종료점에 무리 없이 뻗어 닿을 수 있는 위치에 운동선에 평행으로 운동의 연장선으로 향해서 자세를 갖춘다. 환자의 팔꿉관절은 몸통의 정중선 위에 유지한 채로 팔꿉관절을 충분히 굽힌다. 구두지시와 함께 운동이 시작되면 몸을 회전하여 환자와 마주보고 선다. 종료점까지 치료사의 중력중심을 머리쪽 다리로 이동한다.

4 근육신장

시작할 때, 치료사는 중력중심을 앞쪽으로 약간 이동함으로써 신장한다. 동시에 팔꿈치 폄을 강조하기 위해 팔꿈치 굽힘 방향으로 신장한다.

5 관절견인

7. ⑤항 (p. 36)과 같다.

6 구두지시

"손가락을 벌리시오!"
"팔꿈치를 펴시오!"
"만세를 부르시오!"

10. 팔꿈치를 똑바로 편 채 폄-모음-안쪽회전 패턴 (그림 10)

1 자세

	시작 자세	종료 자세
어깨뼈	뒤쪽올림위치	앞쪽내림위치
어깨관절	굽힘 · 벌림 · 가쪽회전위치	폄* · 모음(팔꿉관절은 몸통의 정중선 위) · 안쪽회전위치
팔꿉관절	폄 위치	폄 위치
아래팔	뒤침 위치	엎침 위치
손목관절	등쪽굽힘 · 노쪽편위 위치	바닥쪽굽힘 · 자쪽편위 위치
손가락	폄 위치	굽힘 위치

※ 운동학적으로는 약간의 굽힘 위치

2 맨손 접촉

먼쪽 손은 환자의 손바닥에 밀착시키고 환자가 손가락과 엄지손가락으로 쥘 수 있는 굵기로 하여 자쪽 편위를 자극한다. 몸쪽의 손은 환자의 아래팔 먼쪽자쪽굽힘근군을 노쪽에서부터 돌려서 쥔다.

3 치료사의 자세와 움직임

운동선과 평행으로 시작점 · 종료점에 무리 없이 뻗어 닿을 수 있는 위치의 연장영역으로 향해서 선다. 운동시작과 동시에 중력중심을 뒤쪽으로 옮기고 환자의 어깨관절이 약 90° 굽힘까지 펴졌으면 몸을 운동선의 단축영역 방향으로 방향을 바꾼다. 단축영역까지 치료사의 체중을 꼬리 쪽 다리로 옮긴다.

4 근육신장

시작할 때, 치료사는 중력중심을 연장영역으로 이동함으로써 신장한다.

5 관절압축

4. ⑤항 (p. 31)과 같다.

6 구두지시

"손을 쥐시오!"　"아래로 미시오!"

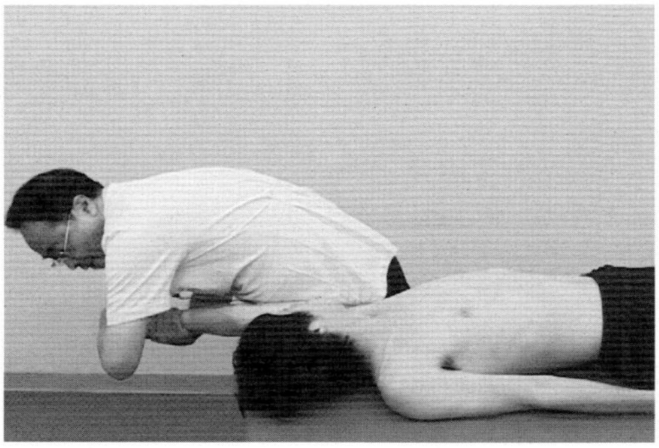

a. 시작 자세

치료사는 연장영역을 향해서 자세를 갖추고 환자의 위팔은 귓바퀴보다 가쪽으로 주먹 하나 정도 뗀다.

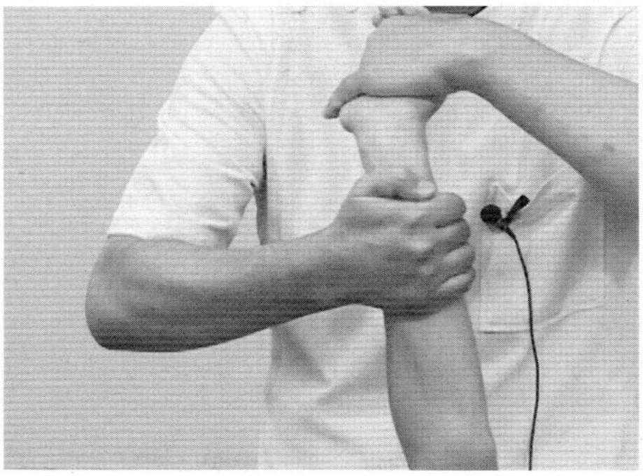

b. 맨손 접촉(먼쪽의 쥐기)

먼쪽의 손은 환자의 손바닥에 직각으로 밀착한다. 치료사는 손목관절의 등쪽굽힘을 주기 위해 자기의 팔꿈치를 올린다. 몸쪽 손은 환자의 아래팔 먼쪽 자쪽 앞면에 밀착한다.

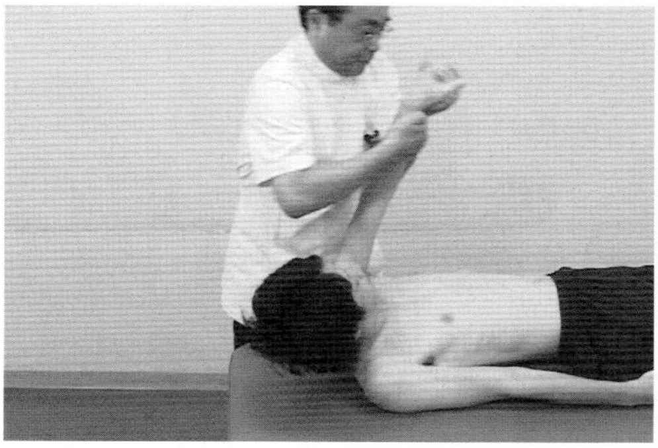

c. 중간 영역

치료사는 운동을 방해하지 않도록 몸을 운동선의 단축영역 방향으로 약 180° 회전시키면서 중력중심을 이동한다.

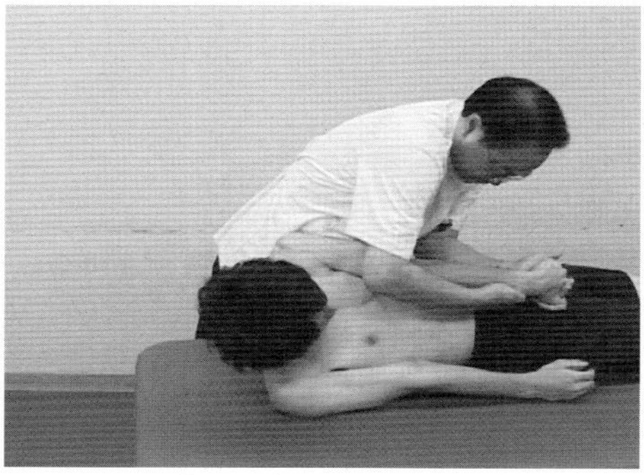

d. 종료 자세

치료사는 더 중력중심을 운동선의 단축영역으로 이동하고, 환자의 팔꿉관절이 몸통의 정중선 위에서 끝난다.

그림 10 팔꿈치를 똑바로 편 채로 폄-모음-안쪽회전 패턴(DVD 10)

11. 팔꿈치의 굽힘을 동반하는 폄-모음-안쪽회전 패턴 (그림 11)

1 자세

	시작 자세	종료 자세
어깨뼈	뒤쪽올림위치	앞쪽내림위치
어깨관절	굽힘 · 벌림 · 가쪽회전위치	폄* · 모음(팔꿉관절은 몸통의 정중선 위) · 안쪽회전위치
팔꿉관절	폄 위치	굽힘 위치
아래팔	뒤침 위치	엎침 위치
손목관절	등쪽굽힘 · 노쪽편위 위치	바닥쪽굽힘 · 자쪽편위 위치
손가락	폄 위치	굽힘 위치

※ 운동학적으로는 약간의 굽힘 위치

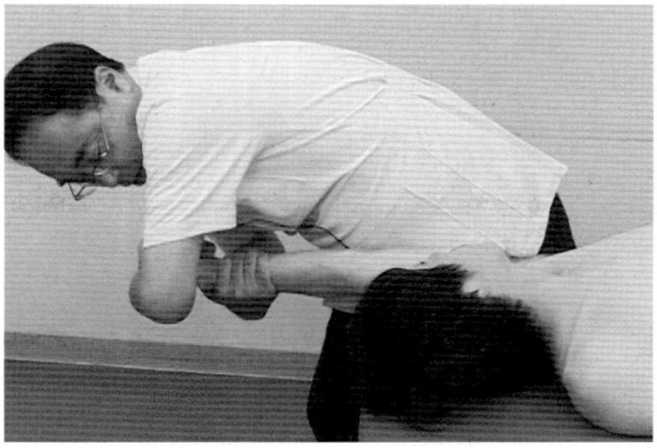

a. 시작 자세

치료사는 연장영역으로 향해서 자세를 갖추고 환자의 위팔은 귓바퀴보다 가쪽으로 주먹 하나 정도 뗀다.

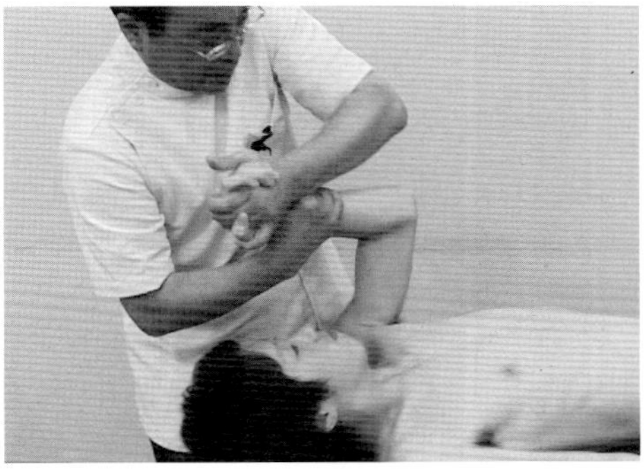

b. 중간 영역

치료사는 운동을 방해하지 않도록 몸을 운동선의 단축영역 방향으로 약 180° 회전시키면서 중력중심을 이동한다. 어깨 · 팔꿉관절은 약 90° 굽힘위치가 된다.

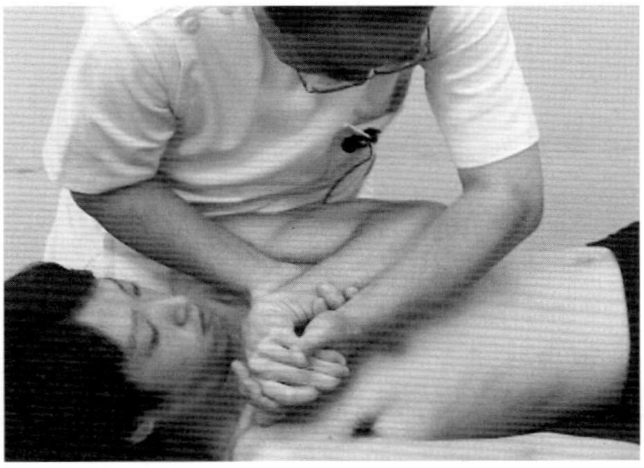

c. 종료 자세

치료사는 중력중심을 이동하고 충분한 팔꿈치 굽힘을 끌어낸다. 종료할 때, 환자의 팔꿉관절은 몸통의 정중선 위에서 끝난다.

그림 11 팔꿈치의 굽힘을 동반하는 폄-모음-안쪽회전 패턴(DVD 11)

2 맨손 접촉

먼쪽 손은 환자의 손바닥에 밀착시키고 환자가 손가락과 엄지손가락으로 충분히 쥘 수 있는 굵기로 하여 자쪽을 자극한다. 몸쪽 손은 환자의 아래팔 먼쪽 자쪽굽힘근군을 노쪽에서부터 돌려서 쥔다.

3 치료사의 자세와 움직임

운동선과 평행으로 시작점에 무리 없이 뻗어 닿을 수 있는 위치의 연장영역으로 향해서 선다. 운동시작과 동시에 중력중심을 뒤쪽으로 옮기고 환자의 어깨관절이 약 90° 굽힘까지 펴지면 몸을 운동선의 단축영역 방향으로 방향을 바꾼다. 환자의 충분한 팔꿈치 굽힘까지 치료사의 체중을 꼬리쪽 다리로 옮긴다.

4 근육신장

10. ④ 항 (P. 39)과 같다.

5 구두지시

"손을 쥐시오!"
"팔꿈치를 구부리시오!"

12. 팔꿈치의 폄을 동반하는 폄-모음-안쪽회전 패턴 (그림 12)

1 자세

	시작 자세	종료 자세
어깨뼈	뒤쪽올림위치	앞쪽내림위치
어깨관절	굽힘 · 벌림 · 가쪽회전위치	폄* · 모음(팔꿉관절은 몸통의 정중선 위) · 안쪽회전위치
팔꿉관절	굽힘 위치	폄 위치
아래팔	뒤침 위치	엎침 위치
손목관절	등쪽굽힘 · 노쪽편위 위치	바닥쪽굽힘 · 자쪽편위 위치
손가락	폄 위치	굽힘 위치

※ 운동학적으로는 약간의 굽힘 위치

2 맨손 접촉

11. ② 항 (앞 페이지)과 같다.

3 치료사의 자세와 움직임

운동선에 평행으로 종료점에 무리 없이 뻗어 닿을 수 있는 위치의 연장영역을 향해서 선다. 운동 시작과 동시에 중력중심을 뒤쪽으로 옮기고, 환자의 어깨관절이 약 90° 굽힘까지 펴졌으면 몸을 운동선의 단축영역의 방향으로 방향을 바꾼다. 환자의 충분한 팔꿈치 폄까지 치료사의 체중을 꼬리쪽 다리로 옮긴다.

4 근육신장

시작할 때, 치료사는 약간 신속하게 손목관절 등쪽굽힘, 노쪽편위, 팔꿉관절 굽힘, 어깨관절 가쪽회전 방향으로 신장한다.

5 관절압축

4. ⑤ 항(p. 31)과 같다.

6 구두지시

"손을 쥐시오!"
"팔꿈치를 펴시오!"

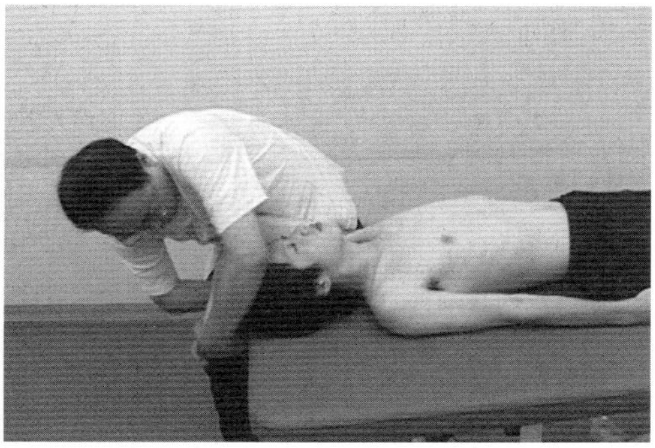

a. 시작 자세

치료사는 연장영역으로 향해서 자세를 갖추고 환자의 위팔은 귓바퀴보다 가쪽으로 주먹 하나 정도 뗀다.

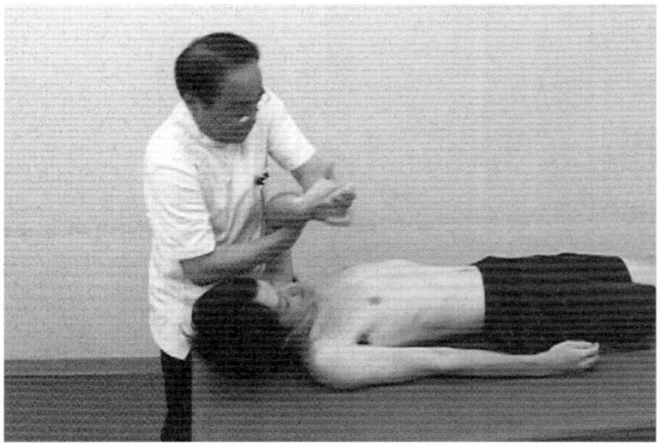

b. 중간 영역

치료사는 운동을 방해하지 않도록 몸을 운동선의 단축영역 방향으로 회전시키면서 중력중심을 이동한다. 어깨 · 팔꿉관절은 약 90° 굽힘 위치가 된다.

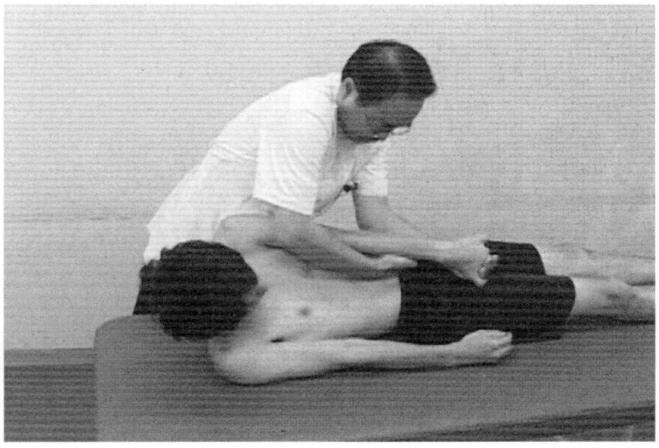

c. 종료 자세

치료사는 더 중력중심을 운동선의 단축영역으로 이동하고, 환자의 팔꿉관절이 몸통의 정중선 위의 위치에서 끝난다.

그림 12 팔꿈치의 폄을 동반하는 폄-모음-안쪽회전 패턴(DVD 12)

C 다리의 패턴

1. 무릎을 똑바로 편 채 굽힘-모음-가쪽회전 패턴 (그림 1)

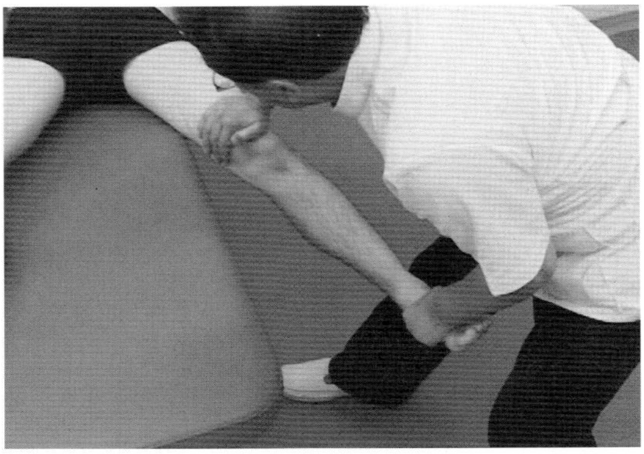

a. 시작 자세

치료사는 단축영역으로 향해서 자세를 갖추고 반대쪽의 어깨관절을 마주본다. 몸쪽의 손은 무릎뼈 바로 위에서 환자의 넓적다리부분 먼쪽 앞 안쪽 면(안쪽넓은근 힘살)에 접촉하고 안쪽회전과 신장을 시행한다. 먼쪽의 손은 발등부분 안쪽을 벌레근 쥐기로 접촉한다. 치료사는 중력 중심을 뒤 아래쪽으로 옮김으로써 신장을 가한다.

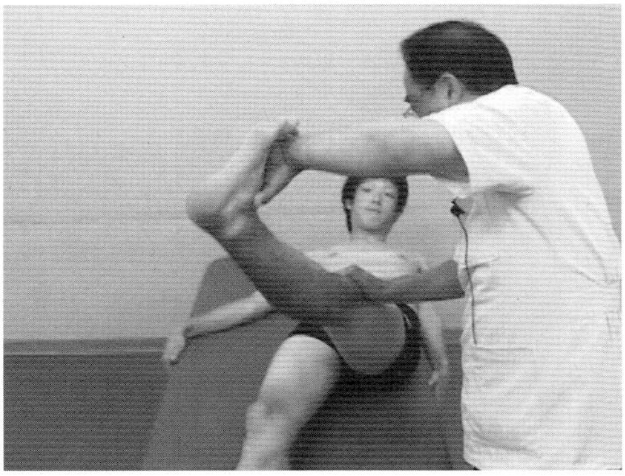

b. 중간 영역

치료사는 다리의 운동에 맞춰서 중력중심을 서서히 앞 위쪽으로 옮긴다. 먼쪽의 손은 발목관절의 등쪽 굽힘을 방해하지 않도록 팔꿈치를 올리고 충분한 무릎의 폄 위치에서 저항을 준다.

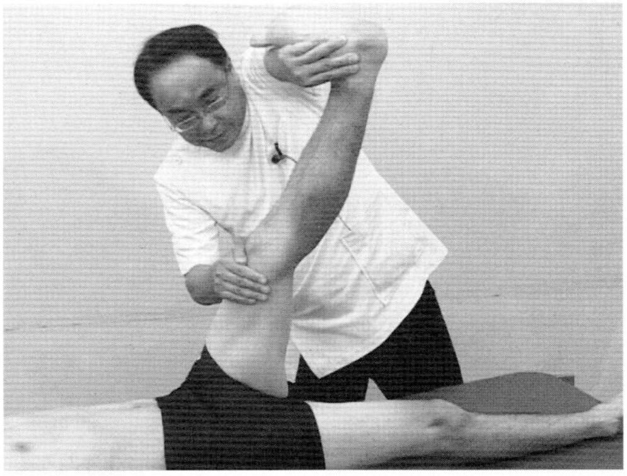

c. 종료 자세

치료사는 더 체중을 앞 위쪽으로 이동하고, 엉덩관절의 완전 굽힘 운동을 허용한다. 종료 자세는 무릎뼈가 정중선 위, 발끔치부분이 반대쪽 넓적다리의 중앙에서 끝난다.

그림 1 무릎을 똑바로 편 채 굽힘-모음-가쪽회전 패턴(DVD 13)

1 자세

	시작 자세	종료 자세
엉덩관절	폄 · 벌림 · 안쪽회전위치	굽힘 · 모음 · 가쪽회전위치
무릎관절	폄 위치	폄 위치
발목관절	바닥쪽굽힘위치	등쪽굽힘위치
발	외반위치	내번위치
발가락	굽힘위치	폄위치

2 맨손 접촉

먼쪽 손은 발등부분 안쪽을 벌레근 쥐기로 접촉한다. 몸쪽 손은 무릎뼈 바로 위의 안쪽넓은근 위에 접촉한다.

3 치료사의 자세와 움직임

운동선 위의, 환자의 반대쪽 봉우리(견봉)에 면하여 시작점에서부터 종료점까지 치료사의 중력중심 이동만으로 대응할 수 있도록 스탠스를 넓게 자세를 취한다. 운동이 시작되면 먼쪽 손의 팔꿈치를 올리고 손목관절로 환자의 발가락 폄의 움직임을 방해하지 않도록 한다. 치료사는 중력중심을 머리 쪽 다리로 옮기면서 높인다.

4 근육신장

치료사의 중력중심을 운동선 위의 꼬리 쪽 다리로 옮김으로써 연장영역 방향으로 신장한다.

5 관절견인

전체 범위에서 다리의 연장영역 방향으로 견인한다.

6 구두지시

"발끝을 올리시오!"
"발을 올리시오!"
"발꿈치를 안쪽으로!"

2. 무릎의 굽힘을 동반하는 굽힘-모음-가쪽회전 패턴 (그림 2)

1 자세

	시작 자세	종료 자세
엉덩관절	폄 · 벌림 · 안쪽회전위치	굽힘 · 모음 · 가쪽회전위치
무릎관절	폄 위치	굽힘 위치
발목관절	바닥쪽굽힘위치	등쪽굽힘위치
발	외반위치	내번위치
발가락	굽힘위치	폄위치

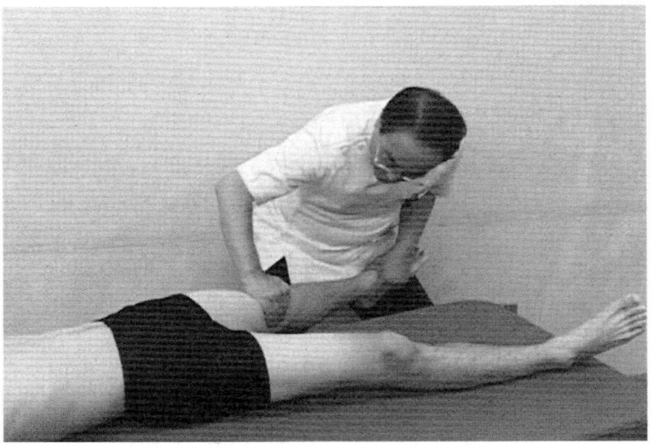

a. 시작 자세

치료사는 단축영역으로 향해서 자세를 갖추고 반대쪽의 어깨관절을 마주본다. 몸쪽의 손은 무릎뼈 바로 위에서 환자의 넓적다리부분 먼쪽 앞 안쪽 면(안쪽넓은근 힘살)에 접촉하고 안쪽회전의 신장을 시행한다. 먼쪽 손은 발등부분 안쪽을 벌레근 쥐기로 접촉한다. 치료사는 중력중심을 뒤 아래쪽으로 옮김으로써 신장을 가한다.

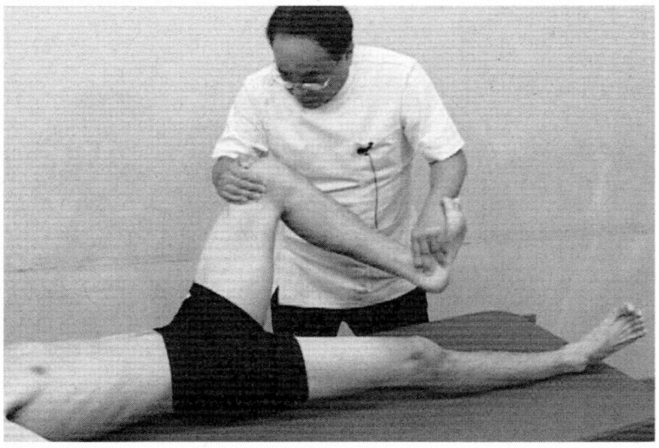

b. 중간 영역

치료사는 다리의 운동에 맞춰서 중력중심을 서서히 앞 위쪽으로 옮긴다. 먼쪽의 손은 발목관절의 등쪽 굽힘을 방해하지 않도록 팔꿈치를 올리고 무릎관절 굽힘으로 저항을 준다.

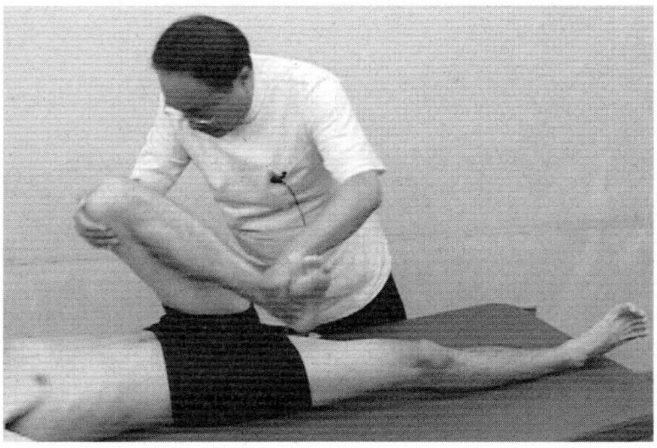

c. 종료 자세

치료사는 더 체중을 앞 위쪽으로 이동하고 엉덩관절·무릎관절의 전체 굽힘운동을 허용한다. 종료 자세는 무릎뼈가 정중선 위, 발꿈치부분이 반대쪽 넓적다리의 중앙에서 끝난다.

그림 2 무릎의 굽힘을 동반하는 굽힘-모음-가쪽회전 패턴(DVD 14)

2 맨손 접촉

1. ② 항 (앞 페이지)과 같다.

3 치료사의 자세와 움직임

운동선 위의, 환자의 반대쪽 봉우리(견봉)를 마주보고 시작점에서부터 종료점까지 치료사의 중력중심 이동만으로 대응할 수 있도록 스탠스를 넓게 자세를 취한다. 운동이 시작되면 환자의 발가락 폄의 움직임을 방해하지 않도록 한다. 치료사는 중력중심을 머리 쪽 다리로 옮기면서 서서히 높인다.

4 근육신장

1. ④항 (p. 45)과 같다.

5 관절견인

1. ⑤항 (p. 45)과 같다.

6 구두지시

"발끝을 올리시오!"
"무릎을 구부리시오!"
"허벅다리를 올리시오!"

3. 무릎의 폄을 동반하는 굽힘-모음-가쪽회전 패턴 (그림 3)

1 자세

	시작 자세	종료 자세
엉덩관절	폄 · 벌림 · 안쪽회전위치	굽힘 · 모음 · 가쪽회전위치
무릎관절	굽힘 위치	폄 위치
발목관절	바닥쪽굽힘위치	등쪽굽힘위치
발	외반위치	내번위치
발가락	굽힘위치	폄위치

2 맨손 접촉

1. ②항 (p. 45)과 같다.

3 치료사의 자세와 움직임

치료사는 운동선 위에서 환자의 무릎 폄 방향으로 향하고 시작점에서부터 종료점까지 한 걸음(one step)으로 방향을 180° 전환한다. 환자의 무릎이 충분히 펴졌을 때, 치료사의 180° 방향전환도 끝난다. 환자의 무릎을 충분히 펴면서 치료사는 중력중심을 머리 쪽 다리로 옮기면서 서서히 높인다.

4 근육신장

치료사의 중력중심을 운동선 위의 꼬리 쪽 다리로 옮기는 것과 맨손접촉으로 무릎 굽힘 방향으로 신장하는 2개의 조작으로 연장영역 방향으로 충분히 신장한다.

5 관절견인

무릎이 충분히 펴진 범위에서 다리의 연장영역 방향으로 견인한다.

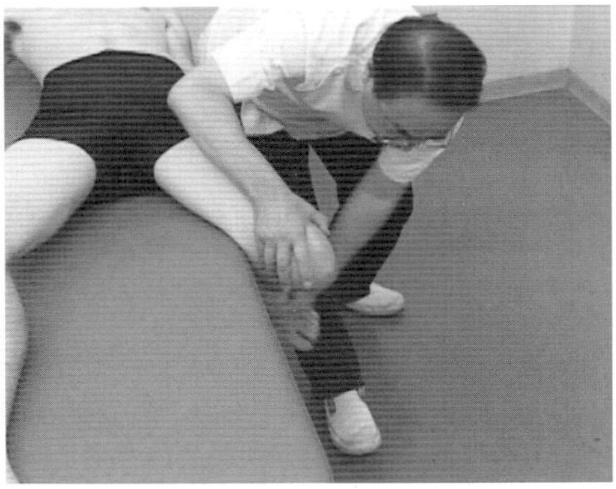

a. 시작 자세

치료사는 운동선 위에서 무릎 폄 방향으로 향해서 자세를 취한다. 몸쪽 손은 무릎뼈 바로 위에서 환자의 안쪽넓은근에 접촉하고 안쪽회전의 신장을 시행한다. 먼쪽 손은 발등 안쪽을 벌레근 쥐기로 접촉한다. 치료사는 중력중심을 뒤 아래쪽으로 옮김으로써 신장을 가한다.

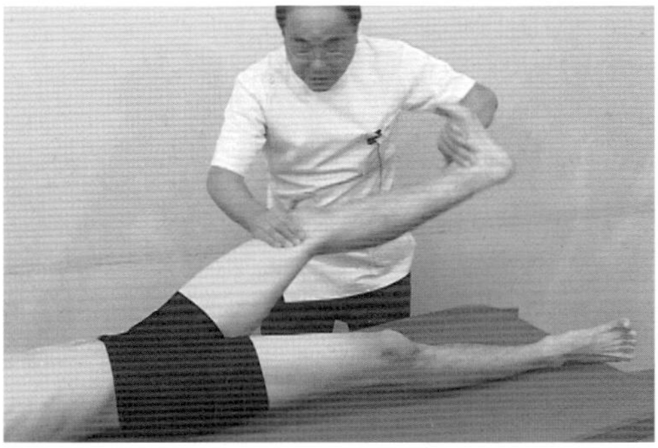

b. 중간 영역

환자의 무릎이 충분히 펴졌을 때 치료사는 180° 방향전환을 하고 있다. 치료사는 단축영역으로 향해서 자세를 취한다.

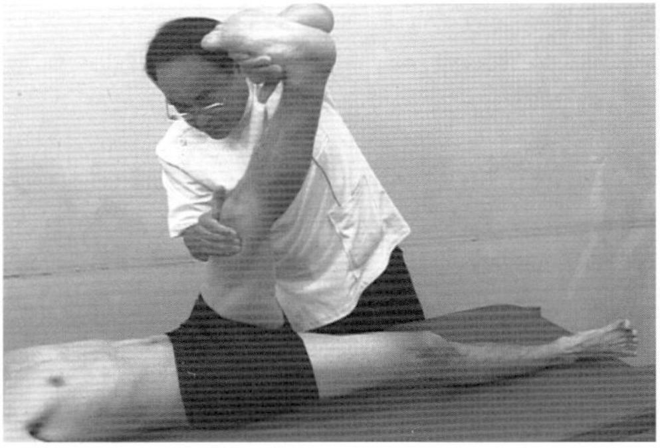

c. 종료 자세

치료사는 견인을 가하면서 체중을 앞 위쪽으로 이동하고 전체 굽힘운동을 허용한다. 종료 자세는 무릎뼈가 정중선 위, 발꿈치가 반대쪽 넓적다리의 중앙에서 끝난다.

그림 3 무릎의 폄을 동반하는 굽힘-모음-가쪽회전 패턴(DVD 15)

6 구두지시

"발끝을 올리시오!"
"무릎을 펴시오!"
"발을 올리시오!"

4. 무릎을 똑바로 편 채 폄-벌림-안쪽회전 패턴 (그림 4)

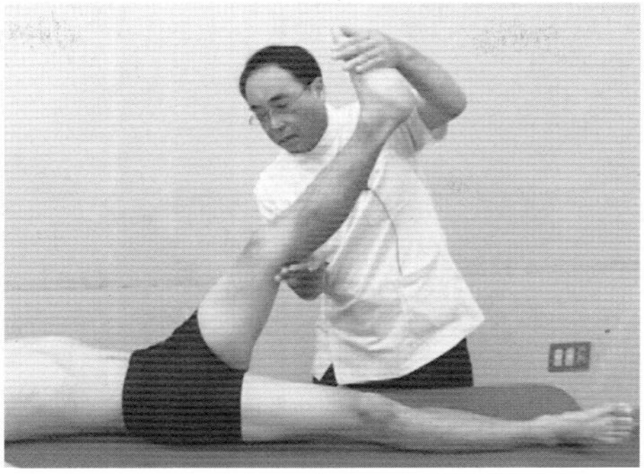

a. 시작 자세

치료사는 신장영역으로 향해서 자세를 취하고 반대쪽의 어깨관절을 마주보고 앞 위쪽으로 체중을 옮김으로써 신장을 준다.

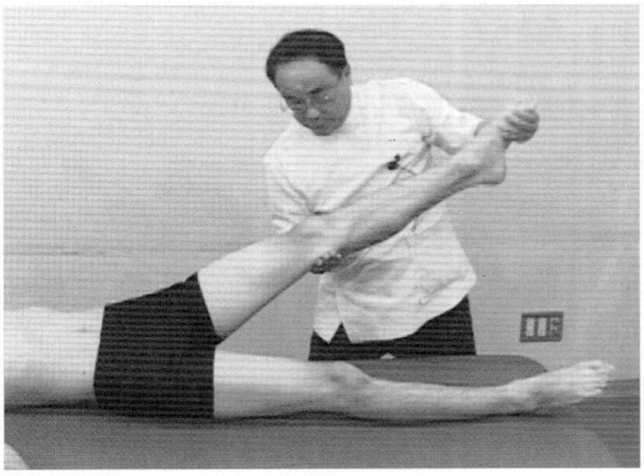

b. 중간 영역

치료사는 발가락의 굽힘이 시작되면 먼쪽 손의 아래팔의 뒤침을 하고 발의 바닥쪽굽힘 · 외반에 저항을 가한다. 무릎관절은 편 채로 몸쪽 손으로 엉덩관절의 폄-벌림-안쪽회전에 저항을 가한다.

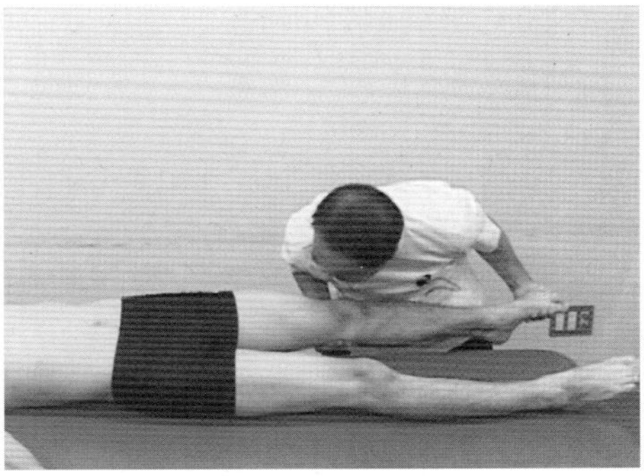

c. 종료 자세

치료사는 중력중심을 뒤 아래쪽으로 옮기고 단축영역에서 충분히 저항압축을 가하기 위해 절을 하는 것처럼하여 시행한다.

그림 4 무릎을 똑바로 편 채 폄-벌림-안쪽회전 패턴(DVD 16)

1 자세

	시작 자세	종료 자세
엉덩관절	폄 · 모음 · 가쪽회전위치	폄 · 벌림 · 안쪽회전위치
무릎관절	폄 위치	폄 위치
발목관절	등쪽굽힘위치	바닥쪽굽힘위치
발	내번위치	외반위치
발가락	폄위치	굽힘위치

2 맨손 접촉

먼쪽 손은 발바닥 가쪽에 놓고 치료사의 엄지손가락 가쪽 모서리로 환자의 발가락을 편다. 몸쪽 손은 넓적다리 하부 가쪽 뒷면에 둔다.

3 치료사의 자세와 움직임

중력중심의 위치를 높이고 먼쪽 손의 팔꿈치도 높은 위치로 유지하며 발목관절을 충분히 등쪽굽힘을 시킨다. 구두지시의 운동시작과 동시에 치료사의 엄지손가락을 환자의 발가락으로 쥐게 하면서 바닥쪽 굽힘을 시킨다. 무릎을 폄 위치로 한 채로 치료사는 중력중심을 서서히 낮추면서 꼬리 쪽 다리로 옮긴다.

4 근육신장

운동을 시작할 때, 치료사의 중력중심을 운동선의 연장영역 방향(반대 쪽의 봉우리)으로 옮김으로써 신장한다.

5 관절압축

단축영역에서 절을 하는 것처럼 하여 시행한다.

6 구두지시

"발가락을 구부리시오!"
"발목을 낮추시오!"
"발을 밖으로 내리시오!"

5. 무릎의 굽힘을 동반하는 폄-벌림-안쪽회전 패턴 (그림 5)

1 자세

	시작 자세	종료 자세
엉덩관절	굽힘 · 모음 · 가쪽회전위치	폄 · 벌림 · 안쪽회전위치
무릎관절	폄 위치	굽힘 위치
발목관절	등쪽굽힘위치	바닥쪽굽힘위치
발	내번위치	외반위치
발가락	폄 위치	굽힘 위치

2 맨손 접촉

4. ② 항(상기)과 같다.

3 치료사의 자세와 움직임

중력중심의 위치를 높이고 먼쪽 손의 팔꿈치도 높은 위치로 유지하며 발목관절을 충분히 등쪽굽힘을 시킨다. 구두지시의 운동시작과 동시에 치료사의 엄지손가락을 환자의 발가락으로 꽉 쥐게 하

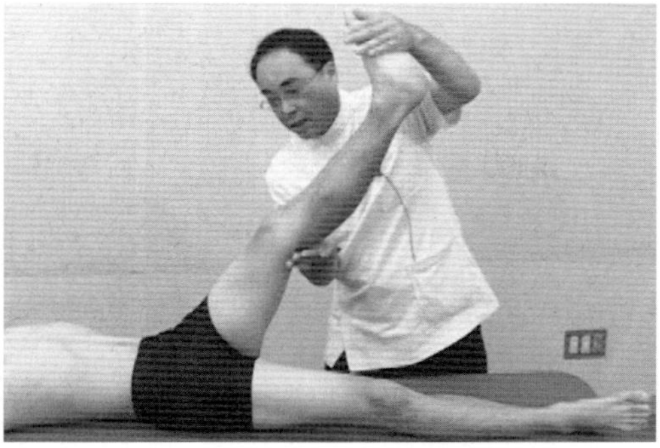

a. 시작 자세

치료사는 신장영역으로 향해서 자세를 취하고 반대 쪽의 어깨관절을 마주보고, 앞 위쪽으로 체중을 옮김으로써 신장을 준다.

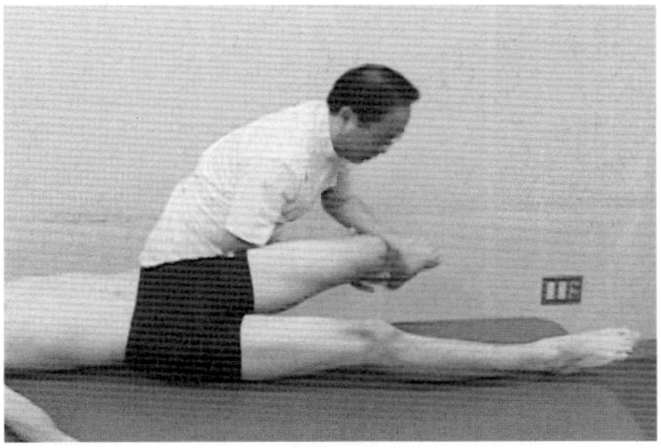

b. 중간 영역

시작 자세에서부터 중간영역에서 무릎을 약 90% 굽힐 때까지에 치료사는 180° 몸을 연장영역 방향으로 회전시킨다.

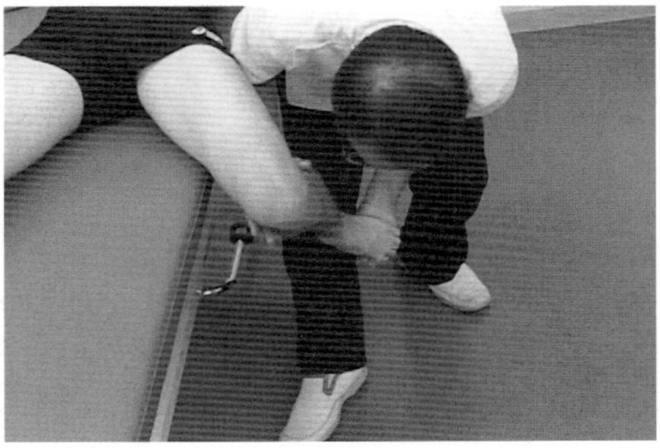

c. 종료 자세

환자에게 충분히 무릎을 굽히게 하고 치료사는 중력중심을 절을 하는 것처럼 낮추면서 꼬리 쪽 다리로 옮겨간다.

그림 5 무릎의 굽힘을 동반하는 폄-벌림-안쪽회전 패턴(DVD 17)

면서 바닥쪽굽힘을 시킨다. 시작 자세에서부터 중간영역에서 무릎이 약 90° 굽을 때까지에 치료사는 180° 몸을 연장영력 방향에서부터 단축영역 방향으로 회전시켜, 중력중심을 서서히 절을 하는 것처럼 낮추면서 꼬리 쪽 다리로 옮긴다.

4 근육신장

4. ④ 항(앞 페이지)과 같다.

5 구두지시

"발가락을 굽히시오!"
"발목을 낮추시오!"
"무릎을 구부리시오!"

6. 무릎의 폄을 동반하는 폄-벌림-안쪽회전 패턴 (그림 6)

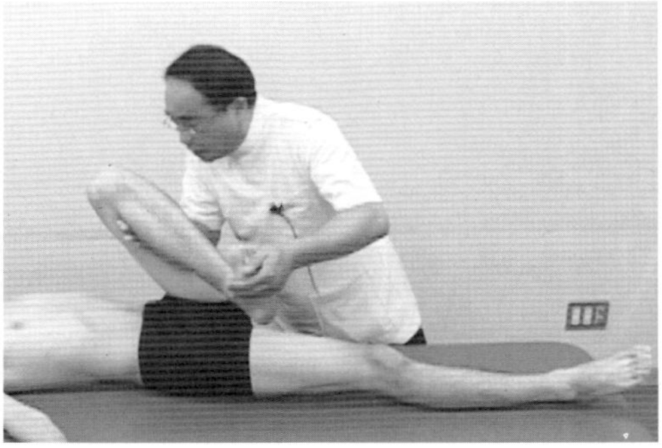

a. 시작 자세

치료사는 신장영역으로 향해서 자세를 취하고 반대쪽의 어깨관절을 마주보고 앞 위쪽으로 체중을 옮김으로써 신장을 가한다. 무릎관절은 몸통의 정중선 위에서 시작한다.

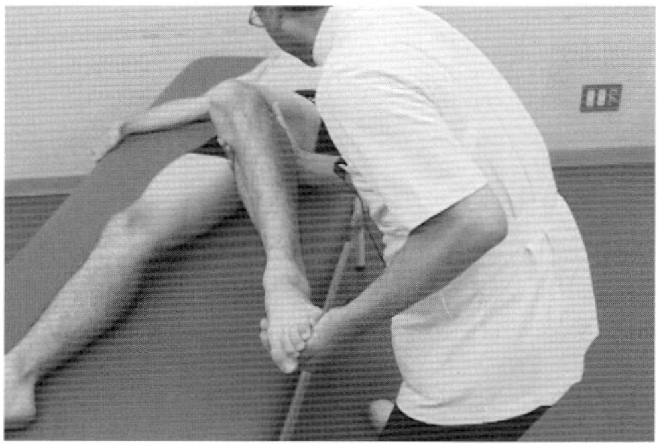

b. 중간 영역

치료사는 발가락의 굽힘이 시작되면 먼쪽의 아래팔을 뒤침을 시키고 발의 바닥쪽굽힘·외반을 허용한다. 무릎관절은 엉덩관절의 폄-벌림-안쪽회전에 동반하여 펴진다.

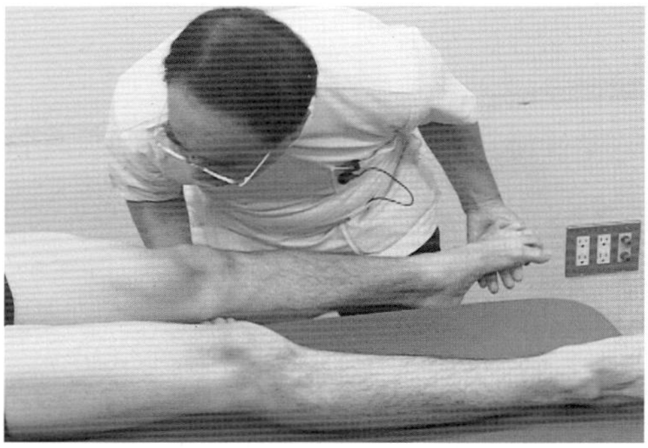

c. 종료 자세

치료사는 중력중심을 뒤 아래쪽으로 옮기고, 단축영역까지의 운동을 허용한다. 몸쪽 손의 손바닥으로 넓적다리 하부에서부터 종아리 상부의 뒤 가쪽 면을 지지한다.먼쪽 손은 엄지두덩과 발가락바닥 쪽 면과의 접촉을 유지한다.

그림 6 무릎의 폄을 동반하는 폄-벌림-안쪽회전 패턴(DVD 18)

1 자세

	시작 자세	종료 자세
엉덩관절	굽힘 · 모음 · 가쪽회전위치	폄 · 벌림 · 안쪽회전위치
무릎관절	굽힘 위치	폄 위치
발목관절	등쪽굽힘위치	바닥쪽굽힘위치
발	내번위치	외반위치
발가락	폄위치	굽힘위치

2 맨손 접촉

4. ② 항 (p. 50)과 같다.

3 치료사의 자세와 움직임

구두지시로 운동이 시작되면 치료사는 먼쪽 손을 뒤침을 시키고 엄지손가락의 가쪽 모서리를 환자의 발가락으로 쥐게 하면서 바닥쪽굽힘을 시킨다. 다리의 폄과 동시에 치료사는 중력중심을 절을 하는 것처럼 낮추면서 꼬리 쪽 다리로 옮긴다.

4 근육신장

4. ④ 항 (p. 50)과 같다.

5 관절압축

5. ⑤ 항 (p. 50)과 같다.

6 구두지시

"발가락을 구부리시오!"
"무릎을 펴시오!"
"걷어차는 것처럼!"

7. 무릎을 똑바로 편 채 굽힘-벌림-안쪽회전 패턴 (그림 7)

1 자세

	시작 자세	종료 자세
엉덩관절	폄 · 모음 · 가쪽회전위치	굽힘 · 벌림 · 안쪽회전위치
무릎관절	폄 위치	폄 위치
발목관절	바닥쪽굽힘위치	등쪽굽힘위치
발	내번위치	외반위치
발가락	굽힘위치	폄위치

2 맨손 접촉

먼쪽 손은 발등 가쪽을 벌레근 쥐기로 접촉한다. 몸쪽 손은 넓적다리 앞 가쪽(가쪽넓은근)에 접촉한다.

3 치료사의 자세와 움직임

넓은 가동범위를 고려하여 운동선 위의 연장영역으로 향해서 중력중심을 치료사의 머리 쪽 다리에 두고 낮게 자세를 취한다. 구두지시와 함께 발등굽힘을 충분히 끌어내고 무릎관절 폄 위치 그대로 엉덩관절을 굽힘-벌림-안쪽회전을 시킨다. 엉덩관절의 굽힘에 동반하여 중력중심을 높이고 중력중심을 꼬리 쪽 다리로 서서히 이동한다.

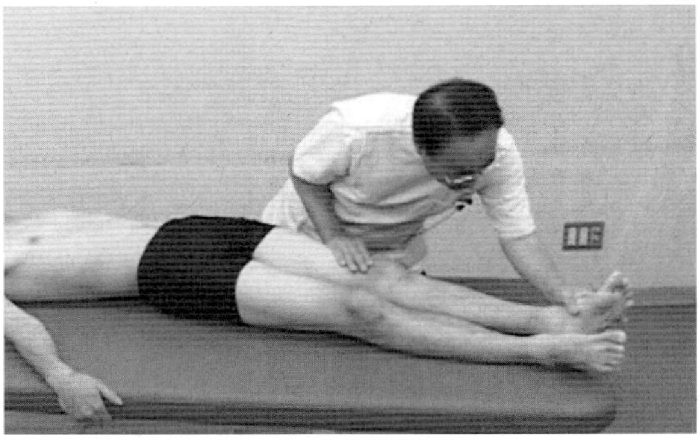

a. 시작 자세

치료사는 연장영역 방향으로 향하고 몸쪽의 맨손은 넓적다리 하부 앞 가쪽부분에, 먼쪽 손은 발등부분 가쪽을 벌레근 쥐기로 접촉한다.

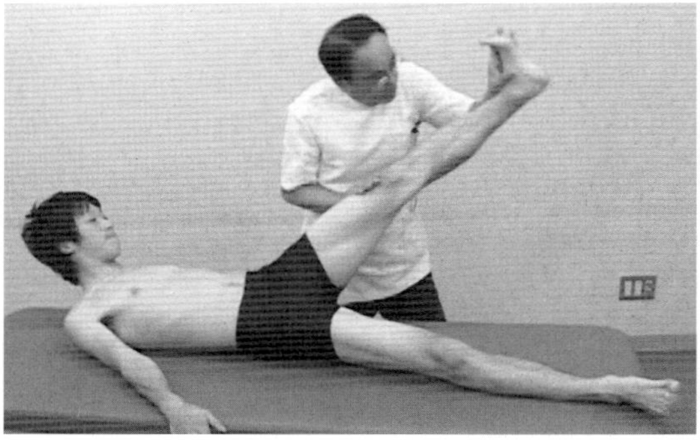

b. 중간 영역

운동은 발목관절 등쪽굽힘 · 외반에서부터 시작되고 먼쪽 손으로 충분한 발등굽힘과 무릎 폄 위치를 유지하면서 3차원적인 엉덩관절 굽힘–벌림–안쪽회전운동을 시행시킨다.

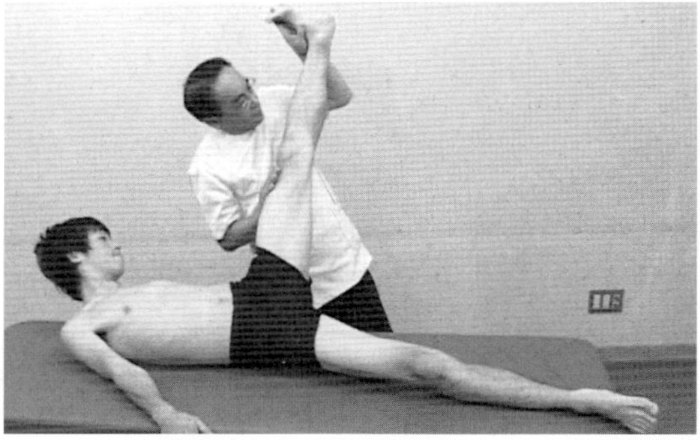

c. 종료 자세

치료사는 뒤 위쪽(꼬리 쪽 다리)에 중력중심을 옮기고 충분한 무릎 폄 위치의 상태에서 끝난다.

그림 7 무릎을 똑바로 편 채 굽힘–벌림–안쪽회전 패턴(DVD 19)

4 근육신장

중력중심을 연장영역 방향으로 옮기면서 신장한다.

5 관절견인

전체 운동범위에 걸쳐서 연장영역 방향의 다리 장축방향으로 견인을 가한다.

6 구두지시

"발끝을 올리시오!"
"발목을 올리시오!"
"무릎을 편 채로 발을 올리고 발꿈치를 밖으로!"

8. 무릎의 굽힘을 동반하는 굽힘-벌림-안쪽회전 패턴 (그림 8)

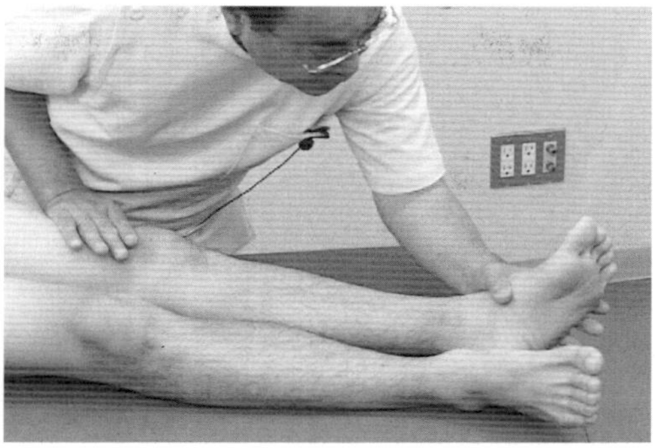

a. 시작 자세

치료사는 연장영역 방향으로 향하고 몸쪽의 맨손은 넓적다리 하부 앞 가쪽 부분에, 먼쪽 손은 발등 가쪽을 벌레근 쥐기로 접촉한다.

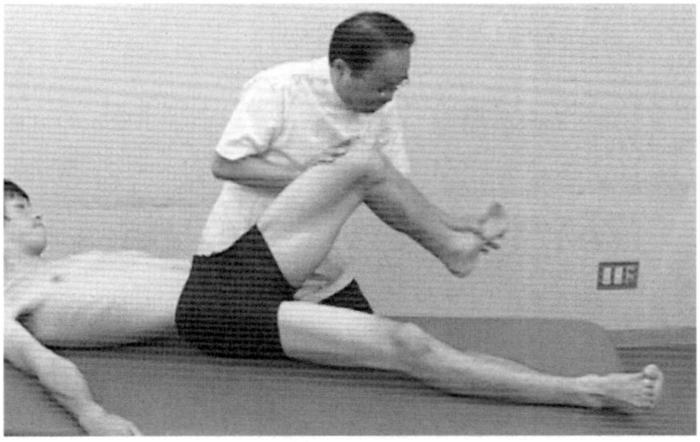

b. 중간 영역

운동은 발목관절의 등쪽굽힘 · 외반으로 시작하고 먼쪽 손으로 등쪽굽힘근에 긴장을 주면서 무릎 굽힘에서 3차원적인 엉덩관절 굽힘–벌림–안쪽회전운동을 시행시킨다.

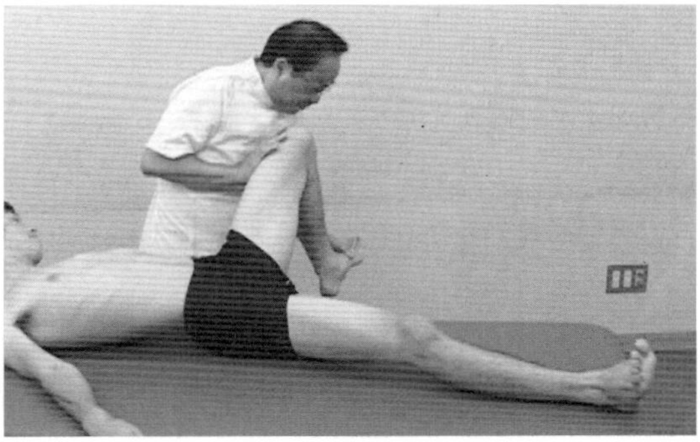

c. 종료 자세

치료사는 뒤쪽으로 중력중심을 이동하고 엉덩관절 굽힘–벌림–안쪽회전, 무릎 굽힘위치, 발등굽힘 · 외반으로 끝난다.

그림 8 무릎의 굽힘을 동반하는 굽힘-벌림-안쪽회전 패턴(DVD 20)

1 자세

	시작 자세	종료 자세
엉덩관절	폄 · 모음 · 가쪽회전위치	굽힘 · 벌림 · 안쪽회전위치
무릎관절	폄 위치	굽힘위치
발목관절	바닥쪽굽힘위치	등쪽굽힘위치
발	내번위치	외반위치
발가락	굽힘위치	폄위치

2 맨손 접촉

7. ② 항 (p. 53)과 같다.

3 치료사의 자세와 움직임

넓은 가동범위를 고려하여 치료사는 넓은 스탠스로 운동선 위의 연장영역으로 향해서 중력중심을 치료사의 머리 쪽 다리에 두고 낮게 자세를 취한다. 구두지시와 함께 발등굽힘을 시키고 무릎을 굽히게 하여 엉덩관절을 충분히 굽힘-벌림-안쪽회전을 시킨다. 엉덩관절의 굽힘에 동반하여 서서히 중력중심을 높이고 꼬리 쪽 다리에 중력중심을 이동한다. 무릎의 굽힘을 충분히 끌어내려면 발꿈치가 올라가지 않도록 조절한다.

4 근육신장

7. ④ 항 (p. 54)과 같다.

5 관절견인

운동범위에 걸쳐서 몸쪽 손을 넓적다리의 연장영역 방향으로 견인을 가한다.

6 구두지시

"발끝을 올리시오!"
"발목을 올리시오!"
"무릎을 구부리고 발꿈치를 밖으로!"

9. 무릎의 폄을 동반하는 굽힘-벌림-안쪽회전 패턴 (그림 9)

1 자세

	시작 자세	종료 자세
엉덩관절	폄 · 모음 · 가쪽회전위치	굽힘 · 벌림 · 안쪽회전위치
무릎관절	굽힘 위치	폄위치
발목관절	바닥쪽굽힘위치	등쪽굽힘위치
발	내번위치	외반위치
발가락	굽힘위치	폄위치

2 맨손 접촉

7. ② 항 (p. 53)과 같다.

3 치료사의 자세와 움직임

넓은 가동범위를 고려하여 치료사는 넓은 스탠스로 운동선 위의 연장영역으로 향해서 중력중심을 치료사의 머리 쪽 다리에 두고 낮게 자세를 취한다. 구두지시와 함께 발등굽힘을 충분히 끌어내

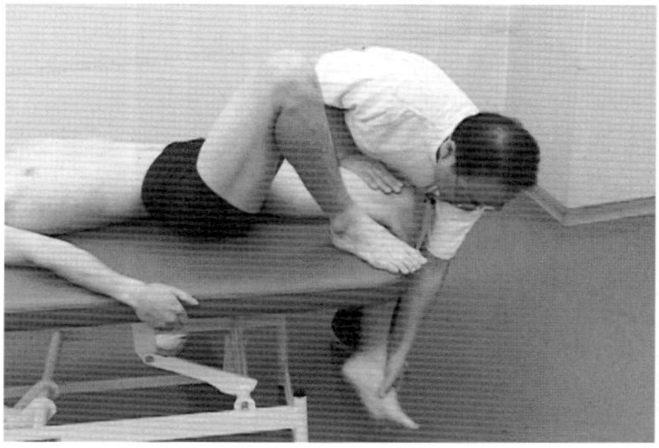

a. 시작 자세

자극하지 않는 발은 침대 위에 세워서 허리뼈 전만을 방지한다. 자극하는 발은 침대 끝에서부터 아래로 늘어뜨리고 치료사는 연장영역 방향으로 향하며, 몸쪽 손은 넓적다리 하부 앞 가쪽부분에, 먼쪽 손은 발등부분 가쪽을 벌레근 쥐기로 접촉한다.

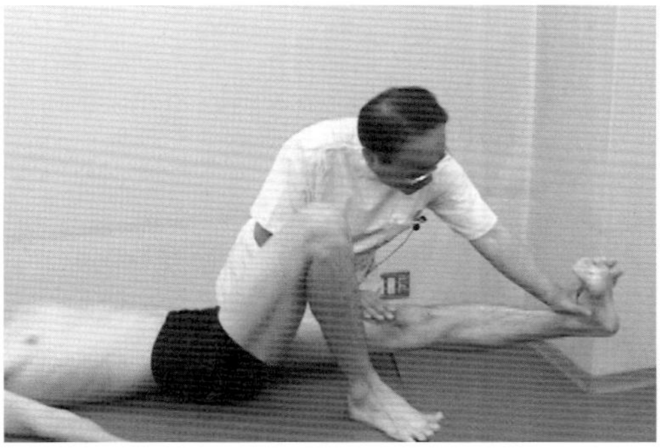

b. 중간 영역

운동은 발의 등쪽굽힘 · 외반에서부터 시작되고 먼쪽 손으로 등쪽굽힘근에 긴장을 주면서, 무릎을 펴면서 엉덩관절 굽힘–벌림 –안쪽회전운동을 시행시킨다.

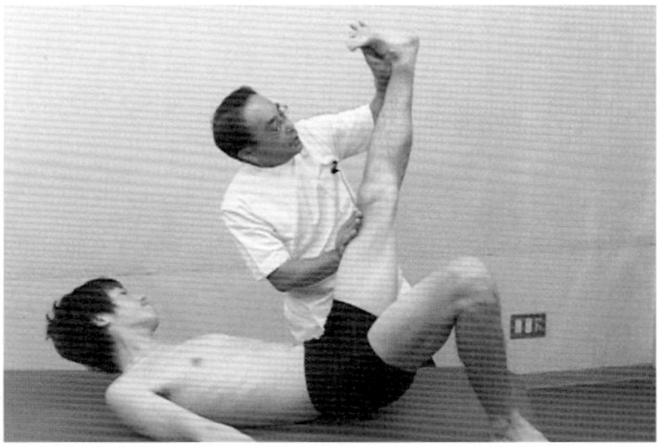

c. 종료 자세

치료사는 뒤 위쪽으로 중력중심을 이동하고 엉덩관절 굽힘–벌림–안쪽회전, 무릎 폄위치, 발등굽힘, 외반으로 끝난다.

그림 9 무릎의 폄을 동반하는 굽힘–벌림–안쪽회전 패턴(DVD 21)

고, 무릎의 폄을 충분히 끌어내어 엉덩관절 굽힘-벌림-안쪽회전을 시킨다. 엉덩관절의 굽힘에 동반하여 중력중심을 높이고 꼬리 쪽 다리에 중력중심을 서서히 이동한다.

4 근육신장

무릎관절 굽힘을 운동선 위의 연장선 방향으로 신장한다.

5 관절견인

전체범위에 걸쳐서 견인을 가하지만 특히, 무릎이 충분히 펴졌을 때 강조한다.

6 구두지시

"발끝을 올리시오!"
"발목을 올리시오!"
"무릎을 펴고 발꿈치를 밖으로!"

10. 무릎을 똑바로 편 채 폄-모음-가쪽회전 패턴 (그림 10)

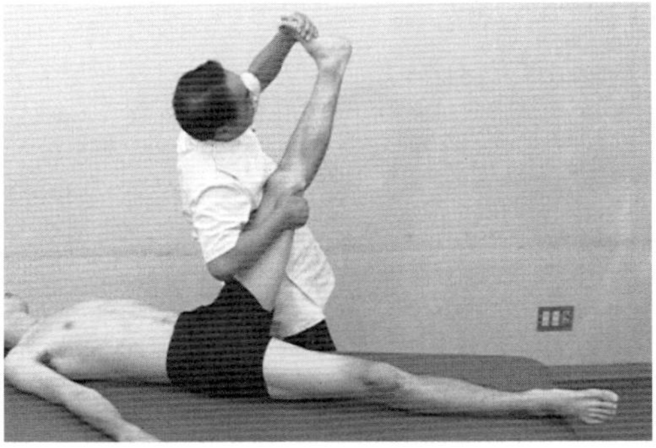

a. 시작 자세

치료사는 단축영역을 마주보고 자세를 취하고 몸쪽 손은 넓적다리 하부 뒤 안쪽면(안쪽 뒤넙다리근힘줄의 몸쪽 부분)에 대고, 먼쪽 손은 엄지두덩으로 발가락의 폄과 발목관절의 등쪽굽힘을 시킨다.

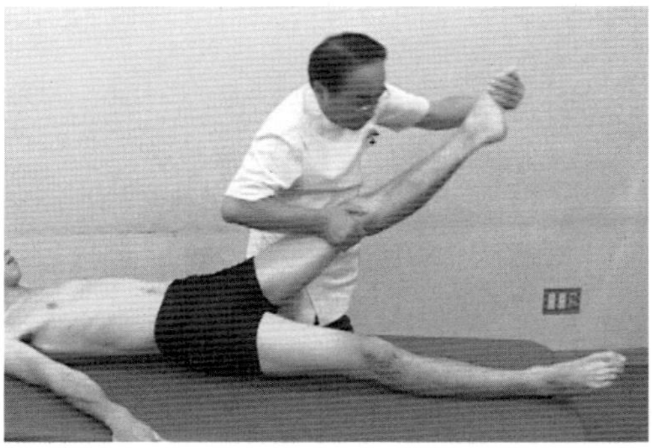

b. 중간 영역

운동은 발가락의 굽힘, 발의 바닥쪽굽힘 · 내번으로 시작된다. 치료사는 엉덩관절의 폄이 진행됨과 더불어 중력중심을 앞 아래쪽(머리 쪽 다리)으로 이동한다.

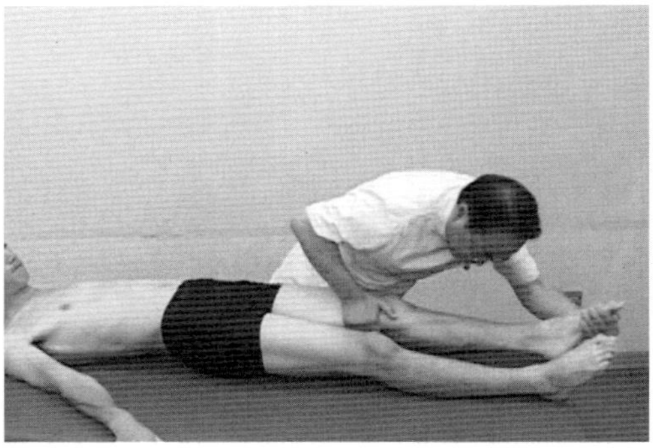

c. 종료 자세

치료사는 단축영역에 도달하기까지 절을 하는 것처럼 중력중심을 앞 아래쪽(머리 쪽 다리)으로 이동하지만 종료 자세에 도달하면 중력중심을 뒤쪽(꼬리 쪽 다리)으로 이동하여 관절압축을 한다.

그림 10 무릎을 똑바로 편 채 폄-모음-가쪽회전 패턴(DVD 22)

1 자세

	시작 자세	종료 자세
엉덩관절	굽힘 · 벌림 · 안쪽회전위치	폄 · 모음 · 가쪽회전위치
무릎관절	폄위치	폄위치
발목관절	등쪽굽힘위치	바닥쪽굽힘위치
발	외반위치	내번위치
발가락	폄위치	굽힘위치

2 맨손 접촉

먼쪽 손은 발 가쪽에서부터 발바닥 안쪽에 놓고 엄지손가락 가쪽 모서리로 환자의 발가락을 편다. 몸쪽 손은 넓적다리부분 안쪽에서부터 넓적다리 하부 안쪽 뒷면에 둔다.

3 치료사의 자세와 움직임

운동선 위에 단축영역으로 향해서 중력중심을 높이고 스탠스를 넓게 하여 자세를 취한다. 구두지시와 함께 발가락으로 치료사의 엄지손가락 가쪽 모서리를 쥐게 하고 게다가 발바닥굽힘, 내번을 허용한다. 엉덩관절 폄-모음-가쪽회전과 함께, 치료사는 절을 하는 것처럼 머리 쪽 다리로 중력중심을 낮추면서 종료 자세에서는 뒤쪽의 꼬리 쪽 다리로 중력중심을 옮긴다.

4 근육신장

치료사는 자기의 중력중심을 뒤쪽의 꼬리 쪽 다리에 옮김으로써 신장한다.

5 관절압축

단축영역에서 뒤쪽의 꼬리 쪽 다리에 중력중심을 옮겨서 압축한다.

6 구두지시

"손가락을 구부리시오!"
"발목을 낮추시오!"
"발을 낮추시오, 발꿈치를 밖으로!"

11. 무릎의 굽힘을 동반하는 폄-모음-가쪽회전 패턴 (그림 11)

1 자세

	시작 자세	종료 자세
엉덩관절	굽힘 · 벌림 · 안쪽회전위치	폄 · 모음 · 가쪽회전위치
무릎관절	폄위치	굽힘위치
발목관절	등쪽굽힘위치	바닥쪽굽힘위치
발	외반위치	내번위치
발가락	폄위치	굽힘위치

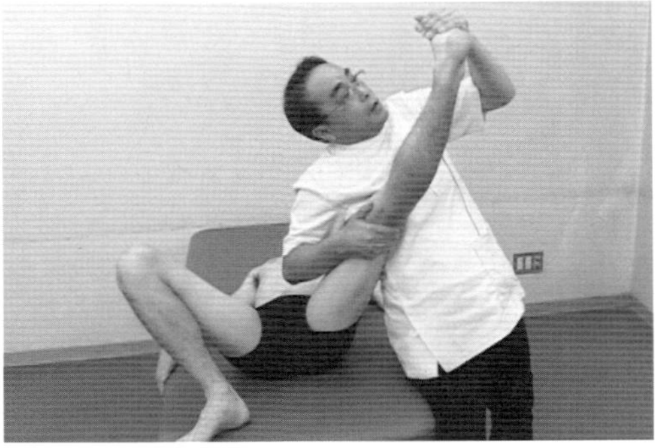

a. 시작 자세

치료사는 단축영역을 마주보고 자세를 취하고 몸쪽 손은 넓적다리 하부 뒤 안쪽 면(안쪽 뒤넙다리근힘줄의 몸쪽부분)에 대고 먼쪽 손은 엄지두덩으로 발가락을 펴고 발목관절을 등쪽굽힘을 한다.

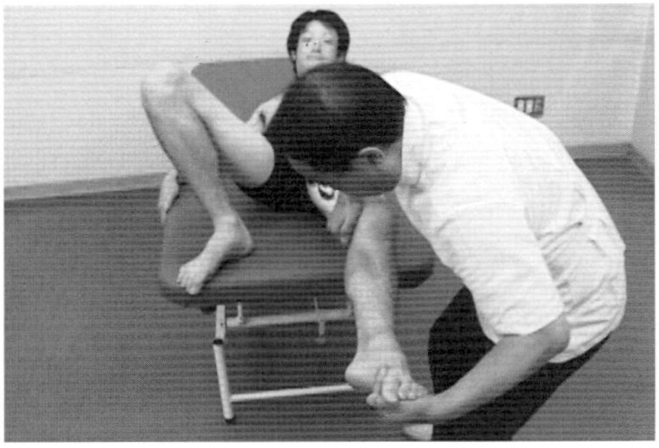

b. 중간 영역

운동은 발가락의 굽힘, 발의 바닥쪽굽힘 · 내번으로 시작된다. 치료사는 엉덩관절의 크게 앞으로 내디디면서 무릎 굽힘에 저항을 가한다.

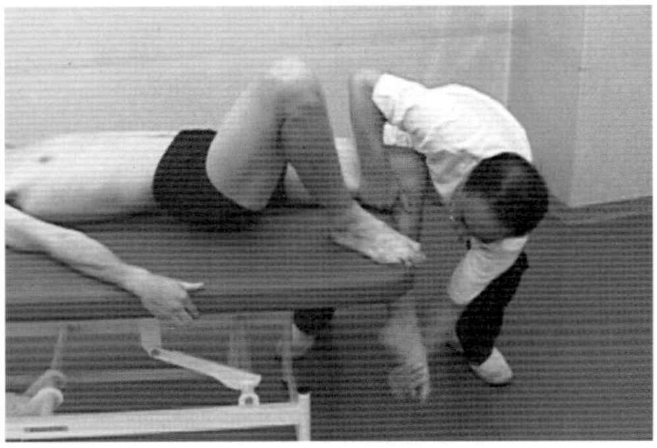

c. 종료 자세

치료사는 운동이 종료 자세에 도달할 때까지 앞으로 구부정하여 폄이 진행됨과 동시에 뒤쪽의 꼬리 쪽 다리를 중력중심을 낮춘다.

그림 11 무릎의 굽힘을 동반하는 폄-모음-가쪽회전 패턴(DVD 23)

2 | 맨손 접촉

10. ② 항(앞 페이지)과 같다.

3 | 치료사의 자세와 움직임

운동선 위에 단축영역으로 향해서 중력중심을 높이고 스탠스를 넓게 하여 자세를 취한다. 구두지시와 함께 발가락으로 치료사의 엄지손가락 가쪽 모서리를 쥐게 하고, 게다가 발바닥굽힘, 내번을 허용한다. 엉덩관절 폄-모음-가쪽회전과 함께 치료사는 뒤쪽의 꼬리 쪽 다리를 크게 앞으로 내딛고 앞으로 구부정하여 중력중심을 낮추면서 무릎 굽힘에 저항을 가한다.

4 근육신장

10. ④ 항 (p. 59)과 같다.

5 구두지시

"손가락을 구부리시오!"
"발목을 낮추시오!"
"무릎을 구부리시오!"
"발꿈치를 안으로!"

12. 무릎의 폄을 동반하는 폄-모음-가쪽회전 패턴 (그림 12)

1 자세

	시작 자세	종료 자세
엉덩관절	굽힘 · 벌림 · 안쪽회전위치	폄 · 모음 · 가쪽회전위치
무릎관절	굽힘위치	폄위치
발목관절	등쪽굽힘위치	바닥쪽굽힘위치
발	외반위치	내번위치
발가락	폄위치	굽힘위치

2 맨손 접촉

10. ② 항 (p. 59)과 같다.

3 치료사의 자세와 움직임

운동선 위에 단축영역으로 향해서 스탠스를 넓게 하여 자세를 취한다. 구두지시와 함께 발가락으로 치료사의 엄지손가락 가쪽 모서리를 쥐게 하고 발바닥굽힘 · 내번을 허용한다. 엉덩관절 폄-모음-가쪽회전과 함께 치료사는 앞으로 구부정하여 중력중심을 앞쪽으로 옮기면서 무릎의 폄에 저항을 가한다.

4 근육신장

10. ④ 항(p. 59)과 같다.

5 관절압축

10. ⑤ 항(p. 59)과 같다.

6 구두지시

"손가락을 구부리시오!"
"발목을 낮추시오!"

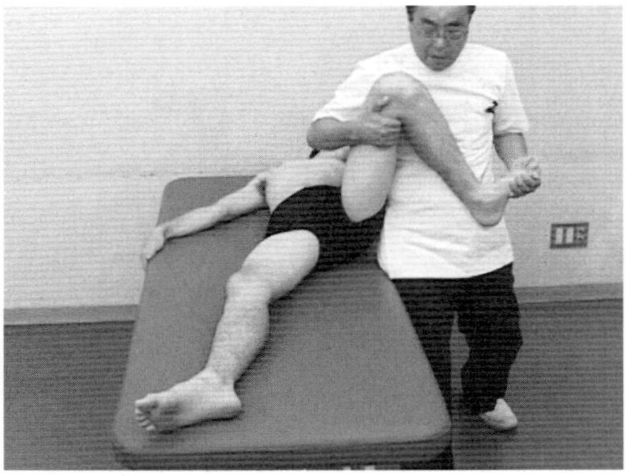

a. 시작 자세

치료사는 단축영역을 마주보고 자세를 취하고 몸쪽 손은 넓적다리 하부 뒤 안쪽 면(안쪽뒤넙다리근힘줄의 몸쪽부분)에 대고, 먼쪽 손은 엄지두덩으로 발가락을 펴고 발목관절을 등쪽굽힘을 한다.

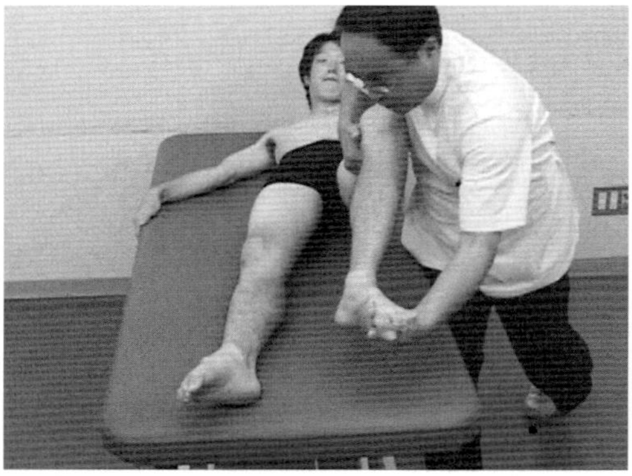

b. 중간 영역

운동은 발가락의 굽힘, 발의 바닥쪽굽힘 · 내번으로 시작된다. 치료사는 엉덩관절 폄이 진행됨과 동시에 중력중심을 앞쪽(꼬리 쪽 다리)으로 이동한다.

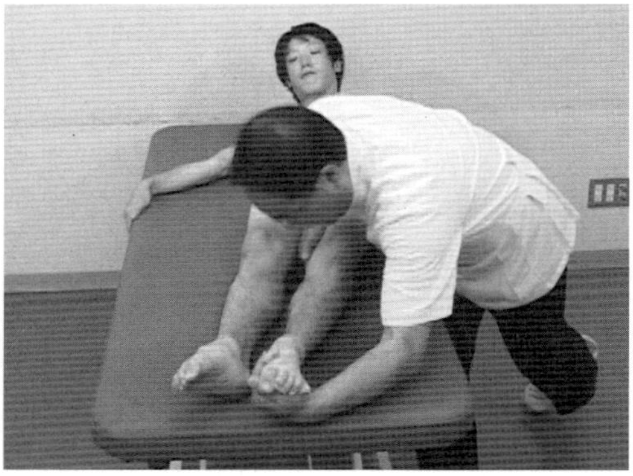

c. 종료 자세

치료사는 단축영역에 도달할 때까지 절을 하는 것처럼 중력중심을 앞 아래쪽(머리 쪽 다리)으로 이동하지만, 종료 자세에 도달하면 중력중심을 뒤쪽(꼬리 쪽 다리)으로 이동하여 관절압축을 한다.

그림 12 무릎의 폄을 동반하는 폄-모음-가쪽회전 패턴(DVD 24)

"무릎을 펴시오!"
"발꿈치를 안으로!"

D 목의 패턴

1. 굽힘 패턴 (그림 1)

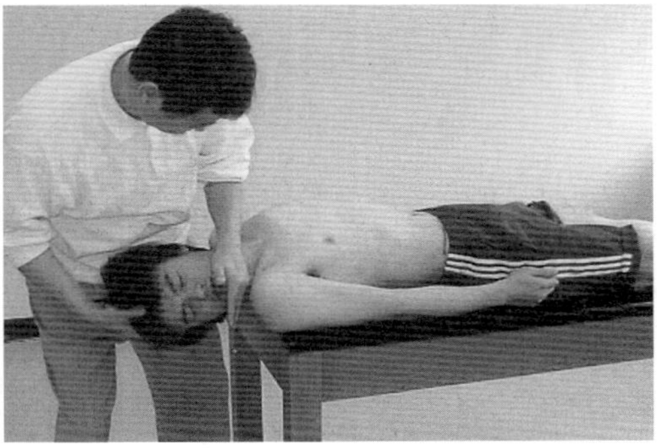

a. 시작 자세

치료사의 양 발은 운동선에 평행으로 한다. 몸쪽 손은 시작 자세의 머리를 밑에서부터 지지하고 운동이 시작되면, 마루(두정)부분으로 이동하여 저항을 준다. 먼쪽 손은 손바닥으로 팬 곳을 만들어 아래턱 하부의 중심보다 약간 운동방향으로 다가선 점에 접촉한다.

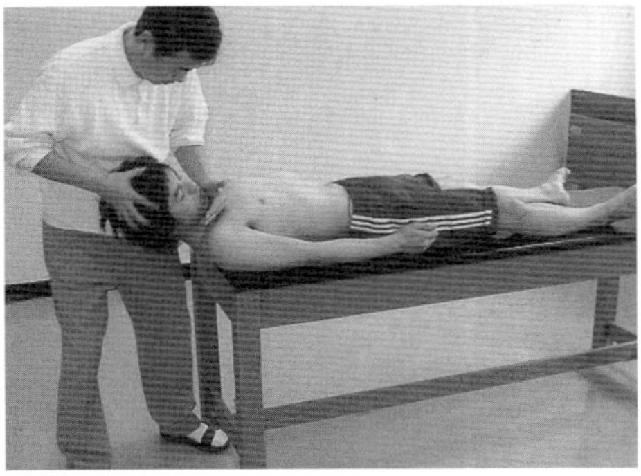

b. 중간 영역

운동은 짧은목굽힘근군의 수축에서부터 시작되고 목의 굽힘, 반대쪽으로의 회전 옆굽힘 운동으로 이어진다. 몸쪽 손은 마루(두정)로 이동시킨다.

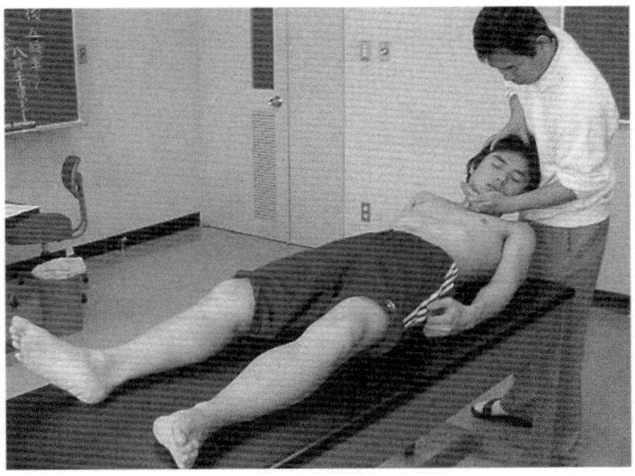

c. 종료 자세

운동은 굽힘, 반대쪽으로 회전 · 옆굽힘으로 끝난다.

그림 1 목의 굽힘 패턴

바로 누운 자세에서의 굽힘 회전운동은 머리의 무게가 저항이 되고, 허약자에게는 강한 운동이다. 운동 횟수를 줄이거나 앉은 자세에서 중력을 따르는 운동을 시키는 등 연구를 한다.

목의 굽힘 패턴은 머리 및 목을 폄 · 옆굽힘 · 회전 위치에서부터 시작하여 반대쪽으로의 굽힘 · 옆굽힘 · 회전으로의 운동이다. 치료사의 맨손은 아래턱의 밑과 뒤통수부분에 둔다. 뒤통수부분에 둔 손은 운동패턴이 진행됨에 따라 마루(두정)로 이동하여 저항을 준다. 운동패턴을 시작할 때, 우선 턱을 당기게 하는(짧은목굽힘근군의 수축) 것이 중요하다. 따라서 치료사가 내리는 지시는 "턱을 당기시오!" "턱을 오른쪽(왼쪽) 가슴에 붙이도록 하시오!"가 된다.

1 자세

	시작 자세	종료 자세
목	폄 · 회전 · 옆굽힘 자세	굽힘 · 반대쪽으로의 회전 · 반대쪽으로의 옆굽힘 자세

2 맨손 접촉

몸쪽	먼쪽
가쪽뒤통수(운동과 함께 마루부분으로의 이동)	아래턱 중앙부분보다 약간 운동방향 쪽에 가까운 하부

3 치료사의 자세와 움직임

운동선에 평행. 뒤쪽에서부터 앞쪽으로의 중력중심의 이동.

4 구두지시

"턱을 당기시오!"
"반대쪽의 가슴에 턱을 붙이시오!"

2. 폄 패턴 (그림 2)

목의 폄 패턴은 앞에서 언급한 굽힘 패턴의 반대이다. 맨손을 가쪽뒤통수와 정중보다 약간 운동방향 쪽에 가까운 아래턱 융기에 둔다. 운동패턴은 긴목폄근군의 수축부터 시작되고 짧은목폄근군의 수축이 늦어진다. 따라서 지시는 "머리를 뒤로 밀면서 목을 돌리시오!" "턱을 쑥 내미시오!"가 된다.

1 자세

	시작 자세	종료 자세
목	굽힘 · 회전 · 옆굽힘 자세	폄 · 반대쪽으로의 회전 · 반대쪽으로의 옆굽힘 자세

2 맨손 접촉

몸 쪽	먼 쪽
가쪽뒤통수	아래턱융기의 정중보다 약간 운동방향 쪽

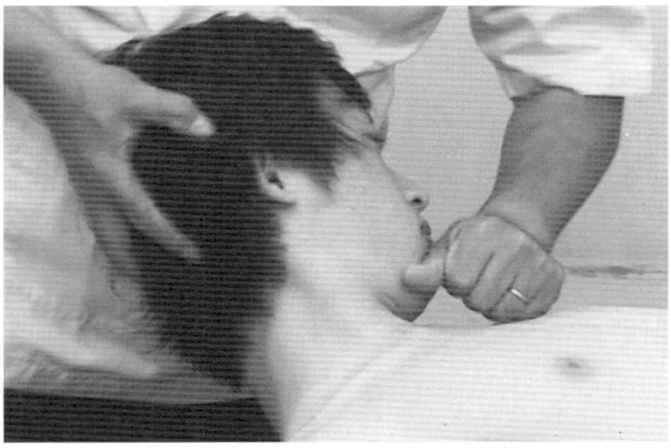

a. 시작 자세

치료사는 운동선에 평행으로 자세를 취하고 몸쪽 손은 운동방향의 가쪽뒤통수부분에 접촉하며, 먼쪽 손은 엄지손가락의 가쪽을 사용하여 아래턱과 아랫입술의 사이에 중앙보다 약간 운동방향 쪽으로 둔다.

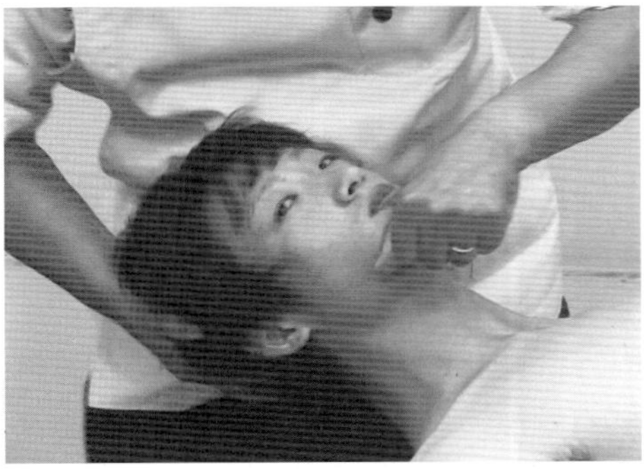

b. 중간 영역

운동은 긴목폄근군의 수축부터 시작하여 폄, 반대쪽으로 회전 · 옆굽힘으로 이어진다.

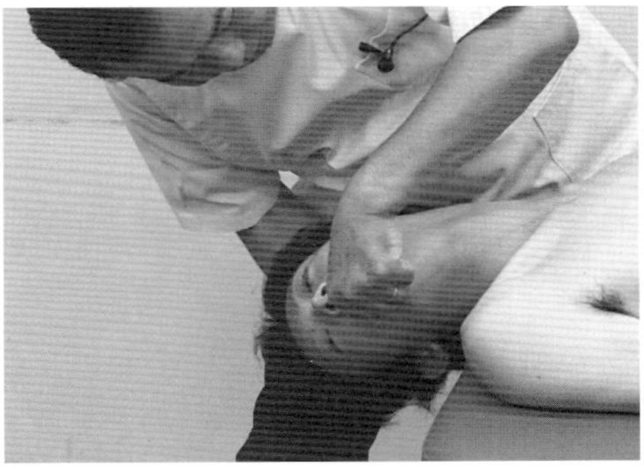

c. 종료 자세

운동은 폄, 반대쪽으로 회전 · 옆굽힘으로 끝난다.

그림 2 목의 폄 패턴(DVD 25)

3 치료사의 자세와 움직임

운동선에 평행, 앞쪽에서부터 뒤쪽으로의 중력중심의 이동.

4 구두지시

"머리를 반대쪽 뒤로 미시오!"
"턱을 올리시오!"

목의 굽힘 패턴은 몸통굽힘근군의 강화에도 사용되고 폄 패턴은 몸통의 폄근군의 강화에 사용된다. 몸통의 굽힘근군 · 폄근군을 보다 강화하기 위해, 목의 패턴과 팔의 패턴을 병용하는 기법도 있다[H. 1. 초핑(내려치기) 패턴(p 84), 2. 리프팅(들어올리기) 패턴(p 86)의 항을 참조할 것].

E 어깨뼈의 패턴

어깨뼈는 흉곽의 뒷면, 척주를 사이에 두고 좌우에 위치하며, 척주나 흉곽에 이는곳(기시부)을 가진 많은 근육이 닿고(정지하고) 어깨뼈의 운동성과 안정성에 기여한다. 또한 어깨뼈에서 이는(기시하는) 근육은 위팔뼈에 닿고 팔의 운동성 · 안정성에 공헌한다. 즉, 팔의 운동성은 어깨뼈가 고정되어 비로소 획득된다.

1. 어깨뼈 패턴과 팔 패턴의 조합

어깨뼈 패턴은 봉우리돌기(견봉돌기)가 움직이는 방향에 따라서 이름이 붙여져 있으며 아래의 4개의 패턴이 있다. 또한 어깨뼈의 패턴은 어깨뼈만의 운동과 팔의 운동패턴과 조합하여 시행하는 방법이 있고, 그 조합은 다음과 같다.

1 패턴

어깨뼈 패턴	팔 패턴
① 앞쪽올림(anterior elevation)	굽힘–모음–가쪽회전
② 뒤쪽내림(posterior depression)	폄–벌림–안쪽회전
③ 앞쪽내림(anterior depression)	폄–모음–안쪽회전
④ 뒤쪽올림(posterior elevation)	굽힘–벌림–가쪽회전

2. 어깨뼈 패턴의 기법

어깨뼈 패턴을 시행할 때의 환자의 자세는 우선 옆으로 누운 자세가 선택된다. 양쪽 동시에 시행할 때는 의자에 앉은 자세가 선택되고 팔과의 조합 패턴을 시행할 때는 옆으로 누운 자세나 바로 누운 자세가 선택된다. 바로 누운 자세는 어깨뼈의 움직임이 몸통과 치료 테이블에 의해서 방해를 받으므로 적절하지 않다.

어깨뼈 패턴의 대각선운동은 몸쪽 정중선에 대해서 약 30°의 기울기를 갖고 시행된다. 옆으로 누운 자세에서의 환자의 자세는 척주를 중간위치로 유지하기 위해 목 · 허리에 베개를 두고 앞뒤에의 몸 구르기를 방지하기 위해 엉덩관절 · 무릎관절을 굽히게 한다. 엉덩관절의 굽힘이 지나치게 크면, 골반의 뒤경사가 일어나 둥근등(round back)이 되므로 엉덩관절 굽힘 각도는 90° 이하가 적당하다. 환자의 팔은 신체 쪽이나 운동선 위에 둔다.

아래에 각각의 운동패턴에 대해서 언급한다.

3. 어깨뼈 패턴

1 앞쪽올림 (그림 1)

1) 패턴

시작 자세	종료 자세
어깨뼈 뒤쪽내림 자세	어깨뼈 앞쪽올림 자세

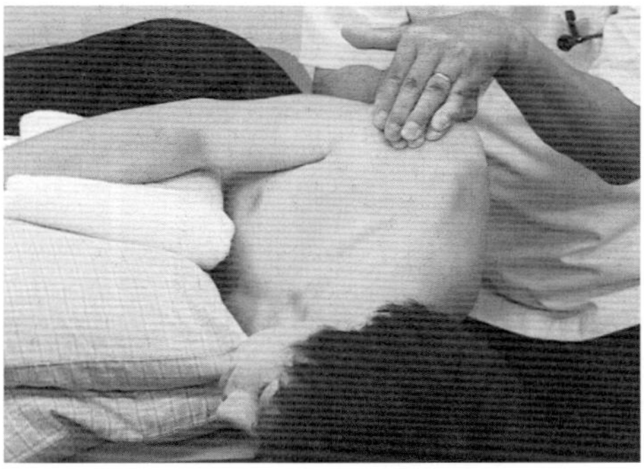

a. 시작 자세

환자에게는 엉덩관절 · 무릎관절 굽힘위치의 옆으로 누운 자세를 취하게 한다. 치료사는 허리등부분에서부터 머리 부분으로 향해서 운동선 위에 자세를 취한다. 중력중심을 뒤쪽으로 이동하고 어깨뼈를 시작 자세에서부터 연장영역 방향으로 신장을 가한다(강한 신장은 위팔신경얼기를 신장하므로 주의한다)

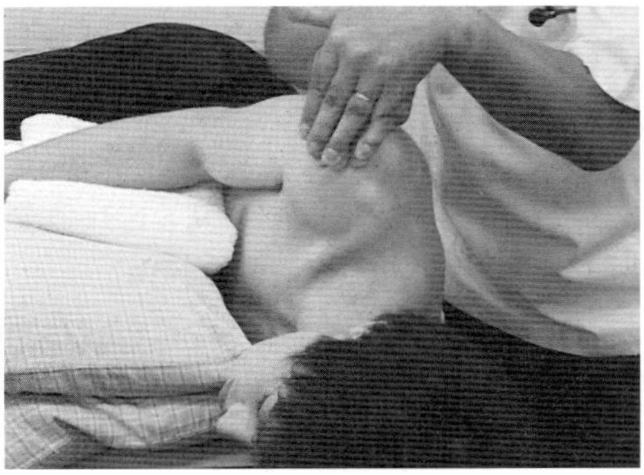

b. 중간 영역

옆으로 누운 자세에서의 어깨뼈의 올림을 등면에서부터 관찰하면, 봉우리는 원호를 그리는 것처럼 움직인다. 치료사는 항상 일정한 방향으로 같은 세기로 맨손의 접촉을 시행한다. 이를 위해 치료사는 운동과 함께 중력중심을 앞 위쪽으로 이동한다.

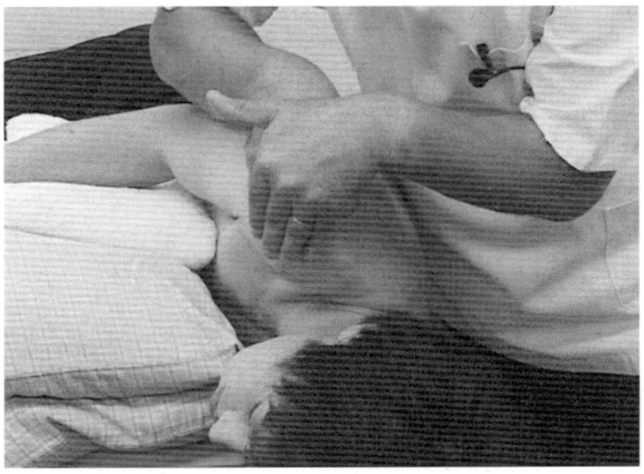

c. 종료 자세

치료사는 운동이 단축영역에 도달할 때까지 앞쪽으로 중력중심을 이동한다. 과도한 저항이나 단축영역을 넘어서하는 운동은 보상운동이 나타나므로 주의가 필요하다.

그림 1 어깨뼈의 앞쪽올림 패턴(DVD 26)

2) 맨손 접촉

환자의 봉우리돌기의 위 앞면에 벌레근 쥐기의 손끝의 바닥 쪽으로 치료 테이블에 가까운 쪽의 손을 아래로, 먼쪽의 손을 위에 포개는 것처럼 놓는다. 이 때 치료사의 양 아래팔을 가능한 한 닫고 대각선운동선 위에 곁들인다.

3) 치료사의 자세와 움직임

치료사는 보통 환자의 등쪽에서부터 대각선운동선 위에 환자의 머리를 향해서 치료 테이블에 가까운 쪽의 발을 뒤쪽으로, 먼 쪽의 발을 앞쪽으로 벌리고 선다. 패턴운동에 앞서, 치료사는 수동적으로 어깨뼈를 움직이고 환자에게 운동방향을 알게 하면서 가동범위를 파악하여 단축영역을 안다. 그 후 치료사는 몸을 낮추면서 중력중심을 뒤쪽의 발로 이동하고 어깨뼈를 뒤쪽내림 위치 방향으로 끌어내린다.

가동범위의 종점에서 끌어내리는 힘을 유지하여 신장을 가하고 구두지시에 의해서 어깨뼈는 단축영역으로 향해서 움직이기 시작한다. 치료사는 이 움직임에 맞춰서 몸을 올리면서 중력중심을 앞쪽의 발로 옮겨간다. 단축영역에 도달해도 운동을 계속하게 하거나 저항이 지나치게 세면 머리가 옆굽힘을 하여 베개에서부터 떨어지거나 몸통의 앞쪽으로의 회전운동 등의 보상운동이 일어나므로 주의가 필요하다. 치료사는 운동패턴 중 몸쪽이 신장되어 있는지 어떤 지를 관찰한다.

4) 구두지시

🔊 "어깨를 볼(눈꼬리)) 쪽으로 당겨 올리시오!"

2 뒤쪽내림 (그림 2)

1) 자세

시작 자세	종료 자세
어깨뼈 앞쪽올림 자세	어깨뼈 뒤쪽내림 자세

2) 맨손 접촉

치료사는 엄지두덩과 새끼두덩 사이에 환자의 어깨뼈 아랫각이 꼭 들어맞도록 놓는다. 아래팔은 가급적 대각선운동선 위에 곁들인다. 등면에서부터 보아 어깨뼈가 위 가쪽으로부터 아래 안쪽으로 움직이게 되므로 팔꿈치의 위치를 낮추어 앞에서 언급한 움직임에 맞춘다. 치료 테이블에 가까운 쪽의 맨손접촉을 그 위에 포개거나 엄지손가락을 어깨뼈가시 밑에 놓고 연장영역 방향으로 저항을 가한다. 치료사의 팔꿈치가 환자의 몸통에서부터 떨어지면 가하는 저항은 환자를 앞쪽으로 미는 힘이 되므로 주의한다. 환자가 비만이나 어떠한 이유로 어깨뼈가시에 손을 곁들일 수 없는 경우는 환자의 위팔을 운동선 위에 놓아 팔꿈치를 굽히게 하고 팔꿈치에 맨손접촉을 시행하는 방법도 있다(**그림 2**).

3) 치료사의 자세와 움직임

치료사의 자세는 앞쪽올림에 준한다. 환자에게 운동방향을 알게 하여 가동범위를 관찰한 후, 치료사는 어깨뼈를 시작 자세로 수동적으로 놓고, 연장영역 방향으로 앞쪽의 발(머리 쪽 다리)에 중력중심을 옮기면서 신장한다. 가동범위의 종점에서 신장하는 힘을 유지하고 구두지시에 의해서 어깨뼈의 단축영역으로 향해서 움직이기 시작한다. 치료사는 이 움직임에 맞춰서 몸을 낮추면서 중력중심을 뒤쪽의 발로 옮긴다. 단축영역에 도달해도 운동을 계속 시키거나 저항이 지나치게 세면, 몸통의 뒤쪽으로의 회전운동의 보상운동이 일어나므로 주의가 필요하다. 치료사는 운동패턴 중 몸쪽이 단축하여 있는지 어떤지 를 관찰한다.

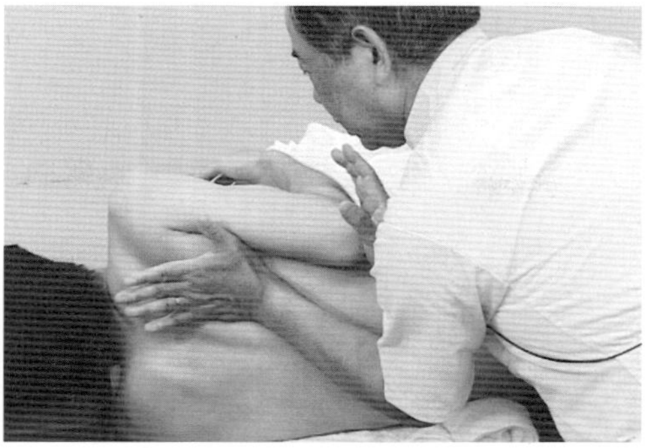

a. 시작 자세

앞쪽올림의 종료 자세에서 치료사는 앞쪽으로 중력중심을 이동하고 어깨뼈 아랫각과 대각선운동선 위에 팔꿈치 굽힘위치에 둔 위팔의 하단에서부터 연장영역으로 신장을 가한다.

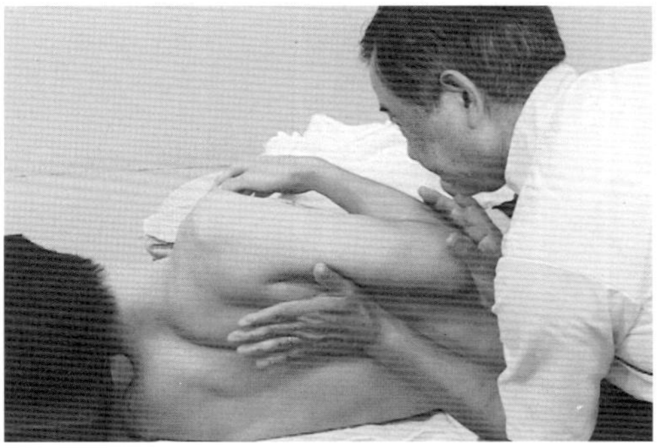

b. 중간 영역

치료사는 어깨뼈의 운동에 동반하여 중력중심을 뒤쪽으로 이동한다.

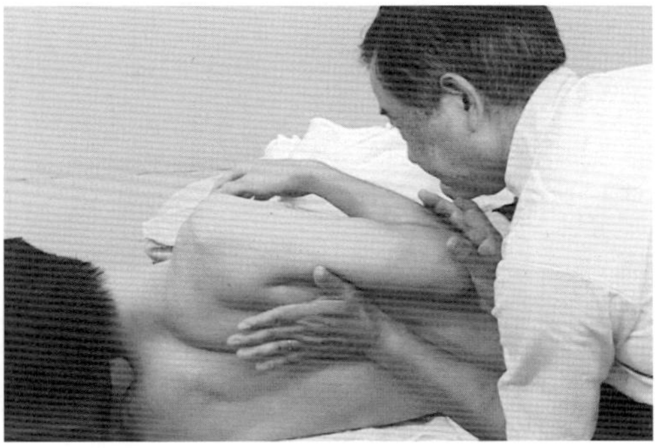

c. 종료 자세

치료사는 단축영역에 도달할 때까지 중력중심을 더 뒤 아래쪽으로 이동한다.

그림 2 어깨뼈의 뒤쪽내림 패턴(DVD 27)

4) 구두지시

"어깨를 허리 뒤로 끌어내리시오!"

3 앞쪽내림 (그림 3)

1) 자세

시작 자세	종료 자세
어깨뼈 뒤쪽올림 자세	어깨뼈 앞쪽내림 자세

2) 맨손 접촉

치료사는 환자의 겨드랑이를 앞뒤에서부터 엄지손가락을 제외한 손가락으로 사이에 끼우는 것처럼 둔다. 아래팔은 가능한 한 닫고 대각선운동선 위에 곁들인다. 운동패턴 중에 몸통의 앞쪽으로의

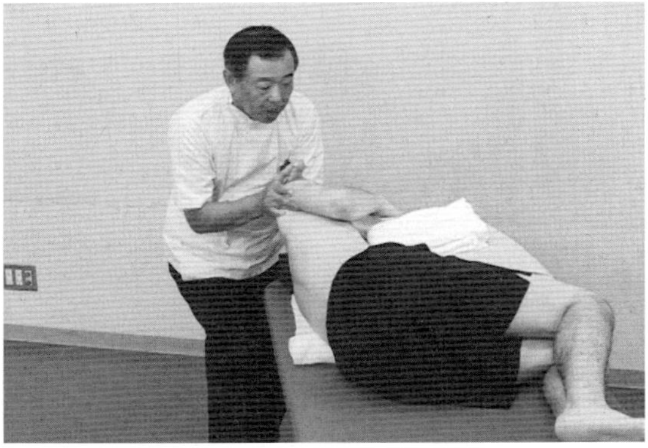

a. 시작 자세

환자의 자세, 치료사의 자세는 뒤쪽올림 패턴과 같다. 맨손은 겨드랑이의 앞뒤를 사이에 기우는 것처럼 건다.

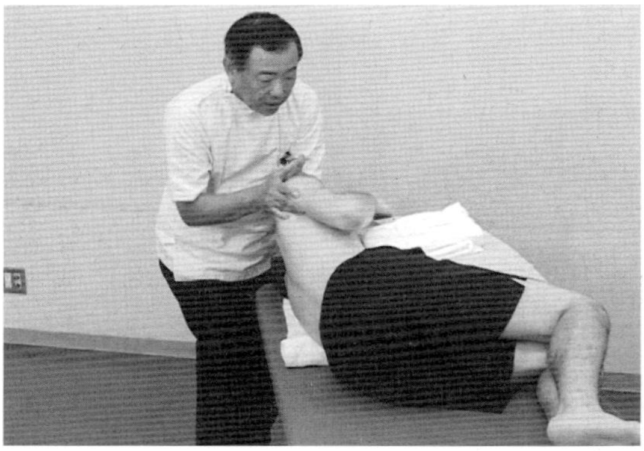

b. 중간 영역

운동의 시작과 동시에 치료사는 중력중심을 앞쪽으로 이동한다.

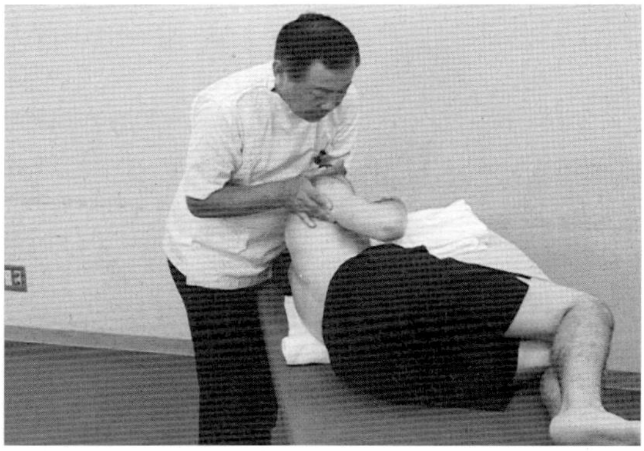

c. 종료 자세

운동이 단축영역에 가까워짐에 따라 치료사는 중력중심을 더 앞쪽으로 이동하여 운동을 방해하지 않도록 주의한다.

그림 3 어깨뼈의 앞쪽내림 패턴(DVD 28)

회전운동이 관찰된다면 환자의 위팔을 대각선운동선 위에 놓고, 팔꿉관절을 예각으로 굽혀 팔꿈치에서부터 저항을 주어도 된다.

3) 치료사의 자세와 움직임

치료사의 자세는 뒤에 나오는 ④ 2)항(p. 72)에 준한다. 치료사는 수동적으로 어깨뼈를 움직이고 환자에게 운동방향을 알게 하여 가동범위를 파악한 후 중력중심을 뒤쪽의 발로 이동하고, 어깨뼈를 뒤쪽올림위치 방향으로 끌어올린다.

가동범위의 종점에서 끌어올리는 힘을 유지하고 구두지시에 의해서 어깨뼈는 단축영역을 향해서 움직이기 시작한다. 치료사는 이 움직임에 맞춰서 중력중심을 앞쪽의 발로 옮겨간다. 운동패턴 중, 몸쪽이 단축하여 있는지 어떤지를 관찰한다.

4) 구두지시

🔈 "어깨를 배꼽 쪽으로 끌어내리시오!"

4 뒤쪽올림 (그림 4)

1) 자세

시작 자세	종료 자세
어깨뼈 앞쪽내림 자세	어깨뼈 뒤쪽올림 자세

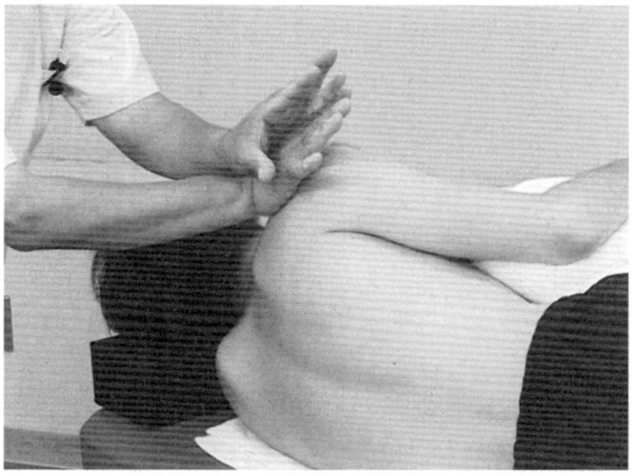

a. 시작 자세

환자에게 옆으로 누운 자세를 취하게 하고 엉덩관절 · 무릎관절을 굽히게 한다. 모음 · 안쪽회전 방지를 위한 쿠션을 껴안게 하고 위팔을 운동선 위에 놓는다. 치료사는 환자의 머리 등쪽에서부터 대각선운동선 위에 배꼽을 마주보고 자세를 취한다. 맨손을 봉우리의 위 뒷면에 접촉하고 중력중심을 앞쪽으로 이동하여 연장영역 방향으로 신장을 가한다.

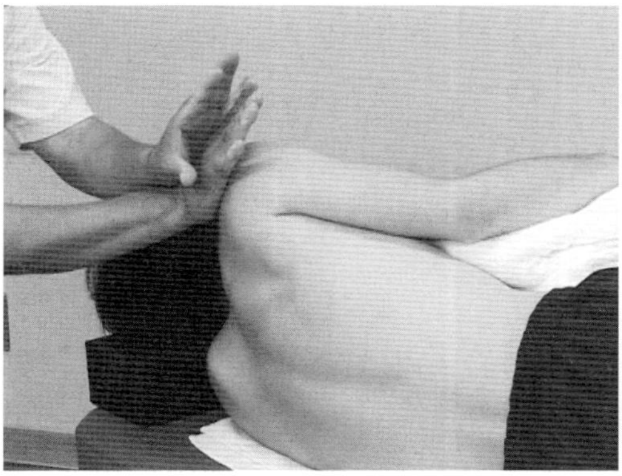

b. 중간 영역

운동의 시작과 함께 치료사는 중력중심을 뒤 위쪽으로 이동한다.

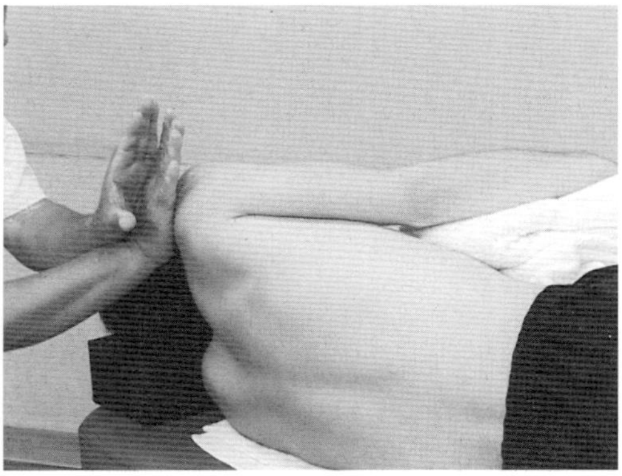

c. 종료 자세

운동이 단축영역으로 가까워짐에 따라 치료사는 중력중심을 이번에는 뒤 아래쪽으로 이동한다.

그림 4 어깨뼈의 뒤쪽올림 패턴(DVD 29)

2) 맨손 접촉

치료사의 손을 환자의 봉우리돌기의 위 뒷면에 손바닥의 몸쪽부분을 둔다. 다른 쪽의 손은 그 위에 포개서 놓는다. 이때도 치료사의 양 아래팔은 가능한 한 닫고 대각선운동선 위에 곁들인다.

3) 치료사의 자세와 움직임

치료사는 환자의 머리 등쪽에서부터 대각선운동선 위에 환자의 배꼽을 향해서 발을 앞뒤로 벌려 선다(등쪽 다리가 앞쪽). 패턴운동에 앞서, 치료사는 수동적으로 어깨뼈를 움직이고 환자에게 운동방향을 알게 하면서 가동범위를 파악하여 단축영역을 안다. 그 후 치료사는 앞쪽의 발에 중력중심을 이동하면서 어깨뼈를 앞쪽내림위치 방향으로 신장한다.

가동범위의 종점에서 신장하는 힘을 유지하고 구두지시에 의해서 어깨뼈는 단축영역을 향해서 움직이기 시작한다. 치료사는 이 움직임에 맞춰서 중력중심을 뒤쪽의 발로 옮긴다. 운동패턴 중, 몸쪽이 신장하여 있는지 어떤지를 관찰한다.

4) 구두지시

"어깨를 귀 쪽으로 끌어올리시오!"

F 골반의 패턴

골반은 척주와 다리의 사이에 위치하며 내장을 보호하고 척주나 다리에 안정성을 부여한다. 골반의 운동은 주로 허리뼈와 엉치엉덩관절에서 일어나고 가동범위는 어깨뼈와 비교하여 작다.

1. 골반패턴과 다리패턴의 조합

운동패턴은 하기의 네 가지가 있으며 각각의 명칭은 골반의 운동방향에 따라서 명명되어 있다. 또한 골반의 패턴은 골반만의 운동과 다리의 운동패턴과 조합하여 시행하는 방법이 있고, 그 조합은 다음과 같다.

1 패턴

골반패턴	다리패턴
① 앞쪽올림(anterior elevation)	굽힘-모음-가쪽회전
② 뒤쪽내림(posterior depression)	폄-벌림-안쪽회전
③ 뒤쪽올림(posterior elevation)	굽힘-벌림-안쪽회전
④ 앞쪽내림(anterior depression)	폄-모음-가쪽회전

2. 골반패턴의 기법

골반의 운동패턴을 시행할 때의 환자의 체위는 우선 옆으로 누운 자세가 선택된다. 골반패턴의 대각선운동은 몸쪽 선에 대해서 30° 이하의 기울기를 갖고 시행된다. 옆으로 누운 자세에서의 환자의 자세는 어깨뼈의 운동패턴과 마찬가지로, 척주를 중간 위치로 유지하기 위해 베개를 주고 앞뒤로의 몸 구르기를 방지하기 위해 엉덩관절 · 무릎관절을 굽히게 한다. 엉덩관절의 굽힘각도는 약 70°가 적당하다. 굽힘각도가 작으면 앞뒤로 용이하게 롤링이 일어나고, 크면 골반의 뒤경사가 일어난다. 또한 엉덩관절의 굽힘각도에 따라서 대각선운동선이 변화한다.

3. 골반패턴

1 앞쪽올림 (그림 1)

1) 자세

시작 자세	종료 자세
골반 뒤쪽내림 자세	골반 앞쪽올림 자세

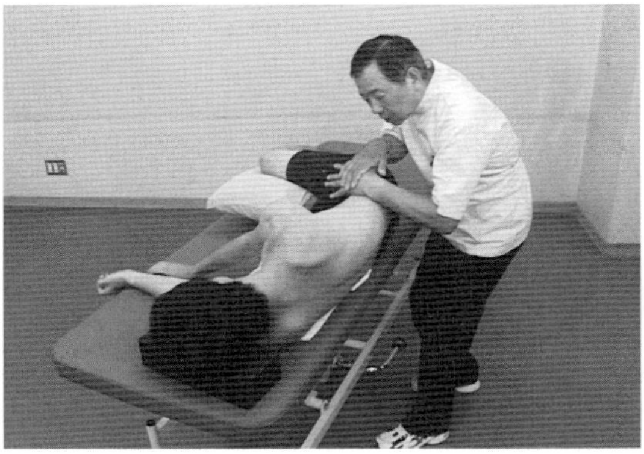

a. 시작 자세

환자는 옆으로 누운 자세가 되고 척주가 치료 테이블에 평행이 되도록 목이나 허리에 베개를 사용한다. 엉덩관절 · 무릎관절을 굽힌다. 치료사는 등쪽 볼기부분에서부터 운동선을 마주보고 자세를 취한다. 양손을 소정의 위치에 놓고 중력중심을 뒤쪽으로 이동하여 신장한다.

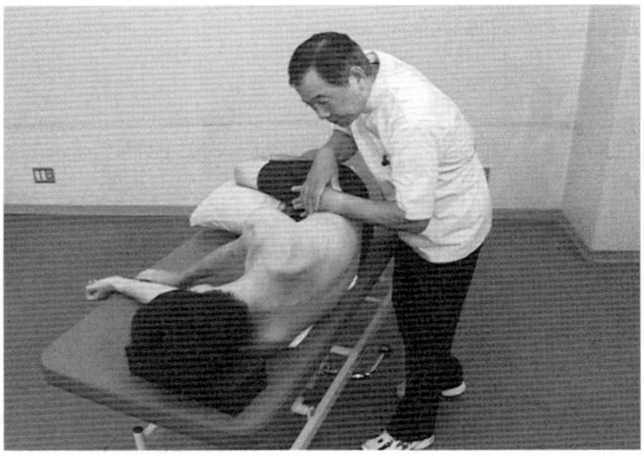

b. 종료 자세

운동이 단축영역에 도달할 때까지 치료사는 중력중심을 앞쪽으로 이동하고 운동을 방해하지 않도록 주의한다.

그림 1 골반의 앞쪽올림 패턴(DVD 30)

2) 맨손 접촉

치료사는 한쪽의 손을 환자의 엉덩뼈능선(장골릉)의 옆면의 중심보다 약간 배쪽으로 손끝을 거는 것처럼 놓고 다른 쪽의 손을 포갠다. 이 때, 치료사의 양 아래팔은 가능한 한 닫고 대각선운동선 위에 곁들인다. 또는 아래쪽의 맨손의 새끼손가락 쪽으로 엉덩뼈능선을 감싸고 다른 쪽의 손가락을 그 위에 대각선운동선을 따라서 포개어 접촉한다(**그림 1**). 신장이나 저항은 포갠 위쪽의 맨손으로 가한다.

3) 치료사의 자세와 움직임

치료사는 보통 환자의 등쪽 볼기부분에서부터 대각선운동선 위에 환자의 머리를 향해서 치료 테이블에 가까운 쪽의 발을 뒤쪽으로, 먼 족의 발을 앞쪽으로 벌리고 선다. 패턴운동에 앞서, 치료사는 수동적으로 골반을 움직이고 환자에게 운동방향을 알게 하면서 가동범위를 파악하여 단축영역을 안다. 환자의 흉곽의 최하부분을 촉진하고 골반을 뒤쪽내림자세나 앞쪽올림자세로 움직였을 때의 거리를 알아둔다. 맨손을 소정의 위치에 놓고, 치료사는 중력중심을 뒤쪽의 발로 옮기고 골반을 뒤쪽내림자세 방향으로 끌어내린다. 가동범위의 종점에서 끌어내리는 힘을 유지하고 구두지시를 주면 골반은 단축영역을 향해서 움직이기 시작한다. 치료사는 이 움직임에 맞춰서 중력중심을 앞쪽의 발로 이동한다. 단축영역에 도달해도 즉, 엉덩뼈능선이 흉곽 하단부분까지 끌어내려져(낮춰져) 있음에도 불구하고 운동을 계속 시키면 몸통의 앞쪽으로의 회전운동이 일어난다. 치료사는 운동패턴 중 몸쪽이 단축하여 있는지 어떤지를 관찰한다.

4) 구두지시

"(골반을) 당겨 올리시오!"

2 뒤쪽내림 (그림 2)

1) 자세

시작 자세	종료 자세
골반 앞쪽올림 자세	골반 뒤쪽내림 자세

2) 맨손 접촉

치료사는 손바닥을 환자의 궁둥뼈결절(좌골결절)에 아래쪽에서부터 대각선운동선 위에 놓고, 다른 쪽 손을 포갠다. 치료사의 양 아래팔은 가능한 한 닫고, 대각선운동선 위에 곁들인다. 운동이 시작되면 궁둥뼈결절은 뒤 아래쪽으로 움직이므로 치료사의 팔꿈치는 궁둥뼈결절보다 낮은 위치로 자세를 취한다.

3) 치료사의 자세와 움직임

치료사의 자세는 ① 3)항(앞 페이지)에 준한다. 치료사는 수동적으로 골반을 움직이고 환자에게 운동방향을 알게 하면서 가동범위를 파악하여 단축영역을 안다. 치료사는 중력중심을 앞쪽의 발로 옮기고 골반을 앞쪽올림위치 방향으로 밀어 올린다. 가동범위의 종점에서 밀어 올리는 힘을 유지하고 구두지시를 주면, 골반은 단축영역으로 향해서 움직이기 시작한다. 치료사는 이 움직임에 맞춰서 몸을 낮추면서 뒤쪽의 발에 중력중심을 이동한다. 단축영역에 도달해도 운동을 계속시키면 몸통의 뒤쪽으로의 회전이 일어난다. 운동 패턴 중 몸쪽이 신장하여 있는지 어떤지, 허리뼈의 전만이 출현하여 있지 않은지를 관찰한다.

4) 구두지시

"(골반을) 밀어 내리시오!"

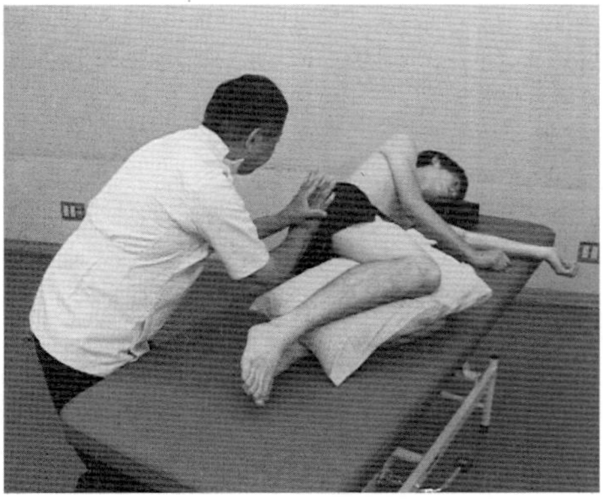

a. 시작 자세

치료사의 자세는 앞쪽올림 패턴에 준한다. 치료사는 양 손을 포개서 궁둥뼈결절에 놓고 중력중심을 앞쪽으로 이동하면서 골반을 앞쪽올림 종료 자세로 향해 민다.

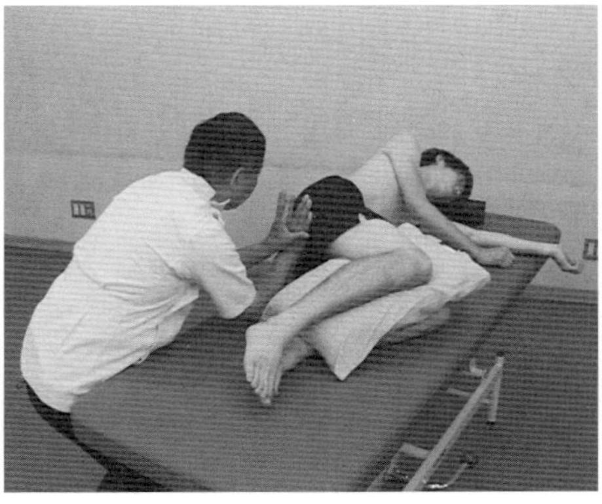

b. 종료 자세

운동이 단축영역으로 가까워짐에 따라 치료사는 중력중심을 뒤 아래쪽으로 이동한다.

그림 2 골반의 뒤쪽내림 패턴(DVD 31)

3 뒤쪽올림 (그림 3)

1) 자세

시작 자세	종료 자세
골반 앞쪽내림 자세	골반 뒤쪽올림 자세

2) 맨손 접촉

환자는 옆으로 누운 자세가 되고 아래쪽 다리의 엉덩관절 · 무릎관절을 70~80° 굽혀서 몸통의 롤링을 예방한다. 양 다리의 사이에 베개를 끼워 위쪽 다리가 모음을 하는 것을 방지한다. 위쪽 다리의 엉덩관절을 약 30° 굽히고 무릎관절은 굽힘위치라도 폄위치라도 된다. 치료사는 손바닥을 환자의 엉덩뼈능선의 가쪽 뒤쪽에 놓고 골반을 앞쪽내림방향으로 밀어 내린다.

3) 치료사의 자세와 움직임

치료사는 발을 앞뒤로 벌리고 환자의 등에서부터 다리로 향해서 선다. 수동적으로 골반을 뒤쪽올림 · 앞쪽내림 방향으로 움직이고, 환자에게 운동방향을 알게 하면서 가동범위를 파악하여 단축범위를 안다. 치료사는 맨손 접촉을 시행한 후, 앞발에 체중을 옮기면서 앞쪽내림 방향으로 골반을 밀어 내린다. 치료사는 가동범위 제한을 느낀 위치에서부터 중력중심을 더 앞쪽으로 옮기면서 구두지시를 주어 환자의 골반 뒤쪽올림운동을 촉진한다. 운동이 시작되면 치료사는 뒷발에 중력중심을 옮기면서 골반의 움직임에 맞춰서 중력중심의 높이를 조절한다.

4) 구두지시

"(나의 손을) 되미시오!"

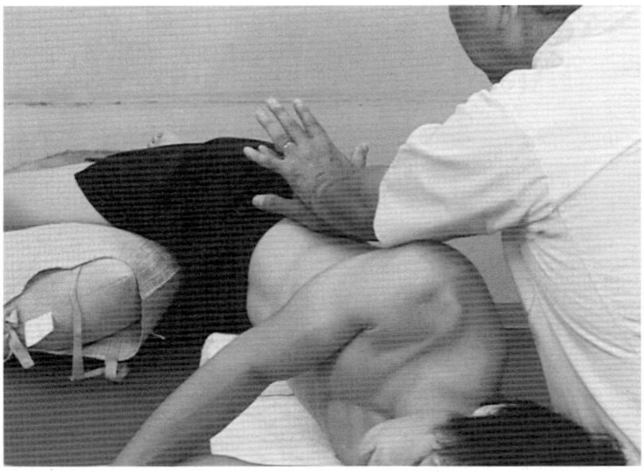

a. 시작 자세

환자는 옆으로 누운 자세가 되고 아래쪽 다리는 70~80° 굽혀 몸통의 롤링을 방지한다. 위쪽 다리의 엉덩관절은 약 30° 굽히고, 무릎관절은 굽힘 위치라도 폄 위치라도 된다. 모음을 방지하기 위해 양 다리의 사이에 베개를 끼운다. 치료사는 발을 앞뒤로 벌리고 운동선을 마주보고 선다. 맨손은 엉덩뼈능선의 뒤 · 옆 부분에 둔다.

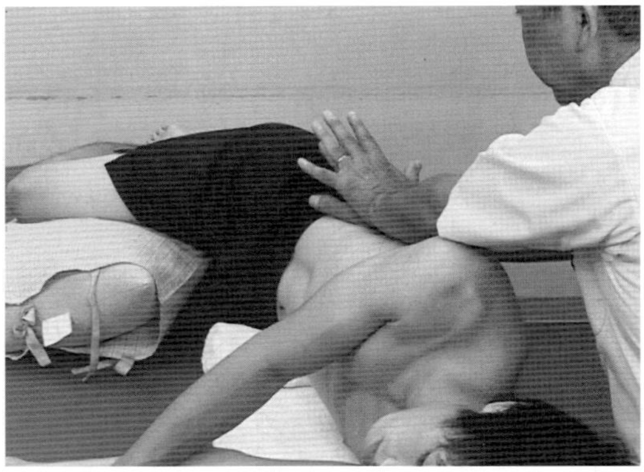

b. 종료 자세

운동이 단축영역에 가까워짐에 따라 치료사는 중력중심을 뒤 아래쪽으로 이동한다.

그림 3 골반의 뒤쪽올림 패턴(DVD 32)

4 앞쪽내림 (그림 4)

1) 자세

시작 자세	종료 자세
골반 뒤쪽올림 자세	골반 앞쪽내림 자세

2) 맨손 접촉

환자의 체위와 자세는 ③ 2)항(앞 페이지)에 준한다. 치료사는 손가락 끝을 환자의 큰돌기의 하부에 놓고 골반을 뒤쪽올림 방향으로 끌어올린다.

3) 치료사의 자세와 움직임

치료사의 자세는 ③ 3)항(앞 페이지)에 준한다. 치료사는 맨손 접촉을 시행한 후, 뒷발에 체중을 옮기면서 뒤쪽올림 방향으로 골반을 끌어올린다. 치료사는 가동범위 제한을 느낀 위치에부터 중력중심을 더 뒤쪽으로 옮기면서 구두지시를 주고 환자의 골반 앞쪽내림운동을 촉진한다. 운동이 시작되면 치료사는 앞발에 중력중심을 옮기면서 골반의 움직임에 맞춰서 중력중심의 높이를 조절한다.

4) 구두지시

"(골반을) 앞아래로 낮추시오!"

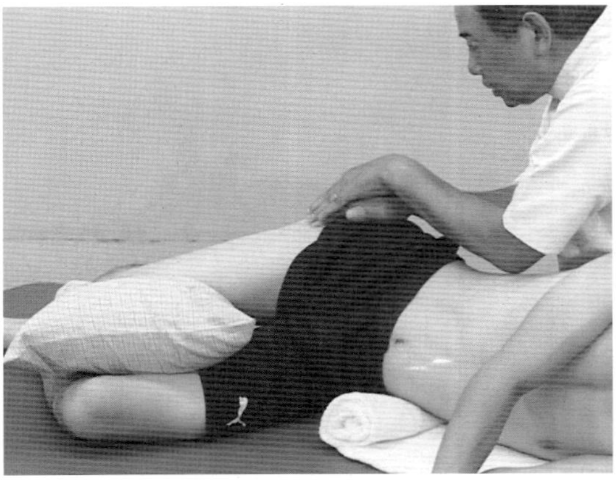

a. 시작 자세

치료사의 자세와 환자의 체위는 뒤쪽올림 패턴에 준한다. 맨손은 큰돌기의 하부에 놓고 중력중심을 뒤 아래쪽으로 이동하면서 골반을 뒤쪽올림 위치로 끌어올린다.

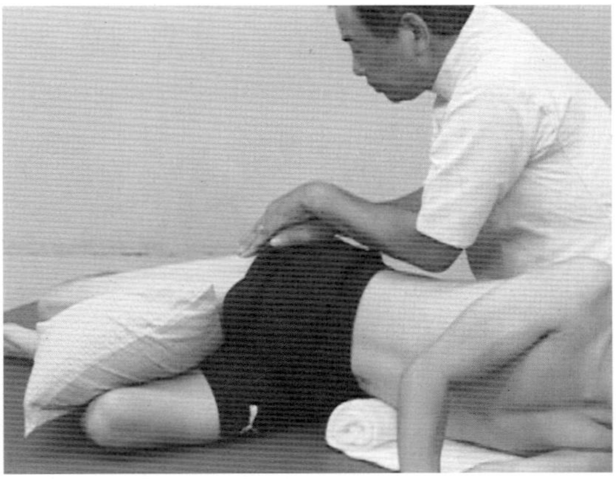

b. 종료 자세

치료사는 운동이 단축영역에 가까워짐에 따라 중력중심을 앞발로 이동하면서 중력중심의 높이를 조절한다.

그림 4 골반의 앞쪽내림 패턴(DVD 33)

G 팔의 양쪽 대칭성 패턴

1. 양쪽 대칭성 굽힘-벌림-가쪽회전 패턴 (그림 1)

1 자세*

	시작 자세**	종료 자세
어깨관절	폄 · 모음 · 안쪽회전위치	굽힘 · 벌림 · 가쪽회전위치
팔꿉관절	폄위치	폄위치
아래팔	엎침위치	뒤침위치
손목관절(양팔)	바닥쪽굽힘위치	등쪽굽힘위치

* 한쪽의 팔꿉관절을 똑바로 편 굽힘-벌림-가쪽회전 패턴과 같다(p 34 참조)

* * 시작 자세에서는 환자의 팔이 교차하기 때문에 어느 쪽인가 한쪽이 위쪽이 된다.(그림 1a).

2 맨손 접촉

치료사는 왼손을 환자의 왼쪽 손목관절 및 손등부분, 마찬가지로 오른손을 환자의 오른쪽 손목관절 등쪽 및 손등부분에 곁들인다.

3 치료사의 자세와 움직임

치료사는 환자의 머리 위에 위치하지만, 치료사의 팔의 길이가 부족한 경우는 환자의 약간 가쪽에 위치한다. 운동의 시작과 동시에 치료사는 환자의 머리 위쪽으로 약간 내려감과 동시에 중력중심을 낮춘다.

4 근육신장과 압축

시작할 때는 중간 영역에서부터 견인을 가하면서 시작 자세까지 가져가고 중력중심을 앞쪽으로 이동함으로써 가급적 신속하게 빠른 신장(quick stretching)을 시행한다. 압축을 시행하는 경우는 종료 자세가 되기 직전 30° 전후부터 서서히 시행한다.

5 구두지시

빠른 신장과 동시에 구두지시로 🔊 "손목을 올리시오!" "팔을 올리시오!"

이해가 곤란한 경우는 구두지시로 🔊 "만세를 부르시오!"라 말하면 이해하기 쉽다.

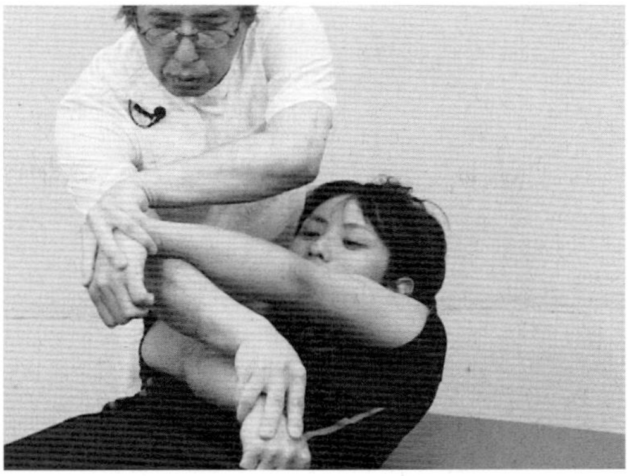

a. 시작 자세

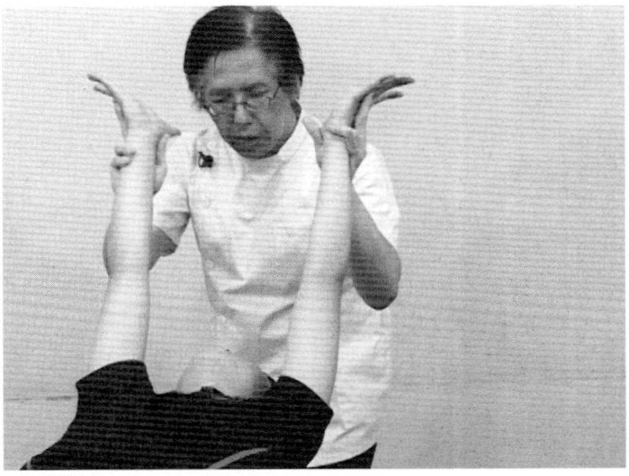

b. 중간 영역

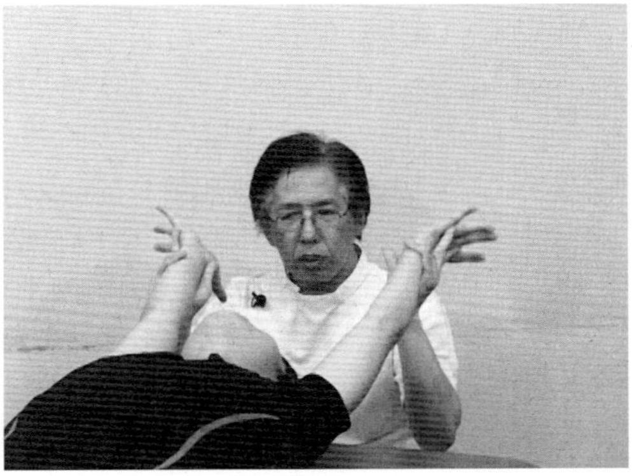

c. 종료 자세

그림 1 양쪽 대칭성 굽힘-벌림-가쪽회전 패턴

시작 자세에서 환자의 팔이 교차하기 때문에 모음이 약간 불충분해지므로 주의한다. 시작에서부터 종료까지 견인과 회전에 대한 저항을 잊지 않도록 주의한다. 종료 자세에서는 치료사의 뒤쪽으로 이동과 중력중심을 낮추면 좋다.

(DVD 34)

2. 양쪽 대칭성 폄-모음-안쪽회전 패턴 (그림 2)

1 자세*

	시작 자세**	종료 자세***
어깨관절	굽힘 · 벌림 · 가쪽회전위치	폄 · 모음 · 안쪽회전위치
팔꿉관절	폄위치	폄위치
아래팔	뒤침위치	엎침위치
손목관절(양팔)	등쪽굽힘위치	바닥쪽굽힘위치

* 한쪽의 팔꿉관절을 똑바로 편 폄-모음-안쪽회전 패턴과 같다(p 39 참조)

** 시작 자세는 만세를 부르는 형태를 취한다.

*** 종료 자세에서는 환자의 몸통 앞면에서 팔이 교차하기 때문에 어느 쪽인가 한쪽이 위쪽이 된다(**그림 2c**).

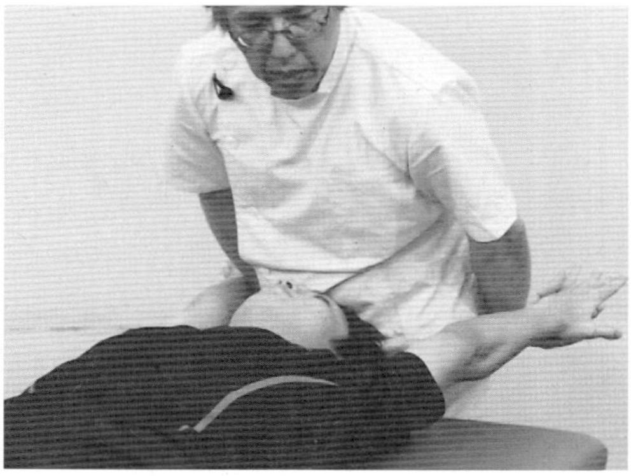

a. 시작 자세

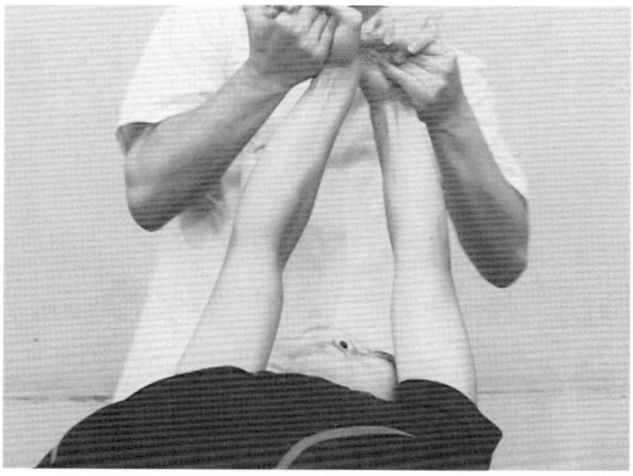

b. 중간 영역

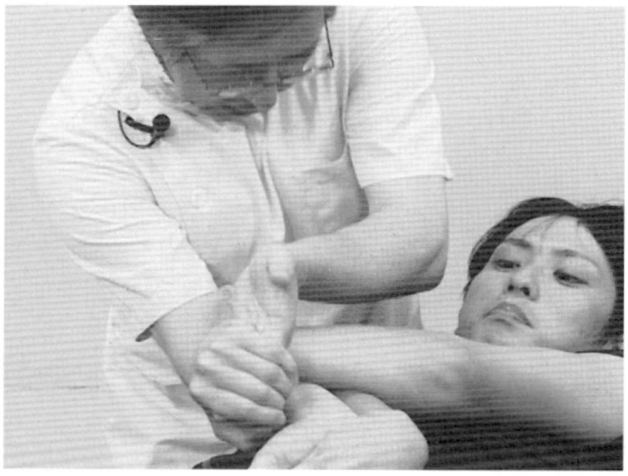

c. 종료 자세

그림 2 양쪽 대칭성 폄-모음-안쪽회전 패턴

맨손 접촉을 환자의 손목관절 안쪽으로 한 경우에, 손바닥에서부터 완전 등쪽굽힘을 시키는 것은 어렵다. 반대로 손바닥만 맨손 접촉을 한 경우는 등쪽굽힘은 용이하지만, 근육신장이 어려워진다. 중추나 말초가 치료의 목적에 따라 맨손 접촉을 변화시키는 것이 좋다. (DVD 35)

2 치료사의 자세와 움직임

환자는 만세를 부르는 자세이고 치료사는 양팔의 사이에 들어가는 형태가 된다. 치료사의 양팔은 안쪽회전위치가 된다. 환자의 팔이 치료사와 비교하여 긴 경우는 머리 부분에 위치한 위치에서부터 환자의 오른쪽이나 왼쪽으로 이동한다.

3 근육신장과 압축

시작할 때의 신장은 중간 영역에서부터 견인을 가하면서 시작 자세까지 가져가고, 몸을 뒤쪽으로 이동함으로써 가급적 신속하게 빠른 신장을 시행한다. 압축을 시행하는 경우 종료 자세가 되기 직전 30° 전후부터 서서히 시행한다.

4 구두지시

빠른 신장과 동시에 구두지시 "손을 쥐시오!" "팔을 끌어내리시오!" "팔을 교차시키시오!"

3. 양쪽 대칭성 굽힘-모음-가쪽회전 패턴 (그림 3)

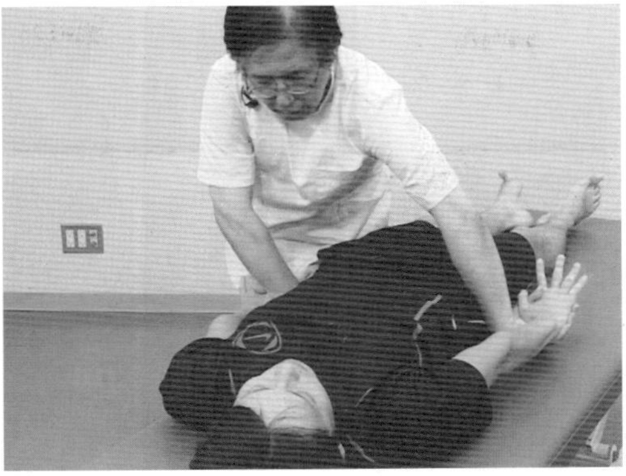

a. 시작 자세

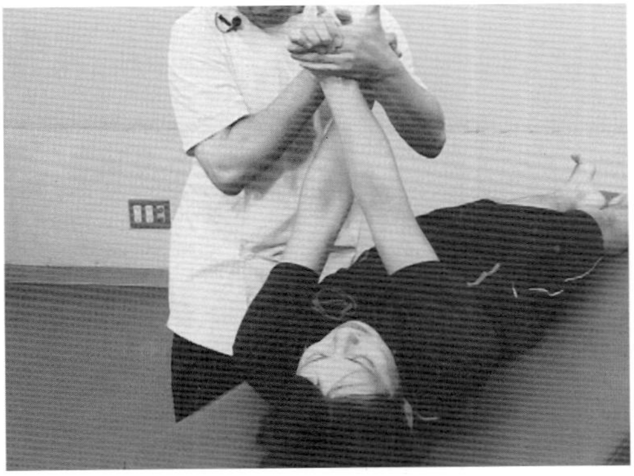

b. 중간 영역

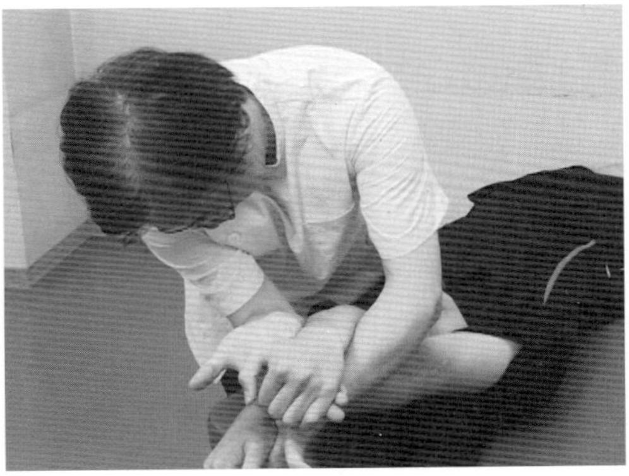

c. 종료 자세

그림 3 양쪽 대칭성 굽힘-모음-가쪽회전 패턴

치료사가 환자의 오른쪽 손목관절 안쪽 및 손바닥에 맨손 접촉을 한 경우, 등쪽굽힘은 어려워진다. 반대로 손바닥에만 맨손 접촉을 한 경우는 신장이 어려워진다. 중추나 말초가 치료하는 목적에 따라 맨손 접촉을 변화시킨다.(DVD 36)

1 자세*

	시작 자세	종료 자세**
어깨관절	폄 · 벌림 · 안쪽회전위치	굽힘 · 모음 · 가쪽회전위치
팔꿉관절	폄위치	폄위치
아래팔	엎침위치	뒤침위치
손목관절(양팔)	등쪽굽힘위치	바닥쪽굽힘위치

* 한쪽의 팔꿉관절을 똑바로 편 굽힘-모음-가쪽회전 패턴과 같다(p 26 참조)

** 종료 자세에서는 환자의 얼굴 앞에서 팔이 교차하기 때문에 어느 쪽인가 한쪽이 위쪽이 된다 (그림 3c).

2 맨손 접촉

치료사의 왼손으로 환자의 오른쪽 손목관절 안쪽 및 손바닥에 접촉한다. 마찬가지로 오른손으로 환자의 왼쪽 손목관절 안쪽 및 손바닥에 접촉한다.

3 치료사의 자세와 움직임

환자의 오른쪽이나 왼쪽에 위치하고 팔의 움직임과 함께 머리 쪽으로 한걸음 발을 들여놓는 것처럼 이동한다.

4 근육긴장과 압축

중간영역에서부터 견인을 가하면서 시작 자세까지 가져가고 양 팔을 신장한 위치에서 빠른 신장을 시행한다. 치료사가 몸을 뒤쪽으로 이동함으로써 시행한다.

5 구두지시

빠른 신장과 동시에 구두지시 🔊 "손을 쥐시오!" "팔을 코 쪽으로 올리시오!" "팔을 교차시키시오!"

4. 양쪽 대칭성 폄-벌림-안쪽회전 패턴 (그림 4)

1 자세*

	시작 자세**	종료 자세***
어깨관절	굽힘 · 모음 · 가쪽회전위치	폄 · 벌림 · 안쪽회전위치
팔꿉관절	폄위치	폄위치
아래팔	뒤침위치	엎침위치
손목관절(양팔)	바닥쪽굽힘위치	등쪽굽힘위치

* 한쪽의 팔꿉관절을 똑바로 편 폄-벌림-안쪽회전 패턴과 같다 (p 30 참조)
** 시작 자세에서는 환자의 팔이 교차하기 때문에 어느 쪽인가 한쪽이 위쪽이 된다 (그림 4a).
*** 종료 자세에서는 양 목발을 사용하고 있는 것 같은 형태가 된다 (그림 4c).

2 맨손 접촉

치료사의 오른손으로 환자의 오른쪽 손목관절 · 손등부분에 맨손 접촉을 한다. 마찬가지로 왼손은 환자의 왼쪽 손목관절 · 손등부분에 맨손 접촉을 한다.

3 치료사의 자세와 움직임

치료사는 환자의 머리 위에 위치하여 환자의 팔이 교차하고 있기 때문에 무엇인가를 껴안는 것 같은 상태가 된다. 환자의 팔의 움직임에 맞춰 좌우 어느 쪽인가로 약간 내디디면 시행하기 쉽다.

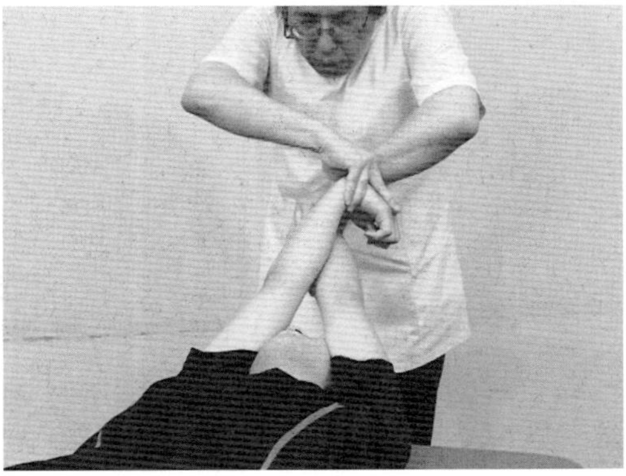

a. 시작 자세

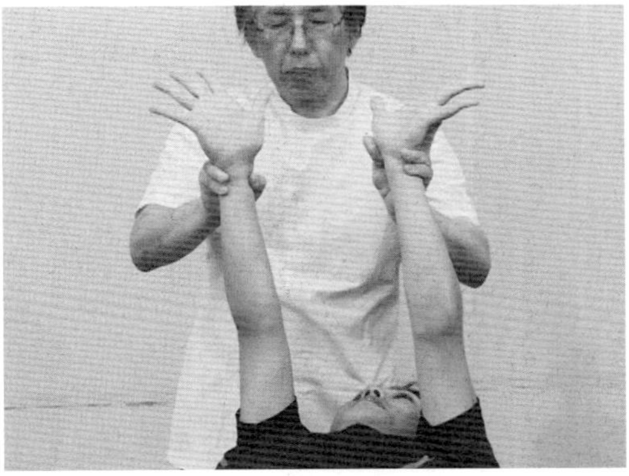

b. 중간 영역

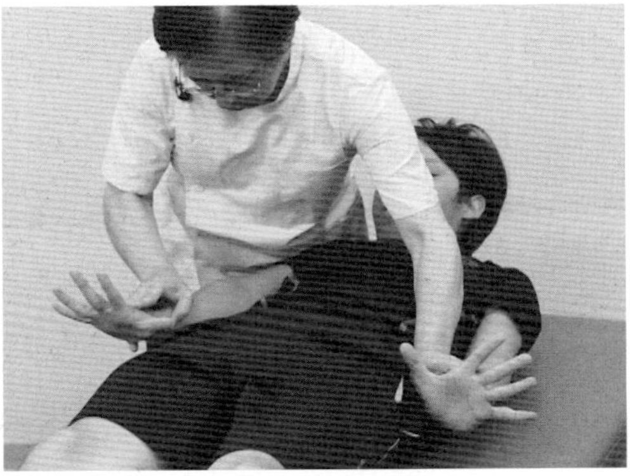

c. 종료 자세

그림 4 양쪽 대칭성 폄-벌림-안쪽회전 패턴

맨손 접촉은 치료사의 오른손으로 환자의 오른쪽 손목관절 가쪽 등면이 되고, 왼손으로 환자의 왼쪽 손목관절 가쪽 등면이 된다. 치료사는 팔을 충분히 교차시킨다. 환자의 팔의 움직임에 맞춰서 치료사는 환자의 좌우 어느 쪽인가로 약간 발을 내디디면 좋다. (DVD 37)

4 근육신장과 압축

시작은 중간 영역에서부터 견인을 가하면서 시작 자세까지 가져가고 가급적 신속하게 치료사의 중력중심을 뒤쪽으로 이동함으로써 빠른 신장을 시행한다. 압축을 가하는 경우는 종료 자세의 직전 30° 부근에서부터 시작한다.

5 구두지시

빠른 신장과 동시에 구두지시로 “양손을 벌리시오!” “팔을 밀어내리시오!”

H 상부몸통 패턴

1. 초핑(choppinf: 내려치기) 패턴 (그림 1)

이 패턴은 양 팔 비대칭성 패턴, 회전을 동반하는 머리 · 목 부분 굽힘 패턴과 회전을 동반하는 상부몸통 굽힘 패턴을 조합하여 시행함으로써 그 활동은 상부몸통의 굽힘근군을 주로 전신에 발산한다.

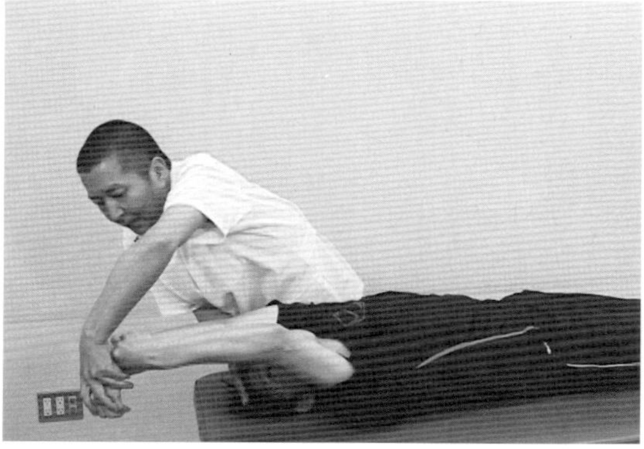

a. 시작 자세

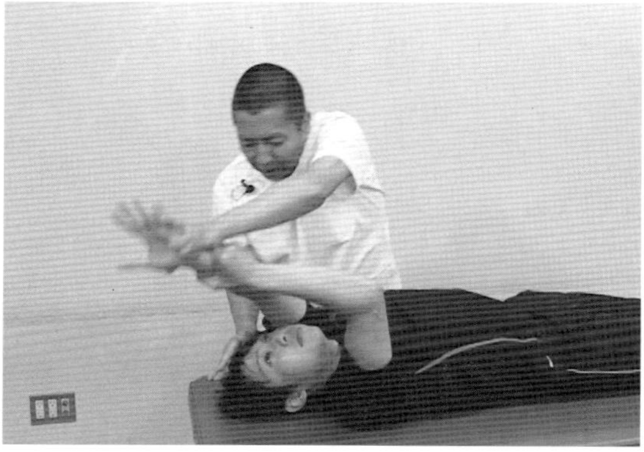

b. 중간 영역(1)

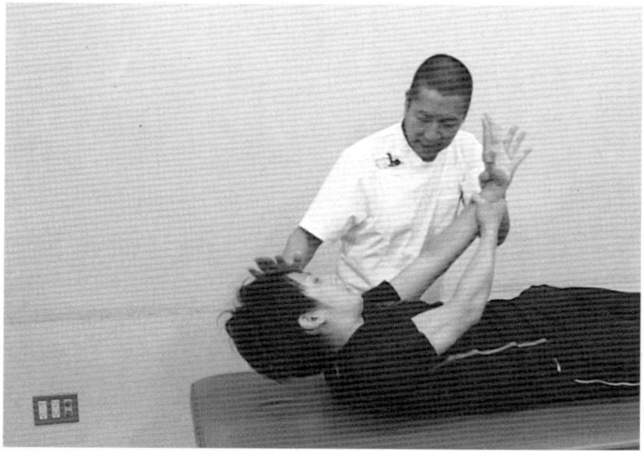

c. 중간 영역(2)

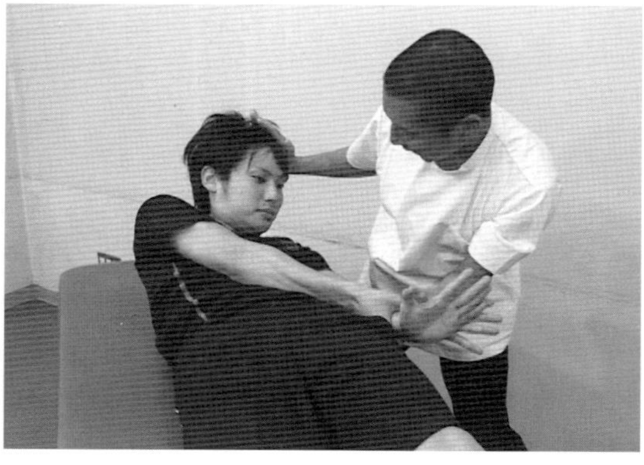

d. 종료 자세

그림 1 초핑(내려치기) 패턴(DVD 38)

1 자세

	시작 자세(주도하는 쪽)	종료 자세(주도하는 쪽)
어깨뼈	앞쪽올림 · 벌림 · 위쪽회전	뒤쪽내림 · 모음 · 아래쪽회전
어깨관절	굽힘 · 모음 · 가쪽회전	폄 · 벌림 · 안쪽회전
팔꿉관절	폄	폄
아래팔	뒤침	엎침
손목관절	노쪽편위 · 바닥쪽굽힘	자쪽편위 · 등쪽굽힘
손가락	굽힘	폄

주도하는 쪽의 팔의 패턴은 폄–벌림–안쪽회전 패턴이다.

2 환자의 움직임

환자는 침대의 상단에 머리가 오도록, 그리고 패턴의 주도하는 팔 쪽의 침대 끝에 위치한다. 환자의 다른 쪽 손은 반대쪽 아래팔의 손목관절의 몸쪽을 잡는다. 팔꿉관절은 약간 굽혀져 있고 아래팔은 뒤침이 되어있다. 시작 자세에서 머리는 약간 폄 · 옆굽힘, 충분히 회전시켜서 손 쪽으로 향하고 있다(**그림 1a**). 그 다음에 환자는 머리는 회전을 동반하는 목의 굽힘 패턴, 양 팔은 종료 자세까지 움직인다. 종료 자세에서 상부몸통은 굽힘 · 회전을 하고 있다.

3 맨손 접촉

몸쪽의 맨손 접촉 : 벌레근 쥐기로 주도가 되는 팔 쪽의 이마부분에 손바닥을 댄다.

먼쪽의 맨손 접촉 : 주도가 되는 팔의 손목관절의 등쪽에 맨손 접촉을 한다.

4 치료사의 자세와 움직임

치료사는 주도가 되는 팔과 같은 쪽에 가쪽 다리를 앞쪽으로 내민 펜싱 스타일로 환자의 어깨관절의 위치에 환자의 얼굴을 향해서 서고, 앞쪽 다리로 중력중심을 충분히 이동한다(**그림 1b, c**).

다음으로 치료사는 몸통을 앞으로 굽혀서 앞쪽으로 충분히 중력중심 이동을 하여 주도가 되는 팔에 나선모양 회전을 가한다. 빠른 신장을 가한 후, 환자의 팔의 움직임에 맞춰서 그 궤도의 평행선 위를 서서히 치료사의 뒤쪽 다리에 중력중심을 이동하여간다(**그림 1d**). 최종범위에서 재차 앞쪽으로 중력중심을 이동함으로써 압축을 가해도 된다.

5 구두지시

"양손을 강하게 내려치시오!" "양손을 줄곧 눈으로 쫓으시오!"

6 다른 체위에서 촉진자세

옆으로 누운 자세 · 한쪽무릎 서기 자세 · 앉은 자세

2. 리프팅(들어올리기) 패턴 (그림 2)

이 패턴은 양 팔의 비대칭성 패턴, 회전을 동반하는 머리 · 목 부분 폄 패턴과 회전을 동반하는 상부몸통 폄 패턴을 조합하여 시행함으로써 그 활동은 상부몸통의 폄근군을 주로 전신에 발산한다.

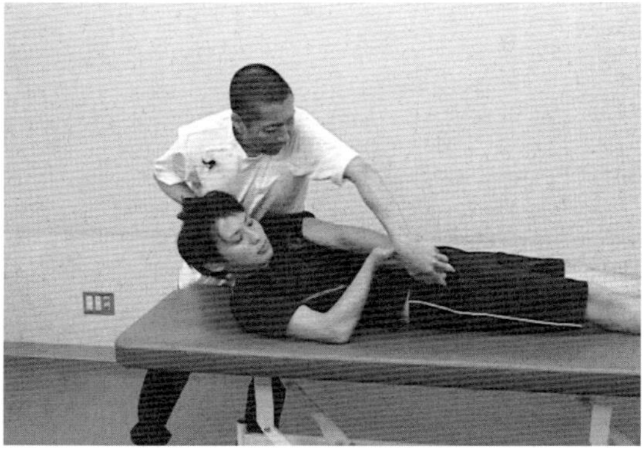

a. 시작 자세

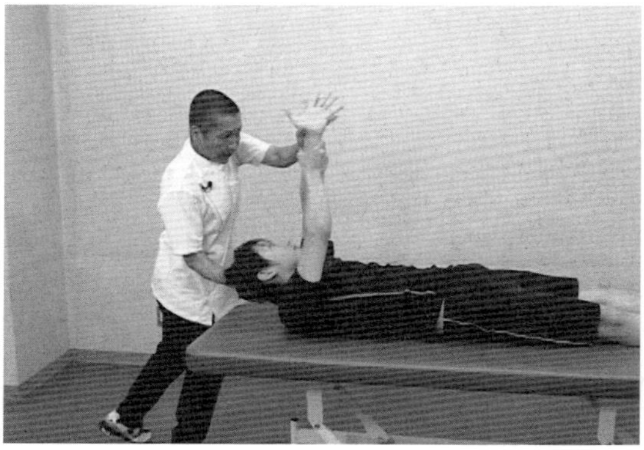

b. 중간 영역

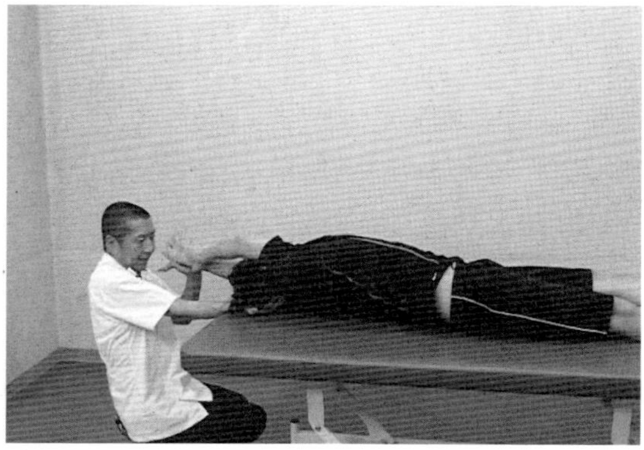

c. 종료 자세

그림 2 리프팅 패턴(DVD 39)

1 자세

	시작 자세(주도하는 쪽)	종료 자세(주도하는 쪽)
어깨뼈	앞쪽내림 · 벌림 · 아래쪽회전	뒤쪽올림 · 모음 · 위쪽회전
어깨관절	폄 · 모음 · 안쪽회전	굽힘 · 벌림 · 가쪽회전
팔꿉관절	폄	폄
아래팔	엎침	뒤침
손목관절	자쪽편위 · 바닥쪽굽힘	노쪽편위 · 등쪽굽힘
손가락	굽힘	폄

주도가 되는 쪽의 팔은 굽힘-벌림-가쪽회전 패턴이다.

2 환자의 움직임

환자는 침대의 상단에 머리가 오도록 하고 동시에 패턴의 주도하는 팔 쪽의 침대의 끝에 위치한다.

환자의 또 한쪽의 손은 반대쪽의 아래팔의 손목관절의 몸쪽(근위)을 잡는다. 팔꿉관절은 약간 굽혀두고 아래팔은 뒤침을 하고 있다. 시작 자세에서 머리는 굽힘 · 옆굽힘, 충분히 회전시켜 손 쪽을 향하고 있다(**그림 2a**). 그리고 환자는 머리회전을 동반하는 목의 폄 패턴, 양 팔은 종료 자세까지 움직인다. 종료 자세에서 상부몸통은 폄 · 회전을 하고 있다.

3 맨손 접촉

몸쪽의 맨손 접촉 : 벌레근 쥐기이고, 주도가 되는 팔 쪽의 뒤통수에 손을 댄다.

먼쪽의 맨손 접촉 : 주도가 되는 팔의 손목관절의 등쪽에 맨손 접촉을 한다.

4 치료사의 자세와 움직임

치료사는 주도가 되는 팔과 같은 쪽에 가쪽 다리를 앞쪽으로 내민 펜싱 스타일로 환자의 어깨관절의 위치에 환자의 발밑으로 향해서 서고 앞쪽 다리에 충분히 중력중심을 이동한다.

다음으로 치료사는 몸통을 앞으로 굽히고 앞쪽으로 충분히 중력중심을 이동하여 주도가 되는 팔에 나선모양 회전을 가한다. 빠른 신장을 가한 후, 환자의 팔의 움직임에 맞춰서 그 궤도의 평행선 위를 서서히 치료사의 뒤쪽 다리에 중력중심을 이동해간다(**그림 2b**). 최종영역에서는 거의 한쪽 무릎 서기가 되도록 뒤쪽으로 깊이 가라앉아도 된다(**그림 2c**).

5 구두지시

🔈 "양손을 강하게 들어 올리시오!" "양손을 줄곧 눈으로 쫓으시오!"

6 다른 체위에서 촉진자세

옆으로 누운 자세 · 한쪽무릎 선 자세 · 앉은 자세

Ⅰ 하부몸통 패턴

1. 하부몸통 굽힘 패턴(하부 배근육) (그림 1)

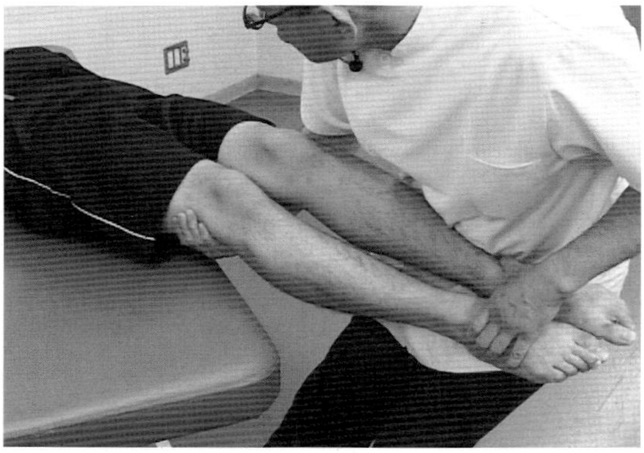

a. 시작 자세

치료사는 체중을 뒤쪽으로 옮겨서 견인한다(과도한 전만에 주의하면서 하부 굽힘근군을 신장한다).

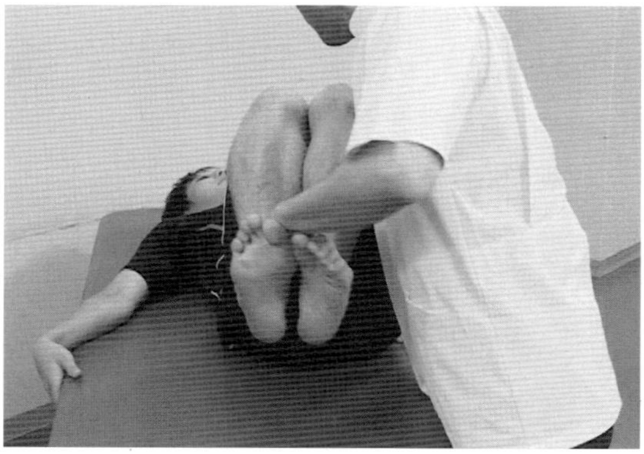

b. 중간 영역

발꿈치는 낮게 유지하면서 무릎을 굽히게 함으로써 뒤넙다리근과 하부 배근육의 수축을 촉진한다.

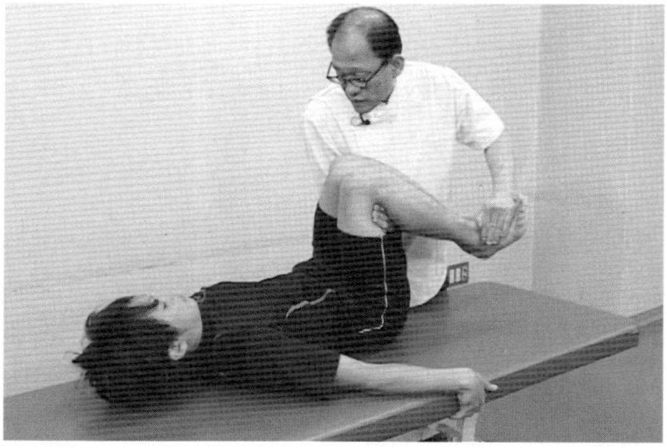

c. 종료 자세

정강뼈가 정중선과 평행이 된다. 왼쪽무릎이 정중위치가 될 정도의 모음에서 치료사에게 가까운 발꿈치(왼쪽)가 오른쪽 궁둥뼈결절에 올 정도의 엉덩관절의 회전을 허용한다. 최종자세에서 양 다리를 핸들로 하여 골반만의 움직임만을 허용하고, 오른쪽 몸통의 옆굽힘을 촉진한다. 회전축은 몸통의 옆굽힘에 의해서 변화한다.

그림 1 하부몸통 굽힘 패턴(하부 배근육)(DVD 40)

1 자세

	시작 자세	종료 자세
하부몸통	왼쪽으로의 회전과 옆굽힘을 동반하는 폄	오른쪽으로의 회전과 옆굽힘을 동반한 굽힘
엉덩관절	좌 : 폄 · 벌림 · 안쪽회전 우 : 폄 · 모음 · 가쪽회전(주도하는 다리)	좌 : 굽힘 · 모음 · 가쪽회전 우 : 굽힘 · 벌림 · 안쪽회전
무릎관절	좌우 폄	좌우 굽힘
발목관절	좌우 바닥쪽굽힘위치	좌우 등쪽굽힘위치
발	좌 : 외반 우 : 내번	좌 : 내번 우 : 외반

2 맨손 접촉

먼쪽의 손은 왼손을 양 발의 발등과 옆면에서 환자의 양 발 부분을 잡는다. 치료사의 손가락을 환자의 발 사이에 넣어서는 안 된다. 치료사의 손에 대해서 환자의 발이 지나치게 클 것 같으면 폭을 작게 하기 위해서 부분적으로 한쪽의 발을 교차시켜 포갠다(비마비 쪽을 아래쪽으로 하여 포개고 마비 쪽의 운동을 촉진한다).

몸쪽의 손은 뒤침을 하여 넓적다리의 오금에 놓고 가쪽 모서리에 압박을 가하여 뒤넙다리근을 자극한다.

3 치료사의 자세와 움직임

대각선 위로 향해서 한 보폭을 벌려서 펜싱 자세로 선다. 치료사는 대각선 위에 뒤쪽으로 이동하여 나선모양으로 다리를 견인하면서 빠른 신장을 한다. 빠른 신장을 하는 환자의 무릎 굽힘 때에 발꿈치가 낮게 움직이도록 치료사의 중력중심은 낮게 한다. (뇌졸중 후의 편마비에서는 뒤넙다리근에 의한 무릎 굽힘을 촉진한다).

먼쪽의 손으로 시작 자세의 뒤쪽으로의 견인과 함께, 몸통과 엉덩관절의 회전에 저항을 가한다. 한쪽다리 패턴과 마찬가지로 그 손으로 무릎의 움직임에 저항을 가한다. 몸쪽의 손은 가쪽 모서리에 압박을 가하여 뒤넙다리근을 자극하면서 넙다리뼈의 선을 따라 견인을 가한다.

4 근육신장

양 다리를 견인하면서 하부몸통 굽힘근군을 빠른 신장을 한다. 신장 후 엉덩관절을 비로소 굽힐 때, 10° 까지는 능동보조운동에 의해서 시행하고 몸통이 젖혀지지(과신전) 않도록 주의한다.

5 구두지시

"발을 끌어올리시오!"
"걷어차시오!"

2. 하부몸통 폄 패턴(하부 등근육) (그림 2)

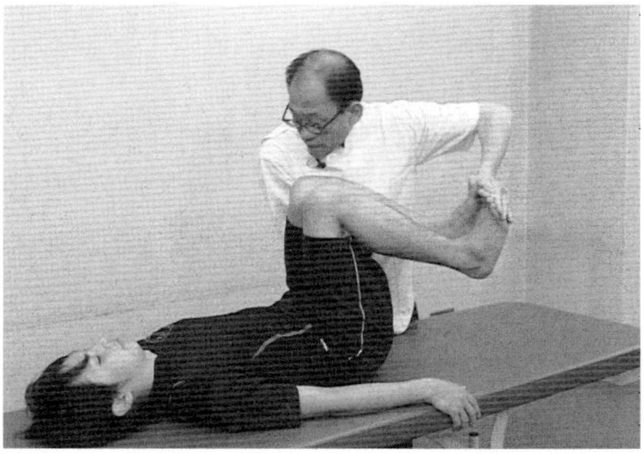

a. 시작 자세

양 발꿈치를 궁둥뼈결절의 가까이에 둔다. 치료사는 최초에 왼쪽팔꿈치를 올려서 하부 폄근군을 신장한다. 그 후 발바닥쪽굽힘을 구두로 지시함과 동시에 치료사는 팔꿈치를 내려 양 옆구리를 조른다. 무릎 · 엉덩 관절은 발바닥굽힘과 거의 동시의 타이밍으로 폄을 시작한다

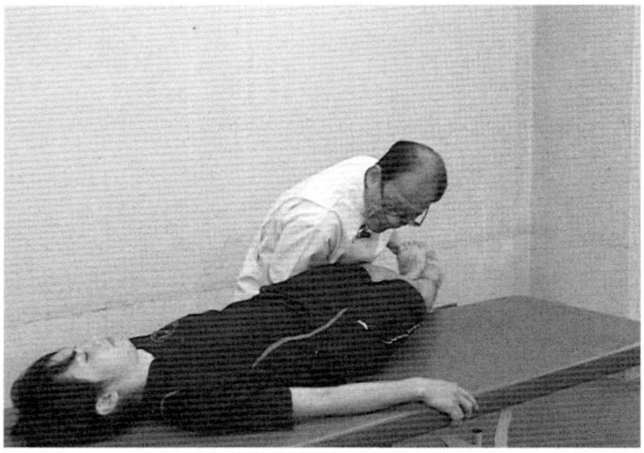

b. 종료 자세

엉덩관절 폄이 종료하여 마지막으로 무릎 폄의 움직임으로 끝나는 타이밍에 주의한다. 압축을 종료 자세에서 가하지만, 허리뼈가 젖힘(과신전)이 되지 않도록 주의한다.

그림 2 하부몸통 폄의 패턴(하부 등근육)(DVD 41)

1 자세

	시작 자세	종료 자세
하부몸통	오른쪽으로의 회전과 옆굽힘을 동반한 굽힘	왼쪽으로의 회전과 옆굽힘을 동반한 폄
엉덩관절	좌 : 굽힘 · 모음 · 가쪽회전	좌 : 폄 · 벌림 · 안쪽회전
	우 : 굽힘 · 벌림 · 안쪽회전(주도하는 다리)	우 : 폄 · 모음 · 가쪽회전
무릎관절	좌우 굽힘	좌우 폄
발목관절	좌우 등쪽굽힘위치	좌우 바닥쪽굽힘위치
발	좌 : 내번	좌 : 외반
	우 : 외반	우 : 내번

2 맨손 접촉

먼쪽의 손은 발가락 가까이의 발바닥 면과 옆면에 맨손 접촉을 하고 왼손으로 환자의 양 발을 유지한다. 주도하는 다리(오른쪽)의 발가락에 벌레근 쥐기(lumbrical grasp)를 한다. 치료사의 손에 대해서 발이 지나치게 큰 경우는 폭을 좁게 하기 위해서 부분적으로 교차하여 겹쳐도 된다(뇌졸중 후의 편마비에서는 비마비 쪽을 위로 하여 마비 쪽의 운동을 촉진한다).

몸쪽의 손은 오른팔은 환자의 넓적다리 아래에 넣고 환자의 오른쪽 오금보다 약 2㎝ 먼쪽으로 치료사의 손을 댄다.

3 치료사의 자세와 움직임

치료사는 환자의 오른쪽 어깨방향으로 향하여 펜싱 자세로 대각선상에 선다. 패턴에 근육신장을 가하기 위해 앞쪽으로 몸을 넘어뜨린다. 다리의 폄에 대한 저항은 체중을 앞쪽으로 중력중심을 가하여 시행한다. 환자의 다리가 상대적으로 긴 경우는 치료사의 앞쪽의 다리를 뒤쪽으로 낮춰 스텝을 한다.

4 근육신장

오른쪽으로의 몸통의 굽힘을 증대시키기 위해 치료사에게 가까운 쪽의 환자의 넓적다리 부분에 팔꿈치에서부터 기대는 것처럼 앞쪽으로 중력중심을 옮기고, 넓적다리를 따라서 회전을 시키면서 견인을 가하여 빠른 신장을 한다. 회전의 스트레칭을 강조하기 위해 발꿈치를 반대(오른쪽)의 넓적다리 가쪽 방향으로 밀고 하부 폄근군을 신장한다.

5 구두지시

"발끝을 낮추시오!"
"내 쪽으로 걷어차시오(kick down)!"

J 팔 · 다리의 조합 패턴

1. 한쪽팔의 굽힘-벌림-가쪽회전 패턴과 반대쪽 다리의 폄-벌림-안쪽회전 패턴 (그림 1)

이 패턴은 팔다리의 조합패턴으로 시행한다. 그 활동은 몸통의 폄근군을 주로 전신에 발산한다.

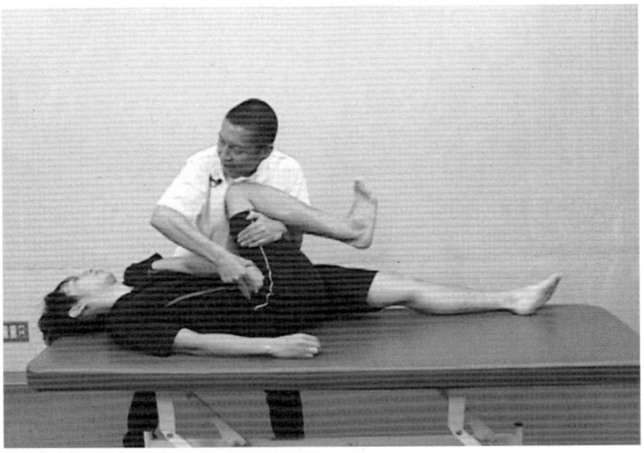

a. 시작 자세

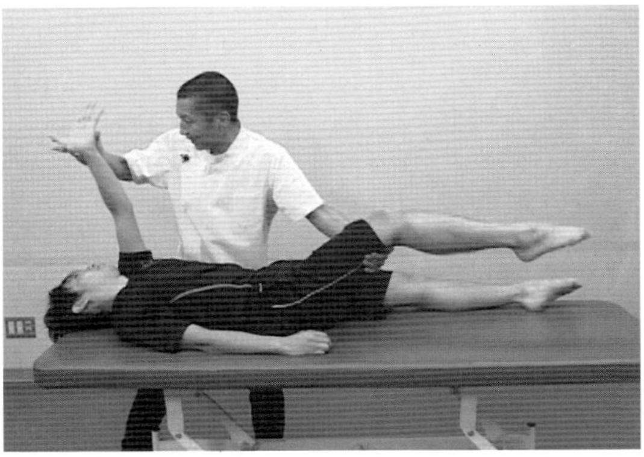

b. 중간 영역

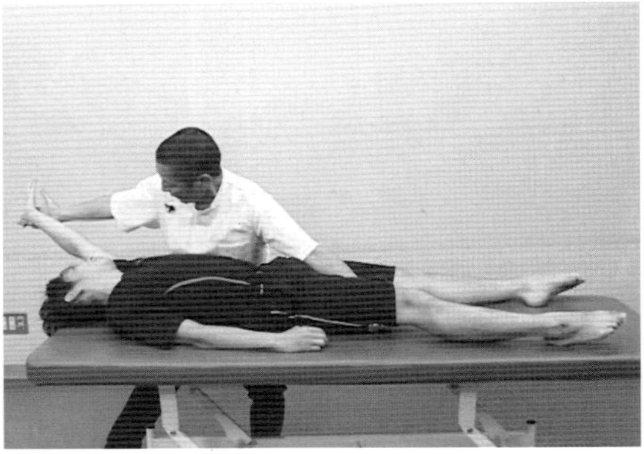

c. 종료 자세

그림 1 한쪽팔의 굽힘-벌림-가쪽회전 패턴과 반대쪽 다리의 폄-벌림-안쪽회전 패턴(DVD 42)

1 자세

		시작 자세	종료 자세
팔	어깨뼈	앞쪽내림 · 벌림 · 아래쪽회전	뒤쪽올림 · 모음 · 위쪽회전
	어깨관절	폄 · 모음 · 안쪽회전	굽힘 · 벌림 · 가쪽회전
	팔꿉관절	폄	폄
	아래팔	엎침	뒤침
	손목관절	자쪽편위 · 바닥쪽굽힘	노쪽편위 · 등쪽굽힘
	손가락	굽힘	폄
다리	골반	앞쪽올림 · 뒤경사	뒤쪽내림 · 앞경사
	엉덩관절	굽힘 · 모음 · 가쪽회전	폄 · 벌림 · 안쪽회전
	무릎관절	굽힘	폄
	발목관절	등쪽굽힘 · 내번	바닥쪽굽힘 · 외반
	발가락	폄	굽힘

팔은 굽힘–벌림–가쪽회전 패턴, 다리는 폄–벌림–안쪽회전 패턴이다.

2 환자의 위치

환자는 침대의 상단에 머리가 오도록 하고, 동시에 패턴을 시행하는 팔 쪽의 침대의 끝에 위치한다.

3 맨손 접촉

팔의 맨손 접촉 : 손목관절의 등쪽에 맨손 접촉을 한다.
다리의 맨손 접촉 : 벌레근 쥐기(lumbrical grasp)로 넓적다리 뒷면에 맨손 접촉을 한다.

4 치료사의 자세와 움직임

치료사는 패턴을 시행하는 팔과 같은 쪽에 가쪽 다리를 앞쪽으로 내민 펜싱 스타일로 환자의 골반의 위치에 환자의 얼굴을 향해서 선다. 다음으로 치료사는 뒤쪽으로 충분히 중력중심을 이동하고 팔다리를 충분히 나선모양 회전을 가하면서 팔다리를 접근시키도록 신장한다(**그림** 1a).

빠른 신장을 가한 후, 환자의 팔다리의 움직임에 맞춰서 치료사의 양쪽 팔을 넓혀가는 것처럼 저항을 가한다(**그림** 1b, c).

5 구두지시

"손과 무릎을 떼어가시오!"
"손을 올리시오! 발은 걷어차시오!"

2. 한쪽팔의 폄–모음–안쪽회전 패턴과 반대쪽 다리의 굽힘–모음–가쪽회전 패턴 (그림 2)

이 패턴은 팔다리의 조합패턴으로 시행된다. 그 활동은 몸통의 굽힘근군을 주로 전신에 발산한다.

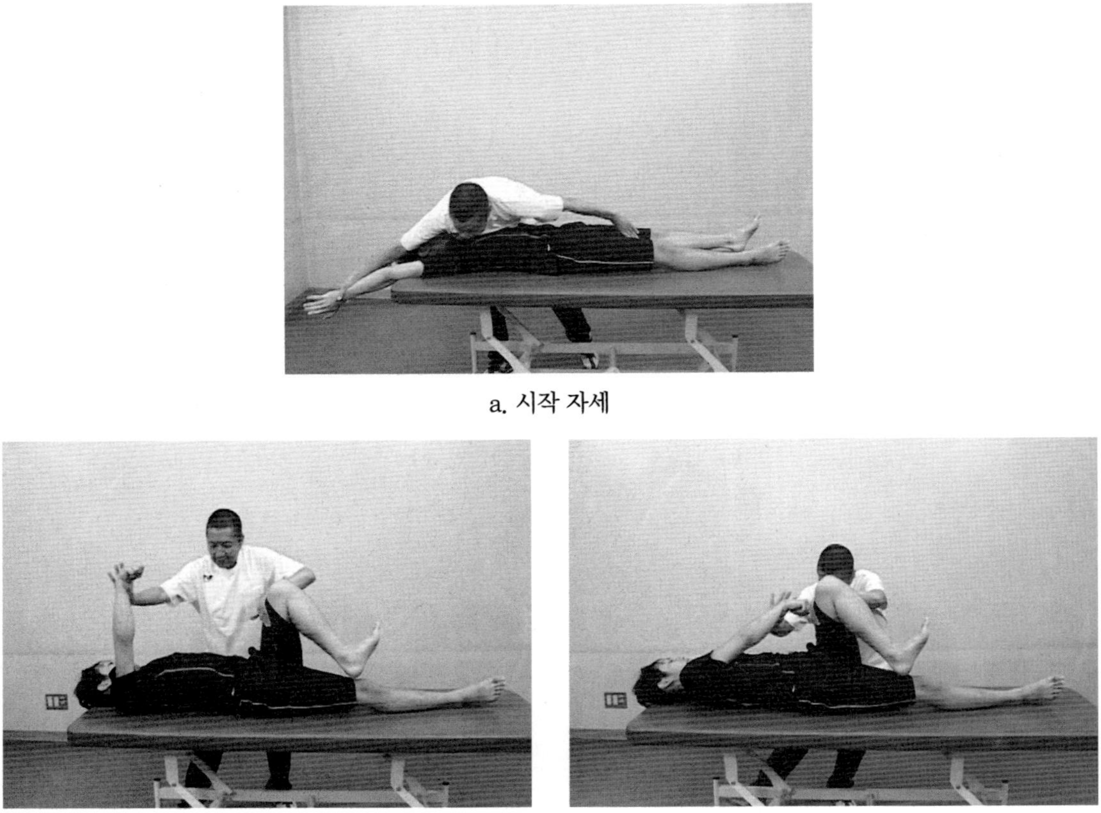

a. 시작 자세

b. 중간 영역

c. 종료 자세

그림 2 한쪽팔의 폄–모음–안쪽회전 패턴과 반대쪽 다리의 굽힘–모음–가쪽회전 패턴(DVD 43)

1 자세

		시작 자세	종료 자세
팔	어깨뼈	뒤쪽올림 · 모음 · 위쪽회전	앞쪽내림 · 벌림 · 아래쪽회전
	어깨관절	굽힘 · 벌림 · 가쪽회전	폄 · 모음 · 안쪽회전
	팔꿉관절	폄	폄
	아래팔	뒤침	엎침
	손목관절	노쪽편위 · 바닥쪽굽힘	자쪽편위 · 등쪽굽힘
	손가락	폄	굽힘
다리	골반	뒤쪽내림 · 앞경사	앞쪽올림 · 뒤경사
	엉덩관절	폄 · 벌림 · 안쪽회전	굽힘 · 모음 · 가쪽회전
	무릎관절	폄	굽힘
	발목관절	바닥쪽굽힘 · 외반	등쪽굽힘 · 내번
	발가락	굽힘	폄

팔은 폄–모음–안쪽회전 패턴, 다리는 굽힘–모음–가쪽회전 패턴이다.

2 환자의 위치

환자는 침대의 상단에 머리가 오도록 하고 동시에 패턴을 시행하는 팔 쪽의 침대 끝에 위치한다.

3 맨손 접촉

팔의 맨손 접촉 : 벌레근 쥐기(lumbrical grasp)로 손바닥 면에 맨손 접촉을 한다.
다리의 맨손 접촉 : 벌레근 쥐기로 넓적다리 안쪽 면에 맨손 접촉을 한다.

4 치료사의 자세와 움직임

치료사는 패턴을 시행하는 다리와 같은 쪽에 가쪽 다리를 앞쪽(환자의 머리 쪽)으로 내민 펜싱 스타일로 환자의 몸통의 위치에 환자의 얼굴을 향해서 선다. 다음으로 치료사는 몸통을 앞쪽으로 굽혀서 앞쪽으로 충분히 중력중심을 이동하고 팔다리에 충분히 나선모양 회전을 가하면서 팔다리를 시작 자세 방향으로 신장한다(**그림 2a**).

빠른 신장을 가한 후, 환자의 팔다리의 움직임에 맞춰서 뒤쪽으로 중력중심 이동을 하면서 넓힌 치료사의 양쪽 팔을 몸통에 접근시켜가는 것처럼 저항을 가한다(**그림 1b, c**).

5 구두지시

"손과 무릎을 접근시키시오!"
"손을 내려치시오! 발을 들어 올리시오!"

K 기본적 ADL

기본적 ADL은 신체 중력중심의 이동을 동반하는 전신운동이며 누운 자세에서부터 앉은 자세, 선 자세까지의 일련의 기본자세의 변화라 파악할 수 있다. 이 기본적 ADL은 침대 위에서의 일어나기와 바닥 면에서부터의 일어서기의 두 가지 장면을 생각할 수 있다. 주로 급성기에서는 침대 위에서의 일어나기가 중요하며, 또한 재가복귀를 향해서는 우리나라의 주거환경을 생각하면 바닥 면에서부터의 일어서기 동작이 중요하다.

그림 1은 기본적 ADL에서의 일련의 기본자세의 변화를 나타낸 것이다. 기본적 ADL을 할 수 없는 환자에 대한 PNF 접근은 정상운동발달에 기초하여 기본 테크닉 · 특수 테크닉을 사용하면서 정상적인 반응을 유도해낸다.

환자의 기본적 ADL을 자립시키기 위한 요점은 실제로 수행할 수 있는 동작을 먼저 시행하고 거듭 반복함으로써 그 동작을 강화해가는 것이다. 기본적 ADL에서 여러 가지 근육수축 양태(정지성, 구심성 또는 원심성 수축)를 연습함으로써 지지성 · 운동성 · 체중이동 · 균형을 획득할 수 있다.

본 항에서는 정상운동발달에 기초한 기본적 ADL 동작을 중심으로 PNF기법을 어떻게 적응시켜 가는지를 언급한다. 또한 동작 패턴 중에서 주의해야 할 점에 대해서도 열거하려고 한다.

1. 운동발달에 따르는 바로 누운 자세에서부터 일어나기

1 바로 누운 자세에서부터 무릎을 세워 바로 누운 자세

우선, 환자 자신이 바로 누운 자세에서부터 무릎을 세워 바로 누운 자세를 할 수 있는 지 확인한다.

무릎을 세워 바로 누운 자세를 할 수 없거나, 약하다고 느끼면 확고한 무릎을 세워 바로 누운 자세가 될 수 있도록 하부몸통 굽힘 패턴을 사용한다. 바로 누운 자세에서 무릎을 세우기 위해서는 골반의 고정이 중요한데 특히, 배근육의 활동이 중요하다. 하부몸통 굽힘 패턴을 실시함으로써 배근육군의 활동을 높이고 마비 쪽 다리 굽힘근군의 활동을 촉진하기 쉬워진다(발산현상).

이들의 운동촉진 패턴을 반복함으로써 수의적인 무릎세우기 운동이 가능해진다.

2 무릎을 세워 바로 누운 자세

치료사는 환자와 마주보도록 환자의 발쪽에 위치하고 왼손을 환자의 오른쪽 무릎(또는 오른쪽 발목)에 놓고 오른손을 왼쪽무릎(또는 왼발부분)에 놓아 대각선으로 율동적 안정화(rhythmic stabilization)를 시행한다.

무릎의 굽힘 각도가 작아지고 다리가 펴지면 펴질수록 뒤넙다리근의 활동이 필요하다.

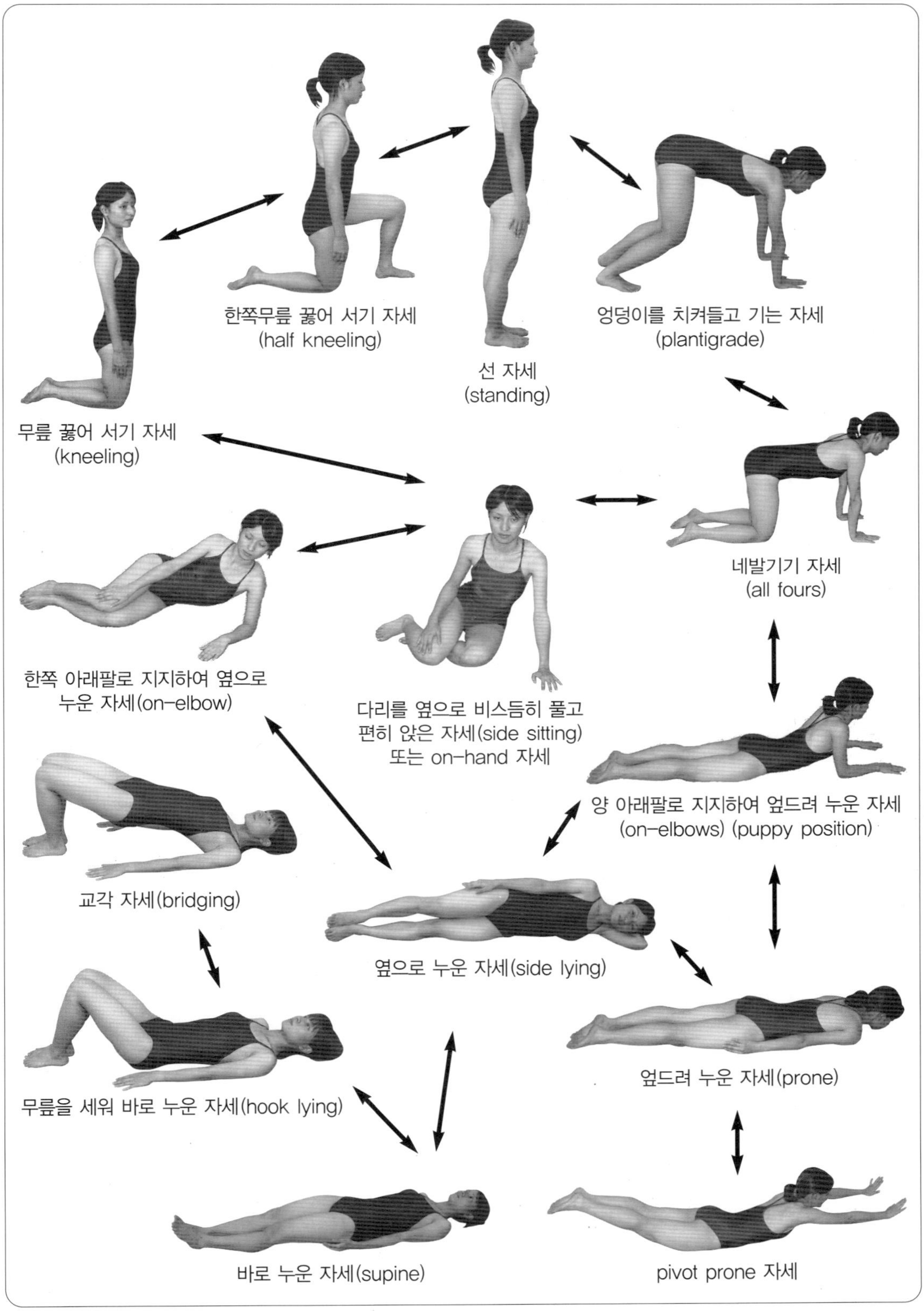

그림 1 기본적 ADL의 발달단계

3 교각 자세

교각 자세(bridging)은 선 자세에 필요한 항중력근을 안전하게 강화할 수 있고, 또한 다리에 하중연습이나 무릎의 동시수축을 유지하면서 등허리근육군이나 엉덩관절 폄근군을 강화할 수 있다. 또한 뇌졸중 환자와 같은 공동운동 패턴이 출현하는 경우, 그 운동패턴을 분리시킬 때에 효과적이다. 특히 무릎걷기나 보행에서 공동운동 패턴이 출현하여 엉덩관절의 폄을 끌어낼 수 없는 경우에 교각 자세를 시행함으로써 정상에 가까운 운동으로 촉진할 수 있다.

그림 2에서는 교각 자세에서의 안정성을 획득하기 위하여 골반 · 무릎에 맨손 접촉을 하고 여러 가지의 방향에서부터 저항을 가함으로써 동시수축을 촉진하고 있다. 치료사가 환자의 무릎을 자기 앞으로 당기면서 발꿈치 방향으로 확고하게 압축을 가하면, 환자는 볼기부분을 들어올리기 쉬워진다(**그림** 2b). 한쪽에서의 교각 자세로 더욱 근육활동을 촉진할 수 있다(**그림** 2d).

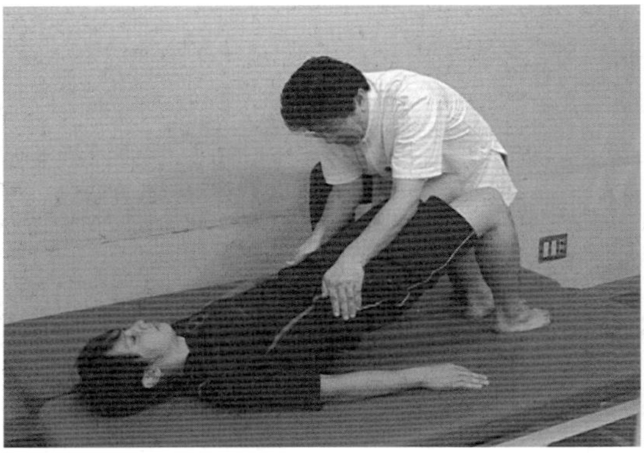

a.

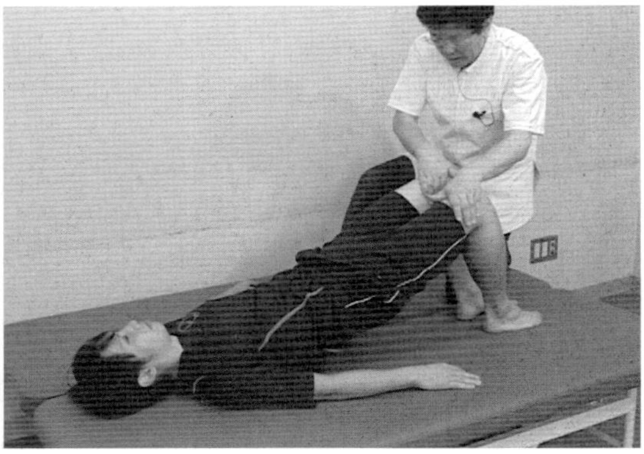

b.

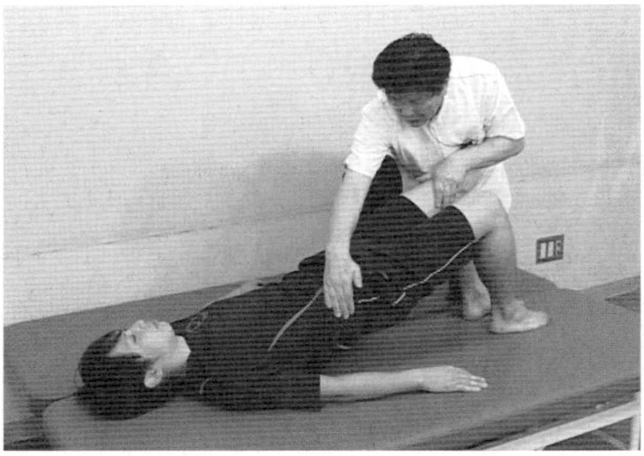

c.

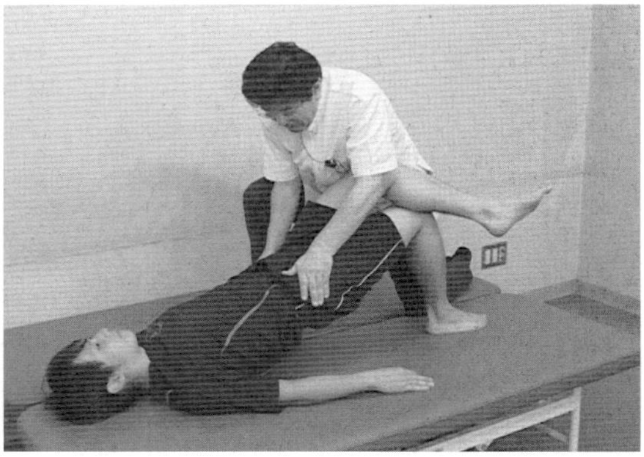

d.

그림 2 교각 자세에서의 안정성 획득을 위한 맨손 접촉(DVD 44)

4 몸 구르기

원칙적으로 양쪽으로 몸 구르기를 할 수 있도록 한다. 다만 뇌졸중 편마비환자의 경우, 비마비 쪽으로 몸 구르기를 하는 일이 많다.

그 이유로서,

① 마비 쪽으로 몸 구르기를 하면, 특히 어깨관절에 손상을 줄 위험성이 있다.
② 마비 쪽을 아래로 한 옆으로 누운 자세에서는 마비 쪽 팔을 뽑아내는 것이 어렵다.
③ 비마비 쪽으로 몸 구르기를 하는 습관을 붙임으로써 다음 단계의 ADL로 연결하는 것이 용이해진다.

마비 쪽 팔을 수평벌림 위치에서부터 모음위치까지 반동을 붙여 움직이고, 동시에 비마비 쪽으로 몸 구르기를 하면 비교적 용이하며 또한 팔을 뽑아내는 번거로움도 없다. 마비 쪽의 수의성이 있는 경우, 몸통의 분절운동을 촉진함에 있어 팔의 굽힘-모음-가쪽회전 패턴을 사용한 몸 구르기를 가르친다(**그림 3**).

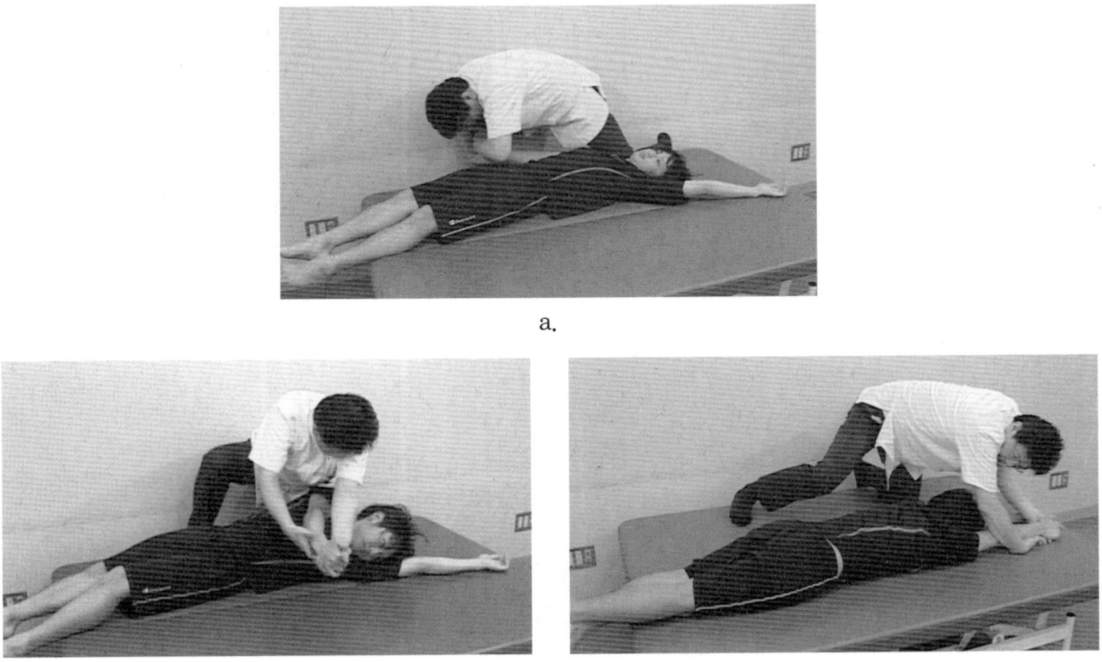

a.

b.

c.

그림 3 몸 구르기(바로 누운 자세~엎드려 누운 자세)(DVD 45)

바로 누운 자세에서부터 몸 구르기를 할 수 없는 경우는 옆으로 누운 자세에서 어깨뼈 앞쪽내림 · 골반 앞쪽올림(집단 굽힘운동 패턴)을 반복해서 시행하여 몸 구르기에 필요한 배근육군의 활동을 촉진한다.

그림 4는 옆으로 누운 자세에서부터 바로 누운 자세까지의 몸 구르기를 나타냈다.

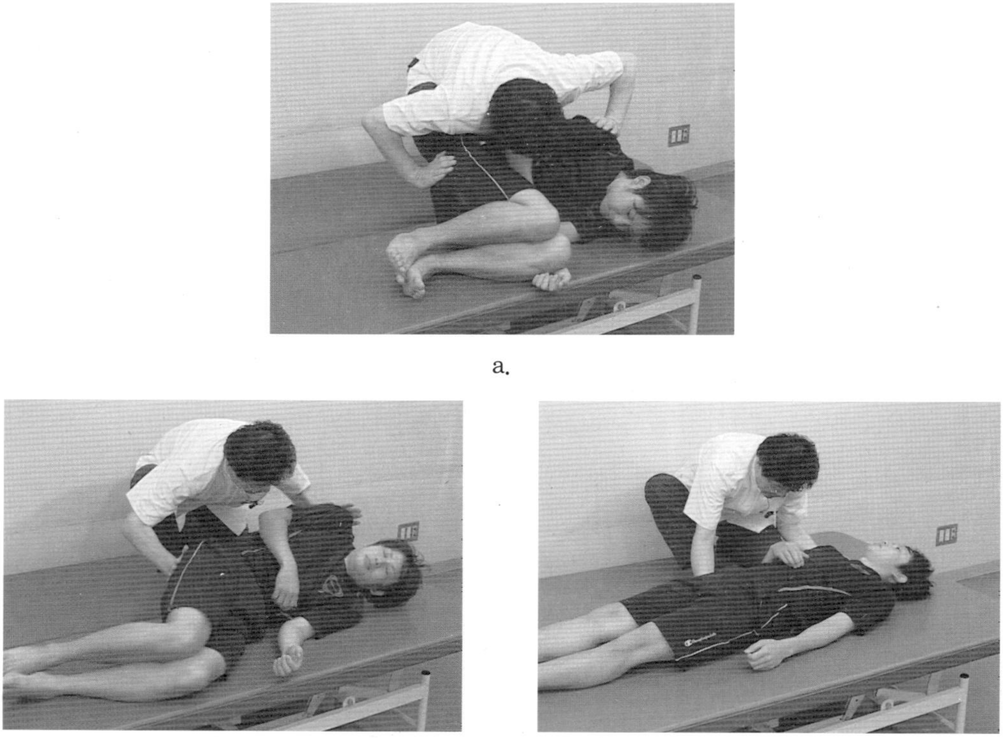

a.

b.

c.

그림 4 몸 구르기(옆으로 누운 자세~바로 누운 자세)(DVD 46)

5 바로 누운 자세 또는 옆으로 누운 자세에서부터 on-elbow 자세(한쪽 아래팔로 지지한 옆으로 누운 자세) (그림 5)

우선, 환자에게 바로 누운 자세 또는 옆으로 누운 자세에서부터 on-elbow 자세까지 일어나게 하고, 정상적인 일어나기와의 일탈요소를 찾아낸다. 일탈요소가 있으면 아래와 같은 절차로 동작을 촉진한다.

① on-elbow자세가 되기 쉬울 것 같은 위치를 결정한다(손의 위치를 바꿈이 없이 on-hand 자세로 이행할 수 있는 것 같은 손의 위치가 좋다). 보통, 팔이 몸통에 대해서 30°~60° 정도 벌림을 하고 있을 때가 가장 효율이 좋다.

② 보조에 의해서 바로 누운 자세 또는 옆으로 누운 자세에서부터 on-elbow자세까지의 움직임을 가르친다.

③ 운동시작이 가장 중력의 영향을 받으므로 곤란한 경우가 많다. 그 때는 운동종료 자세(on-elbow자세)에서 자세유지 연습부터 시행하는 편이 좋다.

④ 충분한 어깨 주위근육의 동시수축이 일어나고 있음을 확인한다. 불충분하다면 율동적 안정화를 사용하여 자세의 안정화를 도모한다.

⑤ on-elbow자세를 취할 수 있다면, 조금씩 원심성 수축-구심성 수축을 반복하면서 시작 자세(옆으로 누운 자세)까지 가져간다.

⑥ 근력이 불충분한 경우는 큰 베개를 어깨의 뒤쪽에 놓아 어깨관절의 인대를 보호함과 동시에 높은 중력중심이고 동시에 좁은 범위에서의 동작을 획득한다.

⑦ 최종적으로는 옆으로 누운 자세에서부터 on-elbow자세까지의 일련의 동작에 저항을 가한다.

on-elbow 자세에서의 근육활동이 불충분하고 불안정한 경우, 지지하지 않는 쪽의 뒷목 부분에 맨손 접촉을 하고 견인을 가하면서 폄을 촉진한다. 또한 지지하는 쪽의 어깨에 압축을 가하면 어깨 주위근육의 동시수축이 일어나 on-elbow자세의 안정성이 좋아진다.

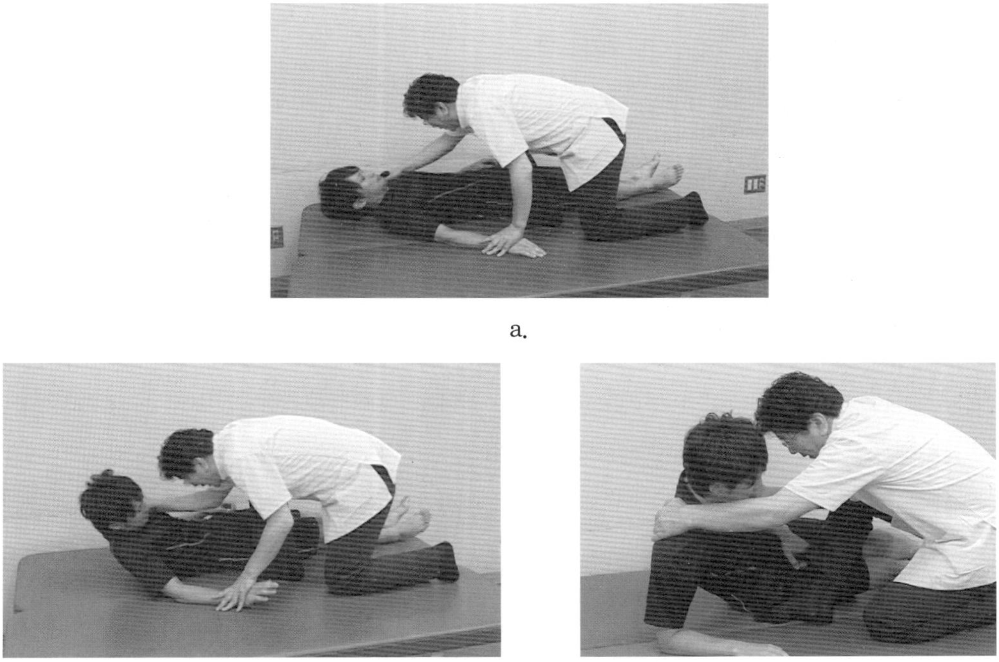

a.　b.　c.

그림 5 바로 누운 자세~on-elbow자세(DVD 47)

6 on-elbow자세에서부터 다리를 옆으로 비스듬히 풀고 편히 앉은 자세 또는 on-hand 자세(그림 6)

우선 환자에게 on-elbow자세에서부터 다리를 옆으로 비스듬히 풀고 편히 앉은 자세까지 일어나게 하고 정상적인 일어나기와의 일탈요소를 찾아낸다. 일탈요소가 있으면 아래와 같은 절차로 동작을 촉진한다.

① on-elbow자세에서부터 다리를 옆으로 비스듬히 풀고 편히 앉은 자세까지의 움직임을 보조하면서 움직임의 방향을 알려준다.

② 곤란한 경우는 운동종료 자세(다리를 옆으로 비스듬히 풀고 편히 앉은 자세)에서의 자세유지 연습부터 시행하는 편이 좋다.

③ 지지하는 쪽의 어깨주위근육에 충분한 동시수축이 일어나고 있음을 확인한다. 불충분하다면 율동적 안정화를 사용하여 자세의 안정화를 도모한다.

④ 조금씩 원심성 수축-구심성 수축을 반복하면서 on-elbow자세까지 가져간다.
⑤ 최종적으로는 on-elbow자세에서부터 다리를 옆으로 비스듬히 풀고 편히 앉은 자세까지 일련의 동작에 저항을 가한다.

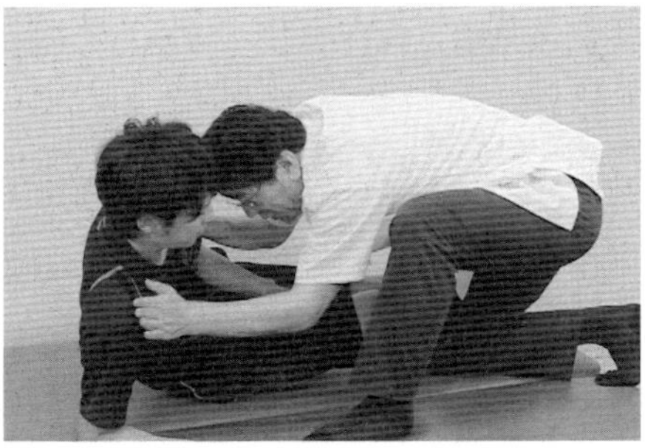

a.

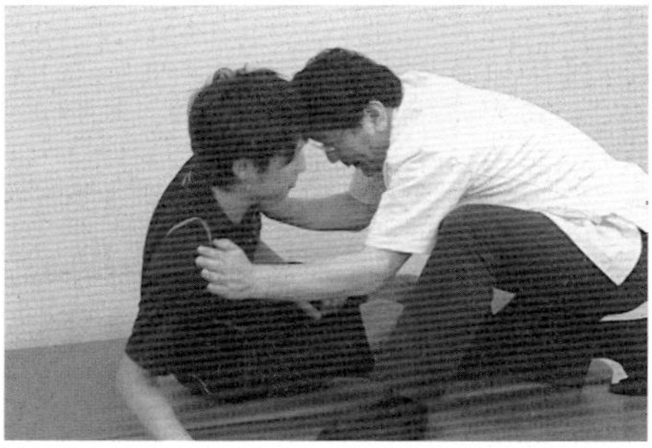

b.

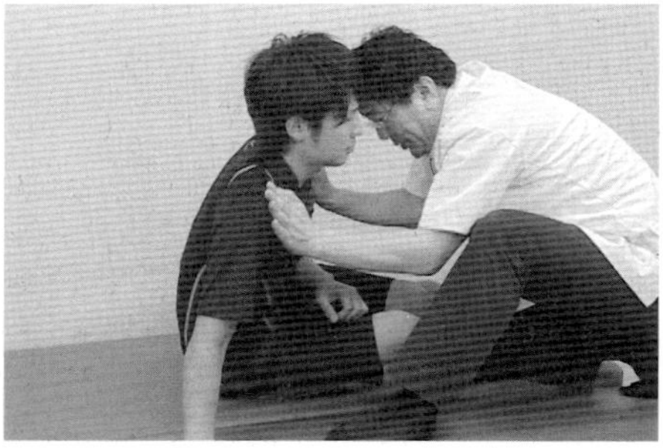

c.

그림 6 on-elbow자세~다리를 옆으로 비스듬히 풀고 편히 앉은 자세 또는 on-hand자세(DVD 48)

7 다리를 옆으로 비스듬히 풀고 편히 앉은 자세 또는 on-hand자세에서부터 네발기기 자세

환자가 목을 굽히고 몸통을 굽히면서 볼기부분을 들어 올림으로써 다리를 옆으로 비스듬히 풀고 편히 앉은 자세에서부터 네발기기 자세로 이행할 수 있다. 치료사는 환자가 네발기기 자세가 될 때 넘어지지 않도록 주의한다. 치료사는 양손을 양쪽의 ASIS(위앞엉덩뼈가시)에 놓고 대각선으로 뒤 아래쪽으로 잡아 늘여 운동을 촉진한다. 그러나 환자가 혼자서 할 수 없으면 보조하면서 운동의 방향을 알려주고 근육수축을 느낀 점부터 저항을 가한다. 곤란한 경우는 운동종료자세(네발기기 자세)에서 자세유지 연습부터 시행하는 편이 좋다.

8 네발기기 자세

네발기기 자세는 몸통 · 팔 · 다리가 협동한 근육활동을 필요로 한다.

안정성을 높이기 위해 율동적 안정화를 사용한다. 환자의 균형능력에 따라서 넓은 지지면(양손 양발 지지)에서부터 좁은 지지면(한쪽 손 한쪽 발 지지)으로 지지 기저면을 변경시켜간다.

그림 8은 네발기기 자세에서의 안정성 획득을 위한 맨손 접촉이다.

네발기기 자세에서 율동적 안정화를 가하기 다음 사항을 주의한다.

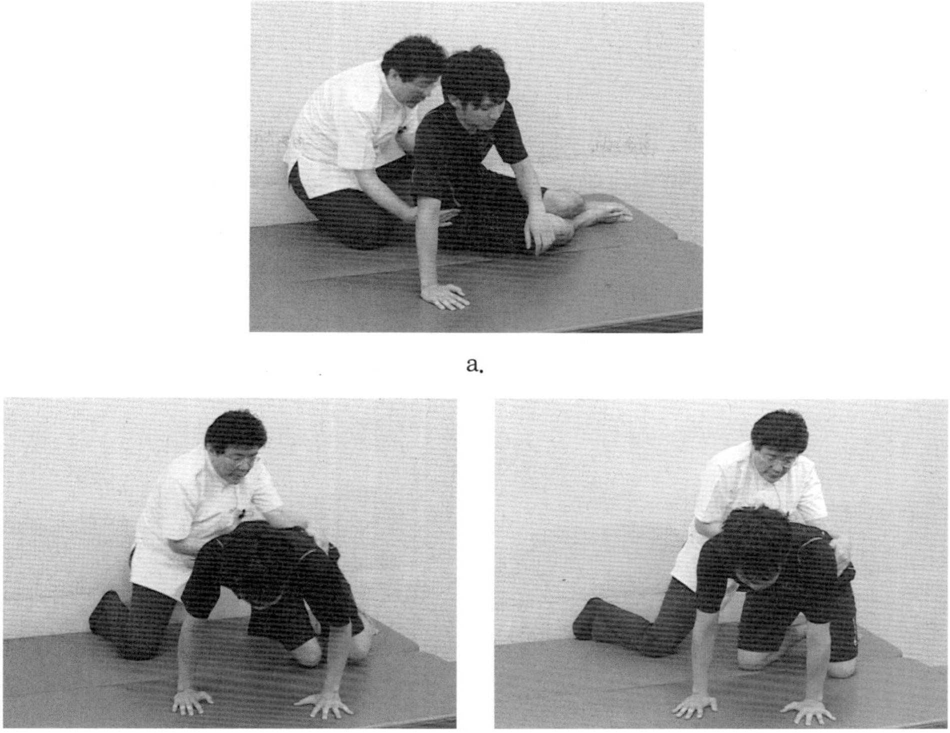

a.

b.

c.

그림 7 다리를 옆으로 비스듬히 풀고 편히 앉은 자세 또는 on-hand자세~ 네발기기 자세(DVD 49)

① 머리가 확실하게 들어 올려 있다.
② 등근육도 배근육도 충분히 작용하고 있는 자세를 유지한다.
③ 양 팔이음뼈(상지대)에 압축을 가하여 동시수축을 촉진한다.

어깨뼈와 골반에 맨손 접촉을 시행하고 대각선 방향으로 저항을 가한다. 모든 방향에 대해서 여러 가지의 근육수축 양상(정지성 수축 · 원심성 · 구심성 수축)을 학습하는 것이 중요하다.

또한 이 자세에서 여러 가지 팔 · 다리의 패턴을 이용하는 것도 가능하다. 예컨대, 무릎관절 폄을 동반하는 다리의 폄-벌림-안쪽회전 패턴(C. 6 무릎의 폄을 동반하는 폄-벌림-안쪽회전 패턴의항, p. 54 참조)을 사용하면 폄근육 활동을 보다 강하게 촉진할 수 있다. 그러나 운동에 있어서 골반-넓적다리 리듬의 움직임에 주의하고, 과도한 허리뼈 전만이 일어나지 않도록 주의해야 한다.

9 네발기기 이동

네발기기 이동은 보행이 불가능한 경우에 마루 위 등에서의 대체이동수단이 될 수 있다. 앞쪽 네발기기 이동에서는 환자의 뒤쪽에서부터 봉우리나 ASIS에 저항을 가하여 가벼운 스트레칭 후, 구두지시에 따라 팔 또는 다리를 앞으로 내딛게 한다.

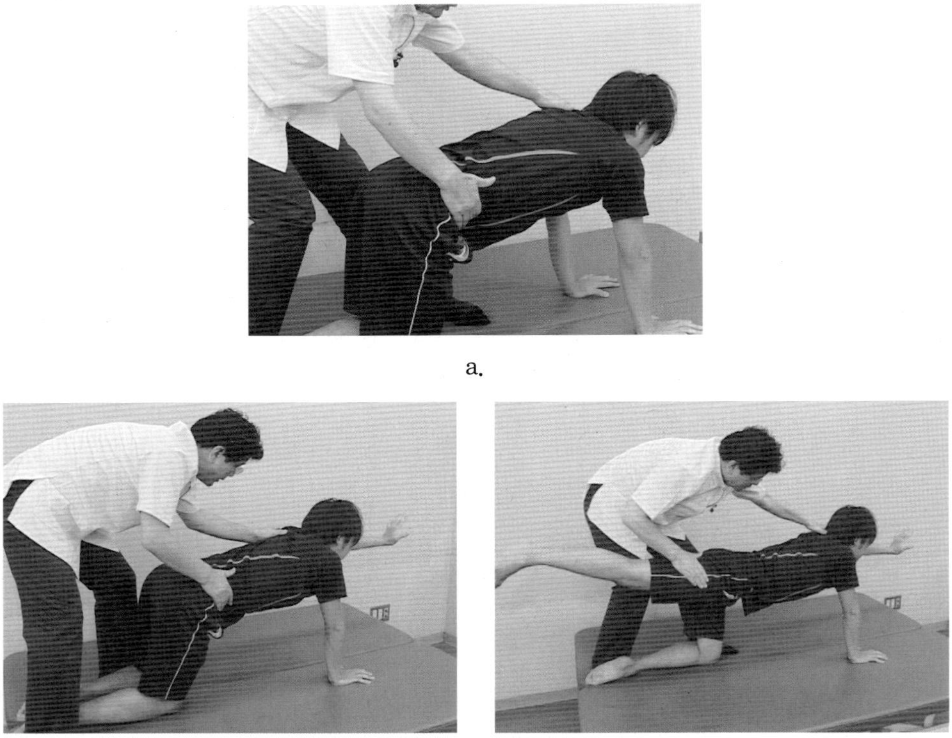

a.

b.

c.

그림 8 네발기기 자세에서의 안정성 획득을 위한 맨손 접촉(DVD 50)

10 네발기기 자세에서부터 무릎 꿇어 서기 자세 (그림 9)

치료사는 환자의 뒤쪽에 위치하고 양 볼기부분 또는 볼기부분과 어깨뼈에 맨손 접촉을 하여 저항을 가하고, 환자에게 무릎을 꿇고 서기 자세가 되게 한다.

네발기기 자세에서부터 무릎을 꿇고 서기 자세까지의 중력중심 이동을 고려하면서 저항을 가하는 방향을 바꿔간다. 초기에서 중력중심은 뒤 아래쪽으로 향하지만, 그 후 앞 위쪽으로 올라간다. 중력중심이 앞 위쪽으로 올라갈 때에 볼기부분에 놓은 맨손 접촉을 봉우리로 바꿔놓아 압축을 가하면서 저항을 가하면 동작을 촉진하기 쉬워진다.

11 무릎을 꿇고 서기 자세 (그림 10)

무릎을 꿇고 서기 자세는 발의 조절을 제외하면 선 자세 때의 근육활동과 거의 같다고 생각할 수 있다. 이 때문에 선 자세가 불안정한 경우는 중력중심이 낮은 무릎을 꿇고 서기 자세에서 연습하는 경우가 많다.

또한 네발기기 자세와 비교하여 중력중심이 높아 상체가 불안정해지므로 무릎을 꿇고 서기 자세를 강화함으로써 몸통 · 골반 · 엉덩관절의 조절을 높일 수 있다. 공동운동 패턴이 출현하고 있는 뇌졸중 편마비 환자에서는 엉덩관절 폄 · 무릎 굽힘이라는 이 자세를 바르게 취하는 것이 곤란하고 이 때문에 공동운동 패턴으로부터의 분리를 진행하는 데에도 흔히 사용된다.

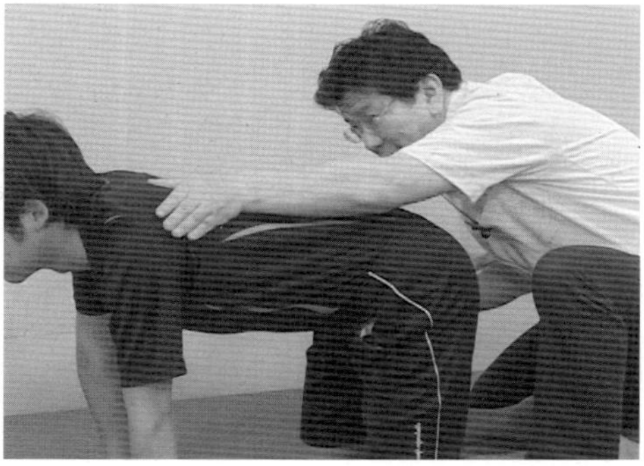

a.

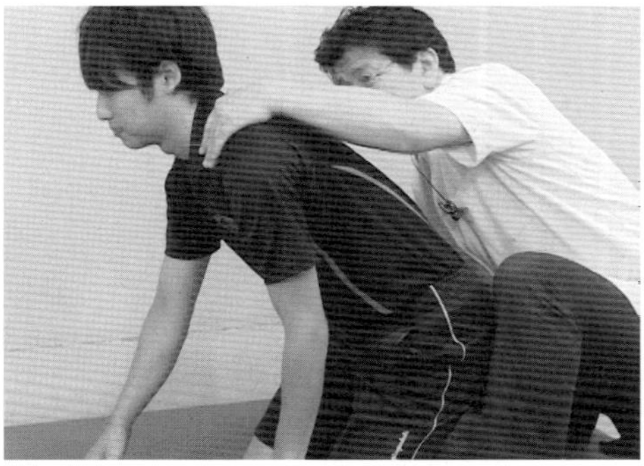

b.

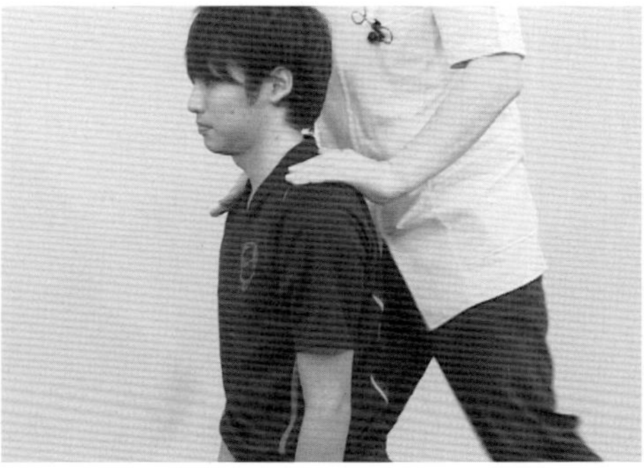

c.

그림 9 네발기기 자세~무릎을 꿇고 서기 자세(DVD 51)

무릎을 꿇고 서기 자세는 지지 기저면이 좁고 중력중심이 앞쪽에 있으므로 앞쪽으로 균형이 무너지는 일이 많다. 환자는 불안하기 때문에 바닥 면을 보려고 하지만, 몸통의 앞쪽굽힘 · 엉덩관절 굽힘의 원인이 되어 다리의 지지성이 더욱 저하한다. 상체가 불안정한 경우는 의자나 높은 받침대를 사용해서 팔로 지지하면 좋다.

무릎을 꿇고 서기 자세에서의 안정성을 높이기 위해서는 처음에 무릎을 꿇고 서기 자세를 확실하게 관찰하고 또한 저항을 가함으로써 어느 요소(근육활동)가 강한가, 또한 반대로 약한가, 맨손 접촉의 손에 전달되는 감각으로 평가하는 것이 중요하다. **그림 10**은 무릎을 꿇고 서기 자세에서의 안정성을 획득하기 위한 맨손 접촉을 나타내어 보여준다.

무릎을 꿇고 서기 자세에서 주의해야 할 점은 엉덩관절이 굽혀지지 않도록 환자에게 얼굴을 들도록 촉구하는 것이다. 엉덩관절의 폄을 확인하였으면, 양 ASIS에 맨손 접촉을 하고 뒤 아래쪽으로 압축을 가함으로써 엉덩관절 주위근육의 동시수축을 촉진한다.

율동적 안정화를 사용하여 자세의 안정화를 도모할 때, 머리 · 팔이음뼈 · 골반 등 맨손 접촉의 위치를 여러 가지로 바꿔서 약한 요소를 강화한다. 대각선 방향으로 회전을 강조한 편이 동시수축을 일으키기 쉬워지고 안정성은 더 높아지기 쉬워진다.

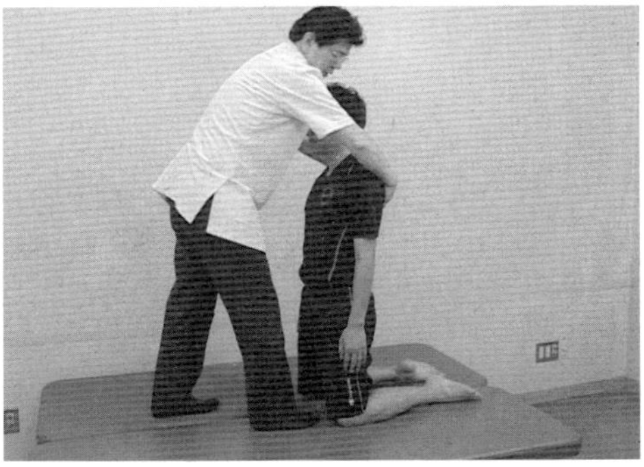

a.

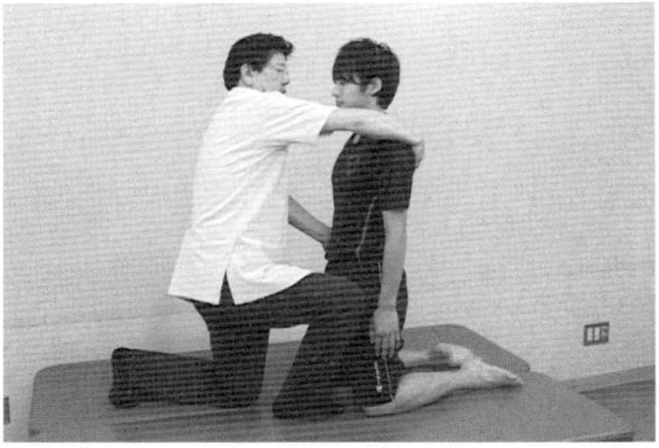

b.

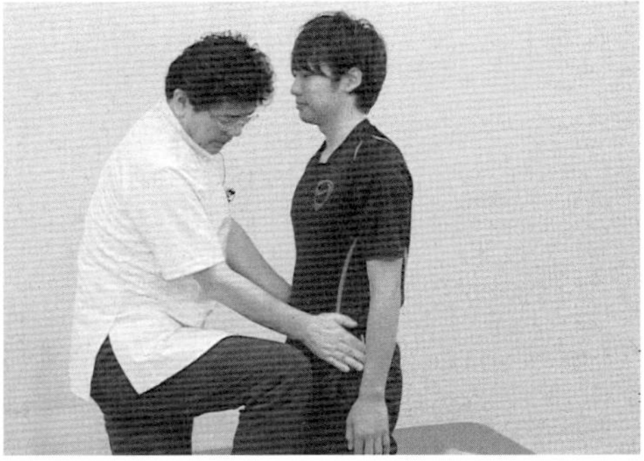

c.

그림 10 무릎을 꿇고 서기 자세에서의 안정성 획득을 위한 맨손 접촉(DVD 52)

12 무릎을 꿇고 서기 자세에서부터 안쪽무릎을 꿇고 서기 자세 (그림 11)

무릎을 꿇고 서기 자세에서부터 한쪽무릎을 꿇고 서기 자세에의 동작은 입각 다리의 지지성과 앞쪽으로 내디디는 다리의 운동성이 요구된다. 양 골반에 압축을 가하고, 또한 입각 다리에 중력중심을 이동시키는 것을 촉진할 수 있다면 반대쪽의 앞쪽으로의 내딛기는 용이해진다.

뇌졸중 편마비환자에서는 공동운동 패턴이 출현하여 마비 쪽 다리를 앞쪽으로 내디딜 때, 발목관절이 등쪽굽힘을 하기 때문에 toe clearance를 할 수 없다. 마비 쪽을 지지하는 다리로 하여 비마비 쪽을 앞쪽으로 내딛는 편이 자립하기 쉽다.

13 한쪽무릎을 꿇고 서기 자세

한쪽무릎을 꿇고 서기 자세는 무릎을 꿇고 서기 자세에서부터 선 자세가 될 때의 중간자세이지만, 균형을 잡기 어려운 불안정한 자세이다. 이 자세가 안정되면 바닥 면에서부터 휠체어나 의자 등으로 이동하기 쉬워지며 또한 직접 선 자세로 이행할 수 있다. 안정성을 높이기 위해 이 자세에서 율동적 안정화나 앞뒤로의 중력중심 이동의 연습을 시행할 수 있다.

뇌졸중 편마비 환자에서도 이 자세를 취할 수 있는 경우는 적극적으로 한쪽무릎을 꿇고 서기 자세의 연습을 시행하면, 마비 쪽 다리의 안정성을 촉진할 수 있다.

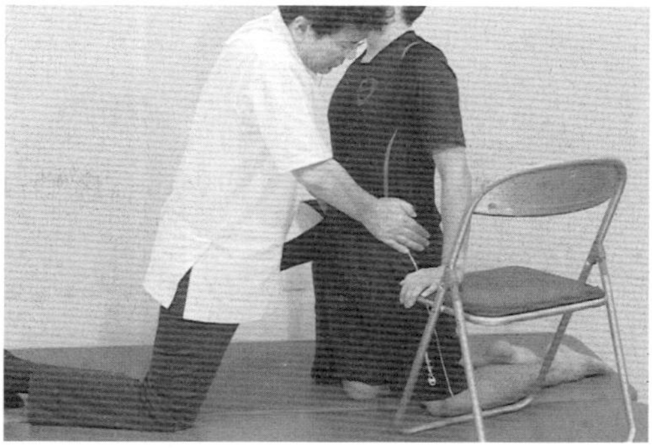

a.

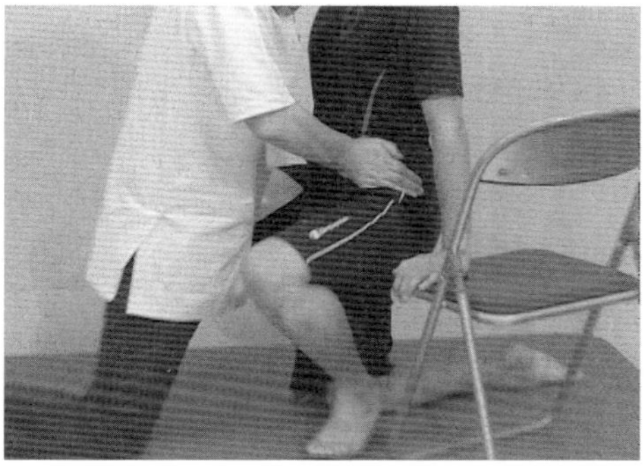

b.

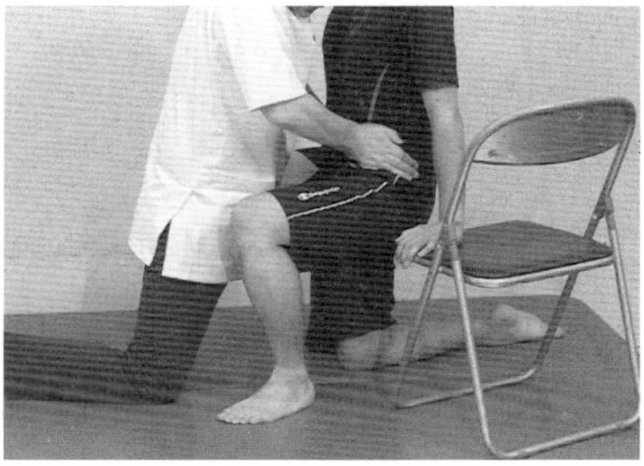

c.

그림 11 무릎을 꿇고 서기 자세~한쪽무릎을 꿇고 서기 자세(DVD 53)

14 한쪽무릎을 꿇고 서기 자세에서부터 선 자세 (그림 12)

몸통이 굽혀짐으로써 중력중심이 앞쪽의 다리로 이동한다. 맨손 접촉은 양 어깨에 놓고 한쪽무릎을 꿇고 서기 자세에서부터 선 자세가 될 때에 저항을 가한다. 저항을 가하는 방향은 초기는 몸통의 굽힘에 대항하여 뒤쪽으로 가하지만, 일어섬에 따라 뒤 아래쪽으로 가하고 최종의 선 자세에서는 지지성을 높이기 위해 충분한 압축을 가한다.

중력중심의 이동은 건강한 사람의 일어서기에서 몇 번이나 연습하면 이해하기 쉽다. 뇌졸중 편마비 환자에서 마비 쪽에서부터 일어서는 경우는 앞쪽으로 내민 다리의 무릎 위에 충분한 압축을 가하면 안정하여 일어서기 쉬워진다.

2. 엎드려 누운 자세에서부터 일어나기

1 pivot prone 자세

pivot prone 자세는 복부를 축으로 하여 팔과 다리를 들어 올린 엎드려 누운 자세이다(**그림 1, p. 97 참조**). 이것은 정상의 운동발달에서는 약 4~5개월의 영유아에서 볼 수 있는 자세인데 몸통 폄근을 촉진하기 쉽다. 양 팔의 굽힘-벌림-가쪽회전 패턴이나, 한쪽 또는 양쪽 다리의 폄-벌림-안쪽회전 패턴을 사용할 수 있다.

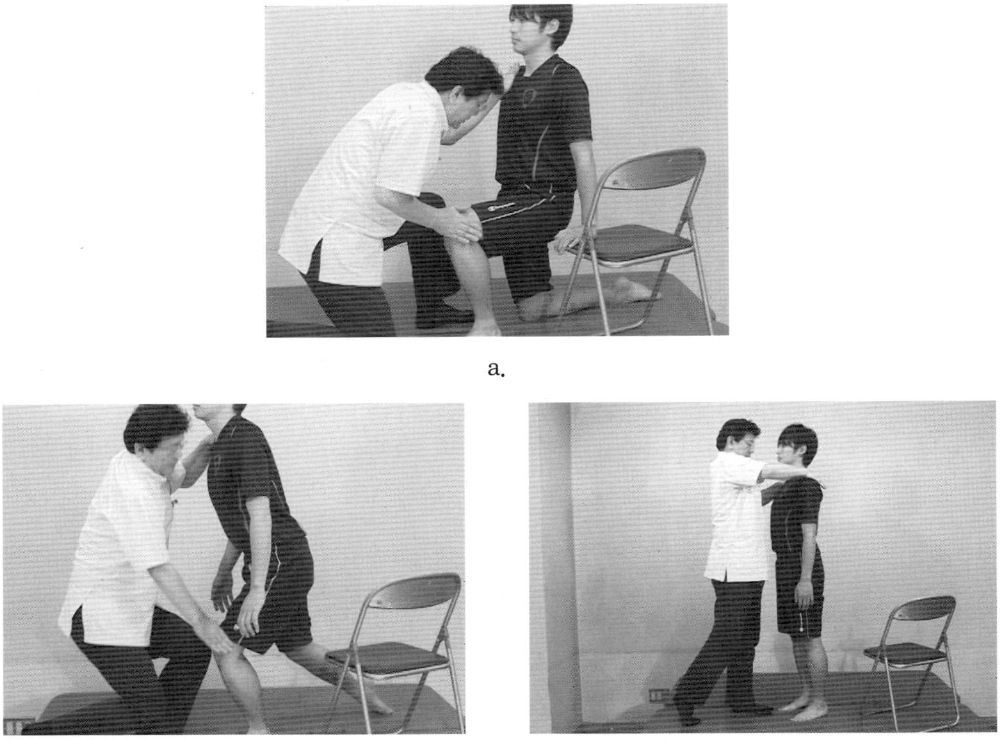

a.

b.

c.

그림 12 한쪽무릎을 꿇고 서기 자세~ 선 자세(DVD 54)

2 엎드려 누운 자세에서부터 양 아래팔로 지지하여 엎드려 누운 자세(puppy position) 또는 on-elbow자세

양 아래팔로 지지하여 엎드려 누운 자세는 엎드려 누운 자세에서 팔꿈치의 굽힘을 동반하는 폄-벌림-안쪽회전 패턴의 결과로서 수행된 자세이다.

3 양 아래팔로 지지하여 엎드려 누운 자세 (그림 13)

양 아래팔로 지지하여 엎드려 누운 자세는 팔의 지지성을 높이거나 목의 안정감을 안정시키거나, 선 자세에서의 직립자세를 획득하는 데에 유용한 자세이다. 환자가 양 아래팔로 지지하여 엎드려 누운 자세에서 양 팔꿈치에 체중을 잘 가할 수 없다면, 어깨뼈를 위 바깥쪽으로 견인함으로써 환자의 팔이음뼈를 내리도록 운동을 촉진할 수 있다. 양 어깨의 지지성이 높아져 양 팔꿈치에 체중을 가하기 쉬워진다.

뒷목부분에 맨손 접촉을 하고 견인을 가하면 목부분 폄근을 촉진하기 쉬워진다. 이 자세에서 맨손 접촉을 목 부분, 팔이음뼈에 여러 가지 조합으로 시행하면 팔의 지지성이나 운동성을 높이거나 좌우에의 체중이동을 가르칠 수 있다.

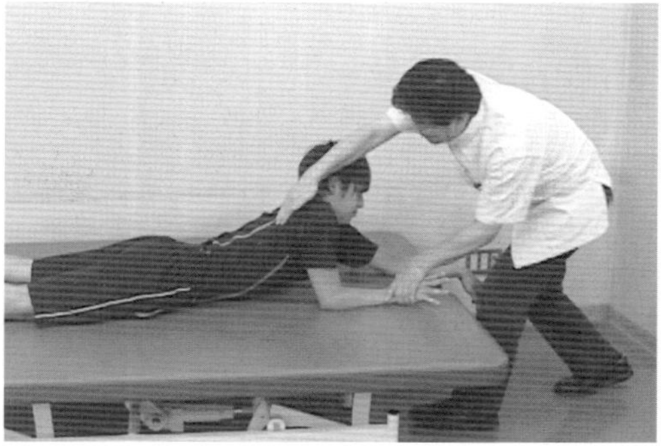

a.

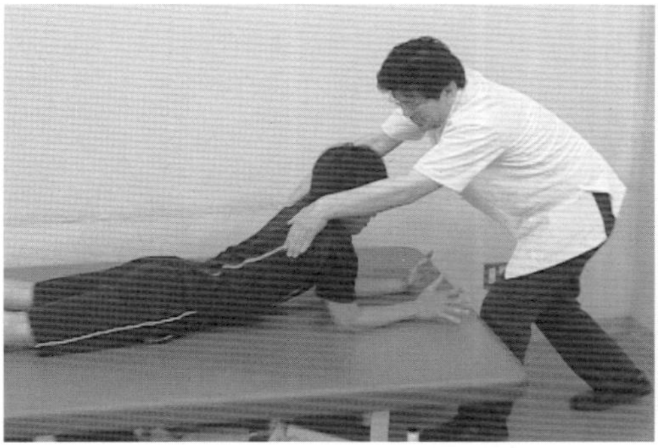

b.

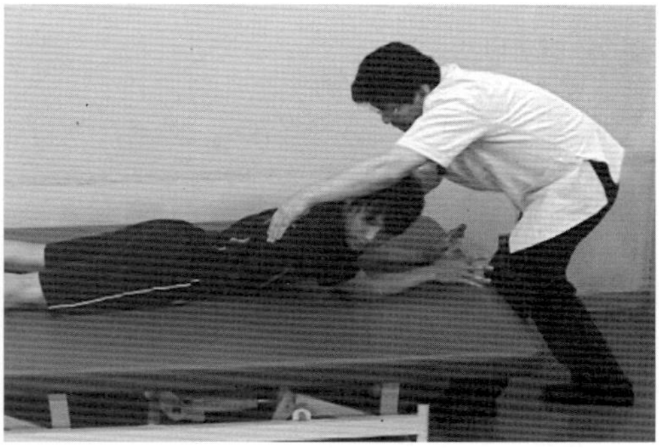

c.

그림 13 양 아래팔로 지지하여 엎드려 누운 자세(puppy position 또는 on-elbow, 자세)(DVD 56)

4 양손으로 지지하여 엎드려 누운 자세

양 아래팔로 지지하여 엎드려 누운 자세와 유사하지만 양 팔꿈치 대신에 양손으로 지지한 엎드려 누운 자세이다. 고령자에서는 이 자세로 자주 요통을 호소하므로 주의가 필요하다.

5 양 아래팔로 지지하여 엎드려 누운 자세에서부터 네발기기 자세 (그림 14)

양 아래팔로 지지하여 엎드려 누운 자세에서부터 볼기부분을 들어 올리고 팔은 좌우로 체중이동을 시켜 한쪽씩 당기면서 네발기기 자세가 되는 동작이다. 맨손 접촉은 양 볼기부분에 놓고 환자에게 볼기부분에 놓은 손을 밀게 한다.

6 네발기기 자세에서부터 엉덩이를 치켜들고 기는 자세(plantigrade) (그림 1 p. 97 참조)

7 엉덩이를 치켜들고 기는 자세에서부터 선 자세 (그림 1 p. 97 참조)

3. 침대 위에서 일어나기

그림 15, 16에 침대 곁에서 침대 위에서의 일어나기 · 일어서기 동작의 일련의 동작을 나타냈다.

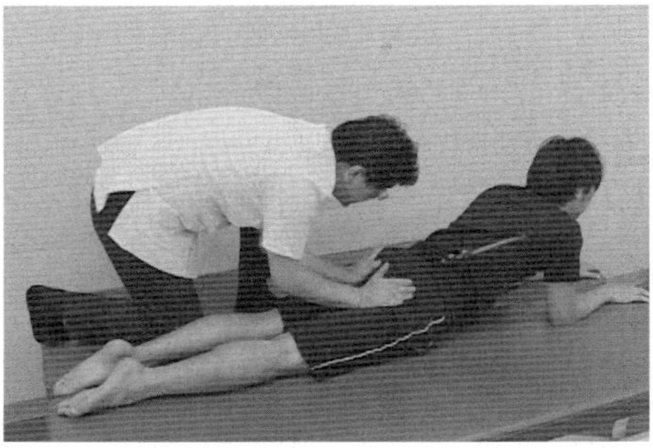

a.

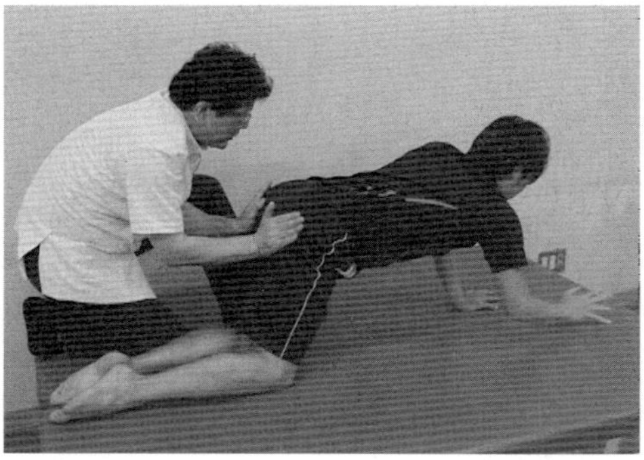

b.

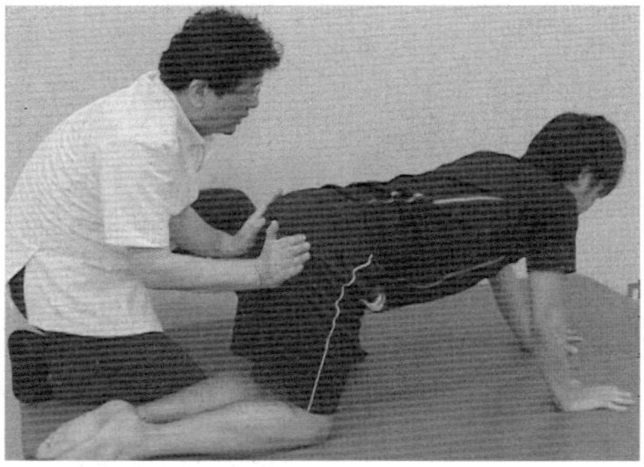

c.

그림 14 양 아래팔로 지지하여 엎드려 누운 자세~네발기기 자세(DVD 57)

침대 위에서 일어나기, 바른 의자에 앉은 자세, 그리고 의자에 앉은 자세에서부터 일어서기를 자립하기 위한 요점은 아래와 같다.

1 침대 위에서 일어나기를 자립하기 위한 요점

① 무릎을 세울 수 있는지.
② 엉덩이를 들어 올릴 수 있는지.
③ 머리를 들어 올릴 수 있는지. ④ 엉덩이를 들어 올려 옆으로 이동할 수 있는지.
⑤ 몸 구르기를 할 수 있는지.
⑥ 상체를 들어올리기 위한 충분한 목 부분 근육 · 배근육 · 팔의 근력이 있는지.
⑦ 발을 침대 위에서부터 내릴 수 있는지.

2 의자에 앉은 자세의 바른 자세를 만드는 요점

① 몸통은 직립자세인지.
② 골반의 앞경사는 충분한지.
③ 양 넓적다리는 평행이고 모음/벌림이나 안쪽/가쪽회전을 하고 있지 않은지.
④ 발을 놓는 위치는 올바른지.

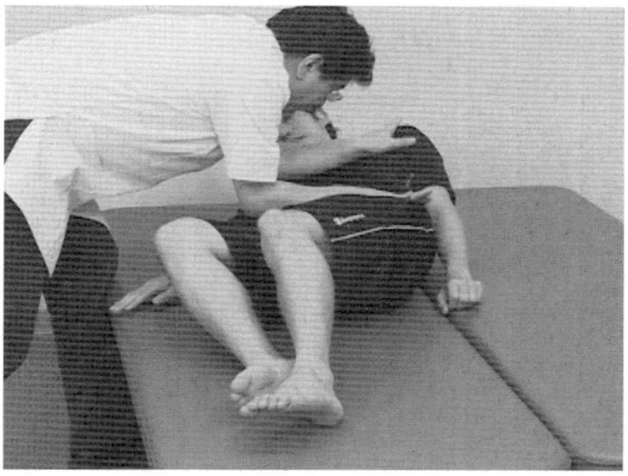

a.

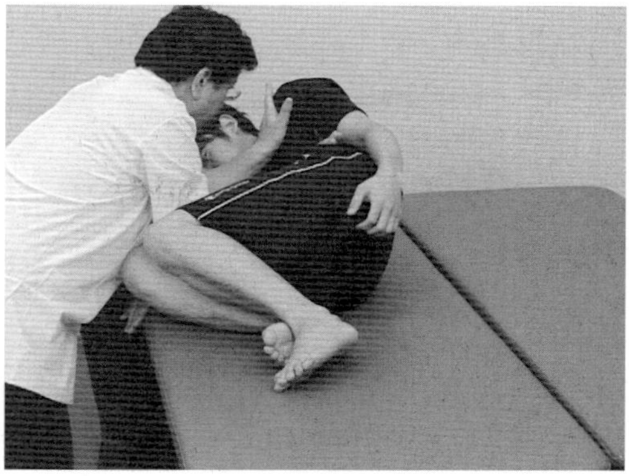

b.

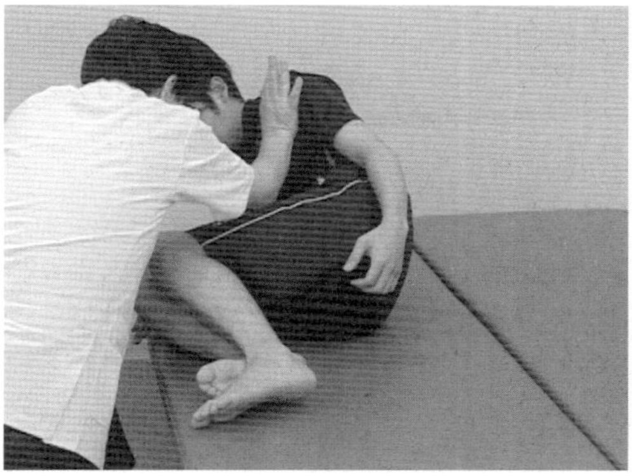

c.

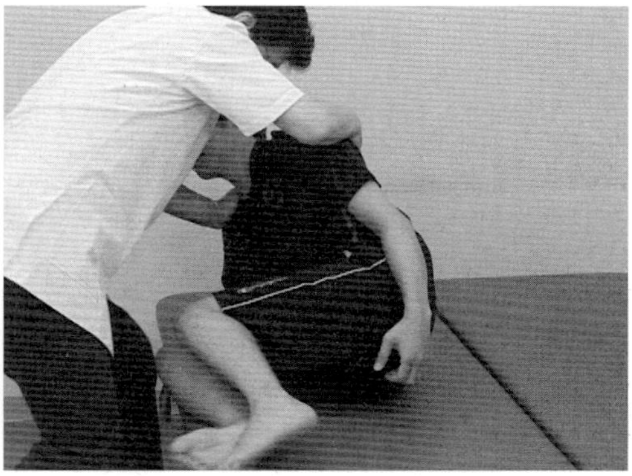

d.

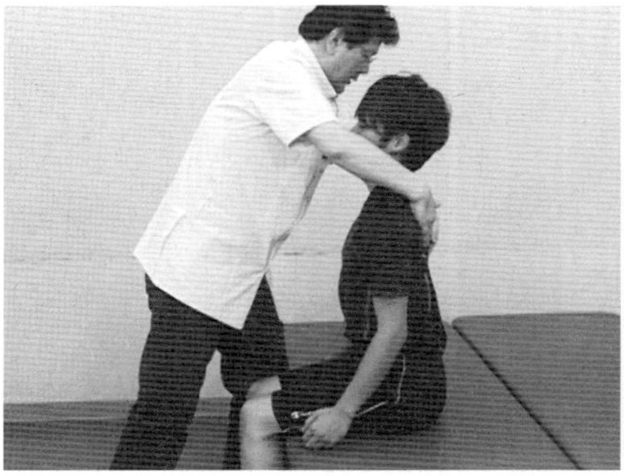

e.

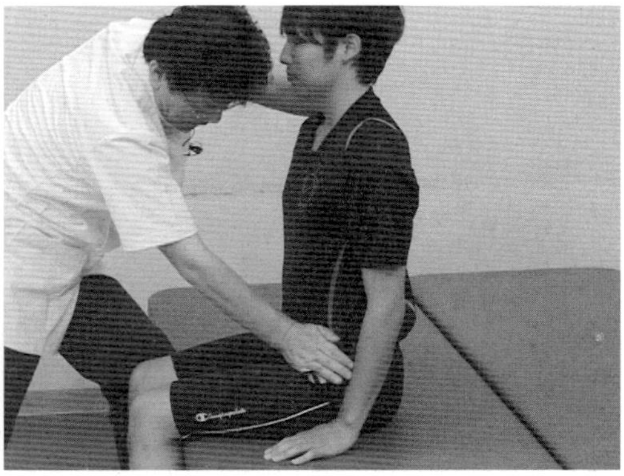

f.

그림 15 침대 위에서 일어나기 동작(DVD 58)

3 의자에서부터 일어서기 동작을 자립하기 위한 요점

① 중력중심을 발로 이행하기 위한 골반 앞경사 · 몸통 앞경사는 충분한지.

② 발을 놓는 위치나 넓적다리의 위치가 좋은지.

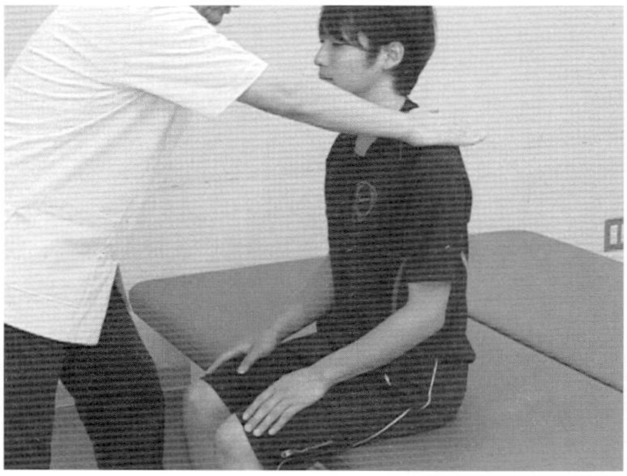

a.

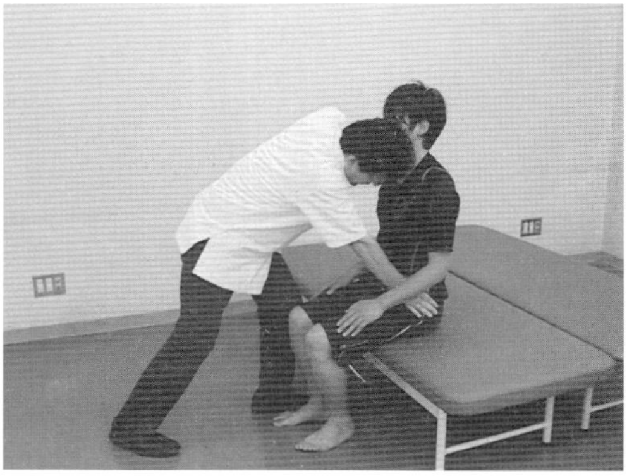

b.

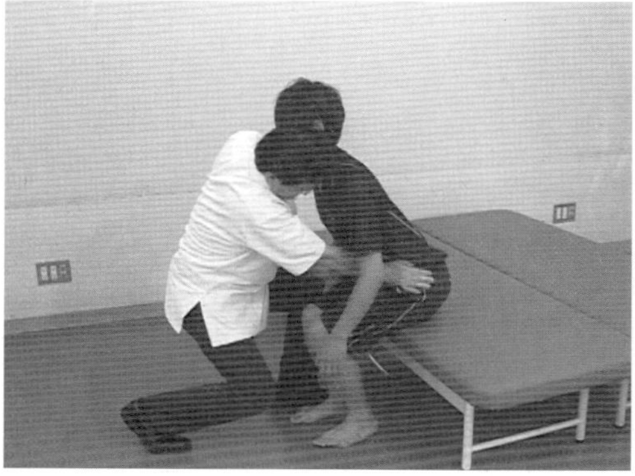

c.

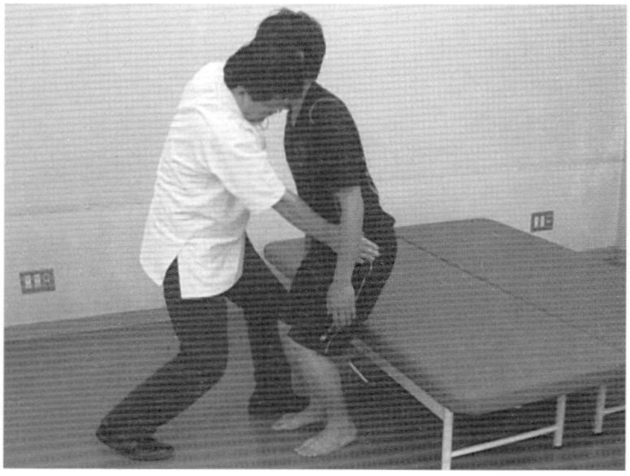

d.

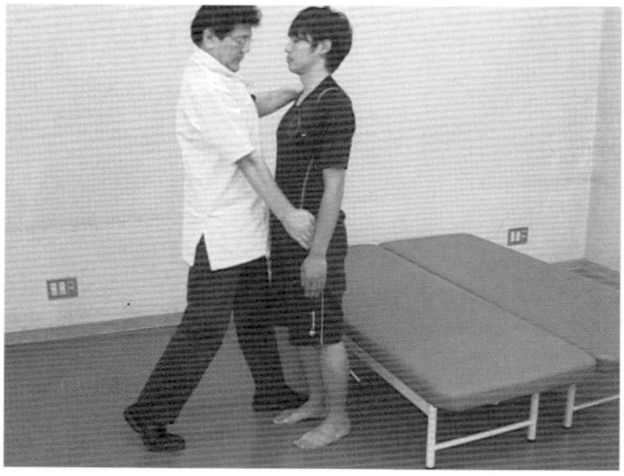

e.

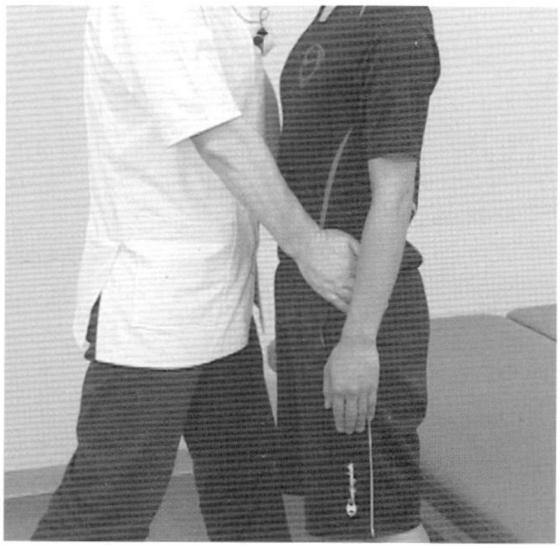

f.

그림 16 침대 끝에 걸터앉은 자세에서부터 일어서기 동작(DVD 59)

③ 몸통의 앞경사에 동반하여 약간의 무릎의 앞쪽이동이 있는지.
④ 볼기부분이 좌석 면에서부터 떨어질 만큼의 다리근력이 충분한지.
⑤ 몸통 · 엉덩관절 · 무릎관절이 협동성을 갖고 펼 수 있는지.

L 혀 · 호흡복합의 패턴

1. 얼굴에 PNF 접근

각각의 얼굴근육은 작지만, 그 움직임은 섬세하고 미묘한 희로애락의 표정을 만들어낸다. 중추성 질환이나 얼굴신경마비 등으로 얼굴근육이 부전마비를 나타내고 있는 경우, PNF기법이 효과적이다. 여기서는 개개의 얼굴근육의 접근에 대한 설명은 생략하지만, 기본적으로는 개개의 근육의 이는곳 · 닿는곳을 이해하여 그 근육이 어느 방향으로 수축하는지를 이해하여야 한다.

우선 관찰부터 시작한다. 눈꺼풀이나 입꼬리의 내림, 주름, 비마비 쪽으로의 치우침, 얼굴의 상부에 마비가 심한지, 하부에 심한지 등을 관찰한다. 다음으로 올려다보다, 내려다보다, 눈을 뜨고 감다, 웃다, 입을 벌리고 다물다, 입술을 쑥 내미는 등의 동작이나 다양한 표정을 시행시켜서 치료의 부위나 방법을 결정한다.

간접적 접근에서는 치료의 목적으로 하는 근육보다도 먼쪽의 협동근(synergist)을 수축시켜 발산에 의한 근육수축을 촉진한다. 직접적 접근에서는 힘살(근복) 위(수축시켰을 때에 주름이 생긴다, 주름의 위)에 치료사의 손끝의 바닥부분을 대고 연장영역 방향으로 신장한다.

빠른 신장은 구두지시와 함께 신장한 위치에서부터 더 연장영역 방향으로 시행한다. 빠른 신장을 시행한 손가락은 즉, 근육의 수축에 대해서 저항을 가하고 더욱 강한 수축을 촉진한다**(그림 1)**.

눈둘레근(안륜근)이나 입둘레근(구륜근)의 신장은 치료사의 엄지손가락과 둘째손가락, 또는 둘째손가락과 셋째손가락의 2개의 손가락으로 가쪽으로 신장하면서 손가락을 벌려서 시행한다**(그림 2)**.

촉진을 높이기 위해 마비되어 있는 근육의 주행을 따라서 아이스마사지를 시술하는 일이 있다.

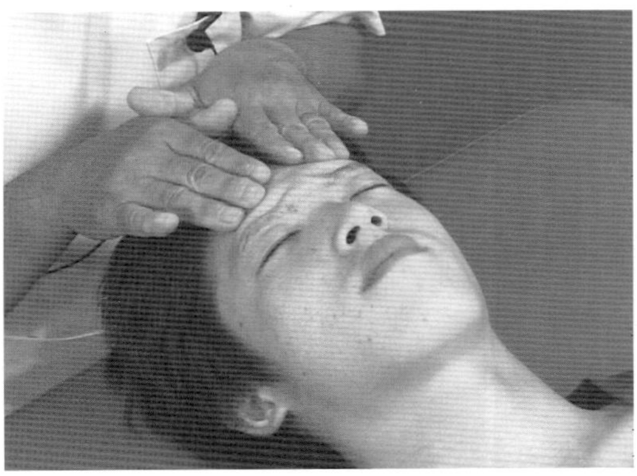

a. 시작 자세와 신장

치료사는 셋째 · 넷째손가락 끝의 바닥 쪽으로 이마근육을 연장영역으로 신장한다.

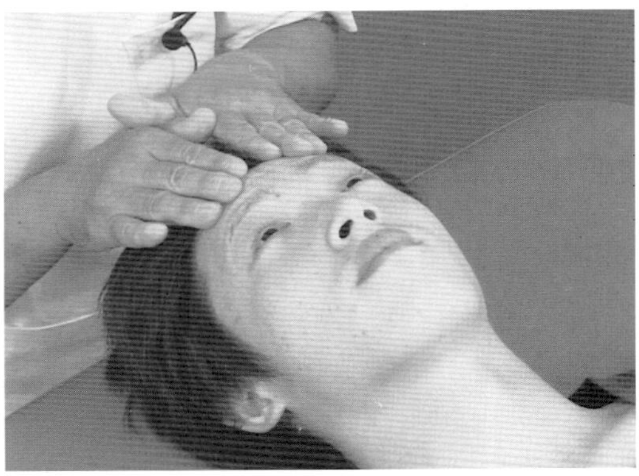

b. 종료 자세

치료사는 중력중심을 더 뒤 아래쪽으로 이동하여 운동을 방해하지 않도록 한다.

그림 1 이마근육(DVD 60)

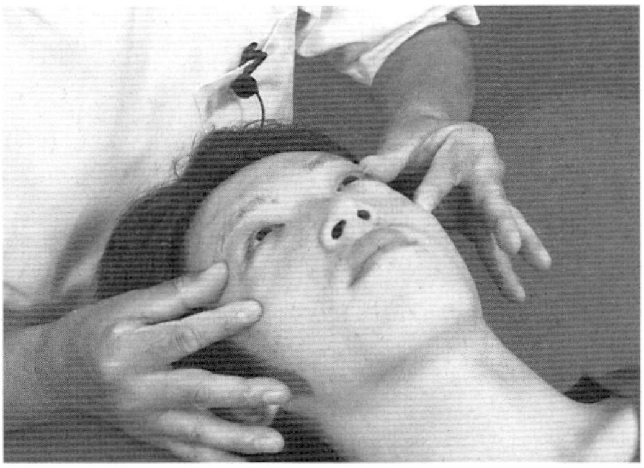

그림 2 눈둘레근의 시작 자세와 신장

치료사는 엄지손가락과 둘째손가락으로 눈꺼풀을 위 바깥 · 아래 바깥방향으로 벌림으로써 눈둘레근을 신장한다(DVD 62)

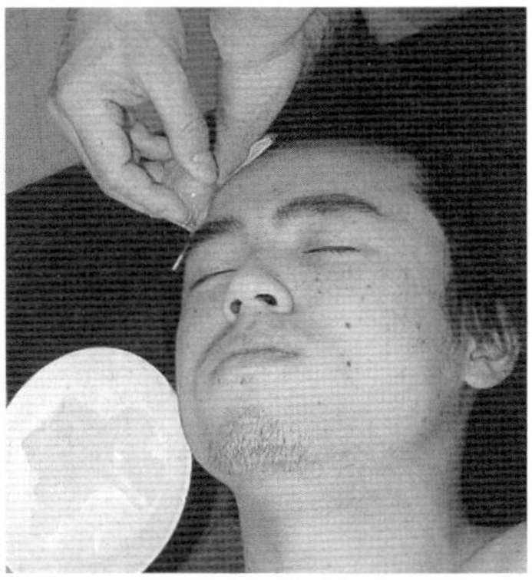

그림 3 이마근육에 대한 아이싱

얼음의 작은 조각으로 마비된 근육의 힘살을 2~3회 신속하게 아이싱을 시행하여 근육에 대한 자극과 환자에게 이제부터 움직이려고 하는 부위를 알게 한다. 물방울은 흘러 떨어지지 않도록 바로 닦는다. 아이싱은 한쪽만을 원칙으로 한다. 얼음으로는 자극이 지나치게 강한 경우는 치료사의 손가락을 얼음으로 냉각하여 자극한다(**그림 3**).

2. 아래턱에 PNF 접근

정상적인 입의 개폐는 이마에서부터 보면 직선적이다. 편마비 환자에서는 입을 벌릴 때 아래턱은 비마비 쪽으로 당겨지거나 턱관절에 이상이 있는 환자는 어느 쪽인가로 치우치면서 입을 벌린다. PNF 중에서 아래턱으로의 접근만은 이마면에서 직선운동이다. 그러나 시상면에서는 턱관절을 축으로 하여 원호를 그리도록 뒤 아래쪽으로 벌린다. 입을 벌릴 때에 아래턱의 치우침이 관찰되는 경우, 치우침이 일어나지 않는 범위에서 개폐를 반복한다. 거울 앞에서 치우치는 쪽의 턱관절에 같은 쪽의 손을 곁들이고, 다른 쪽의 맨손 접촉으로 저항을 가하여 개폐운동을 반복하고 차츰 치우침이 일어나지 않는 가동범위를 확대한다.

1 입의 벌리기

치료사는 아래턱 하부의 부드러운 부분에 손가락을 갈고리(hook)처럼 하여 걸고 입을 벌리는 운동에 가벼운 저항을 가한다. 강한 저항은 턱관절에 스트레스를 주게 되므로 금기이다. 입은 앞에서 언급한 대로 원호를 그리면서 벌려지므로 치료사의 맨손 접촉도 그 움직임에 맞춘다(**그림 4**).

2 입의 다물기

아래턱의 앞면을 치료사의 손가락이나 엄지손가락의 옆면으로 뒤 아래쪽(입을 벌리는 방향)으로 저항을 가한다(**그림 5**). 저항의 세기는 입을 벌릴 때와 같은 정도로 한다. 입을 벌리는 운동에서는 목의 굽힘 패턴[D. 1. 굽힘 패턴, **그림** 1(p. 63)]. 입을 다무는 운동에서 목의 폄 패턴[D. 2. 폄 패턴, **그림** 2(p. 64)]이 각각 병용되는 일이 많다.

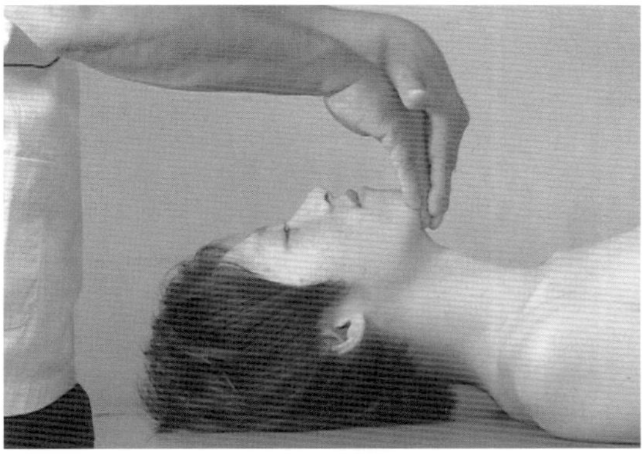

a. 시작 자세

치료사는 맨손을 아래턱뼈 하부에 접촉하여 입을 다물게 한다.

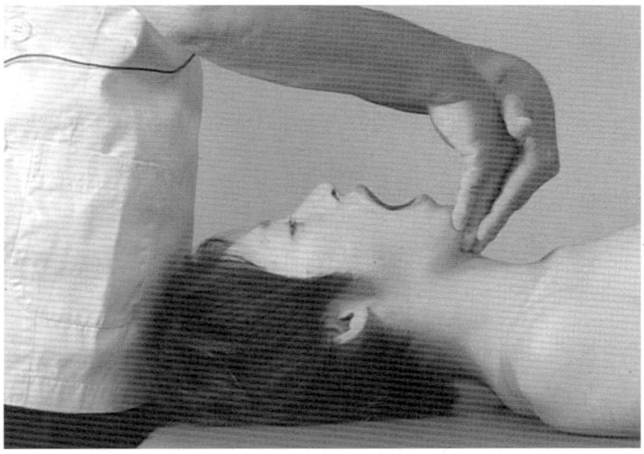

b. 종료 자세

턱이 치우침을 일으키지 않는 가동범위까지 입을 벌리게 한다.

그림 4 입의 벌리기 운동(DVD 65)

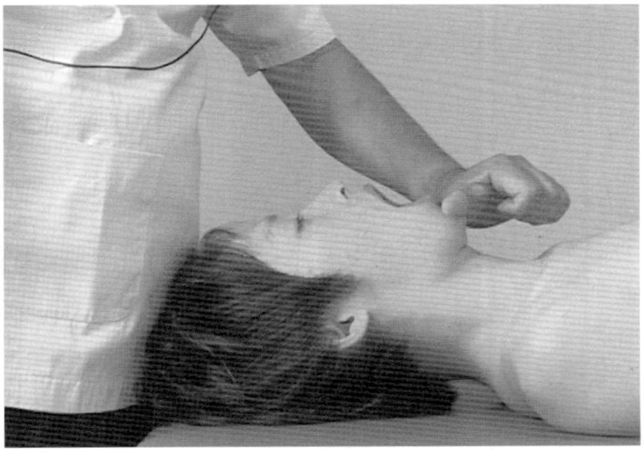

a. 시작 자세

치료사는 엄지손가락 가쪽면을 아래턱뼈의 아래턱융기 부분에 접촉하고, 턱이 치우치지 않는 가동범위까지 입을 벌리게 한다.

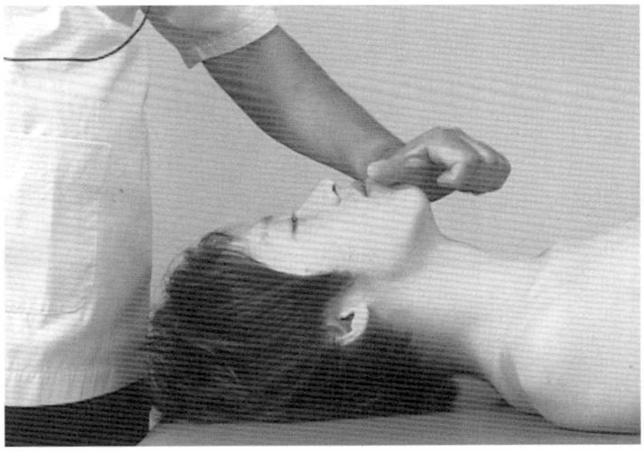

b. 종료 자세

구두지시와 함께 입을 다물게 한다.

그림 5 입의 다물기 운동(DVD 66)

3. 구강 · 혀에 PNF 접근

씹기나 삼키기 운동을 촉진하기 위해 구강 내나 혀를 자극한다.

우선 빨기운동을 촉진하기 위해 구강 안뜰의 자극부터 시작한다. 치료사는 얇은 1회용 위생장갑을 끼고 사용하는 손가락 끝을 물에 담근다. 환자의 입을 약간 벌리게 하여 입꼬리에서부터 치료사의 손톱을 치열을 향하고 손가락을 구강 내 깊숙이 넣는다. 볼근(협근)을 안쪽에서부터 바깥쪽으로 신장하면서 윗입술과 위 잇몸 사이를 위입술주름띠(상순소대)까지 천천히 움직이면서 자극한다. 다음으로 아랫입술과 아랫잇몸 사이도 마찬가지로 자극한다. 마지막으로 구강 깊숙한 안쪽부터 입꼬리를 향해서 손가락을 움직여 자극한다(**그림 6**).

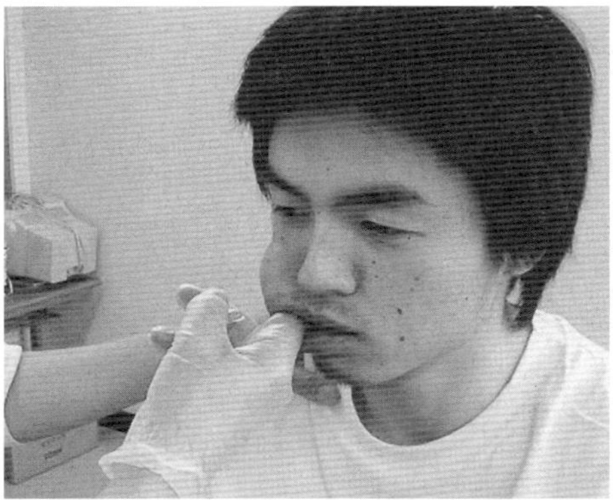

a. 시작 자세

치료사는 장갑을 끼고 둘째손가락을 입꼬리에서부터 손톱을 치열을 향해서 구강 내에 넣는다.

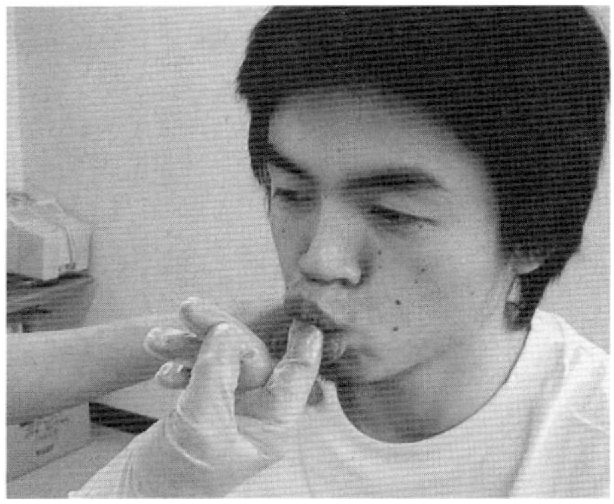

b. 종료 자세

치료사는 손으로 볼근을 안쪽에서부터 신장하면서 윗입술과 위 잇몸을 문지르는 것처럼 위입술 주름띠까지 자극한다.

그림 6 빨기운동(DVD 67)

자극에 사용하는 손가락은 구강의 크기에 따라 선택한다. 좌우 구강 내를 동시에 자극하기 위해 치료사의 양손을 교차시켜 오른손으로 마주보아 왼쪽의 구강을, 왼손으로 마주보아 오른쪽의 구강을 동시에 자극할 수도 있다. 맨손 접촉은 일련의 자극이 끝날 때까지 구강 내에 멈춰둔다. 환자에게 손가락을 물리지 않도록 위턱과 아래턱의 사이에 거즈나 설압자(tongue depressor)를 끼워두는 것도 좋다. 결코 구토반사를 유발해서는 안 된다.

1 혀의 움직임

혀는 구강 내에서 음식덩이를 형성하여 자유로이 움직이고 마지막으로 인두로 수송한다. 혀근육(설근)은 자유도가 높고 **그림** 7에 열거한 운동을 할 수 있다.

이들의 움직임을 촉진하는 데에 치료사는 손가락 · 설압자 등을 사용해서 혀의 움직임에 저항을 가한다. 환자가 구역질이 날 경우는 중지한다.

예컨대, 앞쪽돌출을 촉진하고 싶을 때, 환자의 자세는 우선 앉은 자세에서부터 시작하고 머리는 중간위치, 가볍게 입을 벌린다. 치료사는 손가락을 물리지 않도록 위턱과 아래턱 사이에 거즈를 끼우고 손가락 또는 설압자에 손가락을 곁들여 입꼬리에서부터 혀끝을 뒤쪽으로 밀어 넣는다. "혀를 내미시오!"의 구두지시에 의해서 혀를 앞쪽으로 내밀게 한다. 이 때, 치료사는 손가락이나 설압 손가락을 혀에서부터 떼지 않도록, 또한 과도한 저항이 되지 않도록 혀의 움직임에 맞춰서 움직인다.

얼굴이나 혀의 접근은 거울 앞에서 자기의 표정이나 혀의 움직임을 보여주면서 시행시키거나, 치료사가 같은 표정을 나타내어 보이거나 시각에 의한 피드백을 시행하면 좋다.

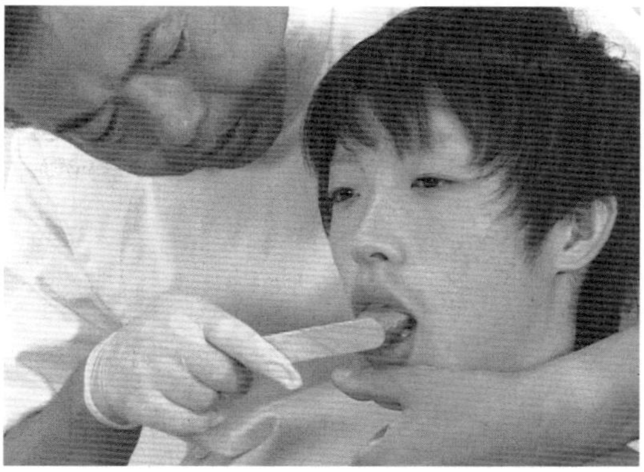

a. 앞쪽돌출(DVD 68)
설압자의 접촉

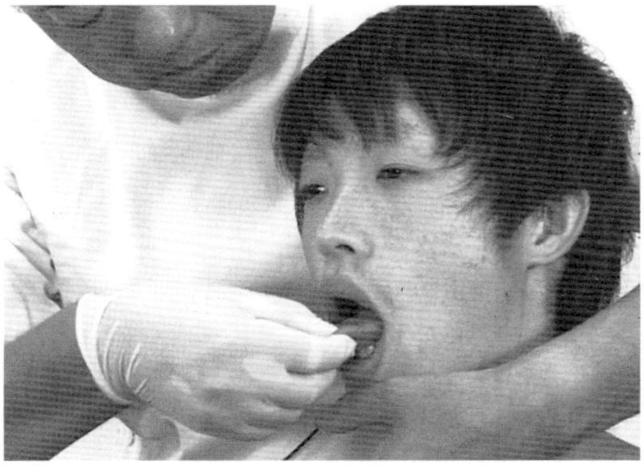

b. 뒤쪽 끌어들임(DVD 69)
맨손 접촉

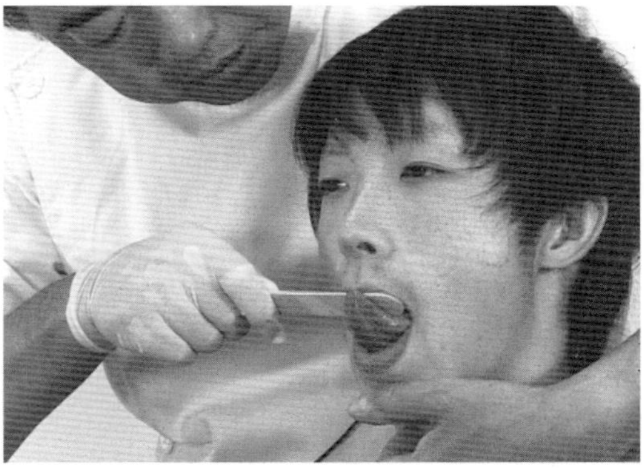

c. 혀끝의 올림(DVD 70)
설압자의 접촉

그림 7 (1)혀의 운동

4. 호흡에 PNF 접근

호흡운동에 동반하는 흉곽의 움직임은 상부갈비뼈는 들숨(흡기)에서 위 앞쪽으로, 날숨(호기)에서 아래 뒤쪽으로 움직인다. 하부갈비뼈는 들숨에서 위 바깥쪽으로, 날숨에서 아래 안쪽으로 움직인다. PNF 기법에 의한 호흡운동은 들숨에서는 스트레칭 · 재 스트레칭 · 저항을 가하고 날숨에서는 압박을 가하여 호출(내쉬기)을 보조한다.

1 바로 누운 자세에서 호흡운동

상부흉곽에의 접근에서는 치료사는 환자의 머리에서부터 양손을 복장뼈 및 복장뼈자루 위에 약간 비스듬히 아래쪽으로 향해서 둔다. 환자의 호흡 리듬을 감지하고 날숨의 마지막에 압박(빠른 신장)을 가하여 들숨을 촉진한다. 들숨 중, 흉곽의 가동성을 향상시키기 위해 일정한 압력으로 압박

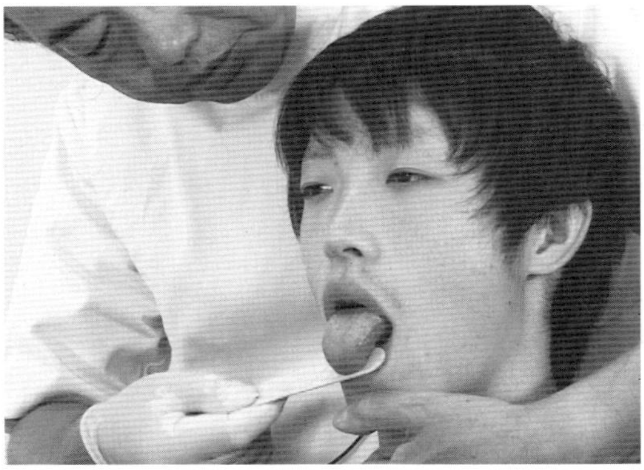

d. 혀끝의 내림(DVD 71)
설압자의 접촉

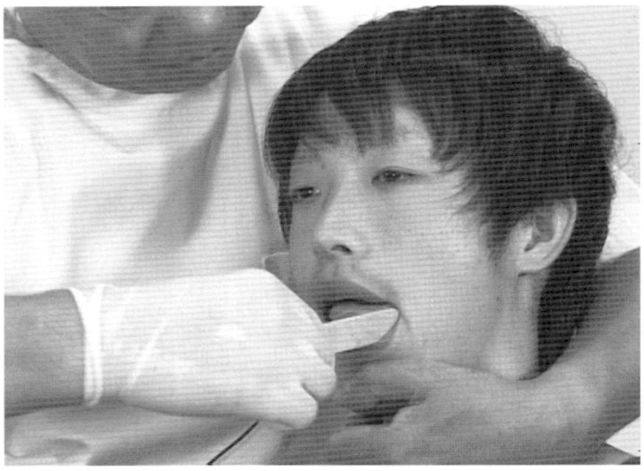

e. 옆쪽으로의 운동(DVD 72)
설압자의 접촉

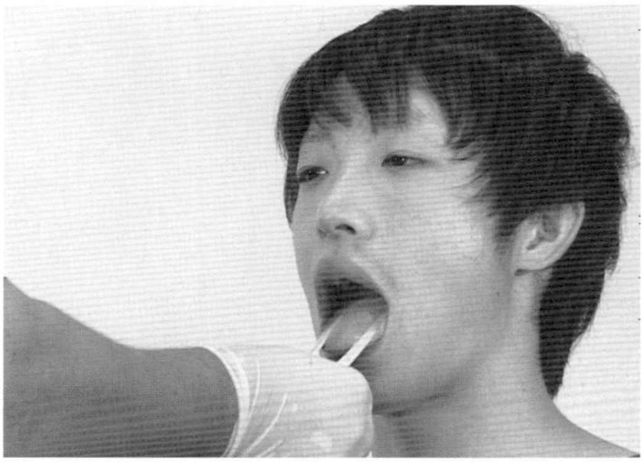

f. 양 혀 모서리의 올림(DVD 73)
설압자의 접촉

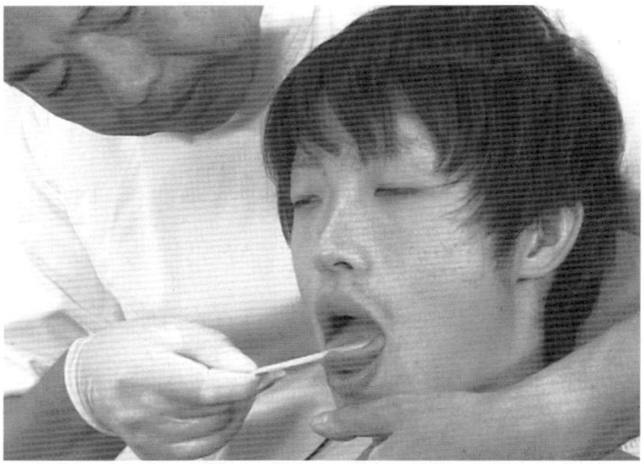

g. 혀끝의 말아넣기(DVD 74)
설압자의 접촉

그림 7 (2)혀의 운동

을 가한다(**그림 8a**). 또한 가벼운 재 압박(재 신장)을 가하여 들숨운동을 강화한다. 날숨 때에는 일정한 강도로 압박을 가하여 호출을 보조한다.

하부흉곽에의 접근은 환자의 머리에서부터 또는 허리의 옆으로 환자와 대면하도록 서고 양 손을 갈비뼈의 주행을 따라서 놓는다. 환자의 호흡 리듬을 감지하고 날숨의 마지막에 배꼽의 방향으로 신속한 압박(빠른 신장)을 가하여 들숨을 촉진한다. 날숨 때에는 갈비뼈를 배꼽으로 향해서 압박하여 날숨을 보조한다(**그림 8b**). 들숨 중, 흉곽의 가동성을 향상시키기 위채 들숨 중 일정한 압력으로 압박을 가한다. 흉곽의 빠른 신장이나 압박을 가할 때, 환자의 갈비뼈의 탄력성에 충분히 주의하여 시행한다.

가로막(횡격막)의 빠른 신장은 복장뼈 하부에 치료사가 엄지손가락을 밀어 넣어 날숨의 마지막에 들숨을 촉진하기 위해 시행한다.

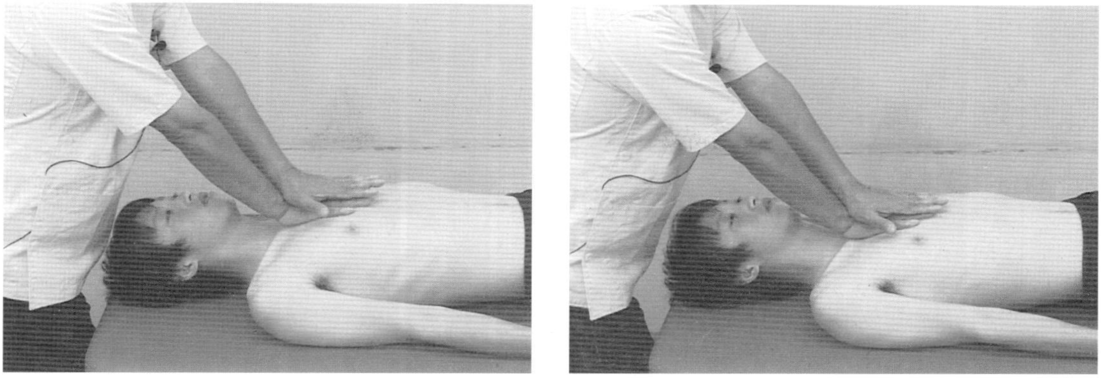

a. 상부흉곽에 접근(DVD 75)

치료사는 복장뼈에 맨손을 접촉하고 호흡의 리듬에 맞춰서 날숨 때에 체중을 맨손에 싣고, 비스듬히 아래쪽으로 압박을 가하여 날숨을 보조한다. 들숨으로 이행하기 직전에 신속하게 더 압박을 가하여 들숨을 유발한다.

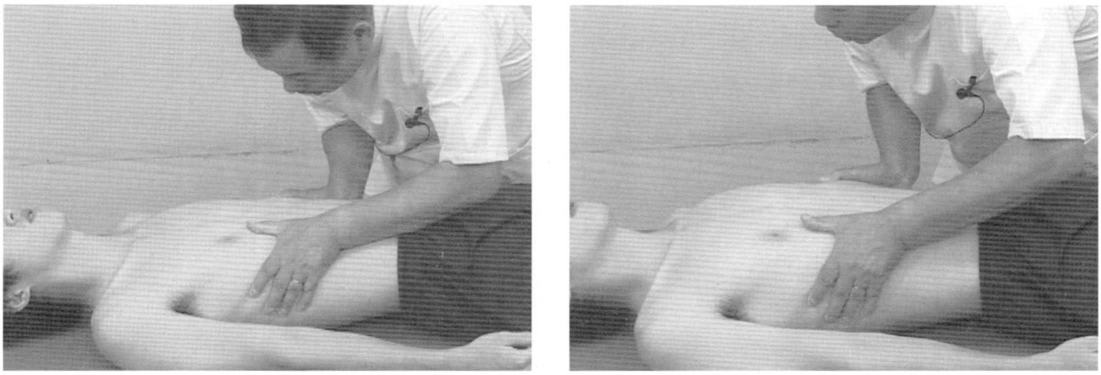

b. 하부흉곽에 접근(DVD 76)

치료사는 양쪽의 하부갈비뼈의 주행 상에 맨손을 접촉하고 호흡의 리듬에 맞춰서 날숨 때에 맨손을 비스듬히 아래쪽으로 압박하여 날숨을 보조한다. 들숨으로 이행하기 직전에 신속하게 더 압박을 가하여 들숨을 유발한다.

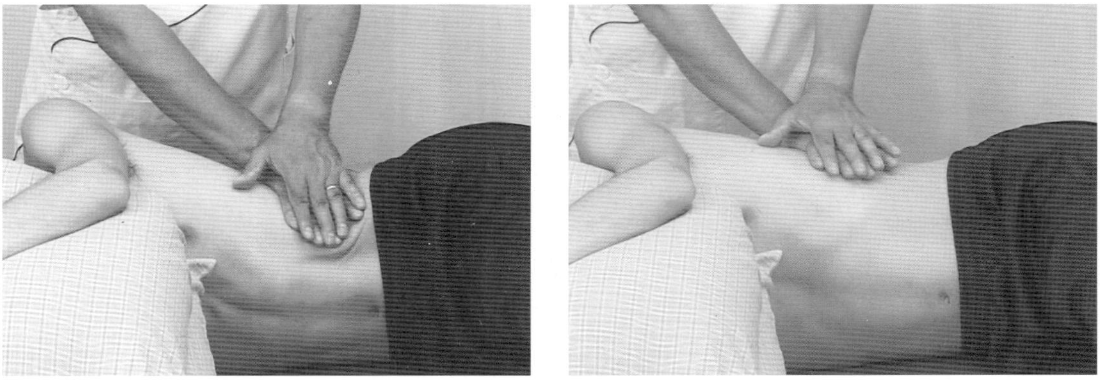

c. 국부의 흉곽에 접근(DVD 77)

옆으로 누운 자세에서 치료사는 몸쪽의 갈비뼈의 주행을 따라서 맨손을 접촉하고 호흡의 리듬에 맞춰서 날숨 때에 비스듬히 아래쪽으로 압박을 가하여 날숨을 보조한다. 들숨으로 이행하기 직전에 신속하게 더 압박을 가하여 들숨을 유발한다.

그림 8 호흡운동

2 옆으로 누운 자세에서 호흡운동

개개의 갈비뼈의 가동성의 개선이나 허파 구역별의 호흡운동에 사용된다. 옆으로 누운 자세에서 엉덩관절 · 무릎관절을 70~90° 굽힘 위치에 놓아 몸통의 롤링을 방지하고 팔로 몸통의 앞에 놓은 베개를 껴안게 하여 약 60° 굽힘 위치에 둔다. 가동성이 낮은 갈비뼈나 환기가 나쁜 허파구역 위에 치료사의 엄지손가락을 벌림을 하여 놓는다. 1개의 갈비뼈 위에 압박을 가하면, 골절의 위험성이 있으므로 반드시 2개 이상의 갈비뼈 위에 손을 놓는다(**그림 8c**).

M 보행에 대한 PNF

보행은 사람의 기능의 최고 도달단계의 하나이며 고도의 자동성으로 지배되어 있다. 보행은 연속된 발달의 최종단계이고 많은 환자에 있어서 기능적인 치료목적의 하나이다.

정상적인 보행에는 원활하고 율동적인 앞쪽 이동, 번갈아 하는 한쪽다리 위의 몸통의 균형, 다리 길이의 조절 등의 기능적인 활동이 자동적인 계속적 이행으로써 나타난다. 주위의 상황에 따른 보행을 계속하면서 그 상황에 필요한 반응이 자동적으로 일어나지 않으면 실용적이고 효율적인 보행이라고는 할 수 없다. 그리고 필요한 속도로 필요한 거리를 걷지 않으면 안 된다.

안전한 보행이 가능하기 위해서는 외부로부터의 자극에 대해서 균형이 소실됨이 없이 반응할 수 있는 능력이 필요하다. 몇 걸음 이상 걸을 수 있기 위해서는 원활하고 경제적인 에너지 소비로 걷는 것이 필요하다.

1. 보행 접근의 원리

PNF의 많은 기법이나 기본적 절차를 사용하여 보행이나 선 자세 유지를 시행한다. 환자의 능력에 따른 적당한 저항(과잉의 근육반응을 야기하지 않는 것 같은 저항)을 가함으로써 환자의 균형반응이나 운동능력이 증대하게 된다.

선 자세나 보행의 강력한 움직임에 저항을 가하면 약한 몸통이나 다리 근육군에 발산효과를 미치게 된다. 균형이나 동작에의 저항은 대각선 방향으로 가하였을 때 가장 효과적이다. 치료사는 움직임을 촉진하려고 하는 방향에 위치하여 저항을 가하도록 하면 좋다. 치료사가 촉진하려고 하는 방향에 위치하면 관절압축이나 저항을 가할 때에 체중을 이용하는 것이 용이해진다.

2. 보행 접근의 순서

정상적인 보행은 전체적 동작을 구성하는 요소 패턴의 원활하고 율동적인 계속적 이행에 의해서 성립하고 있다. 이들의 연속하여 일어나는 움직임은 개별적으로 촉진할 수 있으며 치료사는 그 구성요소의 운동에 초점을 맞추고, 다음으로 이들을 전체적인 보행 패턴으로 재통합하는 방향으로 작용한다.

3. 보행 접근의 실제

1 보행의 준비단계

보행의 중요한 준비단계로서 앉은 자세에서의 동작 및 앉은 자세에서부터의 일어서기 동작이 있다. 일어서기 위해서는 정중위치를 유지하고 좌우의 궁둥뼈결절에 균등한 체중을 가할 수 있는 능력, 좌우의 궁둥뼈결절에 번갈라 체중을 가할 수 있는 능력, 그리고 앞쪽이나 뒤쪽으로 스쿠팅

(scooting, 무릎걸음 이동)할 수 있는 능력 등이 필요하다. 그리고 양 다리에 균등하게 체중을 지지하여 넘어짐의 위험성이 없이 일어설 수 있어야 한다.

1) 앉은 자세

휠체어나 침대 위에서 정중위치를 유지하거나 이동하는 능력은 일상생활활동에 필요할 뿐만 아니라, 보행이 실용적으로 되기 위해서도 필요한 능력이다.

ⓐ **정중위치 유지를 위하여**

① 머리와 어깨뼈, 골반과 어깨뼈(이들의 요소를 여러 가지로 조합하여)에 번갈아 정지성 수축이나 율동적 안정화를 적용하여 몸통의 정중위치를 유지시킨다.

② 머리나 팔이음뼈에 저항을 가한 느린 반전(slow reversal)을 적용하여 상부몸통을 정중위치로 유지시킨다.

③ 상부몸통근육군의 동시수축을 촉진하기 위해 머리 및 양쪽 팔이음뼈에 저항을 가한 관절압축을 가한다.

④ 팔이음뼈나 머리에 저항을 가하여 움직임을 유도하거나 몸통근육군의 강화를 시행한다.

⑤ 양쪽골반 앞경사 패턴에 율동적 개시(rhythmic initiation)나 근육신장을 적용하여 골반의 앞경사 위치를 촉진한다.

ⓑ **앉은 자세에서 이동 (치료사는 환자의 앞쪽에 위치한다)**

① 양쪽 위앞엉덩뼈가시에 맨손 접촉을 하여 근육신장이나 율동적 개시 및 저항을 적용하고 골반의 앞경사의 움직임을 촉진한다.

② 한쪽의 위앞엉덩뼈가시에 신장 · 저항을 가하여 반대쪽 골반의 궁둥뼈결절에 바르게 체중이 가해지도록 조작한다. 이 움직임을 번갈아 반복한다**(그림 1)**.

③ 한쪽의 궁둥뼈결절에 완전히 체중을 부하시켜서 반대쪽의 위앞엉덩뼈가시에 신장이나 율동적 개시 및 저항을 적용하여 반대쪽 골반의 앞쪽돌출의 움직임을 유도해낸다**(그림 2)**.

④ 한쪽의 궁둥뼈결절에 완전히 체중을 부하시켜서 반대쪽의 궁둥뼈결절에 손을 대고 근육신장이나 율동적 개시 및 저항을 적용하여 반대쪽 골반의 뒤쪽견인의 움직임을 촉진한다※.

⑤ 번갈아 궁둥뼈결절 위에 체중을 부하하도록 저항 · 근육신장 · 율동적 개시를 적용하여 스쿠팅(무릎걸음)을 촉진한다.

2) 일어서기 **(표 1)**

일어서기 동작은 기능적인 활동임과 동시에 보행의 최초의 단계이다. 사람은 여러 가지 높이에서부터 자유로이 일어서거나 앉거나 할 수 있어야 한다. 일어서기 동작은 하기와 같이 요약할 수 있다(선 자세에서부터 앉은 자세가 되는 동작은 반대의 동작이 된다).

ⓐ **전반의 동작**

머리 · 목 · 몸통은 앞쪽으로 굽고 골반은 상대적으로 앞경사위치가 된다. 그리고 양 무릎은 양 앞발부분보다도 앞쪽으로 이동하고 양발에 체중이 걸리면 볼기부분이 바닥에서부터 떨어져 무릎은 펴지기 시작한다.

※ 오른쪽 골반의 뒤쪽견인을 유도할 때에는 오른손을 궁둥뼈결절에 댄다. 왼손은 환자의 넓적다리부분을 유지하여 골반의 뒤쪽견인의 움직임과 함께 뒤쪽으로 되밀도록 한다.

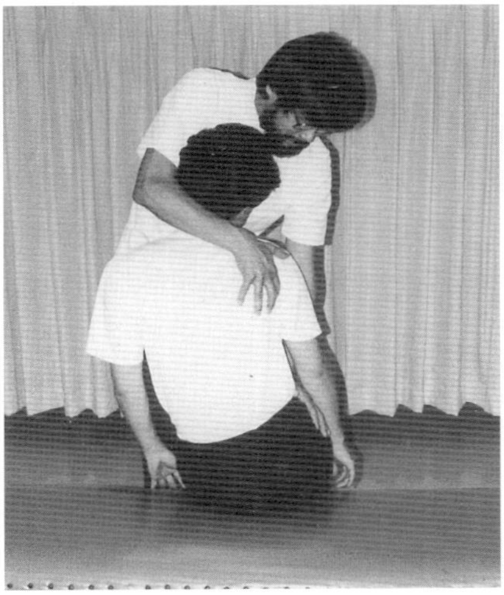

그림 1 한쪽 골반에의 중력중심 이동의 촉진

한쪽의 손을 어깨뼈에 대고 유지한다. 반대쪽의 손을 위앞엉덩뼈가시에 댄다. 빠른 신장을 위앞엉덩뼈가시에 가하여 골반의 뒤경사의 움직임에 저항을 가하고 반대쪽 골반의 궁둥뼈결절에의 체중이동을 촉진한다.

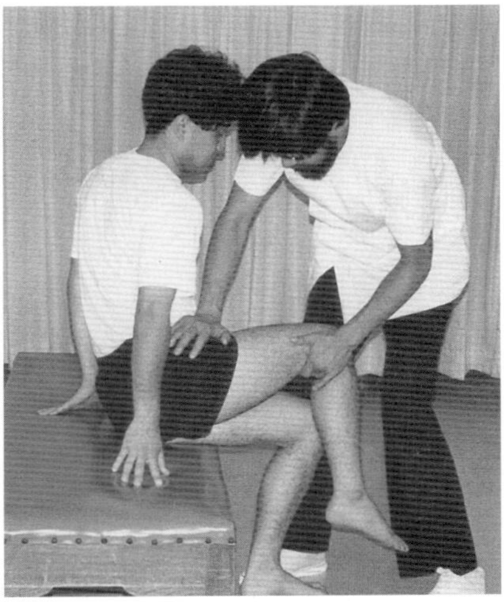

그림 2 한쪽 골반의 앞쪽돌출의 촉진

한쪽의 손을 위앞엉덩뼈가시에 대고 반대쪽의 손으로 같은 쪽의 넓적다리 뒷면을 유지한다. 빠른 신장을 위앞엉덩뼈가시에 가하고 골반의 뒤경사의 움직임과 함께 넓적다리를 앞쪽으로 끌어내도록 보조하여 앞쪽돌출의 움직임을 촉진한다. 움직임이 자기가 할 수 있게 되면 넓적다리 뒷부분과 위앞엉덩뼈가시에 댄 손으로 저항을 가하도록 한다.

표 1일어서기 동작

일어서기의 준비단계	일어서기 선 자세에서부터	앉은 자세로
① 율동적 개시나 근육신장을 적용하고 휠체어 및 침대 위에서 골반의 스쿠팅(무릎걷기 동작)을 시행시켜서 볼기부분을 가급적 앞으로 이동시킨다. ② 양쪽 대칭성 폄 패턴을 사용해서 앞발부분에 체중이동 ③ 초핑(내려치기) 패턴을 이용해서 하는 앞발부분에 체중이동	① 평행봉이나 의자의 손잡이 등을 들게 하여 몇 회, 골반의 앞경사 · 뒤경사 운동을 시키고, 골반의 앞경사의 움직임의 최종영역에서 골반의 앞경사의 움직임에 저항 또는 보조를 가하여 선 자세로 한다. ② 양쪽 대칭성 폄 패턴을 적용하고 양쪽 굽힘 패턴으로 변화시켜 선 자세로 한다(그림 3). ③ 머리의 굽힘 패턴에서부터 폄 패턴으로 변화시켜서 선 자세로 한다. ④ 초핑 패턴에서부터 리프팅 패턴으로 변화시켜서 선 자세로 한다. 주) ②③④ 모두 양발 앞발부분에 체중이 가해지기까지는 굽힘 패턴을 적용하고 양 무릎이 양발보다 앞쪽으로 나와 양 앞발부분에 체중이 걸리면 폄 패턴으로 변화시켜서 일어서기 동작을 촉진한다.	① 일어서기 동작 때는 반대의 패턴으로 마찬가지의 절차로 시행한다. ② 원심성 수축을 획득시키기 위해 골반 또는 팔이음뼈에 저항을 가한다. ③ 원심성 수축이 가능하다면, 앉은 자세 동작의 임의의 장소에서 움직임을 멈추게 하고, 그리고 나서 원래의 위치로 되돌리는 동작을 시행시킨다.

ⓑ **후반의 동작**

머리 · 목 · 몸통은 수직선에 접근하도록 편다. 골반은 앞경사 위치에서부터 뒤경사 방향(골반은 앞경사를 유지한 채)으로 변화한다. 그리고 양 무릎은 폄을 계속하고 양발의 지지 기저면의 안에 중력중심이 들어가도록 몸통은 편다.

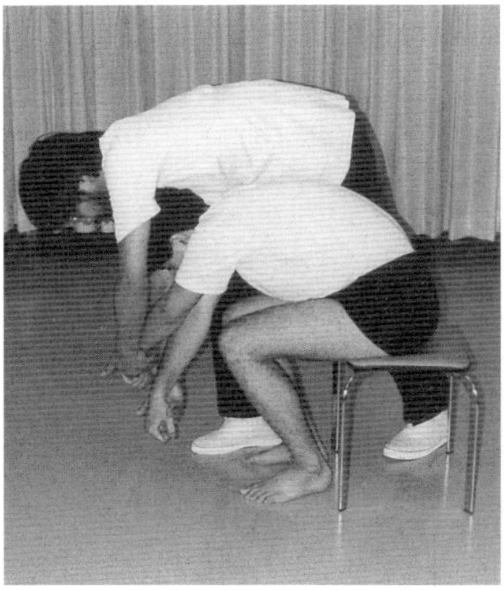

a.
양쪽 대칭성 폄-모음-안쪽회전 패턴을 적용하여 체중을 앞발부분으로 이동시킨다. 체중이 앞발부분으로 이동하면 구두지시로 "무릎을 앞으로 내밀도록 하여 허리를 올리시오!"라 지시한다.

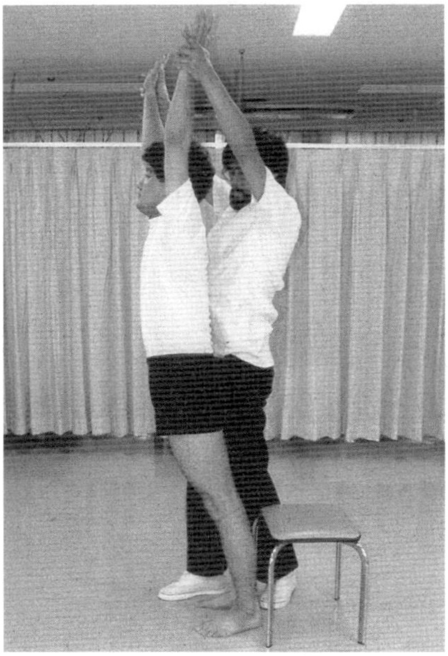

b.
손바닥부분에서부터 손등부분으로 신속하게 맨손 접촉을 바꿔서 양쪽 대칭성 폄-모음-안쪽회전 패턴에서 부터 양쪽 대칭성 굽힘-벌림-가쪽회전 패턴으로 변화하여 선 자세가 되게한다.

그림 3 앉은 자세에서부터 일어서기 동작의 촉진

2 선 자세

선 자세에서의 균형능력의 발달을 도모하기 위해서는 선 자세를 유지한 채로 목적동작이 가능해지는 것 같은 평형반응의 발달을 촉진할 필요가 있다. 균형능력의 발달은 머리나 팔이음뼈나 골반에 왼쪽 앞에서부터 오른쪽 뒤쪽으로(또는 그 반대방향으로), 오른쪽 앞에서부터 왼쪽 뒤쪽으로(또는 그 반대방향으로) 향해서 나선모양 대각선 방향으로 계속적이고 또는 단속적인(점증적인) 저항에 대항시킴으로써 발달을 촉진할 수 있다.

강조하려고 하는 근육군에 따라서, 저항을 가하는 방향이 결정된다.

① 대각선 뒤쪽으로의 저항은 몸통 앞면과 다리근육군을 강화하고 촉진한다.

② 대각선 앞쪽으로의 저항은 몸통 뒷면과 다리근육군을 강화하고 촉진한다.

③ 회전방향으로의 저항은 회전요소를 강조하여 전체 몸통과 다리근육군을 강화하고 촉진한다.

선 자세에서의 균형능력을 발달시키기 위해 관절압축을 여러 가지 부위에서부터 가하고 그 힘에 대항하여 선 자세를 유지할 수 있는 능력을 촉진할 필요가 있다. 우선 몸통의 장축방향으로의 관절압축을 가하여 선 자세를 유지시킨다.

1) 장축방향으로 관절압축

체중 지지능력과 균형반응을 촉진하기 위해 관절압축을 가한다. 팔이음뼈에 저항을 가한 관절압축을 가하면 상부몸통 근육군의 강한 활동이 나타난다. 양 다리의 장축방향으로 관절압축을 가하면 하부몸통과 양 다리 근육군에 강한 활동이 일어난다.

아래에 실제의 선 자세 균형의 촉진방법에 대해서 언급한다.

① 머리 위에서부터 양 다리로 향해서 관절압축을 가한다(**그림 4**) : 치료사는 환자의 앞쪽 또는 뒤쪽에 위치한다. 양손을 깍지를 끼어 머리 위에 대고 양 무릎을 굽혀서 체중을 이용하여 똑바로 아래쪽으로 관절압축을 가하여간다. 목은 약한 조직이므로 강한 압축을 피하고 환자의 능력에 맞춘 관절압축을 가한다.

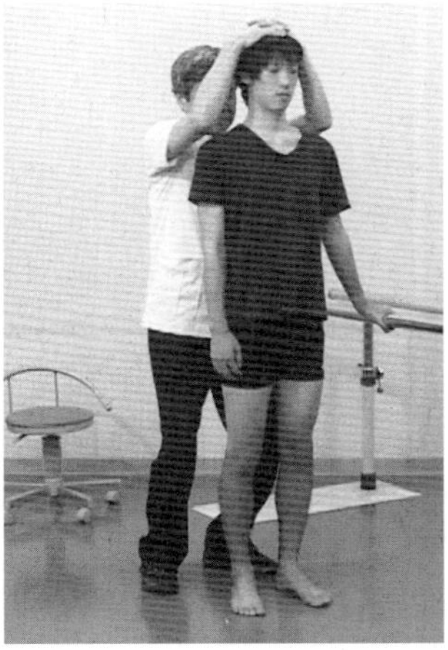

그림 4 머리 위에서부터 관절압축
양손을 깍지를 끼고 머리 위에서부터 양 다리에 관절압축을 가한다. 정상적인 정렬을 유지시켜서 압축을 가하도록 한다. (DVD 78)

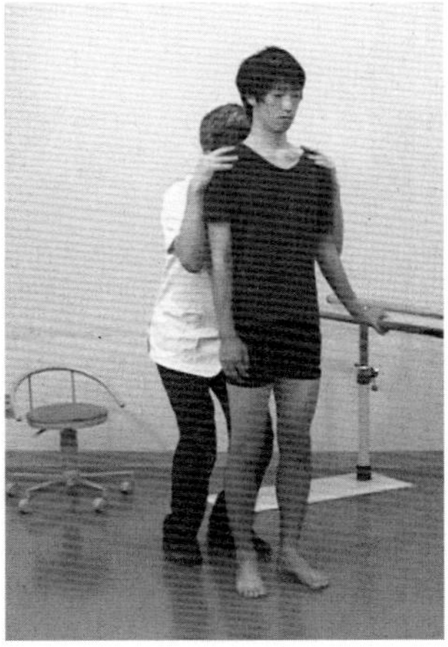

그림 5 양 팔이음뼈에서부터 관절압축
양 팔이음뼈에 양손을 대고 양 다리에 관절압축을 가한다. 정상적인 정렬을 유지시켜서 압축을 가하도록 한다. (DVD 79)

② 양 팔이음뼈에서부터 양 다리에의 관절압축을 가한다(**그림 5**) : 치료사는 환자의 앞쪽 또는 뒤쪽에 위치한다. 양손을 깍지를 끼고 양 팔이음뼈 상부에 대고, 양 무릎을 굽혀서 체중을 이용하여 똑바로 아래쪽으로 관절압축을 가한다.

③ 골반에서부터 양 다리에의 관절압축을 가한다(치료사는 뒤쪽에 위치하여)(**그림 6a**) : 치료사는 이동의자에 앉아서 환자의 뒤쪽에 위치한다. 양 위앞엉덩뼈가시에 손가락 끝을 굽히지 않고 바닥쪽 면 전체를 댄다. 아래팔부분은 궁둥뼈결절로 향하도록 볼기부분에 댄다. 환자의 골반을 약간 뒤경사 위치로 유지한다. 몸통 전체를 낮추도록 하여 양 다리에 관절압축을 가한다. 몇 초 유지한 다음에 힘을 빼게 한다.

④ 골반에서부터 양 다리에의 관절압축을 가한다(치료사는 앞쪽에 위치하여)(**그림 6b**) : 양 다리 장축에 관절압축을 가하기 위해 양손의 손목뼈부분을 환자의 위앞엉덩뼈가시에 대고, 양 손가락은 뒤 아래쪽(궁둥뼈결절)으로 향한다. 환자의 골반을 약간 뒤경사 위치로 유지한다.

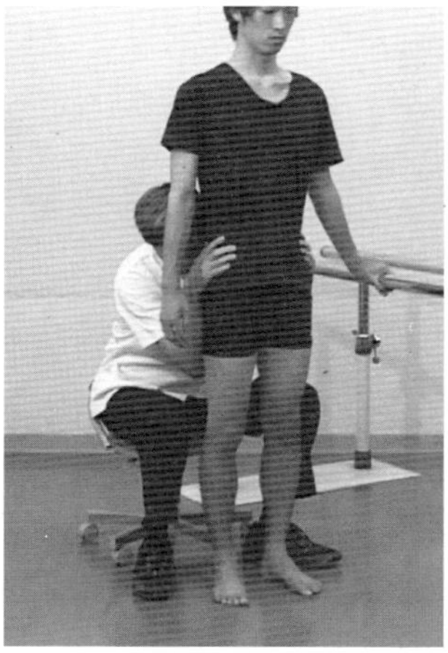

a.
치료사는 환자의 뒤쪽에 위치하여 양위앞엉덩뼈가시와 궁둥뼈결절선 위에 아래팔을 대고 앞위엉덩뼈가시 위에 양손을 잡고, 골반에서부터 양다리에 관절 압축을 가한다. (DVD 80)

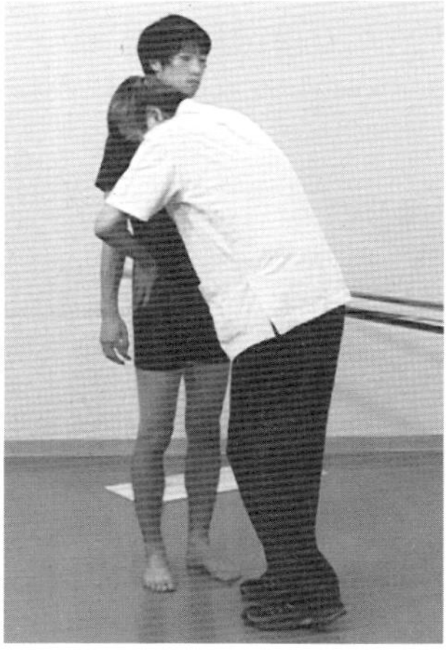

b.
치료사는 환자의 앞쪽에 위치하여 양위앞엉덩뼈가시와 궁둥뼈결절선 위에 아래팔이 위치하도록 하여 양 위앞엉덩뼈 가시 위에 양손을 잡고, 골반에서부터 양다리에 관절압축을 가한다. (DVD 81)

그림 6 골반에서부터 관절압축

④ 관절압축은 환자의 발꿈치에 압축력이 가해지도록 위앞엉덩뼈가시에서부터 궁둥뼈결절로 향하는 선 위에 가한다. 관절압축은 감지될 만큼 강하게 가하고 저항과 함께 압축을 유지한다.

2) 대각선 방향(회전방향)으로 관절압축

균형반응이나 동작능력의 발달을 촉진하려면, 치료사가 움직임을 촉진하고 싶은 방향에 위치하여 저항과 함께 관절압축을 가한다. 균형반응이나 바로잡기반응의 발달은 저항이나 관절압축을 대각선 방향으로 가하였을 때에 가장 효과적이다. 이 때, 치료사는 움직임을 촉진하고 싶은 방향에 위치하여 저항을 가하도록 한다. 치료사가 이와 같이 움직임을 촉진하고 싶은 방향에 위치하면 관절압축이나 저항을 가할 때에 체중을 이용하는 것이 용이해진다.

① 머리에 맨손 접촉을 하여 대각선 방향으로 저항을 가한다(**그림 7a**).
② 양 팔이음뼈에 맨손 접촉을 하여 대각선방향/회전방향으로 저항을 가한다(**그림 7b**) : 한쪽의 봉우리와 반대쪽의 어깨뼈에 맨손 접촉을 하여 시행한다.
③ 골반에 맨손 접촉을 하여 대각선방향/회전방향으로 저항을 가한다(**그림 7c**) : 한쪽의 위앞엉덩뼈가시와 반대쪽의 궁둥뼈결절에 맨손 접촉을 하거나 한쪽의 위앞엉덩뼈가시와 반대쪽의 위뒤엉덩뼈가시 가까이에 맨손 접촉을 하는 일도 있다.
④ 머리와 팔이음뼈에 맨손 접촉을 하여 대각선방향으로 저항을 가한다(**그림 7d**).
⑤ 팔이음뼈와 골반에 맨손 접촉을 하여 대각선방향/회전방향으로 저항을 가한다(**그림 7e**).

3 한쪽다리 선 자세

한쪽다리로 체중을 지지하고 반대쪽 다리를 자유로이 움직일 수 있는 능력은 정상적인 보행의 기본적인 능력의 하나이다. 이 움직임은 입각 다리의 지지능력을 증대하고 앞으로 내딛는 다리의

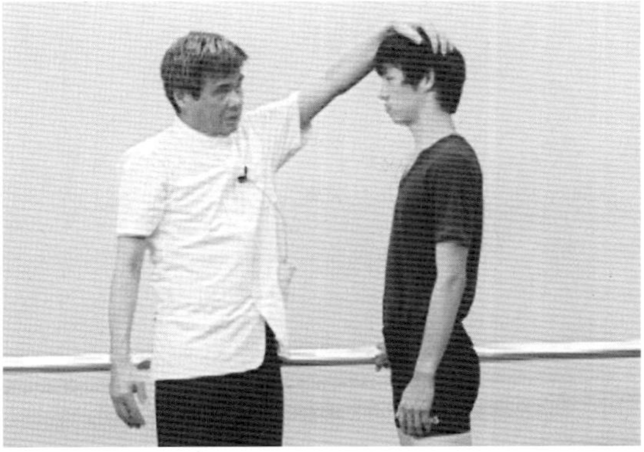

a. 머리에 맨손 접촉을 하여 대각선 방향으로 저항

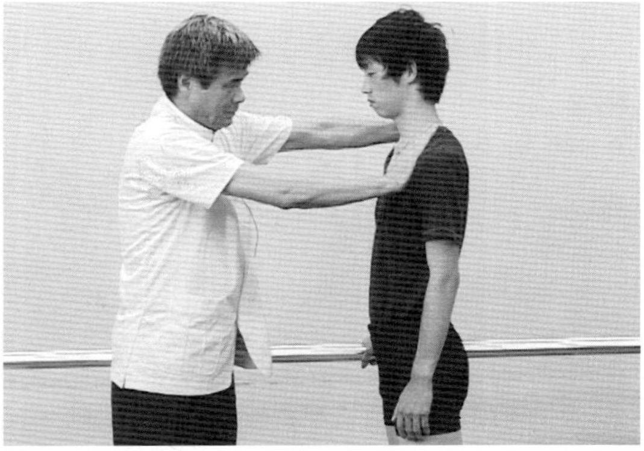

b. 양 팔이음뼈에 맨손 접촉을 하여 대각선 방향으로 저항

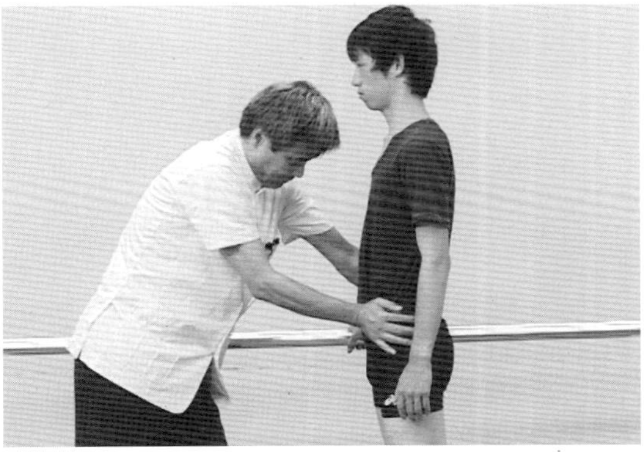

c. 골반에 맨손 접촉을 하여 대각선 방향으로 저항

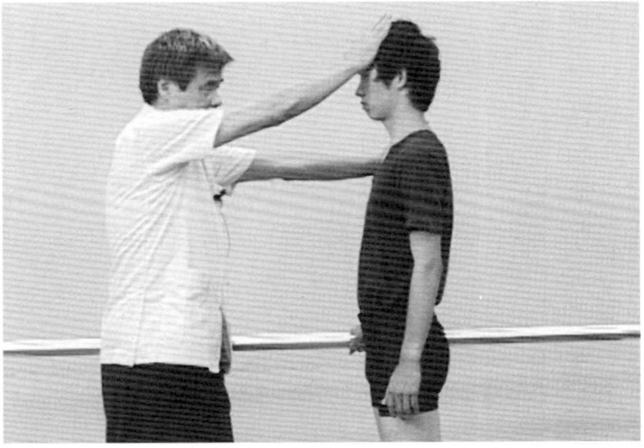

d. 머리와 팔이음뼈에 맨손 접촉을 하여 대각선 방향으로 저항

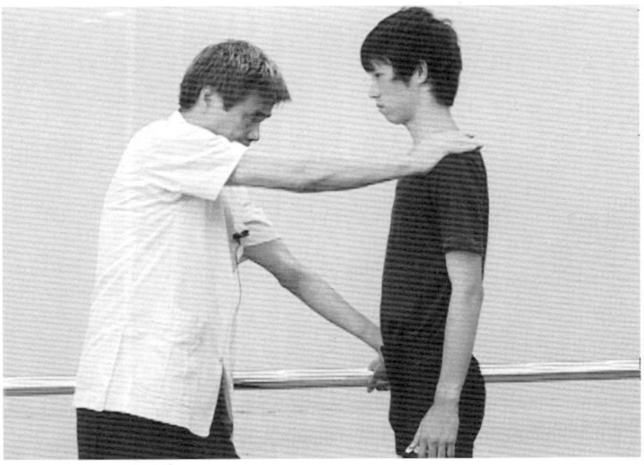

e. 팔이음뼈와 골반에 맨손 접촉을 하여 대각선 방향으로 저항

그림 7 대각선방향으로 관절압축(DVD 83)

엉덩관절의 안정성을 촉진한다. 이 능력을 만드는 것이 이 단계의 목적이 된다.

1) 한쪽다리 선 자세에서 골반 앞경사와 뒤경사 운동

평행봉 또는 한쪽 손으로 지지한 선 자세에서 무릎관절을 90° 굽힘위치로 유지한다. 치료사는 비스듬히 앞 안쪽에 위치하고 위앞엉덩뼈가시 위에 빠른 신장을 가하여 같은 쪽의 골반의 뒤경사의 움직임을 촉진한다(**그림 8a**). 다음으로 골반의 궁둥뼈결절 위에 빠른 신장을 가하여 골반의 앞경사의 움직임을 촉진한다(**그림 8b**). 이 움직임은 무릎을 90°로 고정한 다리의 굽힘-모음-가쪽회전과 폄-벌림-안쪽회전 패턴의 움직임이 된다.

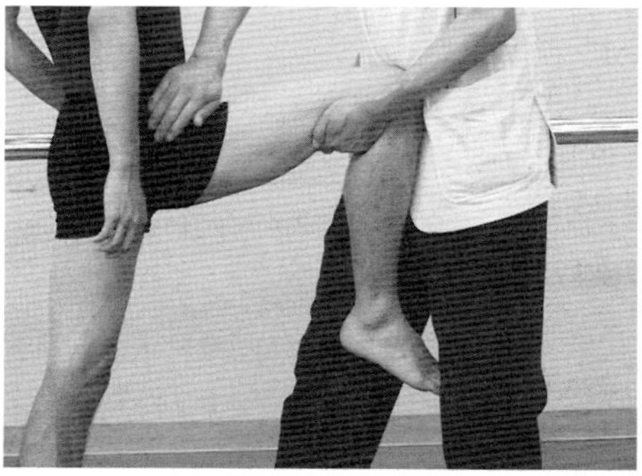

a. 골반 뒤경사

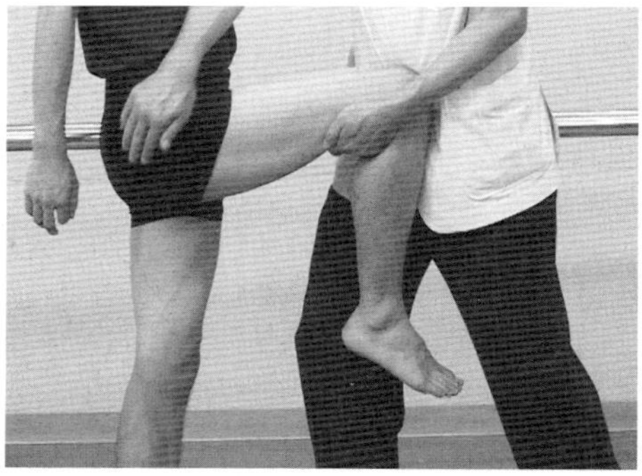

b. 골반 앞경사

그림 8 한쪽다리로 선 자세(비스듬히 앞 안쪽에 위치하여)

넓적다리를 유지하고 위앞엉덩뼈가시 위에 맨손 접촉을 하여 골반의 뒤경사를 시키고, 궁둥뼈결절에 맨손 접촉을 하여 골반의 앞경사의 움직임을 시행시켜 선 자세 다리의 안정성을 촉진한다. (DVD 84)

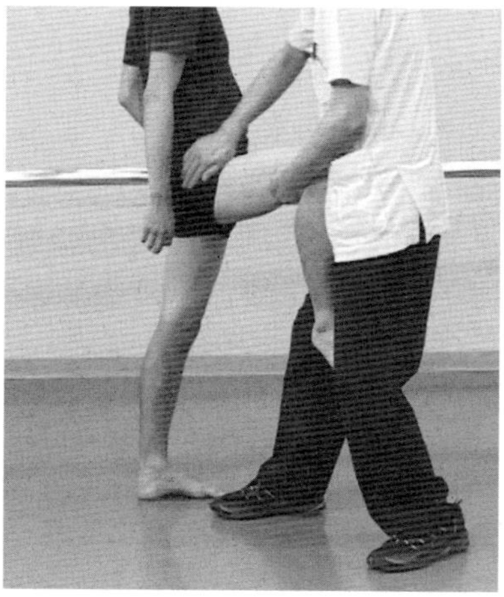

a. 골반 뒤경사

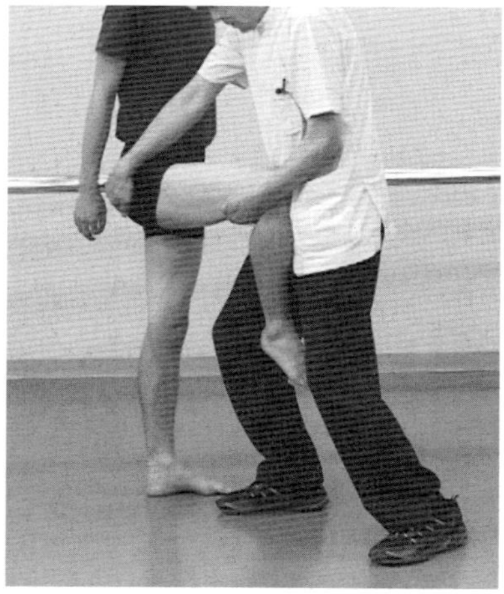

b. 골반 앞경사

그림 9 한쪽다리 선 자세(비스듬히 앞 바깥쪽에 위치하여)

넓적다리를 유지하고 위앞엉덩뼈가시 위에 맨손 접촉을 하여 골반의 뒤경사를 시키고, 궁둥뼈결절에 맨손 접촉을 하여 골반의 앞경사의 움직임을 시행시켜 선 자세 다리의 안정성을 촉진한다. (DVD 84)

무릎관절을 굽힘위치로 유지하여 치료사는 비스듬히 앞 바깥쪽에 위치하고 궁둥뼈결절 위에 빠른 신장을 가하여 같은 쪽의 골반 뒤경사의 움직임을 촉진한다(**그림 9a**). 다음으로 골반의 궁둥뼈결절 위에 빠른 신장을 가하여 골반 앞경사의 움직임을 촉진한다(**그림 9b**). 이 움직임은 무릎을 90° 로 고정한 다리의 굽힘-벌림과 폄-모음 패턴의 움직임이다.

2) 무릎의 굽힘을 동반하는 굽힘-모음-가쪽회전을 사용해서 하는 다리의 안정성의 촉진(그림 10)

치료사는 환자의 뒤쪽에 위치하여 발등부분과 넓적다리부분을 잡고, 무릎의 굽힘을 동반하는 굽힘-모음-가쪽회전 패턴을 시행시켜서 반대쪽 다리의 안정성을 촉진한다. 이어서 무릎의 폄을 동반하는 폄-벌림 패턴을 시행하여도 좋다.

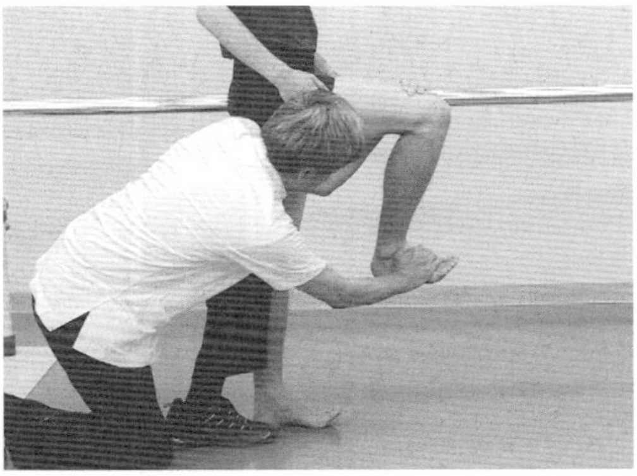

그림 10 무릎의 굽힘을 동반하는 굽힘-모음 패턴을 사용해서 하는 다리의 안정성의 촉진

치료사는 환자의 뒤쪽에 위치하여 발등부분과 넓적다리부분을 잡고 무릎의 굽힘을 동반하는 굽힘-모음 패턴을 시행시켜 반대쪽 다리의 안정성을 촉진한다. (DVD 85)

4 한쪽다리 앞쪽으로 내딛기

① 뒤쪽의 다리와 앞쪽으로 체중이동을 시킬 때에는 앞쪽 다리의 위앞엉덩뼈가시 위에서부터 궁둥뼈결절을 연결하는 비스듬한 방향으로 저항을 가한다.

② 앞쪽다리의 지지성을 높이기 위해 양쪽 골반의 앞쪽으로의 움직임에 저항을 가하고 앞쪽다리의 위앞엉덩뼈가시 위에서부터 궁둥뼈결절을 연결하는 비스듬한 방향으로 저항을 가한다.

③ 뒤쪽의 다리에 체중을 가하도록 하고 원심성(양손을 위앞엉덩뼈가시 위에), 또는 구심성(양손을 위뒤엉덩뼈가시 위에)의 저항을 대각선 방향으로 가한다.

④ 평행봉 또는 치료 테이블 위에 양손을 놓은 선 자세에서 다리의 무릎 굽힘을 동반하는 굽힘-모음-가쪽회전 패턴, 및 굽힘-벌림-안쪽회전 패턴을 시행시켜 골반의 앞쪽 · 옆쪽 회전운동을 강조한다.

이 동작을 지도할 때에는 골반과 몸통 전체의 앞쪽으로의 이동이 중요하다. 앞쪽으로 이동시킬 때 치료사는 환자의 앞쪽에 위치하고 몸통의 앞쪽이동을 강조한다. 뒤쪽으로 이동시킬 때에는 환자의 뒤쪽으로 위치하여 체중의 뒤쪽이동을 강조한다. 치료사는 항상 움직임을 유도하고 싶은 방향에 위치한다.

5 한쪽다리 앞쪽으로 내딛기(한쪽다리를 앞쪽으로 내디딘 자세)(그림 11)

이 움직임을 시행하기 위해서는 한쪽다리에 완전히 체중이 가해지고, 그 자세를 유지할 수 있는 능력이 필요하다.

(치료사는 환자의 뒤쪽에 위치하여) 환자의 뒤쪽의 발등부분과 넓적다리 안쪽부분을 잡는다. 발목관절의 빠른 신장으로 다리의 무릎 굽힘을 동반하는 굽힘-모음-가쪽회전을 시행시켜 다리 전체를 앞쪽으로 내딛게 하여 발바닥부분을 바닥에 접촉시킨다. 이 때, 넓적다리부분을 잡고 있는 손으로 종아리 장축에 관절압축을 가한다.

이 동작은 정상보행에서의 양 다리 지지기의 움직임에 상당한다. 이 동작에서는 골반과 몸통 전체의 앞쪽이동이 중요하다. 환자가 1보 앞으로 내디디면 치료사는 원래의 자세로 다리를 되돌린다(몇 번이나 반복한다). 이어서 반대쪽도 시행한다.

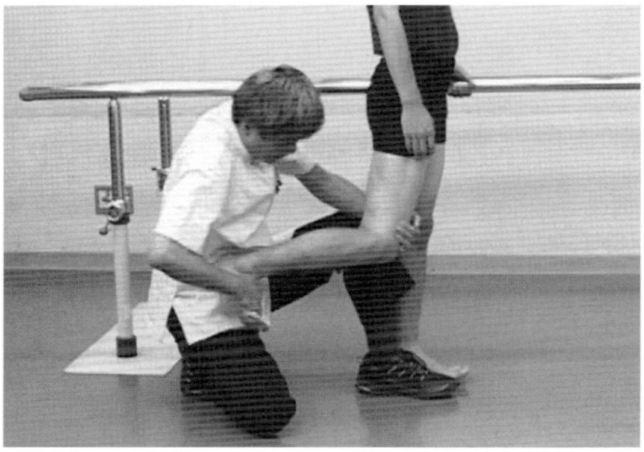

a. 시작작세

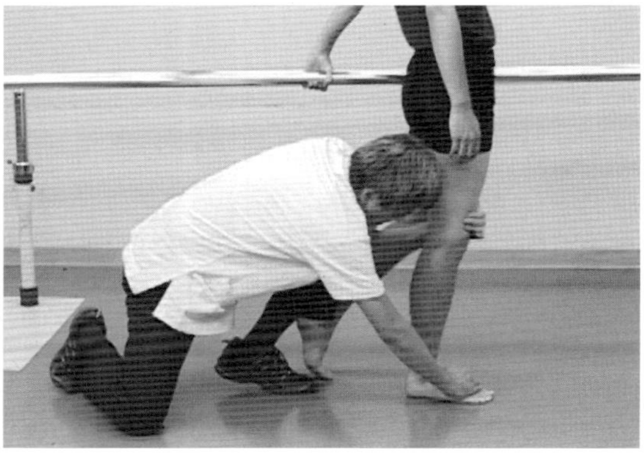

b. 종료 자세

그림 11 한쪽다리 앞쪽으로 내딛기(한쪽다리를 앞쪽으로 내디딘 자세)

다리의 무릎 굽힘을 동반하는 굽힘-모음-가쪽회전 패턴을 시행시켜 다리 전체를 앞쪽으로 내딛게 한다. (DVD 85)

6 보행

앞에서 언급한 순서에 따라서 개개의 보행요소를 촉진하고, 치료사는 다음으로 이들을 전체적 패턴으로 재통합한 보행을 시행시킨다. 정상적인 보행이 가능하기 위해서는 앞쪽보행 뿐만 아니라 옆쪽 · 뒤쪽으로의 보행도 자립하여 할 수 있어야 한다.

1) 앞쪽보행

이 움직임을 지도할 때, 골반과 몸통 전체의 앞쪽으로의 이동이 중요하다. 환자의 앞쪽에 위치하여 체중의 앞쪽이동을 강조한다. 치료사는 항상 환자의 움직임의 방향에 위치한다. 왼쪽다리를 앞쪽으로 내딛고 오른쪽다리로 체중을 지지하고 있는 경우를 상정한다. 치료사는 환자의 오른발의 앞에 왼발을, 왼발의 앞에 오른발을 내밀어 환자의 앞쪽 대각선 방향에 위치한다. 환자의 체중을 앞쪽으로 이동시킬 때에는 치료사의 중력중심은 뒤쪽의 발에 걸리게 된다. 앞쪽보행을 촉진하는 방법에는 치료사가 앞쪽에 위치하는 경우와 뒤쪽에 위치하는 경우의 두 가지 방법이 있다.

ⓐ **환자의 앞쪽에 위치하는 경우**

① 한쪽다리의 앞쪽 내딛기(**그림 12a**) : 한쪽다리를 앞쪽으로 내딛게 한다. 치료사의 양손은 환자의 골반의 양 위앞엉덩뼈가시 위에 댄다. 궁둥뼈결절 방향으로 빠른 신장을 가하고 골반의 뒤경사와 앞쪽회전의 움직임에 저항을 가한다. 저항은 치료사의 체중을 이용하여 가한다. 이 때, 반대쪽 다리에는 다리의 장축방향으로의 관절압축을 지속적으로 가한다.

② 반대쪽 다리의 앞쪽 내딛기(**그림 12b**) : 앞쪽 내딛기 발에의 체중이동이 진행되고 입각 중기가 되면(내딛기 쪽 다리의) 골반의 뒤경사와 앞쪽회전으로의 저항을 다리 장축방향(위앞엉덩뼈가시에서부터 궁둥뼈결절로 향한다)으로의 관절압축으로 변화시킨다. 관절압축을 지속하여 가하면서 반대쪽의 골반의 궁둥뼈결절 방향으로 빠른 신장을 가한다. 빠른 신장을 가한 후 골반의 뒤경사와 앞쪽회전의 움직임에 저항을 가한다. 저항은 치료사의 체중을 이용한다. 이 때 반대쪽 다리에는 다리 장축방향으로의 관절압축을 지속적으로 가한다.

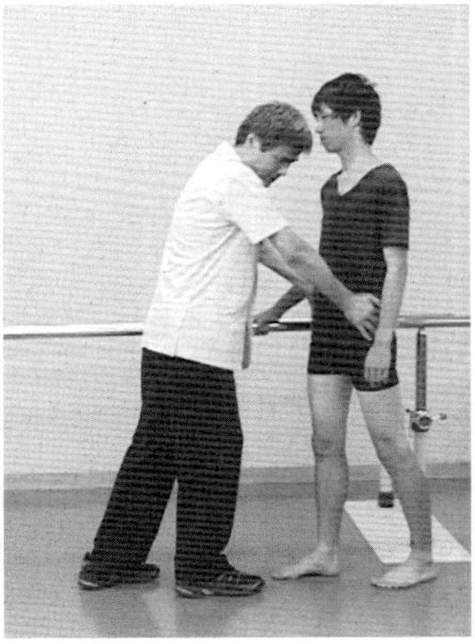

a. 한쪽 다리의 앞쪽 내딛기

위앞엉덩뼈가시에 빠른 신장을 가하고 골반의 뒤경사와 앞쪽회전에 저항을 가하여 앞쪽으로 내딛게 한다. 반대쪽 골반에는 관절압축을 가한다.가한다.

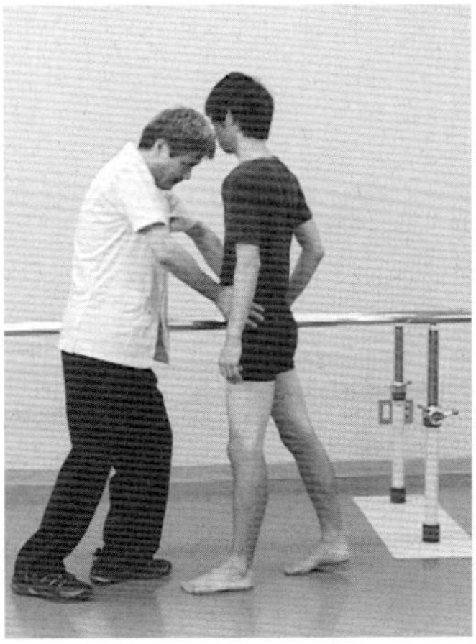

b. 반대쪽 다리의 앞쪽 내딛기

앞쪽으로 내디딘 발이 바닥에 접지하면 이제까지 입각다리이었던 골반에 빠른 신장을 가하여 골반의 뒤경사와 앞쪽회전에 저항을 그리고 이제까지 유각 다리이었던 골반에 관절압축을 가한다.

그림 12 앞쪽보행 (앞쪽 조작)(DVD 86)

ⓑ **환자의 뒤쪽에 위치하는 경우(그림 13)**

환자와 치료사가 내딛는 발은 같아진다. 치료사가 환자의 뒤쪽에 위치할 때, 치료사의 손가락은 위앞엉덩뼈가시에 대고 손과 아래팔을 지나는 선이 궁둥뼈와 발꿈치를 연결한 선 위가 되도록 댄다. 치료사의 아래팔은 볼기근군을 내리누른다. 빠른 신장과 저항을 가하는 방법은 치료사가 앞쪽에 위치한 경우와 같다.

뒤쪽에 위치하는 이점으로서는 다음과 같은 것을 열거할 수 있다.

① 환자의 키가 치료사보다 큰 경우 : 치료사는 체중을 이용하여 뒤 아래쪽으로 골반에 대한 관절압축, 신장 그리고 저항을 가할 수 있다.

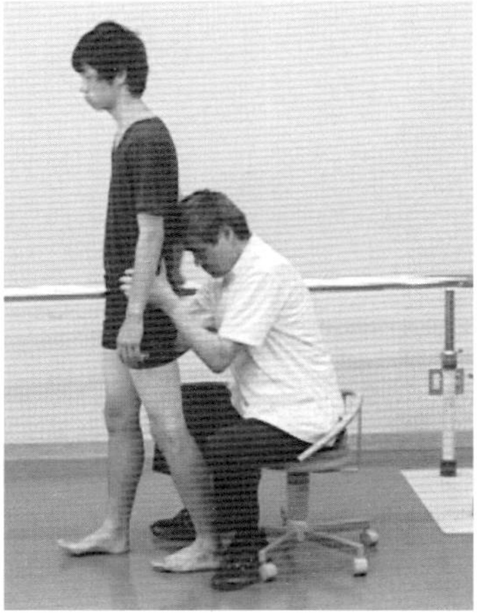

그림 13 앞쪽보행(뒤쪽 조작)

치료사의 손가락은 위앞엉덩뼈가시에 대고 손과 아래팔을 지나는 선이 궁둥뼈와 발꿈치를 연결한 선 위가 되도록 댄다. (DVD 87)

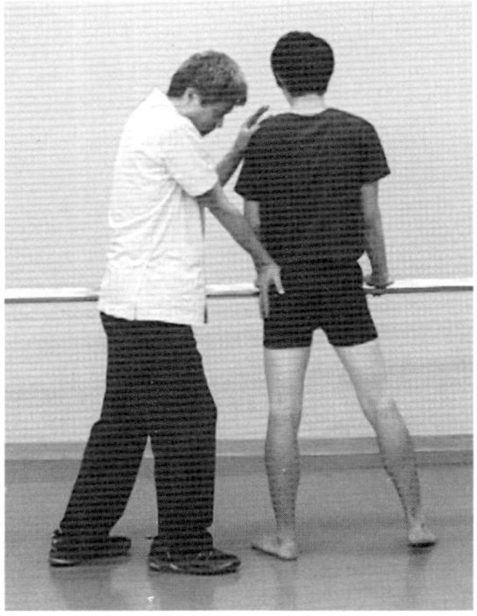

그림 14 옆쪽보행

환자의 옆쪽에 위치하고 한쪽 손은 팔이음뼈에, 그리고 반대쪽 손은 골반에 맨손접촉을 한다. 한쪽 손을 골반의 위앞엉덩뼈가시에서부터 궁둥뼈결절로 향하도록 대고 볼기부분에 빠른 신장을 가한다. (DVD 88)

② 환자의 시선을 방해하지 않는다.

③ 환자가 보행기나 다른 보행 보조기구를 사용할 수 있다.

보행 시에 특히 강조할 것은 환자의 몸통의 움직임이다. 입각기에서는 골반에 관절압축을 가하고 유각기에는 다리와 몸통의 앞쪽 내딛기의 움직임을 촉진하기 위해 골반에 신속하게 신장을 가한다. 환자의 골반의 움직임의 조절을 용이하게 시행하기 위해서는 골반에 맨손 접촉을 하고 필요에 따라 골반의 앞경사나 뒤경사의 움직임을 촉진한다. 이 때, 치료사는 촉진하려고 하는 방향에 위치하여 여러 가지의 촉진요소를 적용한다.

2) 옆쪽보행 (그림 14)

양쪽 방향으로의 보행은 한쪽의 다리가 몸통을 지지하고 있는 동안, 다른 쪽의 다리의 벌림(외전) 능력을 촉진한다. 이 옆쪽보행은 골반올림을 동반하지 않는 엉덩관절 벌림이므로 많은 환자로서 곤란한 정교성 단계의 운동으로 되기 때문에 보통 이 운동은 치료의 종말단계에서 강조하여 시행하도록 한다.

환자의 옆쪽에 위치하여 한쪽 손은 팔이음뼈에, 그리고 반대쪽 손은 골반에 맨손 접촉을 하고 볼기부분에 빠른 신장을 가한다. 다리가 벌림을 하여 그 다리에 체중이 걸리도록 골반이 옆쪽으로 이동하면 그 움직임에 저항을 가한다. 골반의 옆쪽이동이 진행되고 가쪽 내딛기 발에 체중이 가해지면, 저항에서부터 다리 장축으로의 관절압축으로 바꾼다.

머리와 팔이음뼈, 머리와 넓적다리, 골반과 종아리 등, 다양한 부위에의 맨손 접촉방법이 있다.

환자의 옆쪽에 위치하고 치료사의 저항에 대항하여 걷게 하는 옆쪽보행은 몸통 · 다리의 가쪽부분의 근육군에 효과적이다.

3) 뒤쪽보행 (그림 15)

뒤쪽보행에는 몸통의 조절과 무릎 굽힘과 엉덩관절 폄의 능력이 필요하다. 공동운동 패턴이 존재하는 경우에는 뒤쪽보행은 특히, 중요하다. 뒤쪽보행은 보행의 한 요소로서 훈련할 필요가 있다.

① 양 위뒤엉덩뼈가시 위에 맨손 접촉을 하여 한쪽 골반에 빠른 신장을 가한다. 골반의 앞경사와 뒤쪽회전의 움직임에 저항을 가하여 다리를 뒤쪽으로 내딛게 한다.
② 뒤쪽으로 내디딘 다리에 체중이 가해지면, 관절압축으로 바꿔서 입각 다리이었던 다리의 골반에 빠른 신장을 가한다. 또한 골반의 앞경사와 뒤쪽회전의 움직임에 저항을 가하여 다리를 뒤쪽으로 내딛게 한다.
③ 기타의 뒤쪽보행에는 양쪽 팔이음뼈, 어깨뼈와 반대쪽의 골반, 머리와 팔이음뼈, 볼기부분과 넓적다리 뒷부분 등에 맨손 접촉을 시행하는 방법이 있다. 이들의 맨손 접촉에 의한 뒤쪽보행에서는 관절압축을 가할 수 없으므로 저항만으로 한다.

뒤쪽보행 때에는 몸통을 정중위치로 유지하여야 한다.

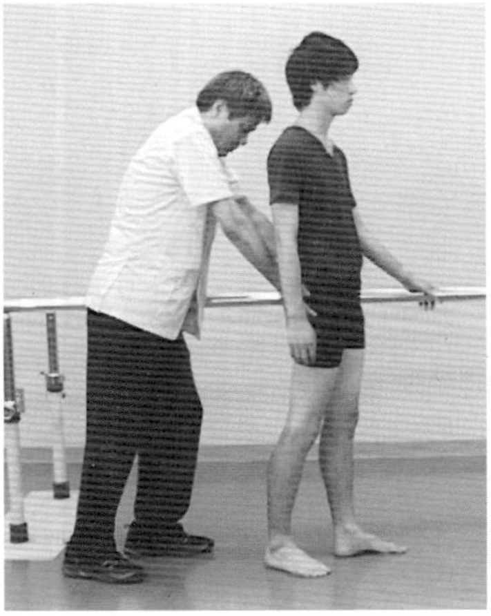

그림 15 뒤쪽보행

양 위뒤엉덩뼈가시 위에 맨손 접촉을 하고, 한쪽 골반에 빠른 신장을 가한다. 골반의 앞경사와 뒤쪽회전의 움직임에 저항을 가하여 다리를 뒤쪽으로 내딛게 한다. (DVD 89)

4) 교차보행

교차보행은 양 다리의 앞쪽 및 뒤쪽으로 정중선을 가로질러 교차하는 움직임과 함께, 몸통의 회전운동이 동반하므로 일련의 보행훈련 중에서는 가장 곤란한 운동이다.

오른쪽 방향으로의 교차보행을 예를 들면, 치료사는 환자의 왼쪽 뒤쪽에 위치하고 양쪽 골반의 위앞엉덩뼈가시에 맨손 접촉을 시행한다. 왼쪽 위앞엉덩뼈가시에 댄 손으로 빠른 신장을 가하고 왼쪽다리를 굽힘-모음-가쪽회전 패턴으로 앞 안쪽으로 내딛게 한다(**그림 16a**). 다음으로 오른쪽 위앞엉덩뼈가시에 빠른 신장을 가하고, 오른쪽 다리를 굽힘-벌림-안쪽회전 패턴으로 앞 바깥쪽으로 내딛게 한다(**그림 16b**). 치료사는 환자의 오른쪽 뒤쪽에 위치하도록 이동하고 양쪽 골반의 볼기부분에 맨손 접촉을 시행한다. 왼쪽 볼기부분에 댄 손으로 빠른 신장을 가하고 왼쪽다리를 폄-모음-가쪽회전 패턴으로 뒤 안쪽으로 내딛게 한다(**그림 16c**). 다음으로 오른쪽 볼기부분에 댄 손으로 빠른 신장을 가하고, 오른쪽 다리를 폄-벌림-안쪽회전 패턴으로 뒤 바깥쪽으로 내딛게 한다.

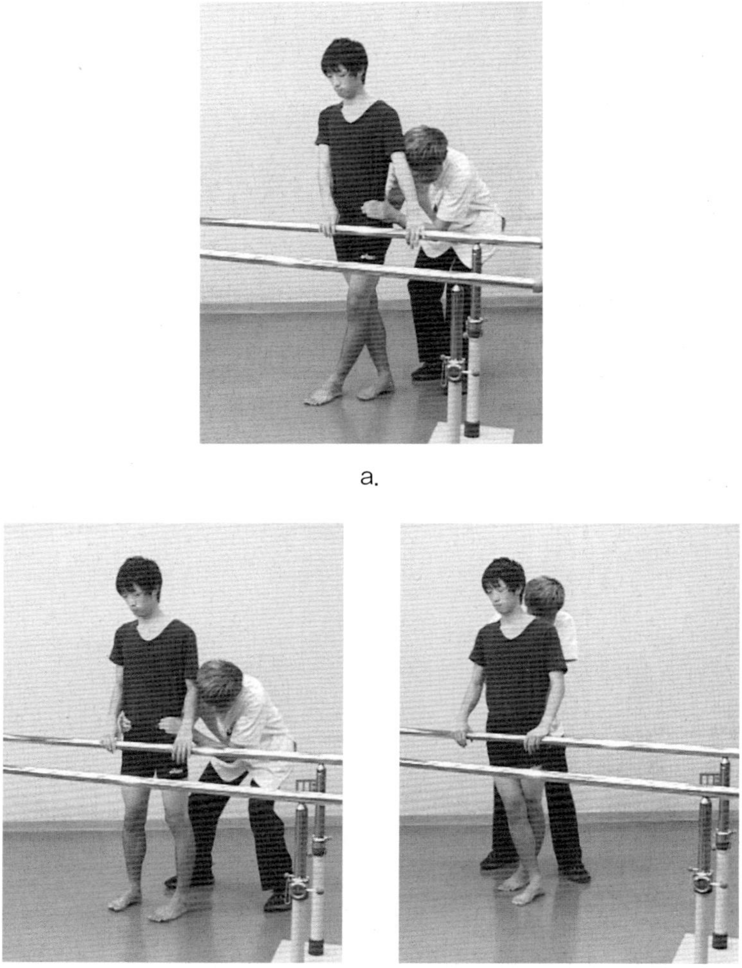

a. b. c.

그림 16 교차보행(DVD 90)

정상보행은 전체적 동작을 구성하는 요소 패턴의 원활하고 율동적인 계속적 이행에 의해서 성립하여 있다. 이들의 원활한 움직임이 어떠한 원인으로 장애를 받으면 보행은 비정상적인 것이 돼버린다.

보행 접근에서는 앉은 자세에서 동작부터 시작한다. 그리고 가급적 조기에 보행을 시작한다. 사람은 침대나 의자에서부터 안전하게 일어서기 균형을 잡아 선 자세를 유지하고 보행할 수 있어야 한다. 치료사는 이들의 움직임이 기능적이 아니고 또는 원활성이 결여되어 있는 것이라면, 환자의 능력이나 필요도에 맞춰서 프로그램의 수준을 낮춰 필요로 하고 있는 능력을 재획득시킬 필요가 있다.

Ⅳ. 특수기법

3종류의 근육수축 양상(구심성 · 정지성 : 등척성 · 원심성 수축)을 사용하여 근력강화 · 유연성의 개선을 목적으로 **표1**에 나타낸 특수기법이라 호칭되는 방법으로 시행된다. 각각의 기법은 PNF 패턴 중에서 시행되는 경우가 많다.

1. 율동적 개시(rhythmic initiation)

경축에 의해서 운동의 개시가 용이하지 않을 때에 사용된다. 대각선 · 나선방향의 운동을 ① 수동운동, ② 능동보조운동, ③ 능동운동, ④ 저항운동의 순서로 각각 몇 회 율동적으로 시행한다.

회전운동만의 경우는 율동적 돌림(rhythmic rotation)이라 불린다.

표1 특수기법과 근육수축 상태

근육수축 상태 등	특수기법
1. 율동적 개시	수동 · 능동보조 · 능동 · 저항운동(구심성 수축)
2. 복제기법	(정지성 · 구심성 수축)
3. 반복 신장(반복 수축)	저항운동(구심성 · 원심성 수축) ① 초기 가동범위에서의 반복 신장 ② 중간 가동범위에서의 반복 신장 ③ 종료 가동범위에서의 반복 신장
4. 강조의 타이밍	(피봇 : 정지성 · 구심성 수축)
5. 근육수축 상태에 의한 조합운동	저항운동(구심성 · 정지성 · 원심성 수축)
6. 작용근 · 길항근에 의한 왕복운동	〈동적 반전〉 ① 느린 반전 → 구심성 수축 ② 느린 반전유지 → 구심성 · 정지성 수축 ③ 빠른 반전 → 구심성 수축 〈정적 반전〉 ① 율동적 안정화 → 정지성 수축 ② 교호성 수축 → 구심성 · 정지성 수축
7. 이완기법	① 유지이완(hold relax) → 정지성 수축 · 이완 ② 수축–이완(contract relax) → 구심성 · 정지성 수축 · 이완

2. 복제기법

운동패턴의 종료영역(단축영역)에서 정지성 수축을 시행한다. 다음으로 20~30° 수동적으로 되돌린 자세에서부터 종료영역까지 구심성 수축으로 시행한다. 이들을 몇 번 반복시키면서 차츰 가동범위를 넓히고 최종적으로 연장영역에서부터의 PNF 패턴을 시행한다. 율동적 개시와 마찬가지로 PNF 패턴의 방향을 이해할 수 없을 때에 사용된다.

3. 반복신장(반복수축)

한쪽 반향의 운동패턴을 반복하여 근육수축을 시키는 방법이다. 운동 가동범위의 일부에서 근육수축력의 저하를 치료사가 감지하였을 때에 동일한 가동범위에서 근육을 신장하면서 수축시키거나(원심성 수축) 수동적으로 원래의 가동범위로 되돌린 후에 수축시켜서(구심성 수축) 반복한다. 이 기법은 반복수축이라고도 불린다. 가동법위의 부위에 따라 다음의 세 가지가 있다.

① 초기의 가동범위(연장영역)에서의 반복신장 : 근력이 도수근력검사(MMT)에서 1 또는 2일 때 가동범위의 초기에 신속한 근육의 신장(빠른 신장)을 구두지시와 동시에 가하여 반복한다. 신장반사와 수의수축에 의한 근육수축을 기대한다(**그림 1a**).

② 중간 가동범위(중간영역)에서의 반복신장 : MMT 3 전후일 때에 중간 가동범위에서 ①과 마찬가지의 신장과 저항을 가하지만 ①일 때와 비교하여 신장의 정도는 약하다(**그림 1b**).

③ 종료 가동범위(단축영역)에서의 반복신장 : 종료 가동범위에서 근육 수축력의 저하가 관찰될 때에 정지성 수축에 대해서 약간 신장(원심성 수축)을 가한 후, 구심성 수축에서 종료한다(**그림 1c**).

4. 강조의 타이밍(pivot : 축운동)

수축력이 강한 근육에 정지성 최대저항을 가하면서 근방의 약한 근육에의 신경 임펄스의 발산을 기대한다. 강조의 타이밍에는 다음의 세 가지 요소가 있다.

① 고정근 : 강한 근육이 관절의 고정에 작용한다.

② 운동의 지지점 : 운동의 축을 말하며 약한 근육이 운동의 대상이 된다.

③ 조작점 : 운동을 조작하는 부위.

예컨대, 엉덩관절 굽힘근이 정상(강한 근육)이고 무릎관절 굽힘근이 약화되어 있다고 하자. 엉덩관절 · 굽힘근에 정지성의 최대저항을 가하여 엉덩관절을 고정한다(고정근). 다음으로 무릎 굽힘근에 대한 임펄스의 발산을 기대하여 무릎 굽힘운동(무릎관절 : 운동의 지지점)을 몇 번 반복한다. 이때의 조작점은 종아리 하부가 된다. 이와 같이 강조의 타이밍은 약화된 근육을 효과적으로 강화하는 데에 사용된다. 강조의 타이밍에서는 정상적인 타이밍(운동은 먼쪽에서부터 몸쪽으로 일어나는 것)은 무시된다.

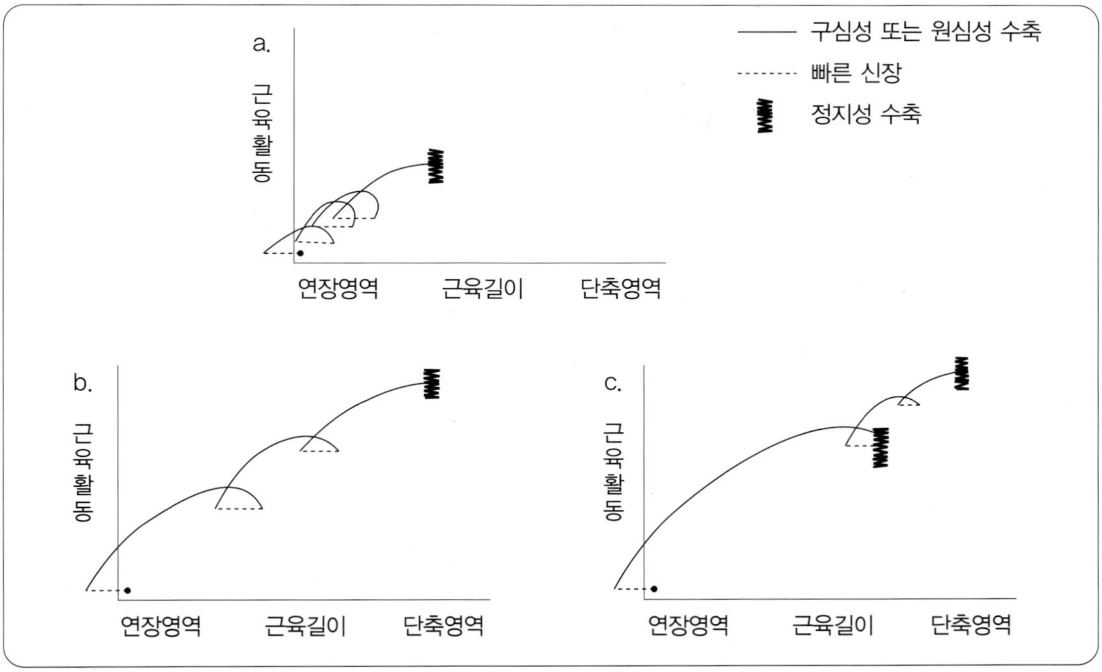

그림 1 반복수축의 3가지 유형
(Sullivan 등, 1986)[1)]

5. 근육수축 상태에 의한 조합운동

운동패턴 중에서 서서히 저항을 증대시킨다(구심성 수축). 다음으로 저항량이 환자의 근력을 초과하면 반대방향의 운동으로 바뀐다(원심성 수축). 경우에 따라서는 정지성 수축도 추가된다. 이와 같이 하나의 운동패턴 중에서 2~3가지의 근육수축을 획득할 수 있는 방법이다.

중간 또는 최종 가동범위에서의 반복 신장은 중간 가동범위에서 빠른 신장이 시행되는 것에 반해서 근육수축 상태에 의한 조합운동에서는 가동범위의 크고 작음에 관계없이 천천히 하는 신장이 가해진다는 차이가 있다.

6. 작용근 · 길항근에 의한 왕복운동

작용근 · 길항근에 의한 왕복운동이란 하나의 PNF 패턴의 종료영역에서부터 길항패턴(역 패턴) 방향으로 운동을 변환시키는 왕복운동이며 **표 2**와 같은 다섯 가지의 기법이 있다.

이들 기법은 Sherrington(1947)[2)]의 계시유도(척수동물의 교차성 폄 반사의 직전에 굽힘 반사를 일으켜두면 폄 반사의 반응이 커진다는 현상)가 이론적인 근거라 하고 있다.

표 2 작용근 · 길항근에 의한 왕복운동의 기법

기법		왕복운동 · 적응
동적반전	① 느린 반전	PNF패턴을 편도 2~3초의 느린 속도로 왕복운동을 한다. 예컨대, 팔의 굽힘-모음-가쪽회전 패턴을 촉진하고 싶다면, 이 길항 패턴인 폄-벌림-안쪽회전 패턴부터 시작하여 굽힘-모음-가쪽회전 패턴에서 종료한다. 이 왕복운동을 3~10회 시행한다. 급격한 근육신장은 최초의 패턴을 시작할 때에만 시행되고, 다음의 길항 패턴부터는 근육신장을 가하지 않는다. 이 기법의 목적은 근력강화 이외에 협동성의 개선이다. 운동실조증에 효과적이라 한다(Kabat, 1955)[4].
	② 느린 반전유지	구심성 수축인 느린 반전이 한창 진행되고 있는 도중에 2~3초의 정지성 수축을 가하여 관절의 안정성을 높이는 기법이다.
	③ 빠른 반전	기본적으로 느린 반전과 같은 기법이지만, 방향을 전환할 때 신속하게 시행한다. 이때 다음의 패턴에 신장을 가하면 원활하게 방향전환을 할 수 있다. 목적은 느린 반전과 마찬가지로 근력강화 이외에 협동성 개선이다.
정적반전	① 율동적 안정화	정지성 수축에서 길항하는 방향에 교호성의 저항을 가하는 기법이다. 길항근 패턴의 정지성 수축으로 시작하여 작용근 패턴의 정지성 수축으로 종료한다. 류마티스 등과 같이 관절을 움직이지 않고 근력을 강화하고 싶은 경우 등에 사용된다. 또한 운동실조증과 같은 협동성 장애의 환자에게도 효과적이다(Cailliet, 1965[5] : 中村 등, 1979[6]).
	② 교호성 수축	작용근에 약간의 구심성 수축에서부터 정지성 수축을 2~3초를 가하고, 즉각 길항근에 마찬가지의 조작을 가한다. 번갈아 가하는 저항을 신속하게 함으로써 협동성이 더 개선된다.

또한, 도끼로 장작을 패는 운동이나 골프의 스윙 등에서는 운동 전에 길항운동이 관찰된다. 최근의 수의운동에 의한 연구(富田 등, 1997)[3]에서는 근육활동량에서 계시유도의 현상은 척수반사의 결과와는 반드시 일치하지 않지만, 80% MVC에서는 계시유도의 효과가 인지된다(渡會 등, 2000)[7].

이들의 기법은 근력강화에 더하여 협동성의 개선이 기대된다.

7. 이완기법

근육수축 후의 이완을 겨냥한 기법이다. 이완기법에는 다음의 두 종류가 있다.

1 유지-이완(hold relax)

이완을 시키고 싶은 근육을 최대로 신장한 자세에서 5~10초 정도의 최대 정지성 수축을 시킨다. 그 후, 힘을 빼게 하면 이완이 얻어진다. 이것이 유지-이완의 기법이다. 예컨대, 뒤넙다리근(hamstrings)의 이완을 얻으려면 바로 누운 자세에서 뒤넙다리근을 최대로 신장하고, PNF 패턴을 사용하여 5~10초 정도의 최대 정지성 수축을 시키고 그 후 이완시킨다. 다음으로 능동운동이고 게다가 무릎관절폄 위치에서의 엉덩관절 굽힘(SLR)의 가동범위를 증대시킨다. 이것을 2~3회 반복시키는데 기본적으로는 PNF 패턴 중에서 사용된다.

이 유지-이완에 의한 관절가동범위의 증대는 수동적 신장기법과 비교하여 건강한 사람의 SLR 각도를 증대시킨다(Tanigawa, 1972)[8]. 척추질환 환자의 무릎관절 가동범위에 대해서도 도수적 신장기법과 비교하여 무릎관절 가동범위를 장기적으로도 개선시킨다(和氣 등, 1994)[9]. 또한 어깨관절의 가쪽회전 가동범위 증대에 대해서도 안쪽회전근군의 이 기법에 의한 효과를 나타내어 보여주고 있다(武富, 1992)[10].

2 수축-이완

수축-이완(contract relax)은 유지-이완(hold relax)과 매우 유사한 기법이다. 유지-이완이 정지성 수축인 것에 반하여 수축-이완은 회전근의 구심성 수축이 가해지는 기법이다. 이들의 두 가지 기법은 어느 것도 관절가동범위를 개선시키는 효과가 있다. 양 기법은 같은 쪽만이 아니라, 반대쪽의 가동범위의 증대, 근육위축 방지에도 효과가 있다(Markos, 1979)[11].

◆ 문 헌 ◆

1) Sullivan PE, Markos PD, Minor MA（石川友衛，吉松俊一監訳）：臨床 PNF，メディカル葵出版，東京，1986
2) Sherrington CS : The Integrative Action of the Nervous System, 2nd Ed, Yale University Press, New Haven, 1947
3) 富田　浩，池田由美，新田　收ほか：ヒトの随意運動における継時誘導の効果．都立医療技短大紀要 **10**：159-161，1997
4) Kabat H : Analysis and therapy of cerebellar ataxia and asynergia. Arch Neurol Psychiat **74** : 375-382, 1955
5) Cailliet R : Exercises in multiple sclerosis. Therapeutic Exercise. Licht S ed, 2nd Ed, Elizabeth Licht, New Haven, p 783-791, 1965
6) 中村隆一，横地房子：小脳性失調の physiotherapy．神経進歩 **23**：124-130，1979
7) 渡会昌広ほか：膝関節伸筋収縮直前の拮抗筋収縮が動筋の発生筋トルクに及ぼす影響．第 5 回東京保健科学学会学術集会抄録集，p 26，2000
8) Tanigawa RC : Comparison of the hold relax procedure and passive mobilization on increasing muscle length. Phys Ther **52** : 725-735, 1972
9) 和気英樹ほか：ホールドリラックス手技と徒手持続伸張手技による膝関節可動域改善の比較．理学療法学 **21**：279-283，1994
10) 武富由雄，村木敏明：健常者における肩関節内旋筋に対する HOLD-RELAX 手技による外旋可動域拡大の効果．理学療法学 **19**：457-460，1992
11) Markos PD : Ipsilateral and contralateral effect of proprioceptive neuromuscular facilitation techniques on hip motion and electromyographic activity. Phys Ther **59** : 1366-1373, 1979

V. 평가와 치료 프로그램의 입안

1980년에 세계보건기구(WHO)가 질병의 개념 모델과 그에 기초하는 3개의 수준에 대응한 국제질병분류(The International Classification of Impairments, Disabilities, and Handicaps; ICIDH)를 제안하고, 그 후 ICF(International Classification of Functioning, Disability and Health)로 변경되었다. 물리치료의 장애의 평가에도 이 ICIDH나 ICF 분류를 널리 도입을 하게 되었다.

그러나 기능장애(impairment), 능력장애(disability), 사회적 불이익(handicap)의 수준마다 평가를 시행하여 문제점을 정리하여가는 것은 경우에 따라서는 환자의 전체상을 파악하기 어렵고 물리치료의 목표인 환자의 신체기능의 회복이 환자에게는 물론 치료사 자신에게도 실감하기 어려운 경우가 있다. 입원기간이 단축경향에 있는 현재, 임상에서 평가가 치료에 활용되도록 하려면 어떠한 방법이 좋을 것일까.

이를 위해서는 평가의 첫 번부터 PNF를 도구로서 사용하고 환자에게 운동을 시행시키는 중에서 문제점을 발견하거나 어떠한 촉진기법이 이 환자에게 효과적인가를 판단하는 것이 중요하다. 그것에 의해서 각도계를 대고, 그 각도를 기재하는 것 같은 환자로서는 수동적인 것이 감소하고 물리치료 첫날의 평가의 단계부터 적극적으로 참여시키는 형태가 된다.

아래에 PNF를 사용해서 어떻게 평가하는가에 대해서 구체사례를 열거한다.

1. 평가

평가를 시행하는 목적은 ICIDH분류를 사용하는 종전의 방법의 경우에도 PNF의 경우에도 마찬가지이다. 기초정보 · 환경정보 등, 폭넓게 정보 수집을 시행할 필요가 있다는 점이나 신체기능정보로부터 그 장애상을 어느 정도 파악해둘 필요가 있다는 점에 대해서도 큰 차이가 없다. 그러나 관절가동범위는 각도계, 근력은 MMT라는 방법이 아니라, 그들을 PNF의 패턴으로 평가하는 것이나 어느 근육수축 양상(구심성 · 원심성 · 정지성 수축)이 운동으로서 가능하다는 것을 PNF의 기법을 수행하는 동안에 평가하는 것이 중요하다.

또한 PNF의 평가방법에서는 마이너스의 면만이 아니라, 환자가 자신 있는 운동 · 유지되어 있는 관절가동범위 · 근력 · 이해력 · 동기부여 등의 플러스의 면도 평가한다.

1 플랫폼 위에서의 평가

1) 관찰항목

가능한 한 치료사의 보조나 구두지시가 없는 상태에서 환자 자신의 판단으로 옮겨타기(transfer) 동작이나 운동을 시행시키고, 그 동작을 평가하는 것이 바람직하다. 동작의 평가항목의 예로서 아래의 9개 항목을 열거할 수 있다.

ⓐ 휠체어의 조작
ⓑ 휠체어에서부터 플랫폼에의 옮겨타기
ⓒ 앉은 자세(정적 · 동적)
ⓓ 앉은 자세균형(정적 · 동적)
ⓔ 앉은 자세에서의 스쿠팅(무릎기기 동작) (앞뒤 · 좌우)
ⓕ 앉은 자세에서부터 바로 누운 자세로
ⓖ 침대 위의 스쿠팅(무릎기기 동작)
ⓗ 몸 구르기
ⓘ 앉은 자세에의 일어나기

2) 평가항목

PNF 운동패턴이나 적절한 저항, 특수 테크닉을 가하여 예시한 9개 항목을 시행한다(Ⅲ. K. 기본적 ADL의 항, p. 96 참조).

ⓐ 휠체어의 조작편마비 에서 마비 쪽의 휠체어 브레이크의 조작에 주의를 돌리기 위해 마비 쪽으로의 초핑(내려치기) 패턴을 시행한다. 이 때, 시각을 살려서 같은 쪽으로의 목의 굽힘 패턴을 조합하여 시행시키면 보다 효과적이다.

발판(footrest)을 올리기 위해 앉은 자세에서 무릎의 굽힘을 동반하는 다리의 굽힘-모음-가쪽회전 패턴을 시행한다.

또한 여기서 예로서 열거한 초핑(chopping) 패턴도 다리의 패턴은 몸통의 굽힘근이 작용하기 때문에 옮겨타기 동작에 필요한 몸통의 굽힘근의 촉진으로도 연결된다.

ⓑ 휠체어에서부터 플랫폼으로의 옮겨타기 ⓐ 항에서 몸통의 굽힘근이 촉진되어 있다는 것을 활용하여 어깨뼈의 부리돌기에 맨손접촉을 하고 적절한 저항을 주어서 하는 운동으로 이행한다. 또한 중력중심을 앞쪽으로 이동할 수 있을 만큼의 몸통의 앞경사가 가능하다면 맨손접촉을 부리돌기에서부터 어깨뼈의 아랫각으로 옮기고, 저항을 가하면서 선 자세로의 접근을 시행해도 좋다.

이와 같이 함으로써 몸통의 굽힘에서부터 폄으로 이행을 원활하게 시행하는 것이 가능해진다.

ⓒ 앉은 자세 휠체어에서부터 플랫폼으로 옮겨 탄 후 끝에 걸터앉은 자세 그 자체를 유지하는 것이 가능한 지는 매우 중요하다.

척주의 후만을 시킨 둥근등 모양의 앉은 자세에서는 효과적인 앉은 자세를 획득시키기 위해 ⓑ 항에서 사용한 어깨뼈의 아랫각으로의 저항도 한 방법이다.

또한 완전히 별개의 동작을 채택하여 환자의 반응을 보아두고 그것을 다음 장면에서 활용하는 방법도 있다. 예컨대, 앉은 자세에서 골반의 뒤경사 위치에서부터 중간 위치로 운동(pelvic lock)을 수축상태의 조합운동에 의해서 시행하는 것도 한 예이다.

ⓓ 앉은 자세 균형 ⓐ 항의 부분에서 발판을 올리기 위해 무릎의 굽힘을 동반하는 다리의 굽힘-

모음-가쪽회전 패턴을 시행하였으나 끝에 걸터앉은 자세에서 마찬가지의 운동을 시행하여 동적인 앉은 자세 균형의 평가를 시행한다.

또한, 팔의 굽힘-벌림-가쪽회전의 똑바로 편 패턴을 최종영역에서 유지시켜 중력중심의 이동이나 몸통근육의 단축 · 신장을 평가한다.

ⓔ **앉은 자세에서의 스쿠팅(앞뒤 · 좌우)** 앞뒤에 스쿠팅은 휠체어에서부터의 옮겨타기 동작이나 침대 위에서의 이동에는 반드시 필요한 동작이다. 이 스쿠팅 동작이 ⓐ 항의 무릎의 굽힘을 동반하는 다리의 굽힘-모음-가쪽회전 패턴이나 팔의 굽힘-벌림-가쪽회전의 똑바로 편 패턴에 의해서 한쪽으로의 중력중심 이동이 가능하다는 것을 평가할 수 있었던 경우, 그 중력중심 이동을 스쿠팅이라 하기보다 일상생활상 유용한 운동으로 결부하는 것이 가능한지 어떤지를 평가해둔다. 이 동작을 율동적 개시를 사용해서 촉진한다.

또한 좌우에의 스쿠팅은 앞뒤 마찬가지로 일상생활에 반드시 필요한 동작일 뿐만 아니라, 앉은 자세에서 다리에의 하중을 촉진하는 효과적인 운동이다. 부리돌기에의 저항에 의해서 몸통의 앞경사를 촉진하는 것에 의해서도 가능하지만, 무릎관절을 통해서 하는 엉덩관절에의 압축도 다리에 하중을 직접 촉진하는 방법이다.

ⓕ **앉은 자세에서부터** 바로 누운 자세로 다리를 옆으로 비스듬히 풀고 편히 앉은 자세에서부터 한쪽 아래팔로 지지하는 반 바로 누운 자세로 이행하고 바로 누운 자세가 되는 경우, 양 다리의 관리가 이 동작의 자립의 열쇠가 된다. 특히 편마비의 경우, 비마비 쪽의 팔을 사용해서 바로 누운 자세가 되는 일이 많고 그 때의 마비 쪽 다리의 관리가 곤란한 경우가 많다. 이러한 경우는 손 또는 한쪽 아래팔로 지지하는 반 바로 누운 자세의 단계에서 하부몸통의 패턴(양 다리의 비대칭성 굽힘 패턴)을 시행한다.

ⓖ **침대 위에서의 스쿠팅** 침대 위의 스쿠팅은 무릎을 세운 자세에서부터 교각을 시행하고 볼기부분을 이동하는 것이 기본적인 동작이다. 교각(bridging)에서 골반을 앞뒤 경사 중간 위치로 유지시키기 위해서는 협동성이 있는 몸통의 굽힘근과 등근의 수축이 요구된다. 또한 넙다리뼈 먼쪽 끝에 발꿈치뼈(종골) 방향으로의 압축과 넙다리뼈 뼈의 축 방향으로의 견인의 양쪽을 시행하고 환자가 어느 쪽에 더 반응하는지를 평가하여 후의 접근의 참고로 하면 좋다.

교각은 지지 기저면이 넓은 자세이기 때문에 환자가 안심할 수 있는 상태에서 다리에의 하중을 체험할 수 있다. 이 때문에 볼기부분 올림의 유무의 체크만이 아니라, 몸통이 어떠한 반응을 나타내는가를 평가함으로써 선 자세 때의 문제점을 예측할 수 있다.

교각을 시행하고 몸통근육의 한쪽의 단축과 다른 쪽의 신장에 의해서 볼기부분을 이동하고 내리는 것의 반복에 의해서 스쿠팅으로 연결하는 것이 가능하다. 볼기부분을 내릴 때에 엉덩뼈능선과 위앞엉덩뼈가시와의 사이를 맨손접촉으로 하고 골반주위근육의 원심성 수축을 학습시킴으로써 선 자세에서부터 앉은 자세의 골반의 조절로 결부시킬 수 있다. 또한 침대 위의 스쿠팅의 경우, 하부몸통은 교각에 의해서 이동이 시행되고 상부몸통은 목 부분의 움직임에 의해서 이동이 시행된다.

ⓗ **몸 구르기** PNF에서의 몸 구르기 동작의 중요성이나 다양성은 앞에서 언급한 대로이지만, 평가로서의 몸 구르기 동작은 환자의 시행 가능한 방법을 사용한다. 양 다리의 움직임이 활발한 환자에 대해서는 하부몸통의 패턴(양 다리의 비대칭성 굽힘 패턴 · 폄 패턴)을 사용한다. 말초(팔다리)에서부터의 조작이 곤란한 경우는 어깨뼈 · 골반의 조합패턴인 집합적 굽힘 운동 · 폄 운동을 사용해

서 시행하지만 이때에 특수기법인 복제기법을 병용한다.

ⓘ **일어나기** ⓕ 항과 완전히 반대의 운동이 되는데 다리의 움직임에 대해서는 하부몸통의 패턴(양 다리의 비대칭성 폄 패턴)이 유용하다.

또한 옆으로 누운 자세에서부터 한쪽 아래팔로 지지한 반 바로 누운 자세로 이행할 때의 운동패턴으로서는 팔꿈치 폄을 동반하는 팔의 폄-벌림-안쪽회전 패턴이지만, 팔꿈치를 플랫폼 위에 고정하고 먼쪽의 맨손접촉 부분에 견인을 가하면서 반대쪽의 부리돌기부분에도 저항을 가하여 어깨관절에 실려 있던 체중을 팔꿈치로 이행하도록 촉진하는 것도 가능하다.

3) 평가절차

평가방법의 관찰항목과 조작항목을 나눠서 위에서 언급하였으나, 실제로는 쌍방이 서로 섞인 가운데 평가를 시행한다. 예컨대, 바로 누운 자세에서부터 옆으로 누운 자세로의 몸 구르기를 평가할 때에 우선은 구두로 몸 구르기를 지시하고 관찰 · 평가 · 분석을 한다. 관찰항목으로서의 몸 구르기를 일단 시행할 수 있었던 경우도 "몸 구르기 가능"이라는 평가만이 아니라 치료사가 조작을 가하여 평가를 시행한다.

어느 정도의 저항이 보다 원활한 몸 구르기를 가능케 하는가, 또한 일어서기에서의 몸통의 앞경사에 활용할 수 있을 만큼의 몸통의 굽힘근이 몸 구르기라는 투박하고 큰 운동에서 발휘할 수 있었는지 등을 평가한다. 어깨뼈 · 골반의 조합패턴인 집합적 굽힘운동에서 몸통을 촉진하고 어떠한 반응을 나타내는가를 평가하여 후의 치료에 참고로 한다.

이와 같이 환자가 시행 가능한 몸 구르기 동작 안에 관찰 · 조작항목을 섞음으로써 더 많은 정보수집이 가능하며 환자도 평가에 참여하여 실제로 운동을 시행하고 있기 때문에 환자의 만족도도 높다. 또한 몸 구르기를 지시한 경우에 이 동작이 곤란한 경우도 적지 않다. 이 경우, 관찰항목으로서 몸통의 분절적 운동의 저하나 다리의 운동의 개시의 지연(정상적인 타이밍의 일탈), 목의 움직임이 부족함으로 인한 눈과 손의 협동성의 저하 등, 다양한 문제점을 생각할 수 있다.

관찰항목으로서의 평가에서부터 조작항목으로 옮기고 몸통의 분절적 운동과 다리의 정상적인 타이밍을 획득시키기 위해 무릎의 굽힘을 동반하는 다리의 굽힘-모음-가쪽회전 패턴을 시행하여 환자의 반응을 본다. 이 때 율동적 개시나 복제기법 등의 특수기법을 병용하고 환자의 운동학습의 정도를 평가해둔다. 약간의 조작으로 몸 구르기가 가능해진다면 그 환자가 높은 학습능력을 갖고 있고, 향후의 치료 하부몸통 패턴(양 다리의 비대칭성 굽힘 패턴)에 큰 기대를 걸 수 있다. 이 동작에 시간을 필요로 할 것 같으면 몸 구르기를 저지하고 있는 인자의 보다 세부적인 평가를 시행한다.

예컨대, 다리를 충분히 굽힐 수 없다면 한쪽 다리의 패턴을 시행하고 근력강화를 시행한다. 눈과 손의 협동성의 저하가 원인이라면 목의 굽힘 패턴과 초핑 패턴을 조합해서 하는 패턴으로 시행하여 몸 구르기 동작에 결부시키는 형태가 된다.

이와 같이 환자가 시행 곤란한 동작에서부터 문제점을 알아내며 운동을 촉진하여 환자의 반응과 함께 평가를 진행하고 치료 프로그램의 입안을 시행한다는 일련의 흐름을 만드는 것이 가능하다.

2 치료대에서 평가

1) 특징, 이점

PNF는 운동패턴의 완성이야말로 치료의 목표인 것처럼 인상을 주기 쉽다는 것도 사실이다. 그러나 운동패턴은 어디까지나 환자가 어려움을 겪는 일상적인 동작을 치료하기 위한 도구이지 패턴을 능숙하게 시행할 수 있도록 하는 것이 목표는 아니다. 또한 플랫폼 위의 평가가 투박하고 큰 운동에서부터 문제점을 알아내는 것에 반해서 치료대에서의 평가는 가동범위 · 근력 · 근육의 협동성 · 근육긴장 · 운동의 개시성, 지시를 지각하는 상태(인지) · 운동방향의 변경에 대한 반응의 정도 등을 보기 위해 패턴을 많이 사용해서 하는 평가가 주가 된다.

이 때문에 치료대에서의 평가는 치료사 쪽이 정확히 운동패턴을 시행할 수 있을 뿐만 아니라, 플랫폼 위에서의 평가보다도 환자의 보다 자세한 반응을 감지할 수 있을 만큼의 기량이 요구된다. 또한 실제의 치료의 경우에도 일상동작 중에서 환자가 갖고 있는 문제점을 파악해두어야 한다. 예컨대, 치료를 시작하기 전의 보행분석에서 입각 중기에서부터 후기에 걸친 엉덩관절 폄이 약하다는 문제점이 있다면 다리의 폄-벌림-안쪽회전 패턴이 사용된다.

치료대은 플랫폼 위에서는 시행 곤란한 패턴을 시행할 수 있는 이점이 있다. 앞에서 언급한 다리의 폄-벌림-안쪽회전 패턴 등은 그 구체적 사례이다. 또한 플랫폼에서 이 운동패턴을 시행하는 것과 비교하여 치료사의 부담이 적다. 다리의 심부감각 저하가 있는 환자에 대해서는 머리를 올리는 것에 의해서 시각도 이용되는 등, 치료대이 아니고는 할 수 없는 이점도 많다. 이 때문에 플랫폼과 치료대의 이점을 고려하여 평가의 환경을 선택한다.

2) 기본적인 평가절차

치료대에서 흔히 사용되는 패턴의 예를 아래에 나타낸다.

ⓐ **팔(똑바로 뻗은 패턴)** 팔꿈치의 굽힘이나 폄을 동반하는 패턴은 운동을 동반하는 관절이 많은 환자가 혼란되기 쉽기 때문에 팔의 경우에는 최초에 팔꿈치를 똑바로 뻗은 자세에서의 패턴이 무난하다. 운동패턴을 시행하는 가운데 관절가동범위나 근력, 말초나 중추의 운동에서의 정상적인 타이밍 등을 평가한다.

ⓑ **상부몸통(초핑 패턴 · 리프팅 패턴 · 양 팔의 패턴)** ⓐ 항에서 팔의 관절가동범위나 근력 등의 기본적 평가 후에 팔에서부터 상부몸통에 대한 반응을 평가해둔다. 이것은 발산효과를 중요한 치료방법으로서 생각하고, 몸통에 주안점을 두는 PNF에서는 반드시 필요한 평가항목이다.

팔에 대한 저항이 몸통에 어떠한 반응을 나타내는지를 평가하기 위해서는 ⓐ 항에서 시행한 팔의 똑바로 뻗은 패턴의 조합인 초핑 패턴이나 리프팅 패턴이 흔히 선택된다. 이들은 원활한 치료의 흐름을 만들어낼 수 있어 편마비에 흔히 사용된다. 그러나 척수손상 등의 경우는 양 팔의 대칭성의 패턴을 최종영역에서 유지시켜 몸통의 수축을 보는 일도 있다.

ⓒ **다리(무릎의 굽힘 또는 폄을 동반하는 패턴)** 다리의 경우, 팔과는 달리 엉덩관절 굽힘에는 무릎관절 굽힘, 엉덩관절 폄에는 무릎관절 폄이라는 중간관절의 움직임을 동반하는 패턴이 초기의 단계에서 선택된다. 그 이유는 바로 누운 자세 · 무릎관절 폄 위치에서의 엉덩관절의 운동은 운동부하가 지나치게 커지는 경우가 있어 요통의 원인으로도 되기 때문이다.

다리의 패턴을 시행함으로써 관절가동범위 · 근력, 말초 · 중추의 운동에서의 정상적인 타이밍 등을 평가하여 이들의 문제점이 보행 등에 어떻게 영향을 주고 있는가를 예측하는 것이 가능하다.

ⓓ **하부몸통(양 다리의 비대칭성 패턴)** 다리의 패턴의 조합인 양 다리의 비대칭성의 굽힘-폄 패턴이 선택된다. 각각의 운동패턴에 의해서 몸통의 굽힘근이나 폄근에의 반응을 평가함과 동시에 운동패턴의 회전요소에 의한 몸통근육의 단축과 폄도 중요한 평가항목이다. 바로 누운 자세에서의 몸통의

단축과 신장이 스쿠팅이나 옮겨타기 동작, 보행에 크게 관여하기 때문이다.

환자에게 평가의 단계부터 적극적으로 참여를 촉구하고 치료사는 환자의 가능한 운동을 찾아내어 시행 가능한 패턴부터 시행한다. 또한 근력이 강한 부위부터 약한 부위로 향해서 평가한다. 편마비와 같이 현저한 좌우차이가 있는 경우에는 비마비 쪽부터 운동패턴을 시행한다. 학습시키는 의미가 있음과 동시에 신체의 강한 부분에의 적절한 저항운동이 약한 부분에 어떻게 발산하여 가는지를 평가하기 때문이기도 하다.

3) 조작절차

2)항의 기본적인 평가절차의 항목에 치료대에서 흔히 사용되는 패턴을 나타냈는데 최초는 맨손 접촉이나 구두지시라는 필요 최저한의 기본기법을 사용한다. 그 후, 기본적인 특수기법인 율동적 개시나 복제기법을 사용하여 바른 패턴으로 유도한다. 이 때 공동운동이나 보상운동과 같은 것이 표출된다면 서서히 조작을 가하여 보다 정확한 운동패턴에 근접시킬 수 있는지를 검토한다. 또한 반사의 영향이나 지지 기저면을 고려하여 적절한 체위를 선택하는 것이 중요하다.

치료대에서 취할 수 있는 체위는 한정되는데 환자의 근력이나 중력을 고려할 필요가 있다. 예컨대, 바로 누운 자세에서 팔의 굽힘-벌림-가쪽회전 패턴을 시행하였더니, 관절가동범위에는 제한이 인지되지 않았으나 패턴 시작부터 중간 위치까지의 사이에 몸통의 폄이 관찰되었다고 하자. 이것을 근력저하에 의한 보상운동이라 판단한 경우에는 중력제거 자세인 옆으로 누운 자세에서 마찬가지의 패턴을 시행하는 등을 하여 보다 보상이 적은 방법으로 패턴을 시행한다. 그러나 같은 체위가 장시간에 걸치면, 환자의 부담이 되므로 같은 체위에서의 환자의 지구력이나 피로의 정도도 고려한다. 또한 근력에 따라서 체위를 선택함과 동시에 환자가 필요로 하고 있는 운동에 결부되는 것 같은 체위의 선택도 필요하다.

예컨대, 보행에서의 유각기 개선을 위하여 무릎 굽힘을 동반하는 다리의 굽힘-모음-가쪽회전 패턴을 바로 누운 자세에서 시행하고 중력에 대항해서 하는 운동이 어렵다고 하자. 그래서 옆으로 누운 자세에서 마찬가지의 패턴을 시행하여 정상적인 타이밍과 함께 바른 운동이 가능해진다. 그러나 실제는 보행은 선 자세에서 시행하기 때문에 적절한 특수기법이나 수축상태에 의한 조합운동을 선택한다. 옆으로 누운 자세에서 충분한 근육활동이 얻어진 후에 바로 누운 자세로 되돌아가 패턴을 시행하고 앉은 자세나 그 후의 선 자세에서도 마찬가지의 패턴을 시행할 수 있게 되어 비로소 운동패턴이 보행에 활용된다.

이와 같이 매트에서의 관찰항목과 조작항목과 마찬가지로 필요 최저한의 지시를 주어 우선 환자에게 그 운동을 시행시키고 그 후, 수시로 필요한 조작을 가하면서 환자의 반응을 끌어내는 것이 치료대에서의 PNF의 평가이다.

3 평행봉에서 평가

1) 특징, 이점

환자의 신체기능이 충분하지 않을 때는 평행봉에서의 평가가 안전한지 어떤지를 판단하는 것은 어렵지만 선 자세라는 항중력 위치에서의 체위에서 환자가 어떠한 반응을 나타내는지는 중요한 일이며 안전한 환경(보조자, 장구 등의 사용 등에 의해서) 하에서 가능한 한 조기에 시행한다.

또한 사전정보(차트나 의뢰서 등)에 의해서 보행이 가능하다는 것을 알고 있으면 플랫폼이나 치료대에서의 평가로부터가 아니라, 평행봉에서부터 평가하여 문제점을 예측하는 것도 가능하다. 그 후 플랫폼 등으로 옮겨 타고 관찰적인 평가를 시행하며 이어서 적극적으로 조작을 가하여 치료로 이행하는 것도 효과적이다.

이 보행에 직접 결부되는 선 자세나 평행봉과 같은 환경에서부터 시작하는 평가는 많은 물리치료의 경우 보행획득이 목표가 되기 때문에 환자의 동기부여를 유지시키기 위해서는 매우 좋다.

2) 평가항목

선 자세가 보행의 기본적인 자세임과 동시에 이동 동작의 안전성 획득에는 반드시 필요한 자세인 만큼 선 자세 자체를 정확히 평가하여둘 필요가 있다. PNF에서의 이상적인 선 자세 및 그 평가내용, 선 자세에서부터 보행으로의 접근내용을 다음에 기재한다.

ⓐ **목, 상부몸통** 환자에게 "2중턱을 만들 작정으로!" "가슴을 펴도록!" 등의 구두지시를 준다. 어떤 상태까지 이 체위를 만드는 것이 가능한가, 또한 그것을 유지할 수 있는가가 평가의 중요한 요점이 된다.

그것이 곤란하다면, 뒤통수부분의 견인이나 목 부분의 폄 패턴의 최종자세를 촉진하는 맨손접촉을 시행하고 목의 조절을 촉구한다. 촉진이 곤란하다면 목의 관절가동범위의 제한이나 근력저하 등이 문제점으로서 예측된다.

선 자세에서의 어깨뼈의 조절이 곤란한 경우는 지지 기저면이 넓은 옆으로 누운 자세에서 가능한지 시도한다. 어떤 특수기법이 효과적인지는 환자에 따라 다르기 때문에 환자의 반응을 평가하면서 선택한다. 또한 그 반응을 평가하여 두는 것은 후에 상이한 부위의 촉진을 시행할 때의 참고가 된다.

ⓑ **하부몸통** 척주는 자연스런 S자의 정렬을 유지하고 골반은 앞뒤 경사 중간위치이며 발의 바로 위에 위치한다. 다리는 무릎의 젖힘(과신전)을 동반하지 않는 중력중심선을 그리는 형태로 선 자세를 유지하고 있다. 상부몸통과 마찬가지로 우선 "하복부를 들어 올리도록!" "엉덩이를 당기도록!" 등의 구두지시로 선 자세를 유지하도록 촉구한다.

이것이 곤란한 경우는 엉덩뼈능선과 위앞엉덩뼈가시의 사이에 맨손접촉을 시행하고, 시상면을 따라서 환자의 발꿈치 방향으로 압축을 가한다. 또한 상부몸통에서 예시한 촉진방법이 이미 하부몸통의 촉진으로 연결되어 있는 일도 적지 않다. 골반을 앞뒤 경사 중간위치로 유지할 수 없는 경우는 허리뼈 수준에서의 가동범위 제한이나 엉덩관절의 폄 제한을 문제점으로서 생각할 수 있다.

또한 골반을 발의 상부에서 유지하는 것이 곤란한 경우는 넙다리네갈래근 근력저하에 의해서 무릎을 잠그고(lock) 있는 경우나 중력중심이 발꿈치보다도 앞쪽으로 와있는 경우도 있다.

이와 같이 선 자세에서 엉덩관절의 폄 제한이 인지된 경우에 바로 누운 자세에서의 다리의 폄-벌림-안쪽회전 패턴을 시행하고 폄 제한이 관절가동범위에 의한 것인지, 근력의 저하에 의한 것인가를 평가할 필요가 있으며 그대로 치료에 결부시키는 것이 가능하다.

ⓒ **중력중심의 이동** 그 후의 보행을 고려해도 선 자세에서 하중이 좌우 균등하다는 것, 또한 중력중심의 이동이 가능하다는 것은 중요하다. 다리를 어깨 폭 정도로 벌리게 하여 체중을 좌우 균등하게 걸도록 구두지시로 촉구하고, 그 후 골반을 좌우로 유도해서 하는 중력중심 이동을 한다.

예컨대, 팔의 폄-벌림-안쪽회전 패턴의 종료자세로 유지시킬 때에 보통보다도 벌림 운동을 확대하여 환자가 어떠한 균형반응과 함께 중력중심 이동을 시키는가를 평가한다. 어깨관절의 충분한 가동범위를 갖고 있는 경우는 팔의 굽힘-벌림-가쪽회전 패턴을 이용하는 방법도 효과적이다. 또한 리프팅 · 초핑 패턴도 중력중심 이동에는 좋다.

이어서 다리를 앞뒤로 벌리고 골반에의 압축, 팔다리의 패턴의 이용에 의해서 중력중심의 앞뒤 이동을 시행한다. 중력중심의 앞뒤 이동이 곤란한 경우는 앞쪽으로 내딛고 있는 다리의 근력이나 근육의 협동성의 저하, 뒤쪽의 다리의 엉덩관절 폄 제한도 의심된다. 이 단계가 되면 동적인 선 자세 균형이 요구된다. 역시 동적인 선 자세 균형은 정적인 선 자세 균형이 기초로 되어있기 때문에 ⓐ 항, ⓑ 항에서 요약한 상부 · 하부 몸통의 안정성이 필요하다. 그 안정성의 획득에는 플랫폼이나 치료대에서 운동 패턴을 사용하는 것이 중요하다.

ⓓ **입각기** ⓒ 항에서 앞쪽으로 내디딘 한쪽 다리는 입각기(stance phase)를 나타낸다. 이상적인 입각기는 이상적인 선 자세의 요소를 그대로 활용한 상태이다. 정적인 입각기가 가능하다면, 중력중심 이동 및 앞쪽 다리에의 하중, 골반 및 넓적다리부분이 안정된 말초부분 위의 앞쪽 이동을 하는 움직임을 촉진하고 동적인 운동으로 이해하여 간다. 최초에는 구두지시만이 기본이지만, 맨손접촉은 엉덩뼈능선과 위앞엉덩뼈가시 사이의 부위가 기본이 된다.

입각기의 안정에 필요한 근력을 갖고 있는지, 또한 그 근육군이 정상적인 타이밍으로 작용하는지, 상부몸통의 무너짐이 없는지 등을 평가하게 된다. 그 문제점을 선 자세에서 해결하는지, 플랫폼이나 치료대에서의 접근에 활용하는가는 환자의 능력에 따르는 바가 크다.

ⓔ **유각기** ⓒ 항에서 뒤쪽의 다리는 입각기 후기부터 유각기(swing phase)에 이행기를 나타낸다. 입각기의 다리의 안정과 함께 그때의 뒤쪽의 다리도 평가해둔다.

앞쪽에 위치하는 다리가 입각기를 유지하고 몸통도 안정하여 있는 상태 속에서 뒤쪽의 다리는 이미 엉덩관절 · 무릎관절 폄 위치이고, 그것에 필요한 근육활동이 동반하는 상태이다. 이 때문에 중력중심이 앞쪽으로 이동하여 있으나, 뒤쪽에도 아직 하중이 가해져 있는 상태이다. 이 시점에서 뒤쪽 다리에 하중이 없고 근육활동이 부족한 경우는 엉덩관절의 가쪽회전이나 부자연스런 몸통의 옆굽힘, 골반의 회전이 일어난다.

이러한 문제점이 부각된 경우에는 다리의 폄-벌림-안쪽회전 패턴이 효과적이지만, 어떤 체위에서 시행하는가는 환자의 능력에 따른다. 구두지시에 의해서 유각기를 시행하는 것이 가능한 환자에 대해서는 별개이지만, 그것이 곤란한 경우는 골반에의 빠른 신장에 의해서 유각기에서의 운동을 촉구한다.

이러한 경우, 엉덩관절 폄근군의 근육수축이 유각기의 시작인 엉덩관절 굽힘근군의 근육수축을 일으키게 하는 원동력이 되기 때문에 입각 후기의 근육활동 및 하중이 중요하다. 골반에 빠른 신장이 효과를 발휘하기 어려운 경우, 골반의 뒤쪽 내림 · 앞쪽 올림의 패턴이 기본이 되기 때문에 옆으로 누운 자세에서 어느 정도의 운동이 가능한지를 평가함으로써 치료의 필요성이 저절로 나타난다.

빠른 신장 후에 한쪽 다리가 유각기로 이행하고 그대로 입각기까지의 운동이 가능하다면 좋지만, 유각기의 완성에도 또한 엉덩관절 · 무릎관절의 굽힘의 타이밍이나 발가락이 이지하는(지면에서 떨어지는) 정도 등 많은 요소가 필요하다. 엉덩관절 · 무릎관절의 굽힘에는 무릎의 굽힘을 동반하는 다리의 굽힘-모음-가쪽회전 패턴을 시행하고 정상적인 타이밍을 저해하고 있는 인자가 무엇인지를, 또한 그 운동패턴으로 발목관절의 등쪽굽힘이 가능한지의 평가도 시행한다. 곤란한 경우는 장구의 검토를 하는 등의 대책도 필요하다.

3) 평가절차

우선 환자에게 선 자세나 보행 등을 시행시켜 평가한다. 이어서 PNF의 운동패턴이나 맨손접촉 등을 목, 팔다리, 골반에 시행하고 몸통이나 다리의 폄근군에 대한 촉진이 어느 정도 가능한지를 시도한 후 다시 관찰항목으로서 평가한다. 어느 정도의 보행능력을 갖고 있는 환자에 대해서는 선 자세, 보행의 평가부터 시작하는 것도 유용하다. 보행에서의 문제점을 알아내고 플랫폼이나 치료대 위에서의 치료를 검토한다는 종전의 평가와는 완전히 반대의 방법이 PNF를 사용함으로써 가능해진다. 이 방법은 바쁜 임상 속에서는 매우 효과적이며 치료 프로그램을 수립하기 좋다.

2. 목표설정

평가로부터 얻어진 정보를 기초로 장기 · 단기목표가 설정된다. 장기목표는 치료기간 내, 입원기간 중에 달성되어야 하는 것이며 단기목표가 수일간, 1주일 정도로 달성되는 것이라는 것은 ICIDH나 ICF 분류를 사용하는 종전의 방법과 큰 차이가 없다. 그러나 PNF에서 강조되는 또 하나의 목표가 있다. 그것은 1회마다의 치료목표이다.

장기목표 달성을 위해서는 어떠한 문제점이 있고 어떠한 단기목표를 해결해갈 필요가 있는지를 검토한다. 그 단기목표 달성을 위해서는 현재 어떠한 문제가 있고 이번의 치료에서 어느 부분을 촉진하는가에 의해서 그 단기목표에 조금이라도 접근할 수 있는지를 검토한다.

그 회의 치료목표의 설정방법은 “어깨관절 가동범위의 개선”, “다리의 폄-모음-가쪽회전의 패턴을 바로 누운 자세에서 시행할 수 있도록 하다”와 같은 것이 아니라 “어깨관절의 가동범위 개선을 뻗어닿기(reach) 동작에 활용하다” 또는 “다리의 폄-모음-가쪽회전 패턴운동을 가능케 하고 계단을 내려갈 때의 다리의 내딛기를 보다 원활하게 하다”와 같은 일상생활에 직결된 운동과 같은 것이 된다. 이 목표는 그 회라는 한정된 짧은 시간 내에 개선시킬 수 있는 것을 설정할 필요가 있기 때문에 “보행”이라는 크고 막연한 것이 아니라 “보행에서의 입각 중기의 다리의 지지성의 개선” 등과 같이 보다 세분화되어 좁혀져 있다.

장기목표는 입원기간, 단기목표는 1주일간이라는 것 같은 일정한 기간에 목표를 달성하면 되지만, 치료목표는 그때마다 그 목표를 달성할 필요가 있다. 효과나 달성의 정도를 판단하기 위해 객관적으로 판단할 수 있는 지표를 설정해둔다. 치료 전 검사로서 그 회에 개선시키고 싶은 동작, 이번 예로 든 것 같은 내용이라면 뻗어닿기 동작 · 계단 오르내리기 · 보행을 실제로 시행시켜 평가한다. 치료 전 평가 때에 보조나 장구를 필요에 따라서 사용해도 된다.

3. 치료 프로그램의 입안

목표설정을 향한 치료 프로그램 입안의 흐름은 ICIDH 분류를 사용하는 종전의 방법과 큰 차이는 없다. 여기서는 PNF를 사용해서 평가를 시행한 후 어떻게 하여 치료 프로그램이 입안으로 결부되었는가의 흐름을 기재한다.

1 ADL에 직결되는 치료 접근

장기목표를 "ADL의 자립"으로 하는 경우, 그 목표달성에는 "보행능력의 획득"이 필요하기 때문에 그것을 단기목표의 하나로 하는 일이 많다.

PNF라 하여 "다리의 폄-벌림-안쪽회전 패턴을 시행하게 된다"라는 것이 목표가 아니라 이와 같이 어디까지나 ADL상 필요한 동작획득이 목표이다. 반대의 방법으로 말하면 ADL에 직접 활용되는 동작의 개선을 목표로 하고 그 달성을 위한 방법으로서 PNF를 사용한다.

치료 전에 실제의 보행을 환자에게 시행시켜 환자에게도 입각기의 불안정성을 인식시키고 그것이 오늘의 치료목표라는 것을 설명한다. 그리고 다리의 폄-벌림-안쪽회전 패턴을 주로 한 치료를 시행하고, 치료 후 검사로서 재차 보행을 시행시켜 치료 전과 어떻게 변화하였는가를 평가한다.

2 치료환경의 선택

플랫폼 · 치료대 · 평행봉 등의 몇 가지의 치료환경을 열거할 수 있으나 어느 장소가 적절한가를 판단할 필요가 있다. 예컨대, 선 자세가 안정하여 지구력도 있다면 평행봉 내를 치료환경으로 하여 선택하고 거기서 치료를 시행하는 경우도 있다. 또한 선 자세가 불안정하고 공포심이 심한 경우는 지지 기저면이 넓은 플랫폼을 선택하고, 거기서 투박하고 큰 운동을 섞어서 촉진하여 운동에 익숙해지면 앉은 자세 그리고 선 자세라는 것처럼 단계를 거쳐 치료환경을 변화시킨다. 또한 접근하는 내용에 투박하고 큰 운동이 없이 운동패턴이 주가 되는 경우는 치료대이 효과적이다.

이와 같이 문제점에 대해서 어떠한 운동을 시행하는가, 어떤 운동패턴을 이용하는가, 환자의 이해력이나 공포심 등의 요소를 평가하여 적절한 치료환경을 선택한다.

3 치료 프로그램의 수정 · 조정

예로, 뻗어닿기 동작의 개선을 단기목표로 한 경우, 어깨관절의 가동범위 개선을 치료목표, 팔의 굽힘-벌림-가쪽회전 패턴을 주된 촉진동작으로 하여 치료대에서의 시행을 생각한다. 실제로는 바로 누운 자세에서 패턴을 시행하여 척주의 젖힘에 의한 보상운동이 두드러지는 경우가 있다. 구두지시나 특수기법을 사용해도 수정이 어려운 경우에, 몸 구르기 등의 매트 위 운동에 의해서 몸통의 폄근의 활성화를 도모할 필요가 있다. 이러한 경우는 다음날부터 치료대에서가 아니라 플랫폼으로 변경한다. 반대로 치료대에서 마찬가지의 패턴을 시행하였더니 용이해진다면 중력에 대항한 앉은 자세나 선 자세와 같은 체위로 변경해가고 뻗어닿기 동작 획득에 접근하여 가도록 조정한다.

4 치료 전체의 흐름

평가로부터 문제점을 정리하고 치료목표를 "입각기의 지지성 획득"으로 하여 그것을 달성하기 위한 운동패턴은 다리의 폄-벌림-안쪽회전 패턴이라 판단한다. 이 경우, 이 운동패턴만을 시행하는 것이 치료 프로그램이 아니다. 또한 문제점과 부수되어 하는 패턴이기 때문에 환자 자신이 운동하기 어려운 경우가 있다. 이 때문에 갑자기 환자가 할 수 없는 것부터의 치료시작이 되어 동기부여의 유지도 곤란하다.

다리의 폄이 곤란한 경우에는 몸통에도 문제가 있는 일이 많으며 중추부위의 치료 없이는 좋은 운동패턴의 시행은 곤란하다. 이 때문에 말초로부터의 운동이 아니라, 중추인 몸통의 운동으로 환자가 할 수 있는 동작부터 시작하고 차츰 치료목표 달성을 위해 운동패턴의 촉진을 시행한다.

치료 프로그램의 일련의 흐름을 **표 1**에 나타냈는데 앞에서 언급한 것처럼 선택한 동작이나 자세가 환자에게 적당하지 않으면 수시로 변경해가야 한다.

표1 치료 프로그램의 예

환자 : T. T., 42세, 남성

진단명 : 뇌경색에 의한 왼쪽 편마비

합병증 : 고혈압증

금기 : 특기사항 없음

목표 : 장기 — ADL 자립

단기 — 옥내보행 자립

치료 — 입각기의 지시성 획득

문제점 : 왼쪽의 입각중기에 큰볼기근의 수축이 약하고 몸통의 앞경사가 일어난다.

치료 전 동작분석 : 입각기에 주목한 평행봉 내의 몸쪽 감시보행

치료환경 : 환자의 공포심을 고려하여 플랫폼을 사용한다.

치료 :

치료체위	초진동작	특수기법 외	선택이유
바로 누운 자세 ⇔ 옆으로 누운 자세	양 다리의 굽힘–폄 패턴을 사용해서 하는 몸 구르기 동작	율동적 개시	· 몸통의 굽힘근 · 폄근의 활성화 · 투박하고 큰 운동을 이용해서 다리 전체의 움직임을 학습하기 위하여
오른쪽 옆으로 누운 자세	팔의 폄–벌림–안쪽 회전 패턴	종료자세에서의 유지	비마비 쪽 팔에서부터의 발산을 이용하여 몸통 전체의 폄을 도모하기 위하여.
무릎을 세워 바로 누운 자세	교각 자세	· 정지성 수축의 조합 · 다리에 견인 · 압축	팔에서부터 얻어진 몸통의 폄을 다리에도 하중자세에서 이용하기 위해 몸통의 굽힘근 · 폄근의 협동성 획득
바로 누운 자세	양 다리의 폄 패턴	· 율동적 개시 · 복제기법	· 몸 구르기 동작에 사용한 패턴의 응용 · 오른쪽 다리에서부터 왼쪽 엉덩관절 폄근군에의 발산의 이용
바로 누운 자세	왼쪽 다리의 폄–벌림–안쪽회전 패턴	· 율동적 개시 · 복제기법	마비 쪽의 다리만의 움직임을 촉진
옆으로 누운 자세	왼쪽 다리의 폄–벌림–안쪽회전 패턴	· 율동적 개시 · 복제기법	상기에서 어느 정도 수행 가능하였던 패턴을 항중력 자세에서 시행

치료 후 동작분석 : 입각기에 주목한 평행봉 내의 몸쪽 감시보행

4. 재평가

프로그램이 적절한지 아닌지를 판단하는 것은 치료 후 동작분석의 시점인 경우도 적지 않지만 환자의 반응을 보아 치료방법에 수시 수정을 가하는 것이 중요하다. 이를 위해서는 치료와 평가는 항상 동시진행으로 시행한다.

예컨대, 바로 누운 자세에서 다리의 폄-벌림-안쪽회전 패턴을 시행하였더니 다리의 운동은 시행할 수 있었다 해도 입각 중기부터 후기에 필요한 골반의 뒤쪽 내림을 얻기 어려운 경우, 치료 프로그램에는 열거되어 있지 않지만 옆으로 누운 자세로 되돌아가서 골반의 뒤쪽 내림 패턴을 촉진한다.

몸통이나 엉덩관절의 폄근만의 촉진은 피로하기 쉽기 때문에 치료사는 느린 반전(slow reversal)을 가한다. 피로를 고려하는 것도 중요하지만, 부주의한 휴식은 모처럼 활성화한 근육의 긴장(tension)을 상실할 가능성이 있다. 이것을 예방하기 위해 PNF의 호흡촉진 패턴이나 얼굴의 패턴을 도입하는 것도 하나의 방법이다.

근력 · 관절가동범위 · 지구력 · 이해력 · 의욕 등의 문제로 촉진동작이 시행 곤란한 경우도 있다. 그러나 치료사가 서는 위치, 맨손접촉, 견인 · 압축을 가하는 방법, 저항의 정도 등, 치료사 쪽이 재검토하여 수정해야 할 점도 있다.

ICIDH나 ICF 분류를 사용하여 수준마다 평가를 시행하여 문제점을 정리해가는 것은 환자로서, 치료사로서도 반응이 부족하다. 게다가 환자에게 첫 번째 평가의 날에 “오늘은 재활을 하지 않았어요”라는 감상을 갖게 하기 쉽다. 그러나 PNF의 운동패턴 등을 사용해서 평가하고 운동조작 · 촉진을 시행하는 것에 의해서 환자도 참여해서 하는 평가가 가능하며 평가가 자연스럽게 흘러가기 때문에 환자의 의욕도 유지하기 쉽다.

치료사는 임상 속에서 세세한 문제에 부딪힌다. 그때마다 평가를 재검토하여 문제점을 정리하면 공통인자가 그 문제점의 근저에 있다는 것을 알게 된다. 예컨대, 앉은 자세의 무너짐이 선 자세유지를 곤란하게 하고 있다고 하자. 앉은 자세에서 골반을 앞 · 뒤 경사 중간위치로 유지할 수 없기 때문에 다리의 지지성이 얻어지지 않으면, 옆으로 누운 자세에서의 골반 패턴을 시행함으로써 앉은 자세는 물론 선 자세까지도 개선된다. 이와 같이 어느 단계에서 곤란한 동작이 앞의 단계에도 줄 수 있는 영향을 사전에 예상하면서 평가하고, 동시에 치료하는 것이 PNF를 치료도구로서 사용함으로써 가능하게 된다.

VI. PNF의 임상응용

PNF의 목적은 여러 가지 조작에 의해서 주로 심부감각을 자극함으로써 운동신경세포의 흥분성을 변화시켜 바른 운동을 학습하는 것이다. PNF가 자극법으로서 주로 사용하는 저항운동은 ① 뇌 · 신경계를 각성하고, ② 호흡기계의 환기능력을 높이며, ③ 심장 · 혈관계의 펌프작용을 높이고, ④ 소화기계를 활성화하고, ⑤ 뼈 · 관절 · 근육계를 강화하여 수행을 효율적이 되게 하고 행동체력을 향상시키며, ⑥ 당분을 효율적으로 소비하여 대사량을 촉진하고, ⑦ 신체의 열을 발생하여 방어체력을 향상하는 등, 많은 조직에 효과를 미치고 있다(**표 1**).

PNF의 원리는 반사가 기초로 되어 있다. 그것은 Sherrington(1947)[1]에 의한 촉진의 사고인 계시유도(succesive induction)이다. 그 내용은 운동을 시작하면 협동근은 촉진되고 운동이 종료하면 길항근이 촉진(계시유도)되며, 그 동안 상반 신경지배(reciprocal innervation)가 작용하여 반대방향의 교호운동이 용이해지는 것이다.

PNF의 적응은 현존기능(上田, 1986)[2]을 통해서 폐용 · 과다사용 · 오용증후군을 예방하고 적당한 운동처방을 근육에 추가하는 것이다. PNF는 정상적인 신경 · 근육구조에 자극을 가하는 기법이며 대상 질환은 정형외과 · 뇌신경외과 · 내과 · 신경내과 등, 적절한 운동처방이 필요한 환자에게는 모두 관여할 수 있다. 실제로 PNF의 발상지인 카이저(Kaiser)재단병원 재활센터의 환자의 질환은 뇌혈관장애나 척수손상이 많다.

1. 운동의 효과 (표 1)

표 1 운동의 효과

① 뇌 · 신경계	기분이 상쾌해지고 기분 좋은 피로감과 스트레스의 해소에 의해서 기분 좋게 푹 잠을 잘 수 있다.
② 호흡기계	환기량이 증가하고 체내에 효과적으로 산소를 받아들일 수 있게 된다. 또한 갈비사이근 등 호흡근도 촉진된다.
③ 심장 · 혈관계	습관화된 운동에 의해서 심장의 수축력은 유지할 수 있다. 그리고 1회의 박출량도 변동이 적어진다. 더욱이 스트레스 · 비만 해소로 혈압을 낮춘다.
④ 소화기계	식욕과 소화가 증진한다. 위장의 연동운동이 활성화하여 변비의 해소에 도움이 된다.
⑤ 뼈 · 관절 · 근육계	뼈 · 근육 · 인대를 강화한다. 또한 관절 내의 윤활액 순환을 촉진시켜 관절연골에 영양을 공급한다.
⑥ 당뇨병의 예방	근육활동은 당분이 에너지원으로서 소비되므로 예방이 된다.
⑦ 체온조절기능의 활성화	근육활동의 펌프작용은 순환을 촉진하므로 체온을 상승시킨다. 한편, 혈관확장에 의해서 열을 방출한다.

(大久保 등, 1997)[3]

2. 운동에서 개개의 근육의 작용[4, 5]과 중력중심 이동의 변화

종아리세갈래근이 작용하는 장면을 생각하면 **표 2**와 같은 순서로 운동발달이 이루어진다. **표 2**를 중력중심과 지지 기저면의 관계로부터 본 역학적 현상[6]으로 요약하면 **표 3**이 된다. PNF에서의 전체적 패턴을 촉진하는 치료는 이들의 단계를 따라서 시행된다.

표 2 운동발달

① 운동성 수준	② 지지성 수준	③ 지지성 하에서의 운동성 수준	④ 협동운동 수준
체중부하 없이 발목관절의 바닥쪽굽힘근으로써 구심성 수축을 한다.	체중부하 때, 정지성 수축을 한다. 그리고 선 자세에서 발목관절을 고정한다.	선 자세에서 앞쪽으로의 체중부하를 할 때, 원심성 수축을 한다. 그리고 한쪽 발에 체중이동을 가능케 한다.	보행의 유각기와 입각기에서 구심성 · 정지성 · 원심성 수축이 협동적으로 작용한다.
수준 1	수준 2	수준 3	수준 4

표 3 운동발달의 단계를 역학적 현상으로 파악한 치료훈련의 단계

	수준 1		수준 2		수준 3		수준 4
안정성에서 본 동작의 발달단계	안정된 자세에서 팔다리 몸통을 움직일 수 있는 수준	→	불안정한 자세를 유지할 수 있는 수준	→	불안정한 자세를 동요할 수 있는 수준	→	불안정한 자세를 이동할 수 있는 수준
중력중심과 지지 기저면의 관계에서 본 역학적 현상 (G : 중력중심 화살표 : 중력중심의 이동)	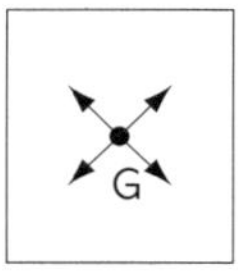 중력중심은 낮고 넓은 지지 기저면은 안정하여 있다. 중력중심의 이동은 적다.	→	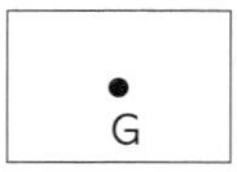 높은 중력중심은 좁은 기지 기저면의 중심에 안정하여 있다. (체중부하)	→	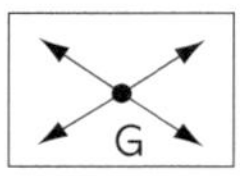 높은 중력중심은 지지 기저면의 안에서 이동하고 있다. (체중이동)	→	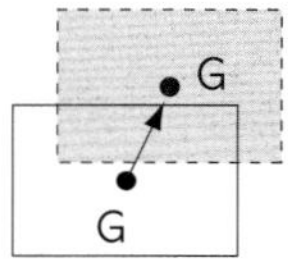 높은 중력중심은 좁은 지지 기저면 안에서 부터 밖으로 나와 새로운 지지 기저면을 형성한다. (이동)
근육수축의 양식	구심성 수축		정지성 수축		원심성 수축		구심성 수축 정지성 수축 원심성 수축
예	바로 누운 자세에서 팔다리를 움직이다.	→	선 자세를 유지하다.	→	선 자세를 동요시키다	→	보행

3. PNF의 치료원칙

① 최적 저항을 가함으로써 많은 동작을 강화할 수 있다. 구체적으로는 근육수축능력의 증대 · 운동조절의 향상 · 운동인식의 촉진 · 근력강화가 목적(Adler 등, 1997)[7]이 된다.
② 모든 과제는 단계적 · 유도적으로 설정한다. 구체적으로는 과제는 단순한 것에서부터 복잡한 것으로, 용이한 것에서부터 어려운 것으로 설정한다.
③ 최적 저항은 운동학습을 앞당긴다.
④ 집중 프로그램을 세운다. 일본의 시스템에서는 가족 · 간호사의 협력에 의한 팀 접근을 시행한다. 이 때, 안정하게 할 수 있는 간단하고 실행 가능한 과제를 설정한다. 환자에게 일상생활 동작 이상의 동작을 자극으로서 가하지 않으면, 기능향상은 없다는 것을 인식시킨다.

4. PNF의 임상응용의 기초

PNF는 골격근의 활동성을 조절하는 접근이다. 구체적으로는 고유감각(위치의 감각 · 움직임의 감각 · 힘의 감각)의 수용기(근육방추 · 힘줄방추 · 관절수용기 등)를 자극하는 기법이다. 그리고 해부학을 기초로 한 촉진 패턴(대각선상의 나선모양 운동 패턴)을 사용해서 에너지 효율이 좋은 근육활동을 이끌어내는 기법이기도 하다. 적당한 근육활동은 중추신경계를 각성시켜 근육계 · 골격계 · 순환기계 · 호흡기계의 작용을 활성화하여 대사를 촉진한다.

아래에 PNF를 임상 응용하기 위한 기초지식을 기술한다.

1 힘의 크기와 근육수축 상태

우리들이 원활하게 일상생활 활동을 시행할 수 있는 것은 뇌와 근육군이 협동하여 구심성 · 원심성 · 정지성 수축을 바른 타이밍으로 조합하면서 반응하기 때문이다.

그림 1에서부터 구심성 수축에서는 힘이 커짐에 따라 운동의 속도가 느려져 있다는 것을 알 수 있다. 가장 강력한 힘을 발휘할 수 있는 것은 원심성 수축이며 약한 것이 구심성 수축이고, 이것들의 중간이 정지성 수축이라는 것을 나타내어 보여주고 있다.

이 힘의 크기를 고려하여 근육수축을 촉진할 때는 우선 구심성 수축부터 시작하고, 그 후 근육통이 없으면 정지성 수축을 가하며 마지막으로 원심성 수축을 가한다. 이것은 "용이한 것에서부터 어려운 것으로"의 응용이다.

2 저항을 가하는 방향과 작용 · 반작용의 법칙

저항을 가하면 크기는 같고 방향은 반대로 작용하는 작용이 있다(작용 · 반작용의 법칙). 이것은 치료사와 환자의 위치의 관계이고 유도하고 싶은 운동의 직선상에 치료사는 위치하여야 한다는 것을 의미하고 있다. 게다가 도수저항을 조절하여 구심성 · 정지성 · 원심성 수축을 목적에 따라서 가한다.

치료사와 환자의 바른 위치결정(positioning)은 바른 운동을 유도하기 위한 필수사항이다.

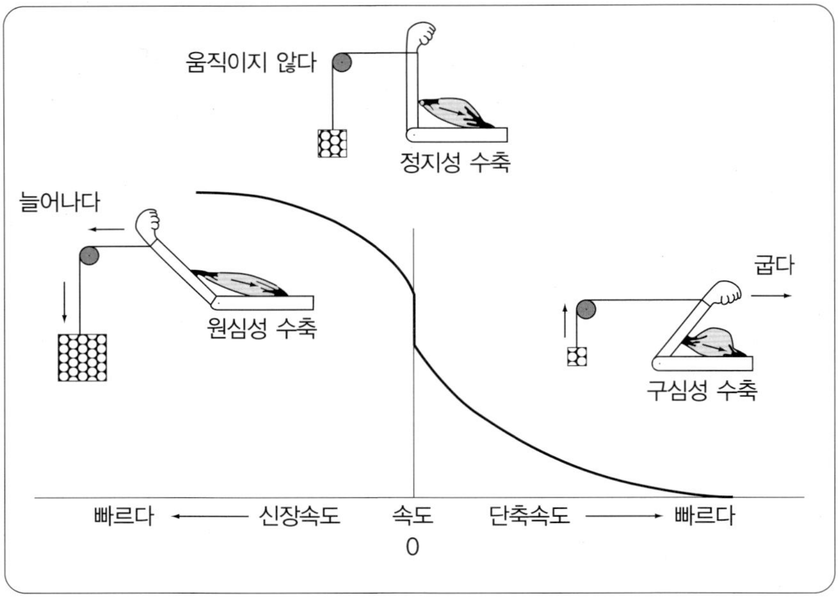

그림 1 근육활동의 양상과 발휘되는 힘의 크기

(宮下, 1996)[8)]

3 저항을 가하는 위치와 힘의 모멘트

힘의 모멘트(M)란 "어떤 축의 주위에 물체를 회전시키는 작용의 크기"이며 [힘(F) × 축에서부터 힘의 작용선에 내린 수직선의 길이(팔의 길이, l)]에서부터 구할 수 있다.

그림 2의 힘의 모멘트는 a **그림**에서 $M = Fl$, b **그림**에서 $M' = Fl'$이다. 여기서 $l > l'$ 이므로 a **그림** 쪽이 b **그림**의 경우보다 회전력이 커진다.

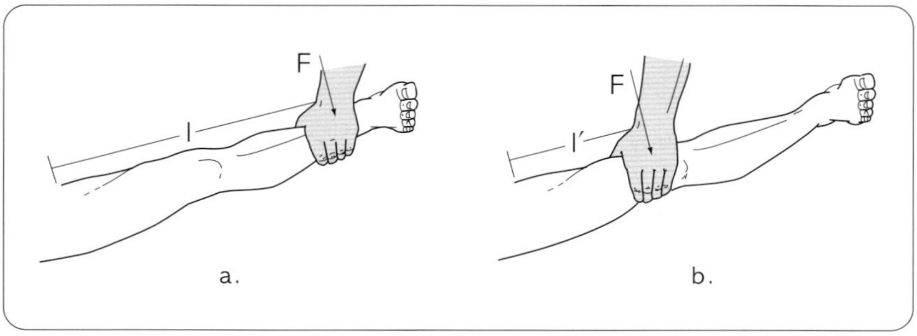

그림 2 힘의 모멘트

맨손접촉의 위치에 따라 회전력의 크기가 다르다.

F : 힘, l, l': 지레의 팔의 길이 ($l > l'$)

(Williams 등, 1974)[9)]

즉, 치료사의 맨손접촉(손의 위치)에서 몸쪽에 접촉하는가, 먼쪽으로 접촉하는가에 따라 회전력의 부하에 큰 영향을 준다. 예컨대, 고령자와 같이 힘이 약한 환자에게는 몸쪽의 맨손접촉을 사용하고 스포츠선수와 같이 힘이 센 환자에게는 먼쪽의 맨손접촉을 강조하여 사용한다. 이것은 "용이한 것에서부터 어려운 것으로"에 응용할 수 있다.

4 운동과 관성모멘트

관성모멘트(I)란 "회전운동에서의 움직이기 어려운 정도"를 말한다. 그 원인은 "질량(m) × 회전반경(r)의 제곱"에 의해서 구할 수 있다.

그림 3의 관성모멘트는 a **그림**에서 $I_1 = mr_1^2$, b **그림**에서 $I_2 = mr_2^2$이다. 여기서 $r_2 > r_1$이므로 a **그림** 쪽이 b **그림**의 경우보다 관성모멘트가 작고 운동하기 쉬워진다. 즉, 팔의 운동에서는 팔꿈치를 편 채로 하는 운동보다 팔꿈치를 굽힌 운동 쪽이 움직이기 쉽다.

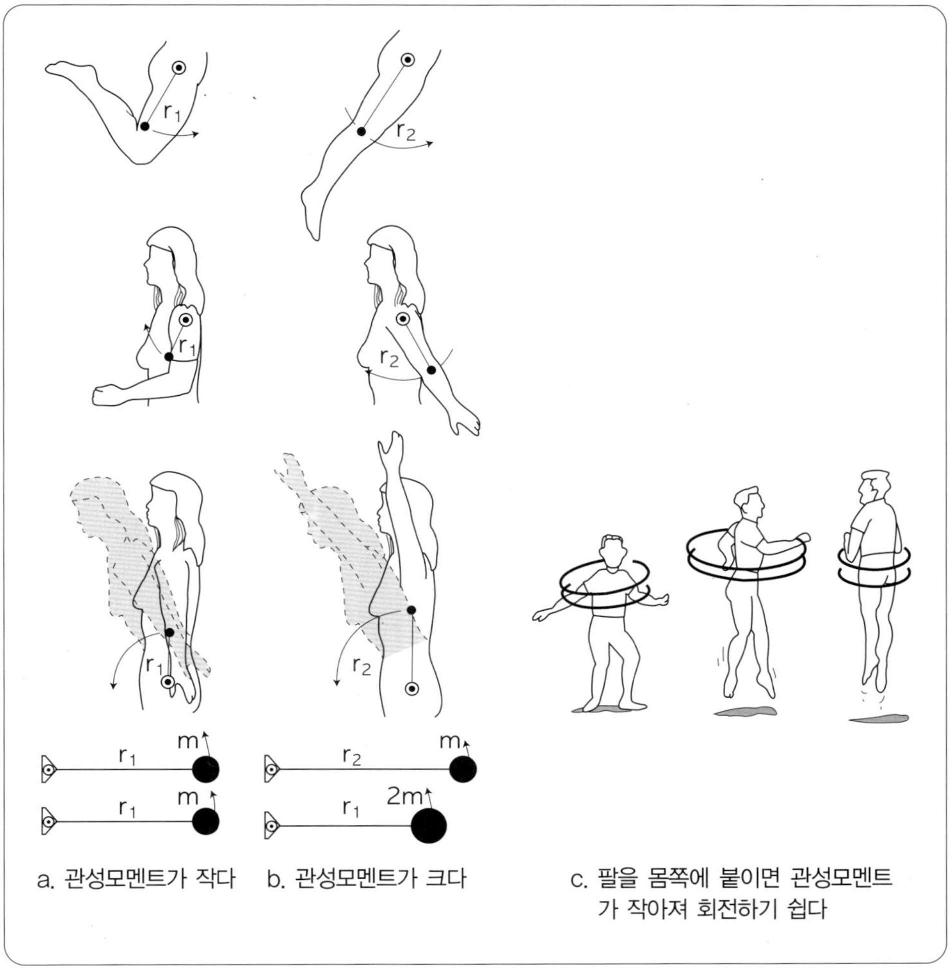

그림 3 관성모멘트

m : 질량의 중심, r_1, r_2 : 회전중심에서부터 질량중심까지의 거리

(Wirhed, 1995)[10]

5 동작과 자세반사의 촉진

자세반사는 공간적 · 시간적 자세의 변화 중, 골격근의 근육활동을 조절함으로써 자세를 목적에 맞게 변화시켜 중력의 환경 내에서 잘 적응할 수 있도록 반응하는 것이다.

자세반사의 반응에는 많은 것이 있다(Martin, 1967)[11]. 예컨대, 항중력반응(중력에 대항하여 팔다리나 척주를 편 위치로 유지하고 체중을 지지하는 것)의 촉진이나 바른 정렬(머리를 몸통 위에, 몸통을 골반 위에, 골반을 양 다리 위에 일렬로 되도록 신체 각 부분의 상대적 위치관계를 능동적으로 조절하는)의 촉진에서 처음에는 누운 자세에서, 다음으로 끝에 걸터앉은 자세에서 시행하고 마지막으로 선 자세에서 시행한다(今井, 1999)[12]. 이것은 "단순한 것에서부터 복잡한 것으로"의 응용이다.

6 운동과 중력의 영향

운동을 시행할 때, 그것이 중력방향의 운동인지, 중력을 제거한 운동인지, 항중력의 운동인지를 고려한다. 도수근력검사법과 마찬가지의 사고방법이다. 어떤 촉진 패턴은 바로 누운 자세 · 옆으로 누운 자세 · 엎드려 누운 자세로 자세를 변화시킴으로써 중력방향 자세 · 중력제거 자세 · 항중력 자세의 운동이 된다. 이것도 단계적으로 시행한다면 중력방향이 용이한 운동이고 항중력이 어려운 운동의 설정이 된다.

7 근섬유의 뻗는 방향과 근력의 관계

근섬유의 대표적인 것으로서 방추근과 날개근(익상근)이 있다. 근력은 근육 단면적 1㎠ 당 인간의 경우 5~6㎏의 힘이 나온다(眞島, 1986)[13]. 즉 **그림 4a**에 나타낸 것처럼 날개근 쪽이 횡단면적이 많고 강한 힘을 출력할 수 있다. 날개근은 힘의 출력에 유리한 근육이다. 근육의 특색에 맞춰서 자극할 필요가 있다.

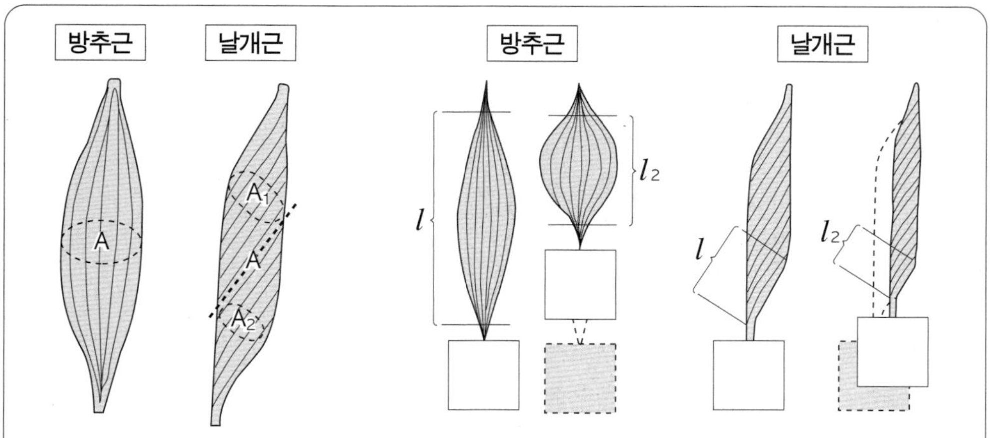

a. 근섬유의 뻗는 방향과 생리적 횡단면적

b. 근육 단면적과 근력

그림 4 근섬유의 주행과 움직임의 관계

(Wirhed, 1995)[10]

8 근섬유의 뻗는 방향과 움직임과의 관계

근육의 작용에 관해서 말하면 **그림 4b**에 나타낸 것처럼 방추근 쪽이 많이 움직일 수 있다. 즉, 방추근은 속도의 출력에 유리한 근육이다. 즉, 방추근에 격렬한 근력강화는 합리적이지 않으며 신속한 움직임의 훈련이 적합하다.

표 4 촉진패턴의 선택방법

① 팔꿈치의 굽힘을 동반하는 굽힘-모음-가쪽회전 패턴	ⓐ 입에 음식물을 운반하는 동작의 촉진 ⓑ 세수동작의 촉진 ⓒ 앞가슴동작의 촉진 ⓓ 신체의 앞에서 물건을 손바닥으로 지지하는 동작의 촉진
② 팔꿈치의 폄을 동반하는 폄-벌림-안쪽회전 패턴	ⓐ 지팡이 보행의 촉진 ⓑ 자세를 신체의 뒤쪽에서 지지하는 기능의 촉진 ⓒ 일어나기 동작의 촉진 ⓓ 스포츠의 움츠리는 동작의 촉진 ⓔ 팔 굽힘근 강직패턴의 억제
③ 팔꿈치의 굽힘을 동반하는 굽힘-벌림-가쪽회전 패턴	ⓐ 머리손질 동작의 촉진 ⓑ 빨래 널기 동작의 촉진 ⓒ 팔의 굽힘근 강직 패턴의 억제
④ 팔꿈치의 폄을 동반하는 폄-모음-안쪽회전 패턴	ⓐ 자세를 신체의 앞쪽에서 지지하는 기능의 촉진 ⓑ 일어나기 동작의 촉진 ⓒ 전기청소기 조작의 촉진 ⓓ 스포츠 투구동작의 촉진
⑤ 무릎의 굽힘을 동반하는 굽힘-모음-가쪽회전 패턴	ⓐ 보행 : 유각기(가속기)의 촉진 ⓑ 계단 오르내리기 동작의 촉진 ⓒ 욕조 출입동작의 촉진 ⓓ 장애물을 가랑이를 벌리고 넘는 동작의 촉진 ⓔ 다리의 폄근 강직 패턴의 억제 ⓕ 스포츠의 허벅다리 올리기 동작의 촉진
⑥ 무릎의 폄을 동반하는 폄-벌림-안쪽회전 패턴	ⓐ 일어서기(바닥 · 의자에서부터) 동작의 촉진 ⓑ 선 자세 때의 발의 외반 · 바닥쪽굽힘의 촉진 ⓒ 보행 : 입각기 후기의 촉진 ⓓ 입각기의 발 내번 억제 ⓔ 다리 굽힘근 강직패턴의 억제 ⓕ 스포츠의 걷어차는 동작의 촉진
⑦ 무릎의 굽힘을 동반하는 굽힘-벌림-안쪽회전 패턴	ⓐ 휘돌림(circumduction) 보행의 억제 ⓑ 욕조의 출입동작의 촉진 ⓒ 유각기의 발 내번 억제 ⓓ 다리 폄근 강직패턴의 억제 ⓔ 계단 오르내리기 동작의 촉진
⑧ 무릎을 똑바로 편 폄-모음-가쪽회전 패턴	ⓐ 선 자세 때의 엉덩관절 · 무릎관절 폄의 촉진 ⓑ 입각기의 발꿈치 접지기의 촉진 ⓒ 보행의 추진력의 촉진 ⓓ 다리 굽힘근 강직패턴의 억제 ⓔ 스포츠의 도움닫기의 박차기 동작의 촉진
⑨ 머리 · 목의 회전을 동반하는 굽힘	ⓐ 일어나기 동작의 촉진 ⓑ 축구의 헤딩의 촉진

(Voss등, 1989)[14]

5. 촉진패턴의 선택

치료사는 환자의 장애된 기능(손상기능), 장애되지 않고 남은 기능(잔존기능), 장애되었으나 훈련 등으로 회복된 기능(회복기능), 훈련에 의해서 새로이 끌어낼 수 있었던 잠재적인 기능(보상기능)에 관여한다.

PNF는 생활 속에서 도움이 되는 접근(functional approach)을 주된 목적으로 하는 기법이다. 구체적으로는 최초에 잔존기능에 관여하여 신변동작을 자립시키도록 유념한다. 다음으로 회복기능에 관여하여 적극적으로 동기부여를 자극한다. 그리고 마지막으로 보상기능에 관여하여 사회에서 원활하게 지낼 수 있도록 장애를 수용시킨다. 즉, 손상기능에는 적극적으로는 관여하지 않는다.

이 사고방법은 목적이 애매하고 지루한 장기간의 입원생활을 방지하게 된다. 그리고 결과적으로 재원일수를 단축할 수 있다. 이러한 것은 "원래대로의 인생의 복귀"가 아니라 "새로운 인생의 재출발"을 교육하는 것을 의미한다.

일상생활활동을 효율적으로 자립시키기 위한 대표적인 촉진 패턴의 선택방법을 표 4[14]에 나타냈다.

◆ 문 헌 ◆

1) Sherrington CS : The Integrative Action of the Nervous System, 2nd Ed, Yale University Press, New Haven, 1947
2) 上田　敏：リハビリテーションを考える，青木書店，東京，p 99，1986
3) 大久保昭行ほか：健康の地図帳，講談社，東京，p 32-33，1997
4) Stockmeyer SA : An interpretation of the approach of Rood to the treatment of neuromuscular dysfunction. Am J Phys Med **46** : 900-956，1967
5) Stockmeyer SA : A sensorimotor approach to treatment. Physical Therapy Services in the Developmental Disabilities, Pearson DH, Williams CE eds, Charles C Thomas, Springfield, p 186-222, 1972
6) 今井基次：PNF アプローチ・臨床編．理学療法ハンドブック，細田多穂，柳澤　健編，協同医書出版社，東京，p 334，1991
7) Adler SS, Beckers D, Buck M（柳澤　健ほか訳）：PNF ハンドブック，クインテッセンス出版，東京，p 4，1997
8) 宮下充正：トレーニングの科学的基礎，ブックハウス HD，東京，p 32，1996
9) Williams M et al（青池勇雄ほか訳）：バイオメカニクス，医歯薬出版，東京，p 58，1974
10) Wirhed R（金子公宥ほか訳）：目でみる動きの解剖学，大修館書店，東京，p 80-82，1995
11) Martin JP : The Basal Ganglia and Posture, Pitman Medical, London, 1967
12) 今井基次：中枢神経疾患の筋力増強．理学療法 **16** : 448-451，1999
13) 真島英信：生理学，第 18 版，文光堂，東京，p 65，1986
14) Voss DE, Ionta MK, Myers BJ（福屋靖子ほか訳）：神経筋促通手技—パターンとテクニック—，第 3 版，協同医書出版社，東京，p 304-305，1989

VII. 질환별 PNF

A 중추신경질환

1. 뇌졸중 편마비 - 침대에서부터 선 자세까지

뇌졸중 편마비환자의 발병에서부터 보행에 이르는 회복기에서 많은 환자에게 사용되는 PNF 운동패턴의 응용 예를 언급한다.

다양한 감각을 자극함으로써 운동을 끌어내고, 또한 고유감각을 중심으로 한 감각을 사용해서 운동학습을 촉진하며, 목적으로 한 운동에 적절한 근육을 선택시키고 이들의 공간적 · 시간적인 협동성을 높인다.

1 뇌졸중 편마비에 응용

1) 운동패턴의 선택

편마비 환자의 치료 특히, 발병초기의 단계에서는 근육긴장이 항진하기 쉬운 근육을 촉진하는 운동패턴은 별로 사용되지 않는다. 즉, 베르니케-만(Wernicke-Mann) 자세나 공동운동 패턴을 강화하는 것 같은 패턴은 사용되지 않고(今井, 1990)[1], 이들에 길항하는 운동을 포함하는 패턴이 사용된다.

운동패턴의 선택은 기거 · 이동 동작, ADL, 보행 등의 동작 중에서 관찰되는 운동에 준하는 것으로 그 환자에게 필요하다고 생각되는 것을 선택한다. 또한 특히 약한 운동요소가 있으면 그 운동을 포함하는 패턴을 선택하여 목적으로 한 운동을 강화하기 위한 촉진의 요소 및 특수기법을 사용한다.

뇌졸중 이외의 중추신경성 질환의 환자에게도 공통되는 것이지만 환자를 평가하는 가운데 어떠한 운동이 필요한가? 어떠한 근육수축을 필요로 하고 있는가를 명확히 함으로써 사용하는 운동패턴이나 특수기법이 결정된다.

2) 맨손 접촉

발병초기에서의 팔다리의 관절은 근육긴장의 저하에 의해서 동요하고 있는 일이 많다. 이 때문에 특히 팔에서는 먼쪽부분만에 의한 맨손접촉으로는 잘 조작할 수 없을 뿐만 아니라 위험성도 높다. 이러한 시기에서는, 예컨대, 손과 위팔이나 팔이음뼈에 접촉하는 등 팔다리의 보다 몸쪽에 접촉하고, 몸쪽관절의 근육수축을 강조한다.

또한, 운동패턴을 정상적인 타이밍으로 시행하는 것만이 아니라, 어깨뼈나 골반의 패턴부터 시행하거나, 팔다리의 패턴이더라도 보다 몸쪽의 관절주위의 근육수축을 끌어내도록 한다. 그리고 서서히 먼쪽관절의 근육수축을 끌어내면서 정상적인 타이밍으로 시행할 수 있도록 한다(高橋, 1990)[2].

3) 저항의 세기

PNF에서 사용되는 저항의 세기는 최대저항이다. 이 저항은 겔혼(Gellhorn)의 실험(1949)[3]에서 볼 수 있는 것처럼 운동을 촉진하여 발산을 초래한다. 그러나 근육수축에 의한 근육 장력이 불충분하고 능동운동이 일어나기 어려운 경우에는 수동운동이나 능동보조운동도 사용되는 경우가 있다(II. 10. 수동운동 · 능동보조운동의 항, p. 18 참조). 예컨대, 발병초기 때에는 가벼운 저항으로 천천히 하는 운동부터 시행하고 회복에 따라서 강한 운동이나 빠른 운동이 사용되는 경우가 있다.

또한 직접적 · 간접적인 방법과 함께 저항의 세기 · 방향에 따라서 어떠한 변화가 일어나는 가를 잘 관찰할 필요가 있다. 간접적 방법에서는 비마비 쪽 팔에 대해서 운동을 시행시켜 마비 쪽 팔이나 몸통, 양쪽 다리에 어떠한 운동, 어떠한 근육수축이 야기되는가를 관찰하고 추구하는 근육수축과 운동을 끌어내도록 작용한다.

4) 직접법과 간접법

발병 직후에는 마비 쪽의 근육긴장이 저하하고 수의성도 저하하여 있기 때문에 마비된 다리를 운동패턴의 전체 운동범위에 걸쳐서 운동시키는 것은 곤란한 일이 많다. 이러한 시기에는 간접적인 방법 즉, 비마비 쪽에 대해서 운동패턴을 시행시키거나 양쪽성의 운동을 시행한다(柳澤 등, 1991)[4]. 또는 마비 쪽의 어깨뼈나 골반 등의 패턴을 시행하면 좋다. 이들의 방법에 의해서 보다 강한 근육에서 약한 근육으로의 넘쳐흐름(overflow)(넘쳐흐르기 현상) 효과를 얻을 수 있다(Voss 등, 1989)[5]. 그리고 마비 쪽 팔다리 · 몸통의 근육수축을 끌어내고 관절의 안정성을 향상시킨다.

직접적으로는 마비된 팔다리에 대해서 근육의 신장, 운동에 대한 저항, 관절압축이나 견인 등의 촉진요소에 의해서 근육수축을 끌어내면서(柳澤 등, 1991[4] : Gellhorn, 1948[6] ; Yanagisawa 등, 1987[7] ; Svendsen 등, 1983[8]) 운동개시 자세에서부터의 반복수축을 시행하고 회복에 따라서 그 운동범위를 최종자세로 넓혀간다. 또한 율동적 개시 등의 기법을 시행한다. PNF의 시작세에는 각성수준을 높이는 효과가 있고 반응시간의 단축이나 근육 장력의 증대 등을 일으킬 수 있다[9~15].

5) 자세의 선택

PNF에서는 원칙적으로 환자의 운동이 보다 출현하기 쉬운 자세부터 시행하여 운동의 발현을 돕는 것과 동시에 환자에게 성취감을 주면서 치료를 진행시키려고 하는 사고가 있다. 이 때문에 치료를 시행하는 자세를 선택할 때에는 자세반사와 중력(今井, 1990)[1]이라는 인자를 고려한다.

자세반사가 출현하기 쉬운 중추신경질환 환자에서는 운동의 발현을 노릴 때 그것을 이용하고 회복함에 따라 그 영향이 없어도 운동을 시행할 수 있도록 한다.

중력에 관해서도 마찬가지로 생각하여

① 운동이 중력에 일치하는 방향
② 중력이 제거되는 방향
③ 중력에 대항하는 방향

으로 운동을 한다는 것처럼 자세를 단계적으로 선택한다.

즉, 환자의 운동기능의 회복에 맞춰서 운동의 발현이 보다 간단한 자세에서부터 보다 어려운 자세로 진행시킨다. 아울러서 자세를 유지하는 것이 난이도로부터 더 지지 기저면이 넓고, 신체 중력중심의 위치가 낮은 자세에서부터 지지 기저면이 작고, 신체 중력중심이 높은 자세로 단계적으로 진행시킨다(今井, 1990)[1].

2 발병초기의 응용 예

발병초기에는 근육긴장이 저하하여 마비 쪽의 운동은 곤란하다. 이 시기에 운동의 발현 즉, 근육수축을 끌어내는 것을 목적으로 아래와 같은 기법을 사용한다. 운동패턴은 근육긴장이 항진하기 쉬운 근육군(Wernicke-Mann 자세)의 운동에 길항하는 운동패턴이 많이 사용된다(柳澤 등, 1991)[4].

이 시기에는 운동패턴의 전체 운동범위를 정상적인 타이밍으로 시행하는 것은 곤란하며 관절압축이나 견인 등 어떤 촉진의 요소를 사용하면서 운동범위의 일부를 시행하거나, 복제기법이나 율동적 개시 등의 기법이 시행하기 쉽다. 복제기법에서는 종료자세로 해두고 저항을 가하여 그 자세를 유지시킨다. 율동적 개시에서는 운동패턴을 수동운동 · 능동보조운동 · 능동운동으로 단계적으로 시행한다. 능동보조운동은 그 속도에 따라 근육 장력 등에 영향을 미친다. 느린 능동보조운동은 반응시간을 지연시키지만, 발생 장력을 증대시킨다(小坂 등, 1983[16) : 佐藤, 1983[17]).

1) 어깨뼈 패턴

마비 쪽의 어깨뼈는 내려가고 모음을 하고 있는 경우가 많다. 이러한 때에는 어깨뼈의 앞쪽올림 패턴을 사용한다. 특히 종료자세로 유지하도록 지시와 저항을 주어 근육수축을 유지시킨다. 이들의 운동을 도입할 때에는 율동적 개시나 복제기법 등의 기법을 사용하면 운동을 끌어내기 쉽다.

어깨뼈의 운동을 시행할 수 있고 어깨뼈를 벌림 위치에서 유지할 수 있는 경우에는 팔의 굽힘-벌림-가쪽회전 패턴을 조합시킨다. 어깨뼈를 벌림 위치로 하고, 팔의 각 관절은 종료자세로 하여 팔의 장축방향으로 압축을 가하고 그것에 저항을 하도록 지시한다(**그림 1**).

어깨뼈를 벌림 위치로 유지하는 것은 팔의 근육활동을 촉진하여(Gellhron 등, 1950[18])어깨관절이나 팔꿉관절의 근육수축을 끌어낸다.

2) 다리의 폄-벌림-안쪽회전 패턴

다리 폄근군의 근육수축을 끌어내기 위해 바로 누운 자세에서 폄-벌림-안쪽회전 패턴을 시행한다. 바로 누운 자세에서 시행함으로써 자세반사(긴장성미로반사)의 영향에 의해서 폄근군의 수축을 얻기 쉽고, 또한 폄 운동은 중력에 일치하는 방향이 되므로 환자는 운동을 시행하기 쉽다.

3) 다리의 굽힘-모음-가쪽회전 패턴

다리 굽힘근군의 근육수축을 끌어내기 위해 마비 쪽을 위로 한 옆으로 누운 자세에서 굽힘-모음-가쪽회전 패턴을 시행한다(**그림 2**).

옆으로 누운 자세에서는 자세반사의 영향으로 위쪽에 위치하는 팔다리는 굽힘 우위가 되는 것에 더하여 굽힘운동이 중력이 제거된 방향이 되므로 운동을 시행하기 쉽다. 게다가 엉덩관절을 충분히 폄 위치로 할 수 있으므로 굽힘근군에 충분한 신장자극을 줄 수 있다. 이때에 관절의 견인을 사용함으로써 근육의 수축은 촉진된다(Svendsen 등, 1983[8] : 黑澤 등, 1990[19]).

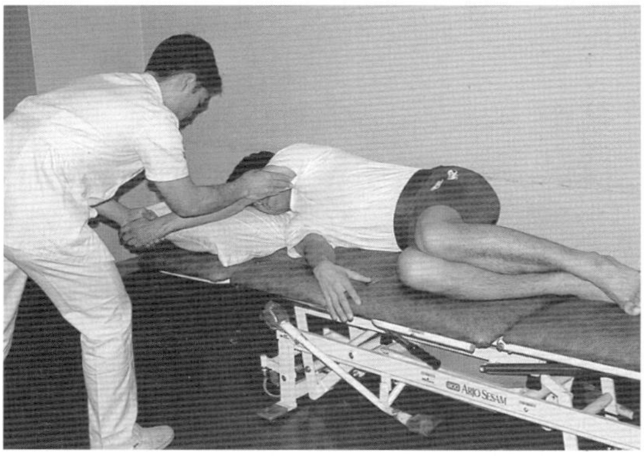

그림 1 어깨뼈의 앞쪽올림과 팔의 굽힘-모음-가쪽회전 패턴

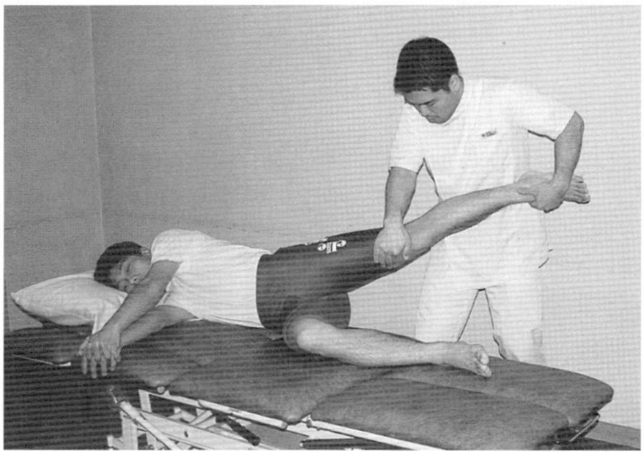

그림 2 다리의 굽힘-모음-가쪽회전 패턴(옆으로 누운 자세)

4) 조합패턴의 응용

비마비 쪽에서부터 마비 쪽으로의 발산을 얻기 위해 양쪽의 팔다리를 동시에 운동시킨다. 팔에서는 양쪽 대칭성의 팔 굽힘-벌림-가쪽회전 패턴 등이 사용하기 쉽다. 비마비 쪽에 저항을 충분히 주어 마비 쪽의 운동의 발현을 노린다.

다리의 예로서는 양쪽 비대칭성 패턴이 있다. 이것은 몸통 및 다리 폄근군의 근육수축의 발현을 위해 사용된다. 한쪽의 다리는 폄-벌림-안쪽회전 패턴을, 반대쪽의 다리에서는 폄-모음-가쪽회전 패턴을 동시에 시행시킨다. 팔의 양쪽 패턴과 마찬가지로 비마비 쪽에 대해서 충분히 저항을 주어 마비 쪽으로의 발산을 기대한다.

3 회복기의 응용 예

이 시기에는 보행 등의 동작에서 관찰되는 운동에 준하는 운동패턴을 사용한다. 또한 공동운동으로부터의 분리를 도모하여 정상적인 타이밍으로 운동패턴을 시행할 수 있도록 한다.

1) 어깨뼈의 뒤쪽내림 패턴

팔의 굽힘근군의 근육긴장이 항진하여 있는 경우 등에는 그것을 억제하기 위해 어깨뼈의 뒤쪽내림 패턴이 사용된다. 큰가슴근 등의 근육긴장이 특별히 항진하여 있는 환자에서는 능동운동으로는 곤란한 경우가 많으며 이 경우 율동적 개시가 사용된다(Voss 등, 1989)[5].

2) 팔의 굽힘-벌림-가쪽회전

팔의 올림을 가능케 하고 뻗어닿기 동작 등을 할 수 있도록 굽힘-벌림-가쪽회전 패턴을 시행한다. 이 운동은 근육긴장이 항진하여 있는 일이 많은 큰가슴근을 신장하고 억제하는 패턴이 된다. 이 운동패턴의 종료 자세에서 저항을 충분히 주고, 그 자세를 유지시킴으로써 몸통 굽힘근군의 근육수축을 끌어낼 수도 있다.

또한 이 운동패턴은 손가락의 폄을 동반하기 때문에 손가락 폄근군을 촉진하는 패턴으로서도 사용된다. 이 경우, 특히 어깨관절의 운동에는 충분히 저항을 가하고 손가락의 폄에도 저항을 가하면서 구두지시에서는 손가락의 폄을 강조한다. 강조의 타이밍에 의해서 어깨나 팔꿉관절의 근육군으로부터의 발산을 이용할 수도 있다.

3) 팔꿉관절 폄을 동반하는 팔의 굽힘-모음-가쪽회전 패턴

팔꿉관절의 폄근을 촉진하기 위해 팔꿉관절 폄을 동반하는 굽힘-모음-가쪽회전 패턴을 시행한다 (**그림** 3).

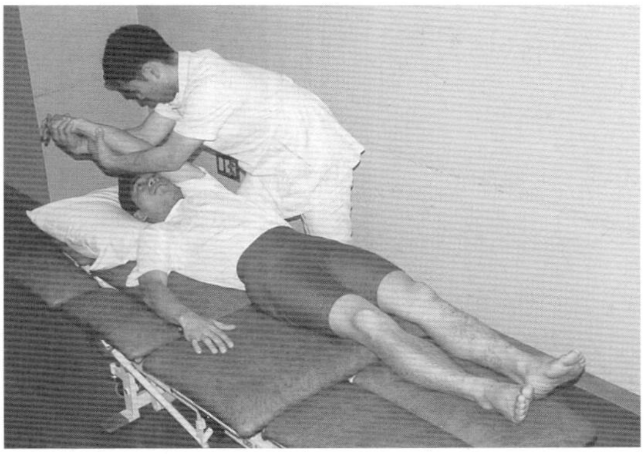

그림 3 팔꿉관절 폄을 동반하는 팔의 굽힘-모음-가쪽회전 패턴

이 운동패턴에서는 특히, 종료자세에서 충분한 압축을 가하여 근육수축을 끌어낸다. 이것을 충분히 시행함으로써 어깨뼈의 벌림운동 및 몸통의 회전운동도 끌어낼 수 있고, 몸 구르기 동작에 응용할 수 있다(柳澤 등, 1991)[4].

4) 팔의 폄-모음-안쪽회전 패턴, 팔의 폄-벌림-안쪽회전 패턴

폄-모음-안쪽회전 패턴 및 폄-벌림-안쪽회전 패턴의 종료자세에서 관절압축을 가하고, 이것에 저항시킨다.

폄-모음-안쪽회전 패턴에서는 몸통 굽힘근군의 근육수축을 끌어낼 수 있고, 일어나기 동작의 준비로서도 사용된다(柳澤 등, 1991)[4].

폄-벌림-안쪽회전 패턴에서는 앉은 자세 등에서 팔로 몸통을 지지하는 등, 팔에 의한 지지성을 높일 수 있다. 앉은 자세에서 마비 쪽의 어깨관절을 폄-벌림-안쪽회전 위치로 하여 손바닥을 침대에 붙여 체중을 지지시키는 것으로도 지지성을 높일 수 있다.

5)다리의 굽힘-모음-가쪽회전 패턴

바로 누운 자세에서 시행함으로써 옆으로 누운 자세와 비교하여 운동은 곤란해진다(**그림** 4). 이것은 엉덩관절의 굽힘은 항중력 운동이 되고 모음은 중력이 제거된 방향으로의 운동이 되는 것, 게다가 굽힘근 공동운동과는 다른 조합의 운동이기 때문이다.

이 운동패턴에서는 모음의 운동이 곤란한 일이 많으며 정확한 맨손접촉과 바른 저항의 방향, 세기가 요구된다.

또한 종료자세에서 저항을 충분히 가하여 굽힘-모음위치를 유지시킨다. 이 때, 몸통의 회전근군의 움직임도 끌어낼 수 있다.

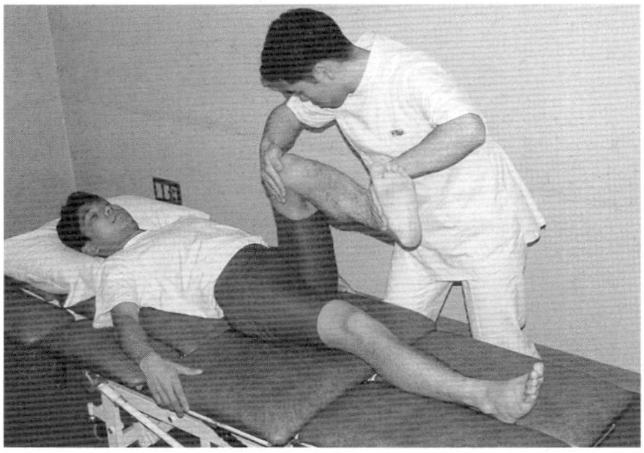

그림 4 다리의 굽힘-모음-가쪽회전 패턴(바로 누운 자세)

보행의 유각기에서 휘돌림이 관찰되는 환자에게 흔히 사용되는 패턴이고, 앉은 자세나 선 자세에서도 시행된다(高橋, 1991)[20]. 계단 오르내리기 등에도 응용할 수 있다.

6) 다리의 폄-벌림-안쪽회전 패턴

옆으로 누운 자세에서 시행하면 바로 누운 자세와 비교하여 자세반사의 영향과 중력의 방향 때문에 더 어려운 운동이 된다(**그림 5**).

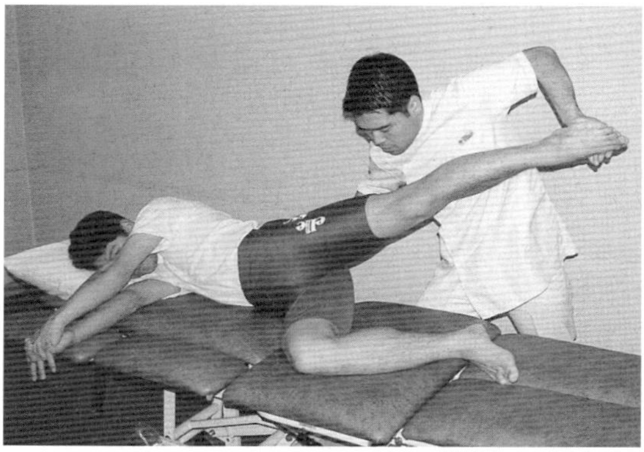

그림 5 다리의 폄-벌림-안쪽회전 패턴(옆으로 누운 자세)

무릎관절의 폄근군이나 발목관절의 바닥쪽굽힘근군의 근육긴장이 항진하여 있거나, 폄근 공동운동의 출현이 문제가 되는 경우에는 무릎을 굽힘 위치로 유지한 채로 시행한다. 또한 발꿈치에 맨손접촉을 하는 등을 하여 발목관절의 바닥쪽굽힘운동을 시행하지 않도록 하는 경우도 있다.

보행 시의 입각기에서의 다리의 지지력이 약한 경우에 흔히 사용되는 패턴이며 운동의 종료자세의 엉덩관절 폄 위치에서 압축과 저항을 충분히 가함으로써 다리 폄근군의 동시수축을 높인다.

또한 굽힘-모음-가쪽회전 패턴의 느린 반전(slow reversal)이나 수축양태에 의한 조합(Adler 등, 1993)[21] 등의 기법을 사용하여 원활한 교호운동을 가능케 하거나 근육수축의 종류도 선택적으로 시행할 수 있도록 함으로써(今井, 1995)[22] 보행 등의 동작에 결부시킨다.

7) 보행 준비

보행 준비로서 어깨뼈와 골반의 조합패턴을 시행한다. 이것은 어깨뼈의 앞쪽올림과 골반의 뒤쪽내림의 조합에 의한 입각기에 준비와 어깨뼈의 뒤쪽내림과 골반의 앞쪽올림의 조합에 의한 유각기의 준비가 있다(**그림 6**).

이들을 도입할 때에는 복제기법이나 율동적 개시 등의 기법부터 시작하면 시행하기 쉽다.

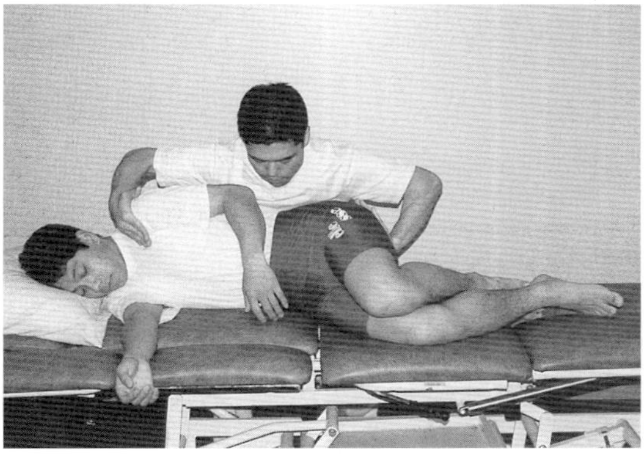

a. 입각기

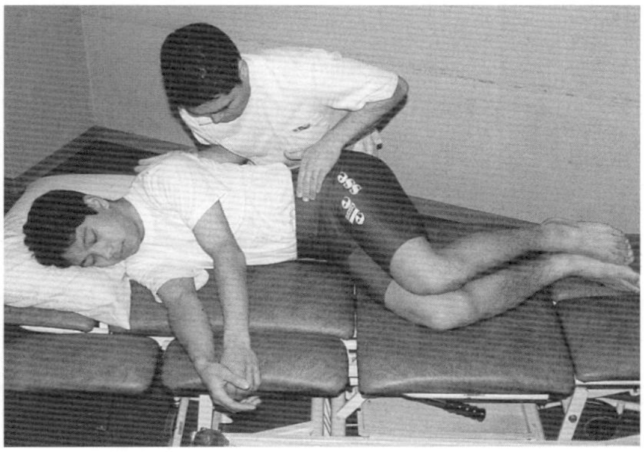

b. 유각기

그림 6 보행 준비

4 앉은 자세

1) 앉은 자세 유지(Adler 등, 1993)[21]

앉은 자세에서는 마루부위(두정부) · 봉우리(견봉) · 골반에 압축을 가하거나 뒤통수부위 · 부리돌기 · 어깨뼈 아랫각에 견인을 가한다. 맨손접촉의 부위에 따라서 몸통의 폄근군 또는 굽힘근군, 또는 회전근군의 근력을 강화할 수 있다. 더 안정성을 높이기 위해 율동적 안정화(rhythmic stabilization)의 기법을 사용한다.

2) 골반의 앞경사

앉은 자세에서는 마비 쪽의 골반이 뒤로 경사지고 몸통이 굽혀진 앉은 자세를 취하고 있는 일이 많다. 이에 대응하는 방법에 골반의 앞경사가 있다. 이것은 환자의 양쪽 위앞엉덩뼈가시에서부터 엉덩뼈능선에 걸쳐서 맨손접촉을 시행하고 환자는 골반이 뒤로 경사진 상태에서부터 골반을 앞으로 경사지게 한다. 이것에 저항을 가하여 앞으로 경사지면 궁둥뼈결절을 향해서 압축을 가하여 유지시킨다(**그림 7**).

능동운동으로 할 수 없는 경우는 율동적 개시의 기법을 사용하거나 수동적으로 앞경사 위치를 취하게 하여 압을 가하고, 그 위치를 유지시킨다. 복제기법도 응용할 수 있다.

그 후, 환자와 마주보고 서서 어깨뼈의 아랫각에 견인을 가하면 몸통 폄근군의 근육수축을 일으킬 수 있다(**그림 8**).

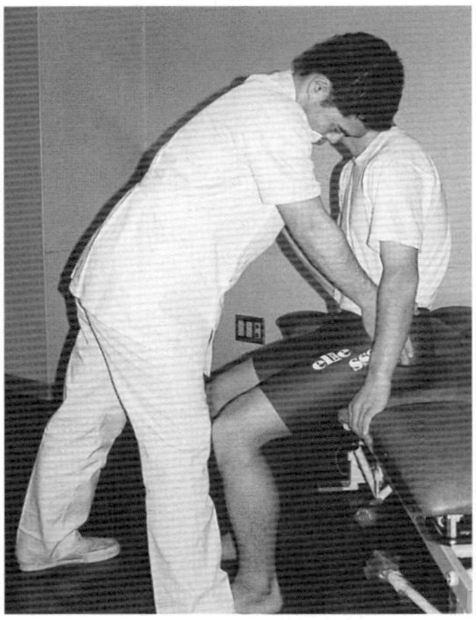

그림 7 골반의 앞경사

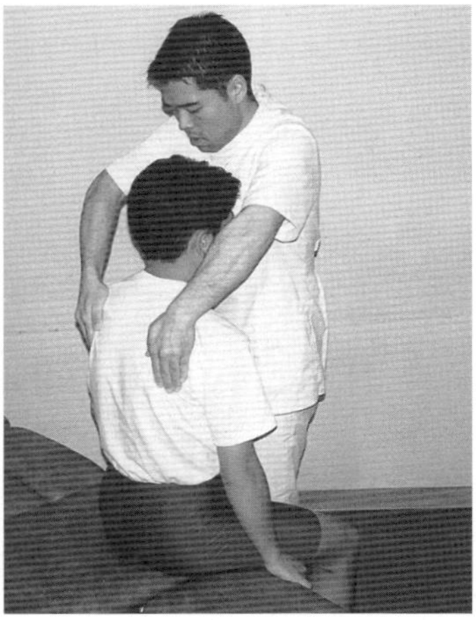

그림 8 앉은 자세

3) 앉은 자세에서 체중이동

앉은 자세유지를 할 수 있게 되면, 앉은 자세 안에서 신체의 중력중심을 이동하거나 팔을 사용하는 등의 운동을 끌어낸다.

앉은 자세에서 시행하는 리프팅 패턴이나 초핑 패턴은 몸통의 운동을 끌어내고 앉은 자세 거듭선 자세에서의 균형의 향상을 목적으로 하여 시행된다(高橋, 1990)[2] (**그림 9**).

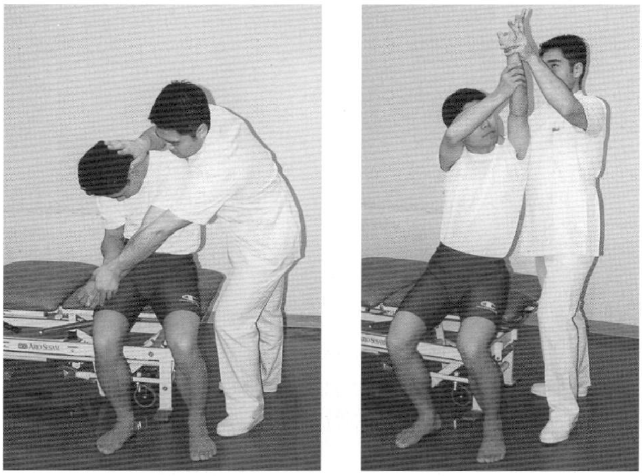

a. b.

그림 9 리프팅 패턴(앉은 자세)

이 경우도 율동적 개시나 복제기법 등의 기법부터 시행하면 도입하기 쉽다. 각 패턴의 최종자세에서 압축 또는 견인을 가하면, 이마면 상에서의 체중이동 및 몸통의 옆굽힘을 끌어낼 수 있어 앉은 자세 균형을 더 높일 수 있다(Adler 등, 1993)[21].

4) 선 자세 유지, 기립동작(Adler 등, 1993)[21]

평행봉 내에서 환자는 앉은 자세를 취하고 평행봉에 손을 가볍게 놓는다. 치료사는 환자의 골반(위앞엉덩뼈가시에서부터 엉덩뼈능선)에 맨손접촉을 시행하고, 뒤 아래쪽으로의 저항을 가하여 골반 앞경사 및 다리의 폄에 동반하는 골반의 앞쪽으로의 이동을 촉진한다.

선 자세가 되면 전신의 정렬을 확인하고, 다리의 장축에 대해서(발꿈치뼈를 향해서) 압축을 가하여 다리의 지지성을 강화한다. 또한 몸통의 정렬을 교정하면서 기립시키고 싶은 경우는 머리나 어깨 등에 맨손접촉을 시행하면 좋다.

기립이 일련의 동작으로서 불가능한 환자에서는 보조하여 선 자세를 취하게 하고 정렬을 갖춘 다음에 압축을 가하거나 저항을 가하여 그 자세를 유지시키는 것부터 시작한다(**그림 10**).

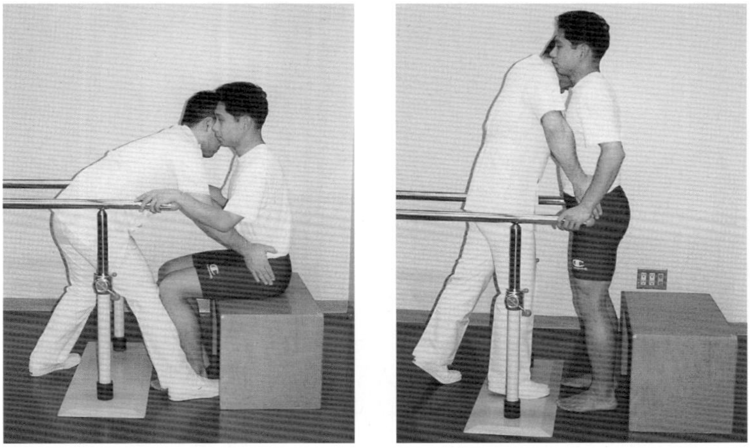

a. b.

그림 10 기립과 선 자세 유지

또한 앉은 자세와 마찬가지로 율동적 안정화가 시행된다. 율동적 안정화 등의 기법은 선 자세 중력중심 동요를 감소시킨다는 것을 나타내어 보여주고 있으며 이 기법들이 자세 폄근군의 강화와 협동적인 운동패턴의 자동화를 획득시키고 있다고 생각된다(新井 등, 1990)[23].

◆ 문헌 ◆

1) 今井基次：PNF 法．理学療法学 **17**：176-181，1990

2) 高橋　護：PNF 法を用いた片麻痺患者の治療訓練．理学療法研究 **7**：3-14，1990

3) Gellhorn E : Proprioception and the motor cortex. Brain **72** : 35-62, 1949

4) 柳澤　健，今井基次：理学療法ハンドブック，細田多穂，柳澤　健編，第 2 版，協同医書出版社，東京，p 293-350，1991

5) Voss DE, Ionta MK, Myers BJ（福屋靖子ほか訳）：神経筋促通手技―パターンとテクニック―，第 3 版，協同医書出版社，東京，1989

6) Gellhorn E : The influence of alternations in posture of the limb on cortically induced movements. Brain **71** : 26-33, 1948
7) Yanagisawa K, Fujiwara T, Takagi A : Effect of joint approximation for lower extremities in normal adult subjects and hemiplegic patients. 10th International Congress of the WCPT, Proceedings, p 590-593, 1987
8) Svendsen DA, Matyas TA : Facilitation of the isometric maximum voluntary contraction with traction — A test of P. N. F. predictions. Am J Phys Med **62** : 27-37, 1983
9) Chida T, Nakamura R : EEG changes induced by passive postural changes. J Human Ergol **12** : 217-218, 1983
10) Nakamura R, Viel E : The influence of position changes in the proximal joint on EMG-recorded reaction time on key muscles in the human extremity. 7th International Congress of the WCPT, Proceedings, p 119-123, 1974
11) Nakamura R : Effect of facilitating positions on behavioral arousal. JJA Phys M Bal Clin **46** : 131-137, 1983
12) Hosokawa T, Nakamura R, Kosaka K et al : EEG activation induced by facilitating position. Tohoku J Exp Med **147** : 191-197, 1950
13) 柳澤 健, 中村隆一, 藤原孝之 : 上肢 PNF 肢位のヒラメ筋 H 波に及ぼす影響. 理学療法学 **16** : 19-22, 1989
14) 柳澤 健, 大橋ゆかり, 齋藤 宏ほか : 下肢 PNF 肢位の対側ヒラメ筋 H 波に及ぼす影響. 理学療法学 **17** (学会特別号) : 75, 1990
15) 柳澤 健, 中村隆一, 高木昭輝ほか : 上肢 PNF 肢位の行動覚醒への影響. 理学療法学 **18** : 143-144, 1991
16) 小坂健二, 中村隆一 : 運動野刺激による誘発筋活動に対する他動運動の影響. リハ医学 **20** : 187-189, 1983
17) 佐藤一望 : 自動介助運動の神経生理学的機序とその意義. リハ医学 **21** : 78-83, 1983
18) Gellhorn E, Johnson DA : Further studies on the role of proprioception in cortically induced movements of the foreleg in the monkey. Brain **73** : 513-531, 1950
19) 黒沢和生, 丸山仁司 : 関節牽引が反応時間に与える影響. 運動生理 **5** : 91-94, 1990
20) 高橋 護 : PNF を用いた片麻痺患者の歩行訓練. 理学療法学 **18** : 596-599, 1991
21) Adler SS, Beckers D, Buck M : PNF Practice — An Illustrated Guide, Springer, Philadelphia, 1993
22) 今井基次 : PNF 法を考える. 理学療法学 **22** : 350-353, 1995
23) 新井光男, 加島一江, 猪野訓子ほか : PNF が静的立位バランス機能に及ぼす影響. 理学療法学 **17** : 441-446, 1990

2. 뇌졸중 편마비 — 보행

편마비 환자에게는 여러 가지 증상이 나타난다. 예컨대, 마비 쪽의 근육긴장은 이완상태에서서부터 차츰 긴장이 증대하여(근육이완이 장기간 지속하는 환자도 있다) 강직이나 공동운동패턴에 지배된 정형적이고 비정상적인 운동패턴이 나타난다. 그리고 보행은 비효율적이고 원활성이 결여되어 수의적 노력을 필요로 하는 걷는 모습이 된다.

원활한 보행이란 노력을 필요로 하지 않고 필요에 상응하는 속도로 주위의 상태에 따라서 넘어짐의 위험성도 없이 걸을 수 있는 것이다. 그리고 외관도 중요한 요소가 된다. 보행에는 다리의 근육군만이 아니라, 팔을 포함한 몸통 근육군이 매우 정확한 타이밍에 따라서 활동해야 한다. 그 활동의 타이밍이 벗어나면 그 보행은 비정상적인 것이 되어버린다.

PNF를 사용한 편바미 환자의 보행은 Ⅲ. M. 3. 보행 접근의 실제(p 121)의 순서에 따라서 기술한다.

치료에서는 가능한 한 조기에 선 자세나 보행연습을 시행한다. 안전성의 확보에 필요한 때에만 보조를 하도록 하여 가능한 한 구두지시나 외적 보조를 주지 않고, 환자 자신이 문제를 해결하도록 한다.

처음에는 최대한의 보조나 빈번한 구두지시가 필요할지도 모르지만, 능동성을 획득하게 되면 구두지시나 보조를 줄여가고 최종적으로는 저항에 대항하여 움직일 수 있도록 촉진한다.

1 앉은 자세 · 일어서기 동작

앞의 항(1. ④ 앉은 자세, p 167~169)을 참조.

2 양 발을 가지런히 한 선 자세

편마비 환자에게 선 자세는 약간의 외력(저항)이나 스트레스에 의해서도 균형을 잃기 쉬운 자세이다. 환자의 넘어짐에 대한 공포감은 전신의 근육긴장을 단번에 높여버린다. 외력(저항)은 환자의 능력과 치료사가 추구하려고 하는 요소를 고려하여 비정상적인 반응이 나타나지 않도록 충분히 주의할 필요가 있다.

1) 선 자세 유지능력의 증대

머리 · 팔이음뼈 · 골반 등에 맨손접촉을 하는 장소를 바꿔서 율동적 안정화나 교호 정지성 수축을 적용하여 선 자세 유지능력의 증대를 도모한다.

2) 좌우에의 체중이동능력의 증대

① 치료사는 환자의 앞쪽 또는 뒤쪽에 위치하여 환자의 양 어깨를 유지하면서 좌우에 중력중심 이동을 유도한다. 좁은 범위부터 시작하여 차츰 범위를 넓혀간다. 몸통이 옆으로 굽지 않도록 주의한다.

② 비마비 쪽으로 체중을 이동시킬 때에는 비마비 쪽 팔을 굽힘-벌림-가쪽회전 패턴으로 움직이게 함과 동시에 같은 쪽으로의 체중이동을 유도 · 보조한다.

③ 팔을 굽힘-벌림-가쪽회전 방향으로 지지하여 등허리뼈(흉요추) 옆쪽에 손을 대고 가벼운 신장을 가하여 마비 쪽으로의 체중이동과 몸통의 신장의 움직임을 촉진한다(**그림 11**).

좌우에 균등한 중력중심 이동은 몸통을 정중위치에 유지할 수 없다면 곤란하다. 치료에 있어서는 마비 쪽만이 아니라, 비마비 쪽에의 체중이동도 훈련할 필요가 있다.

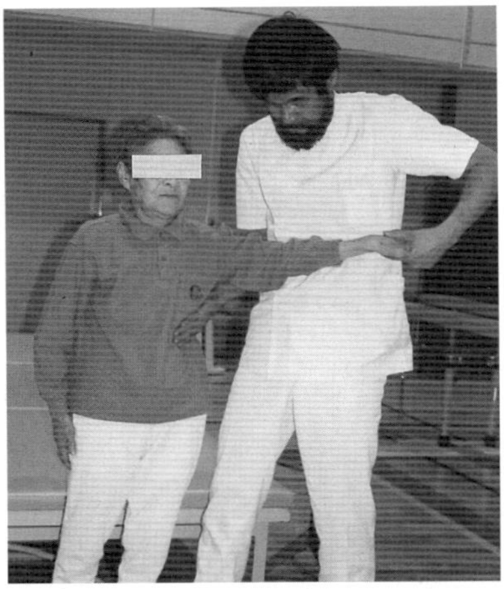

그림 11 한쪽 다리에 중력중심 이동의 촉진

팔의 굽힘–벌림–가쪽회전 패턴의 움직임은 같은 쪽의 몸통의 신장과 체중이동을 촉진한다. 이 환자는 어깨가 아프므로 아프지 않은 범위에서 팔을 유지하고 마비 쪽으로 체중이동을 유도하면서 마비 쪽 등허리뼈의 옆쪽에 다른 손을 대고, 타이밍을 측정하여 몸통의 신장을 촉진한다.

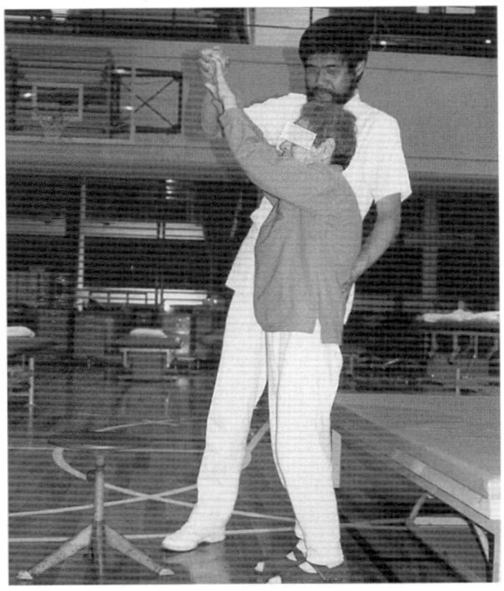

그림 12 선 자세에서 몸통 폄 동작의 촉진

양 팔의 팔짱을 끼게 한 양쪽 대칭성 굽힘 패턴을 유도한다. 등허리뼈 이행부분에 댄 손으로 몸통과 다리의 폄의 움직임을 촉진한다.

3) 선 자세에서의 몸통의 운동능력의 증대

① 초핑 패턴을 적용한다. 몸통의 굽힘 · 회전과 양 무릎의 능동적인 굽힘의 움직임을 촉진한다.

② 양쪽 대칭성 굽힘 패턴을 적용한다. 팔의 굽힘과 몸통과 다리의 폄의 움직임을 촉진한다 (그림 12).

③ 양쪽 대칭성 폄 패턴을 적용한다. 팔의 폄과 몸통과 다리의 굽힘의 움직임을 촉진한다.

선 자세가 기능적인 것이 되려면 넘어짐의 위험성을 느끼는 일이 없는 선 자세 균형의 획득이 필요하다.

3 한쪽다리 선 자세

한쪽다리를 바닥에서부터 들어 올리면, 정상에서는 반대쪽 방향으로 자동적으로 약 2.5㎝ 정도 중력중심이 이동한다. 이 중력중심의 이동이 일어남으로써 올린 쪽의 골반의 내림과 앞쪽회전의 움직임이 일어나고, 다리의 능동적인 내딛기가 가능해진다. 환자가 지지 없이 넘어짐의 위험성을 느끼지 않고 안심하고 보행할 수 있기 위해서는 한쪽다리로 체중을 지지하고 반대쪽 다리를 자유로이 움직일 수 있는 능력이 필요하다.

1) 마비 쪽 다리의 지지능력의 증대

① 치료사는 환자의 뒤쪽에 위치하여 환자의 몸통을 유지한다. 비마비 쪽 다리의 무릎의 굽힘을 시행시켜 마비 쪽 다리에의 중력중심 이동을 촉진한다. 마비 쪽 다리의 지지성을 높이기 위해 마비 쪽 엉덩뼈능선 위에 관절압축을 가한다. 마비 쪽 몸통을 펴도록 노력을 시키고 무릎이 젖혀지거나 무릎꺾임 등이 일어나지 않도록 치료사의 무릎으로 조절한다.

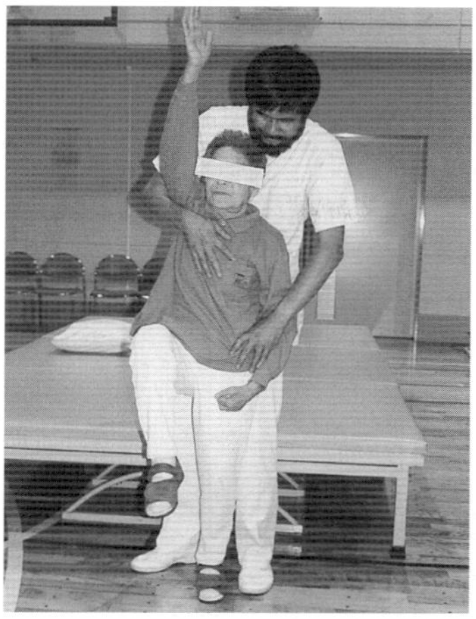

그림 13 마비 쪽 다리의 지지성의 촉진

가슴에 댄 손으로 척주의 폄을 유도한다. 엉덩뼈능선 위에 댄 손으로 관절압축을 가하여 마비 쪽 다리의 지지성의 증대를 도모한다.

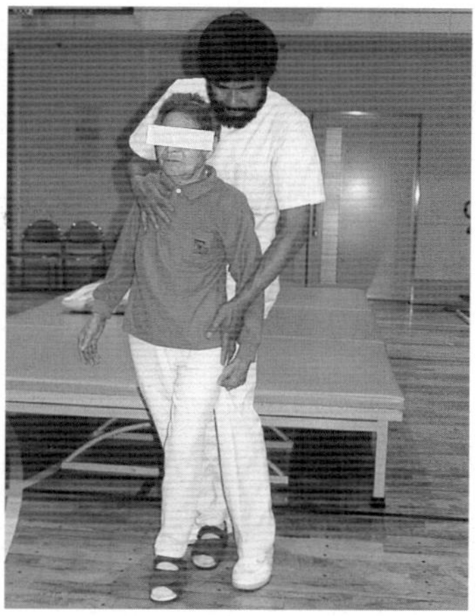

그림 14 마비 쪽 다리의 지지성의 증대

몸통을 펴지게 하고 비마비 쪽 다리의 폄-모음-가쪽회전 패턴을 시행시킨다.

② 위와 같은 자세에서 비마비 쪽 다리의 무릎의 굽힘과 비마비 쪽 팔의 굽힘-벌림-가쪽회전 패턴을 시행시켜서 마비 쪽 다리에의 중력중심 이동을 촉진한다(**그림** 13).

2) 마비 쪽 다리의 지지능력의 획득

① 치료사는 환자의 뒤쪽에 위치하여 몸통을 지지한다. 마비 쪽 다리로 체중을 지지시키고 교차보행의 요소인 비마비 쪽 다리의 굽힘-모음-가쪽회전 패턴, 굽힘-벌림-안쪽회전 패턴을 시행시킨다(**그림** 14). 무릎관절의 무릎꺾임이나 젖힘이 나타나지 않도록 주의한다.

② 치료사는 환자의 뒤쪽(옆쪽)에서 몸통을 지지한다. 앞쪽에 약간 낮은 받침대를 놓고 받침대 위의 임의의 점에 마비 쪽 발바닥을 붙이도록 지시한다. 받침대 위의 임의의 장소에 표식을 하여 그 위에 발을 붙이게 하면 환자는 알기 쉽다.

③ 치료사는 환자의 뒤쪽에서 몸통을 지지한다. 그리고 공중에 비마비 쪽 발가락으로 ○, □, △이나 한글 등을 적게 한다.

④ 넘어지지 않도록 몸통을 유지하고 마비 쪽 다리를 지지점으로 하여 비마비 쪽 다리로 원을 그리게 한다.

⑤ 치료사는 환자의 앞쪽에 공을 굴려서 그 공을 환자가 넘어지지 않도록 하여 치료사 쪽으로 되받아 차게 한다.

마비 쪽 다리의 지지능력을 증대시키는 운동과 함께 비마비 쪽 다리의 능동성도 발달한다. 비마비 쪽 다리를 자유로이 움직일 수 있도록 함으로써 마비 쪽 다리의 지지능력의 증대를 촉진한다.

4 한쪽다리의 앞쪽 내딛기

다리의 내딛기는 중력중심의 앞쪽이동과 골반의 회전으로 자동적으로 시행된다. 다리의 내딛기에는 엉덩관절의 수의적 굽힘은 거의 필요하지 않거나 적어도 보행의 적절한 타이밍의 첫 번째에 필요한 요소는 아니다. 다리의 내딛기가 원활하게 일어나기 위해서는 앞쪽 내딛기 다리에의 원활한 체중이동 능력이 필요하다. 이 때, 내딛기 다리의 골반은 들어 올리는 것이 결코 지지 쪽 골반보다 높이 들어 올라가는 일은 없다. 비마비 쪽으로의 중력중심 이동이 불충분할 때에는 마비 쪽 골반의 들어 올림의 움직임이 나타난다.

편마비 환자의 다리의 앞쪽 내딛기는 (마비 쪽의) 유각기의 운동보다도 입각기의 움직임을 먼저 시행한다. 마비 쪽의 내딛기의 움직임을 최초로 시행시키면 수의적인 다리의 내딛기를 강요하게 되어 전체적인 굽힘 패턴에 의한 보행이 일어나는 원인이 된다.

1) 체중 지지능력의 더 한 층의 증대

앞의 항(③ 한쪽다리 선 자세, p. 172)에서 언급한 훈련절차 등을 계속하고 마비 쪽 다리의 체중지지기능을 더욱 증대시키도록 도모한다.

2) 내딛기 쪽 골반의 앞쪽, 옆쪽 및 회전능력의 증대

① 치료사는 환자의 앞쪽에서 환자의 무릎이 90° 가 되도록 유지하여 위앞엉덩뼈가시 위에 손을 댄다. 그리고 위앞엉덩뼈가시에 신장을 가하여 골반의 앞쪽회전의 움직임을 촉진한다.

② (평행봉이나 침대 면을 지지시켜서) 치료사는 환자의 뒤쪽에 위치한다. 한쪽의 위앞엉덩뼈가시와 볼기부분 뒤쪽에 손을 대고 골반의 앞쪽, 회전, 옆쪽이동을 유도하면서 앞쪽으로 내딛게 한다.

5 한쪽다리를 앞쪽으로 내디딘 선 자세

① 치료사는 환자의 옆쪽에 위치한다. 마비 쪽 무릎을 치료사의 양 무릎으로 사이에 끼고 약간 굽힘 위치로 유지하여 비마비 쪽 다리를 앞쪽으로 내딛게 한다. 몸통이 굽혀지지 않도록 주의한다.

② 치료사는 마비 쪽 다리를 한걸음 앞쪽으로 내디딘 환자의 앞쪽에 위치한다. 비마비 쪽 다리의 앞쪽 내딛기를 시행시킨다. 이 때, 마비 쪽으로 골반의 위앞엉덩뼈가시로부터 관절압축을 가한다. 관절압축은 마비 쪽으로의 완전한 체중이동의 직후에 가하도록 한다.

③ 마비 쪽 다리의 내딛기를 시키는 경우에는 치료사는 환자의 뒤쪽에서 마비 쪽의 엉덩뼈능선에서부터 큰돌기(대전자)에 걸쳐서 맨손접촉을 하고 반대쪽 팔로 환자의 몸통을 유지한다. 비마비 쪽으로의 중력중심 이동을 확실히 하여 마비 쪽 골반에 댄 손으로 골반의 내림과 회전의 움직임을 유도하고, 마비 쪽 다리를 앞쪽으로 내딛게 한다(**그림 15**). 몸통의 불안정성을 보조하기 위해 지팡이를 사용시켜도 된다. 이 때, 지팡이는 몸통을 폄 위치로 유지할 수 있도록 약간 길게 하여 둔다. 지팡이를 세게 누르는 것이 아니라, 지팡이를 가볍게 유지할 정도로 누르도록 지도한다.

정상보행에서는 발꿈치 접지 직후에 무릎관절은 완전히 펴지지만, 그것은 순간적인 움직임에 지나지 않는다. 보행 중, 무릎관절은 항상 5~10° 의 굽힘 위치로 되어있다. 이 약간의 굽힘이 발꿈치 접지 때의 충격을 흡수하여 입각기에서부터 유각기에의 원활한 체중이동을 가능케 하고 있다. 보행주기의 15%에서 가쪽으로의 중력중심선의 이동이 최대(약 2.5㎝)가 된다.

이 무릎관절의 원활한 움직임과 중력중심선의 이동능력을 재획득시키는 것이 치료의 목적이 된다. 최초에 비마비 쪽을 앞쪽으로 내디딘 선 자세에서부터 시작하고, 이어서 마비 쪽을 앞쪽으로 내디딘 선 자세에서 시행한다.

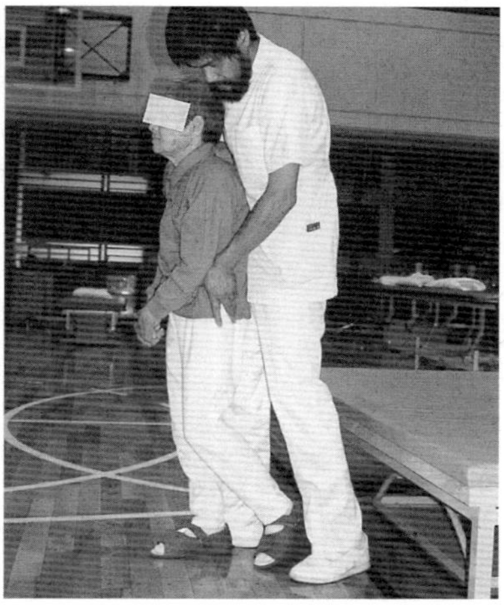

그림 15 마비 쪽 다리의 앞쪽 내딛기

가슴에 댄 손으로 몸통의 폄을 도우면서 볼기부분 옆쪽에 댄 손으로 비마비 쪽 다리에의 체중이동을 유도한다. 비마비 쪽 다리의 무릎을 약간 굽히게 하여 마비 쪽 다리의 내딛기를 유도한다.

6 앞쪽보행

① 치료사는 환자의 뒤쪽에 위치하여 마비 쪽 엉덩뼈능선과 가슴에 손을 댄다. 몸통의 폄과 비마비 쪽으로의 체중부하 그리고 마비 쪽 골반의 앞쪽내림을 유도한다. 무릎 꺾임이나 젖힘이 일어나지 않도록 주의한다. 환자의 최초의 일보를 비마비 쪽에서부터 내딛게 한다. 최초의 제1보에 의해서 다음의 걷는 모습이 다대한 영향을 받는다.

② 치료사는 환자의 뒤쪽에서 양쪽 어깨부분에 맨손접촉을 하여 비정상적인 움직임이 나타날 때에 보조를 준다. 세기나 지구력을 높이거나 운동의 정상적인 타이밍을 높일 목적으로 어깨부분 및 골반에 맨손접촉을 하여 저항을 가해도 된다. 몸통의 굽힘을 방지하기 위해 "가슴을 올리시오!" 등의 구두지시를 적절하게 주고 의식적으로 몸통의 폄을 시행시킨다.

③ 치료사는 환자의 앞쪽에 위치하여 마비 쪽 손바닥부분을 치료사의 가슴에 대도록 하고 팔꿈치를 폄 위치로 유지한다. 가슴을 밀게 하면서 앞쪽으로 보행시킨다.

체중의 95%를 입각 다리에 급속하게 이동하는 것은 보행주기의 최초의 10% 동안(약 0.1초)에 일어난다. 다리의 고정에 관여하는 모든 근육활동과 원활한 체중이동은 보행주기의 최초의 15% 내에서 일어난다. 합리적이고 이상적인 보행속도란 단위시간에 가장 긴 거리를 걷기 위해 가장 에너지를 사용하지 않는 속도이며 1분당의 보수(cadence)가 80~120보/분이다. 1분당의 보수가 70보/분을 밑돌면 골반의 회전은 전혀 일어나지 않고 당연히 팔의 흔들도 일어나지 않는다.

앞쪽보행은 이제까지 언급한 절차를 통합한 움직임이다. 환자로서 가장 곤란한 움직임이며 넘어짐의 위험성을 느끼는 동작이기도 하다. 비정상적인 반응을 유도하지 않도록 주의한다.

7 옆쪽보행

이 동작은 선 자세에서의 치료단계에 대해서 시행하는 일도 있다. 옆쪽으로의 보행은 한쪽 다리가 몸통을 지지하고 있는 동안, 반대쪽 다리의 벌림을 촉진하게 된다. 그리고 체중 이동능력도 촉진한다. 골반의 들어 올림을 동반하지 않는 엉덩관절 벌림은 많은 환자에게 곤란한 정교성 단계의 운동이므로 옆쪽보행은 조기부터 시행하지 않도록 주의한다. 처음에는 번갈아 하는 옆쪽으로 내딛기부터 시작한다.

8 뒤쪽보행

① 환자는 평행봉이나 치료대에 손을 가볍게 짚고 선 자세를 유지한다. 치료사는 환자의 옆쪽 또는 뒤쪽에 위치한다. 발목관절과 발가락을 등쪽굽힘 위치로 유지하고 엉덩관절 폄과 무릎관절을 굽히는 뒤쪽으로 내딛기 운동을 율동적 개시기법을 사용해서 촉진한다. 이 때 몸통이 굽혀지지 않도록 주의한다.

② 이 동작을 저항 없이 할 수 있게 되면, 환자의 양 어깨뼈, 양 골반, 어깨뼈와 골반에 맨손접촉을 하여 유도 또는 저항을 가하면서 뒤쪽보행을 촉진한다.

뒤쪽으로의 보행은 의자에 앉기 위한 동작 등의 일상생활 활동에서 필요하다. 뒤쪽보행에는 엉덩관절 폄의 움직임과 무릎관절 굽힘의 움직임이 포함되므로 마비 쪽 다리의 선택적인 움직임을 촉진하고 앞쪽으로 보행능력의 개선으로도 연결된다. 뒤쪽보행을 시행시킬 때에는 비마비 쪽 다리에 충분히 체중을 이동하여 몸통의 굽힘이나 골반의 올림을 동반한 뒤쪽으로 다리의 폄이 일어나지 않도록 주의한다.

9 교차보행

교차보행은 가장 곤란한 움직임이며 하부몸통의 회전, 다리의 정중선을 넘어선 교차 및 내딛는 다리가 지지하는 다리의 앞쪽과 뒤쪽으로 이동하는 것 등이 연속하여 일어나는 보행이다. 교차보행 중은 다른 보행절차와 마찬가지로 전체 패턴의 하나의 상(phase)이나 전체 운동의 연속성을 강조할 수 있다. 이 보행패턴은 이 절차의 최종단계에서 실시한다.

이 항에서의 운동절차는 PNF의 일부이다. 팔 · 몸통을 포함한 전체의 기능의 통합으로서 정상적인 보행이 가능해지는 것이며 여기서 언급한 운동절차에서 환자에게 비정상적인 반응이 나타날 것 같으면 그 절차는 현재의 환자의 능력수준을 넘어선 절차라 할수 있다. 그리고 이것은 환자에게 더 기초적인 패턴이나 특정의 촉진 패턴에 의한 운동이 필요하다는 것을 보여주고 있다.

운동의 재학습을 필요로 하는 편마비 환자의 치료는 부분으로 나눠서 시행하고, 마지막으로 전체로서의 통합된 운동을 시도한다. Ⅲ. M. 3. 보행접근의 실제(p. 121)에서 언급하고 있는 순서로 시행한다. 저항은 환자에게 바람직한 움직임을 저해하지 않고 비정상적인 반응이 출현하지 않도록 주의할 필요가 있다. 최초에는 완전보조에 가까운 움직임을 유도하고 차츰 보조의 양을 줄여서 최종적으로 능동운동을 할 수 있도록 움직임을 촉진해간다. 초기의 치료에서는 율동적 개시를 주로 하여 적용한다.

치료에서 중요한 것은 무엇이 원인으로 그러한 증상이 나타나고 있는가를 분석하고 정상동작과 비교 대조함으로써 환자의 장애수준을 확인하고, 그 장애수준에 상응한 운동의 절차를 선택하는 것이다.

3. 운동실조증

운동실조증 환자에게는 운동 · 동작 장애에 더하여 운동학습능력의 저하가 관찰되는 일도 있어 물리치료의 대상으로서는 파킨슨병 환자와 함께 효과를 올리기 어려운, 또는 효과의 지속이 부족한 질환의 하나이다.

운동실조증에 대한 치료기법으로서는

① 시각에 의한 피드백을 이용한 프렌켈(Frenkel) 체조

② PNF나 신경발달학적 접근

③ 고유감각 정보의 증가를 도모하는 추(weight) 부하나 탄성붕대 등을 사용하는 방법이 있지만 이 방법이 개별적으로 사용되는 일은 적으며 환자의 증상에 맞춰서 여러 가지로 조합하여 사용하고 있는 것이 현 상황이다.

1 운동실조증의 특징

운동실조증의 첫째 증상은 수의운동을 잘 할 수 없고 운동의 방향이나 정도가 변화하며 두 번째의 증상은 자세의 이상이며 이것들을 정상으로 유지하는 데에 필요한 수의적인 또는 반사적인 수축이 손상되어 있는 상태라 정의될 것이다.

운동실조증 환자의 동작을 보면 근력저하가 없는 것처럼 보이지만, 보상적 동작의 결과로서의 근력저하가 어떤 특정 근육군에 관찰된다. 다리에서는 발가락 굽힘근 · 발목관절 바닥쪽굽힘근이 약하고 피로해지기 쉬우나 발가락 폄근 · 발목관절 굽힘근은 강하다. 무릎 · 엉덩관절에서는 뒤넙다리근(hamstrings)이 약하고 넙다리네갈래근이 강하다. 또한 중간볼기근이 약하고 엉덩허리근 · 모음근이 강한 등의 근육불균형이 관찰된다.

2 운동실조증에 대한 PNF의 사고방법

정상적인 운동능력은 정상적인 발달단계를 거쳐 순서를 따라 발달하게 된다. 루드(Rood)는 정상적인 운동을 수행하려면

① 운동성(mobility) → ② 안정성(stability) → ③ 조절된 운동성(controlled mobility) → ④ 정교성(skill)

의 4단계의 수준을 거쳐 발달한다고 하고 있다. **표 1**에 발달단계와 운동조절의 각각의 수준에서의 대응을 나타냈다.

예컨대, 네발기기 자세를 유지할 수 없으면 안정성이 결여된 단계이며 네발기기 자세에서 한쪽 팔을 들어 올릴 때 팔을 들어 올릴 수 없거나 반대쪽으로 넘어진다. 이것은 조절된 운동성 수준에서의 장애라 판정한다. 균형을 유지하려면 바로잡기반응(righting reaction)이나 평형반응이 필요하다. 이 반응은 각 자세에서 몸통을 흔들어 움직이는 것이나 한쪽 팔 · 다리 올림 자세에서의 자세의 유지로 발달하게 된다.

표 1에 나타낸 운동조절의 단계가 결여되어 있는 능력을 여러 가지 기법을 조합하여 적용하고 재획득을 시켜가는 것이 운동실조증에 대한 PNF의 치료목적의 하나가 된다. 운동장애 수준에 맞춰서 PNF의 기법을 **표 2**와 같은 목적으로 적용한다.

운동치료의 목적은

표1 운동조절의 발달단계

자세	운동성	안정성	조절된 운동성	정교성
옆으로 누운 자세		상부몸통과 하부몸통의 동시 수축	몸통의 분절성 몸 구르기	몸통의 교호회전
양 아래팔로 지지한 엎드려 누운 자세	머리 · 몸통 폄 어깨관절 45° 굽힘 팔꿉관절 90° 굽힘 엉덩관절 완전 폄	머리 · 몸통상부 · 팔의 몸쪽부분에서의 동시 수축	머리회전의 움직임을 동반하는 몸통의 흔들어 움직이기 한쪽팔의 폄	양 팔꿈치로 스쿠팅(무릎걸음 동작) 네발기기 동작
네발기기 자세	머리 · 몸통 회전 어깨관절 90° 굽힘 팔꿉관절 폄 손목관절 90° 폄 엉덩관절 · 무릎관절 90° 굽힘 발목관절 폄	머리, 팔, 몸통 상 · 하부, 그리고 다리의 몸쪽 근육군의 동시수축	전체방향으로의 몸통의 흔들어 움직이기 각 팔다리의 들어 올림	네발기기 이동
앉은 자세	머리 · 몸통 폄 양 엉덩관절 90° 굽힘	팔로 지지 또는 지지 없이 하는 몸통하부 근육군의 안정성	팔로 지지 또는 지지 없이 하는 상부몸통의 운동 한쪽 팔의 올림	기능적 일상생활동작에 이용
하부몸통 회전	양 엉덩관절과 양 무릎관절의 최소량의 가동범위	바로 누운 자세 양 무릎 굽힘 위치에서의 하부몸통의 동시수축	원활한 반대운동	
교각(bridging)	완전한 엉덩관절 폄	엉덩관절 · 몸통하부의 동시수축	온갖 골반운동	옆으로 이동
양 무릎으로 선 자세	엉덩관절의 완전 폄 무릎관절의 90° 굽힘	엉덩관절 주위근육군 몸통하부 몸쪽 다리근육군의 동시수축	몸통상부 · 하부의 운동 한쪽다리의 지지	무릎걷기
한쪽 무릎으로 선 자세	한쪽 엉덩관절 90° 굽힘 무릎관절 90° 굽힘 · 다른 쪽 엉덩관절을 완전히 편 무릎관절 90° 굽힘	몸통하부 · 양 엉덩관절 · 다리근육군의 동시수축	몸통의 흔들어 움직이기	선 자세
선 자세	엉덩관절, 양 다리의 관절의 폄(발목관절은 중간 위치)	몸통하부 · 양 엉덩관절 · 다리근육군의 동시수축 팔로 지지 또는 지지하지 않고 양 다리에 체중부하	양 발을 가지런히 한 또는 일보 앞으로 내디딘 자세에서의 전체방향으로의 골반운동 · 한쪽다리의 지지	전체방향으로 보행

운동성 : 운동을 시작하는 능력과 운동 가능한 기능운동범위 내에서 자유로이 움직일 수 있는 능력.
안정성 : 관절주위근육군의 동시수축, 또는 동시에 일어나는 근육수축
조절된 운동성 : 몸쪽 지절을 고정한 어떠한 체중부하 자세에서도 운동을 할 수 있는 능력, 또는 장축을 중심으로 목이나 몸통의 회전이 가능한 능력.
정교성 : 안정자세에서부터 동적 자세(이동)와 직립자세를 유지하면서 상황에 맞춰 팔다리를 조작하는 능력.

(Sullivan PE 외, 1986)[1]

표 2 운동장애 수준에 맞춘 PNF의 기법

운동성 수준 장애에 대해서	이 수준 장애에서의 치료목적은 어떤 자세가 되기 위한 가동범위의 획득과 운동 개시능력의 발달의 촉진이다. ⓐ 운동개시능력의 증대 ① 율동적 개시 ② 유지–이완 ③ 반복수축 ④ 빠른 신장 ⓑ 관절가동범위의 증대 ① 율동적 개시 ② 유지–이완 ③ 수축–이완 ④ 율동적 안정화
안정성 수준 장애에 대해서	이 수준 장애에서의 치료목적은 환자의 체중부하와 체중부하를 제거한 상태에서의 자세 및 정중위치를 유지하는 능력의 강화와 개선이다. 기법은 ⓐ 율동적 안정화 ⓑ 교호성 수축 등을 적용한다.
조절된 운동성 수준 장애에 대해서	이 수준 장애에서의 치료목적은 ⓐ 운동 가능한 가동범위에서의 근력의 증대 ⓑ 균형반응의 강화 ⓒ 먼쪽과 몸쪽 관절을 기능적인 동작에 사용할 수 있는 능력의 증대 ⓓ 자립하여 목적으로 하는 자세가 될 수 있는 능력의 증대 ⓔ 정교성 수준에의 준비로서 몸쪽의 동적 안정성의 발달 등이다. 기법은 ⓐ 느린 반전 ⓑ 느린 반전유지 ⓒ 반복수축 ⓓ 피봇(강조의 타이밍) 등을 적용한다.
정교성 수준 장애에 대해서	이 수준 장애에서의 치료목적은 안정자세에서부터 동적 자세(이동)와 직립자세를 유지하면서 상황에 맞춰서 팔다리를 조작하는 능력의 증대 등이다. 기법은 ⓐ 느린 반전 ⓑ 느린 반전유지 ⓒ 피봇(강조의 타이밍) ⓓ 작용근에 의한 반대운동 등을 적용한다.

(Sullivan PE 외, 1986)[1]

① 운동발달 순서에 따른 자세에서의 운동능력의 발달을 촉진한다.

② 운동발달 순서에 따른 자세에서의 흔들어 움직임이나 지절의 올림 자세 유지를 통해서 균형 및 평형반응의 향상을 도모한다.

③ 팔다리 패턴을 적용하여 협동성을 촉진한다.

- 운동패턴의 전환능력의 향상
- 운동할 때의 지속적(구심성 · 원심성 수축) · 안정적(정지성 수축) 근육활동의 강화

- 작용근 · 길항근 사이의 협동적 근육활동의 강화
- 원활한 근육수축의 연속적 이행의 시정

④ 근력강화 및 근육불균형을 시정한다.

⑤ 시각 및 여러 가지의 체성감각을 이용하여 운동동작 과제에 대한 집중력을 높이고 운동동작 패턴의 재학습을 도모한다.

3 PNF의 실제

일상생활의 동작에는 구심성 · 원심성 · 정지성 수축이 복잡하게 조합되어 정상적인 패턴으로 정상적인 타이밍을 가진 적합한 동작이 가능해진다. 적합한 동작에서는 적당한 속도 및 율동을 갖고 목적동작에 알맞은 수축으로 목적동작을 방해하지 않을 정도로 목적동작에 필요한 근육군만을 수축시키는 능력이다.

이를 위해서는 몸통의 안정성 · 팔의 지지능력 · 신체 먼쪽부분의 분리운동 · 바로잡기반응 · 평형반응 등의 기본적 운동능력을 획득함으로써 자세와 운동의 협동성을 높여갈 필요가 있다.

1) 바로 누운 자세에서 PNF

① 바로 누운 자세 양 무릎 굽힘 위치에서 율동적 안정화를 양 무릎머리에 적용하여 하부몸통 근육군의 동시수축을 강화한다.

② 교각 자세에서 율동적 안정화를 양 무릎머리에 적용하여 몸통 근육군 및 볼기부분 주위근육군의 동시수축을 강화한다.

③ 교각 자세에서 한쪽 다리를 올림위치로 유지시키고, 그 다리에 교호 정지성 수축을 적용하여 몸통 굽힘근 및 볼기부분 주위근육군의 동시수축을 더 강화한다.

④ 교각 자세에서 양 위앞엉덩뼈가시에 양손을 대고 작용근에 의한 반대운동을 적용한다. 볼기부분 주위근육근 · 네갈래근군 · 뒤넙다리근의 구심성 및 원심성 수축능력을 강화한다.

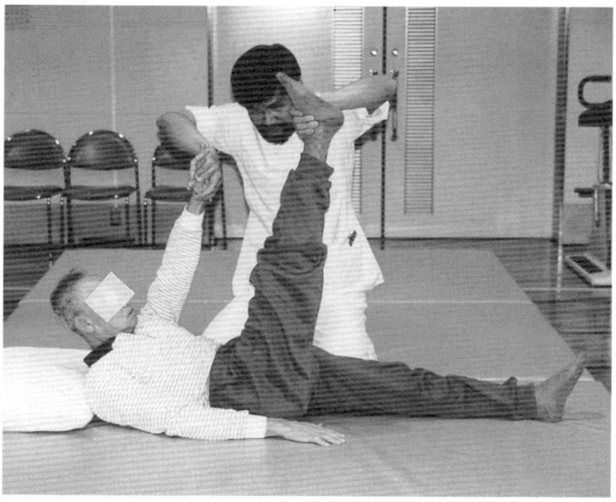

그림 16 배근육군 · 등근육군의 강화

왼손은 폄–모음–안쪽회전 패턴, 오른쪽 다리는 굽힘–모음–가쪽회전 패턴에 저항을 가하여 배근육군을 강화한다. 반대로 왼손은 굽힘–벌림–가쪽회전 패턴, 오른쪽 다리는 폄–벌림–안쪽회전 패턴에 저항을 가하면 등근육군이 강화된다.

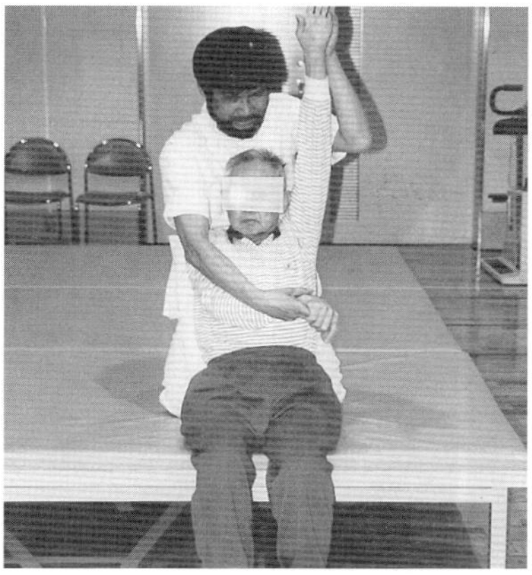

그림 17 몸통의 동시수축

오른쪽 팔은 폄-모음-안쪽회전 패턴, 왼쪽 팔은 굽힘-벌림-가쪽회전 패턴에 저항을 가하여 몸통 전체의 동시수축을 촉진한다. 허리 밑에 베개를 놓고 몸통의 폄을 강조한 자세에서 시행한다. 양쪽 번갈아 시행한다.

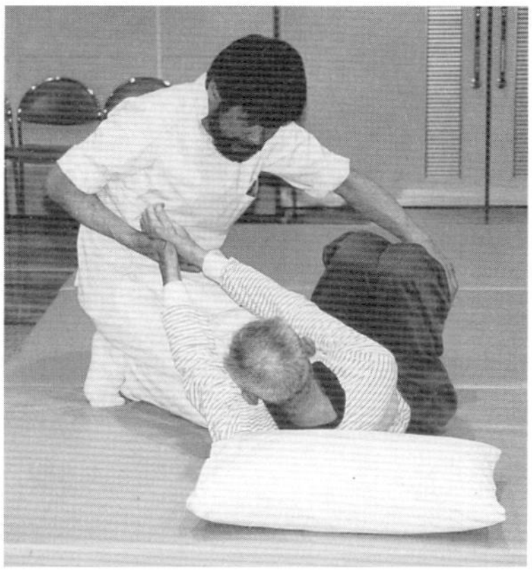

그림 18 배근육군 · 회전근군의 강화

오른쪽으로의 무릎의 굽힘을 동반하는 양쪽 비대칭성 굽힘 패턴과 왼쪽으로의 팔의 양쪽 비대칭성 폄 패턴을 적용하여 배근육군과 회전근군을 강화한다.

⑤ 한쪽 팔의 폄-모음-가쪽회전 패턴과 반대쪽 다리의 굽힘-모음-가쪽회전 패턴에 저항을 가하여 배근육군을 강화한다(**그림 16**)

⑥ 양쪽 팔의 굽힘-벌림-가쪽회전 패턴을 적용하여 몸통 폄근군을 강화한다.

⑦ 양쪽 팔의 폄-모음-가쪽회전 패턴을 적용하여 몸통 굽힘근군을 강화한다.

⑧ 양쪽 팔의 비대칭 상반성 패턴을 적용하여 몸통 전체의 동시성 수축을 강화한다(**그림 17**).

⑨ 무릎의 굽힘을 동반하는 양쪽 비대칭성 굽힘 패턴과 팔의 양쪽 비대칭성 폄 패턴을 적용하여 배근육군을 강화한다(**그림 18**).

2) 엎드려 누운 자세에서 PNF

① 단축영역에서의 팔의 양쪽 비대칭성 굽힘-벌림-가쪽회전 패턴에 강조의 타이밍 기법을 적용하여 몸통 폄근군의 긴장성 유지능력을 강화한다.

② 단축영역에서의 다리의 양쪽 비대칭성 폄 패턴에 강조의 타이밍 기법을 적용하여 몸통 폄근군의 긴장성 유지능력을 강화한다.

③ 양 아래팔로 지지한 자세에서 팔이음뼈 · 머리 등에 맨손접촉을 하고 율동적 안정화를 적용하여 팔이음뼈 주위근군과 상부몸통의 동시수축을 강화한다.

3) 옆으로 누운 자세에서 PNF

① 팔이음뼈 · 다리이음뼈에 맨손접촉을 한다. 교호 정지성 수축 및 율동적 안정화를 적용하여 몸통근육군의 동시수축의 강화를 한다.

② 환자의 발을 치료사의 복부에 대고 다리를 폄-벌림-안쪽회전 위치로 유지한다. 다리의 장축에 관절압축을 가하고 관절압축에 거스르도록 능동적으로 무릎 굽힘 및 무릎 폄의 움직임을 시행시키는 작용근에 의한 반대운동 기법(정적 반전)을 적용한다. 골반 주위근군의 동시수축과 같은 쪽 다리의 넙다리네갈래근 및 뒤넙다리근의 구심성 및 원심성 수축에 의한 강화를 도모한다.

4) 몸 구르기 동작에서 PNF

① 느린 반전을 적용하여 팔의 굽힘-모음-가쪽회전 패턴과 폄-모음-가쪽회전 패턴으로 앞쪽으로의 몸 구르기를 촉진하고, 폄-벌림-안쪽회전 패턴과 굽힘-벌림-안쪽회전 패턴으로 뒤쪽으로의 몸 구르기 동작을 촉진한다. 다리의 패턴 도중에 저항을 가하여 움직임을 멈춰 반응의 증대를 도모하는 것도 시행한다. 전환을 잘 할 수 없으면 패턴의 최종영역에서 느린 반전유지를 적용한다.

② 느린 반전을 적용하여 팔의 굽힘-모음-가쪽회전 패턴과 다리의 굽힘-모음-가쪽회전 패턴으로 앞쪽으로의 몸 구르기를 촉진하고 팔의 폄-벌림-안쪽회전 패턴과 다리의 폄-벌림-안쪽회전 패턴으로 뒤쪽으로의 몸 구르기를 촉진한다. 이들의 몸 구르기 동작을 강화할 때에는 정상적인 타이밍, 정상적인 패턴으로 움직임이 진행되도록 유도한다. 반응이 늦어질 것 같으면 저항을 증가시켜 반응이 나타나는 것을 기다리도록 한다.

이들의 PNF 패턴을 통해서 몸통근육군의 동시수축의 발달을 촉진한다. 몸 구르기 동작이나 일어나기 동작의 촉진을 통해서 몸통근육군과 팔다리의 협동성을 높여가고, 변환운동 장애나 운동의 시작 또는 마무리 지체 즉, 운동패턴의 전환의 장애에 대한 개선을 도모한다.

5) 네발기기 자세에서 PNF

① 양쪽 팔이음뼈, 팔이음뼈와 다리이음뼈, 양쪽 다리이음뼈 등에 맨손접촉을 바꿔서 율동적 안정화 및 교호 정지성 수축을 적용한다. 몸통근육군의 동시수축을 강화한다.

② 비스듬한 대각선 방향으로의 몸통을 동요시키는 움직임에 관절압축을 가한 저항을 가하고 몸통의 안정성과 조절된 운동성을 강화한다.

③ 양 어깨뼈, 양 골반, 어깨뼈와 골반의 회전의 움직임에 느린반전을 적용한다. 팔이음뼈 · 골반의 반대운동능력을 강화한다.

④ 한쪽 팔을 굽힘-벌림-가쪽회전 패턴, 그리고 반대쪽 다리를 폄-벌림-안쪽회전의 최종가동범위에서 저항을 가하고 반복수축을 적용한다. 지지 기저면을 변화시켜 지지하는 쪽 팔다리의 안정성의 증대를 강화한다.

⑤ 저항을 가한 네발기기 이동을 시행시킨다.

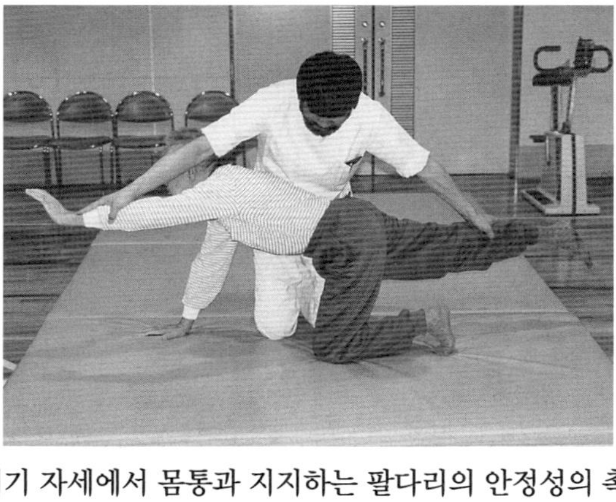

그림 19 네발기기 자세에서 몸통과 지지하는 팔다리의 안정성의 촉진을 도모한다.

왼쪽 팔은 굽힘–벌림–가쪽회전 패턴, 오른쪽 다리는 폄–벌림–안쪽회전 패턴의 최종범위에서 유지–이완을 적용한다.

6) 양 무릎서기 자세에서 PNF

① 몸통의 정중위치를 유지하고 양 팔이음뼈 및 머리에서부터 수직방향으로 관절압축을 가하여 몸통의 동시성 수축을 촉진한다.

② 양쪽 팔이음뼈 및 다리이음뼈에의 맨손접촉을 여러 가지로 바꾸고 교호 정지성 수축을 적용하여 몸통근육군의 안정성을 강화한다.

③ 한쪽 팔을 굽힘-벌림-가쪽회전 패턴의 최종영역으로 한 한쪽무릎 서기 자세를 취하게 한다. 팔에 저항을 가하여 내디딘 발을 바닥에서부터 들어 올리게 하여 지지하는 골반의 안정성을 촉진한다. 이때, 지지하는 쪽 다리의 다리이음뼈에서부터 관절압축을 가하여 몸통의 안정성과 골반의 안정성을 더욱 촉진한다(**그림 20**).

양 무릎서기 자세는 운동실조증의 환자로서 유지하는 것이 곤란한 자세이지만, 몸통의 실조가 팔다리보다 크다면 몸통의 안정성을 증대시키는 데에 효과적인 자세이다.

7) 앉은 자세에서 PNF

① 정중 앉은 자세를 유지하고 머리 및 팔이음뼈에서부터의 관절압축을 적용하여 몸통의 안정성을 촉진한다.

② 양 팔이음뼈, 팔이음뼈와 다리이음뼈, 양 다리이음뼈 등에 맨손접촉을 한다. 맨손접촉을 하는 장소를 다시 짜고 율동적 안정화 및 교호 정지성 수축을 적용하여 몸통 근육군의 동시수축을 강화한다.

③ 단축영역에서의 초핑 및 양쪽 대칭성 폄-모음-안쪽회전 패턴에 반복수축을 적용하여 몸통 배근육군을 강화한다.

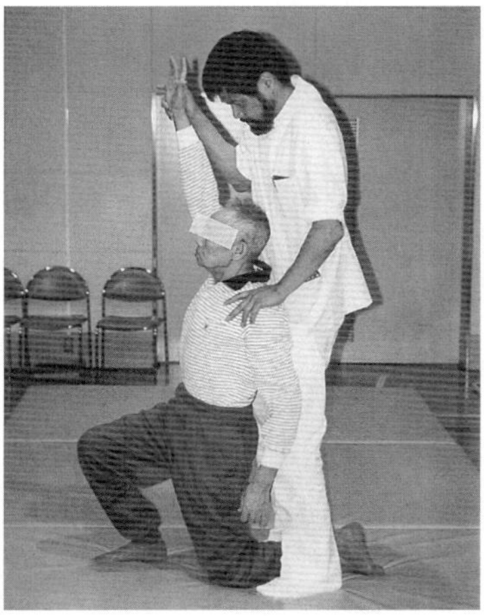

그림 20 한쪽 무릎서기 자세에서 몸통과 골반의 안정성의 촉진

한쪽 무릎서기 자세를 취하게 하고 오른쪽 팔을 굽힘-벌림-가쪽회전 위치를 유지하여 저항을 가한다. 오른쪽 어깨에는 관절압축을 가한다. 이 자세를 유지시키고 다리를 원래로 되돌리게 하여 앞쪽의 임의의 장소에 내딛게 하거나 한다.

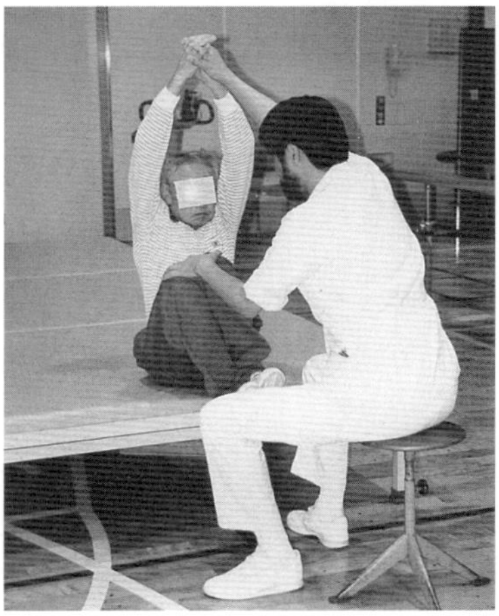

그림 21 앉은 자세에서 몸통 굽힘근군의 촉진

양 팔을 양쪽 대칭성 굽힘 패턴으로 유지하고 양 다리를 비대칭성 굽힘 패턴에서 양손으로 양 무릎에 저항을 가한다.

④ 무릎의 굽힘을 동반하는 양쪽 비대칭성 굽힘 패턴을 적용하여 몸통 굽힘근군을 강화한다(**그림 21**).

8) 일어서기 동작에서 PNF

① 팔의 양쪽 대칭성 폄-모음-가쪽회전 패턴을 사용하여 양발 앞쪽으로 중력중심을 이동시킨다. 그리고 양쪽 대칭성 굽힘-벌림-안쪽회전 패턴으로 원활하게 변환하고 양 무릎을 갑자기 펴지지 않도록 하여 일어서기 동작을 촉진한다.

② 양 어깨에 저항을 가하고 일어서기 동작을 시행시킨다. 그 도중의 임의의 중간영역에서 움직임을 멈추게 하고, 저항에 대항하여 앉거나 서거나 하는 동작을 반복하여 시행시키고 넙다리네갈래근 및 뒤넙다리근의 반대운동능력의 증대를 도모한다(**그림 22**).

③ 양손을 받침대 위에서 지지한 엉덩이를 치켜들고 기는 자세에서 골반에서부터 양 다리에 관절압축을 가하여 번갈아 하는 상반적인 무릎의 굽힘 · 폄의 움직임을 시행시킨다. 넙다리네갈래근 및 뒤넙다리근의 반대운동능력의 증대를 도모한다.

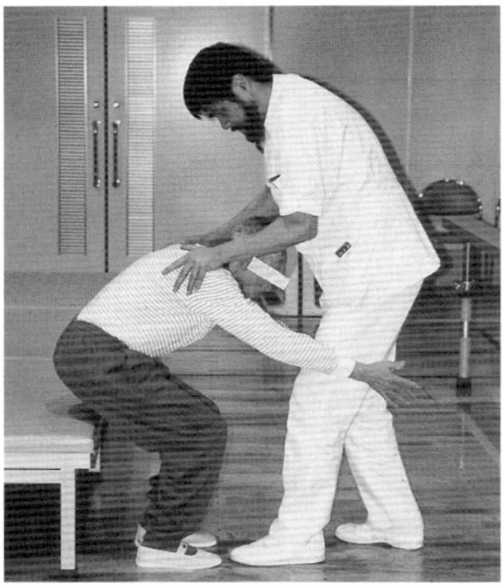

그림 22 무릎관절의 중간영역에서 유지능력의 촉진

양 팔이음뼈에 맨손접촉을 하고 일어서기 동작에 저항을 가한다. 어깨뼈 아랫각에 맨손접촉을 하여 주저앉기 동작에 저항을 가한다.

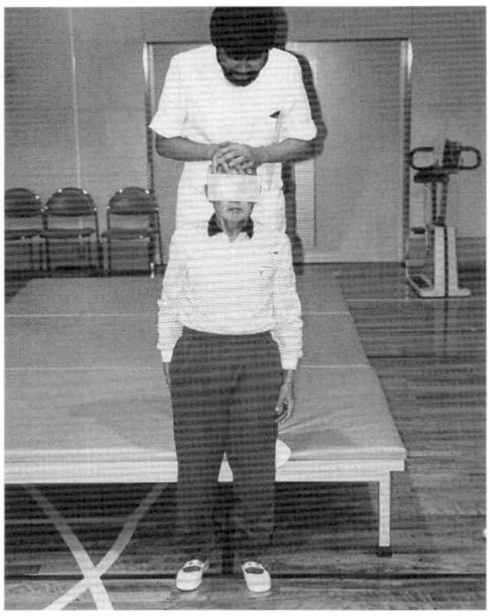

그림 23 선 자세에서 마루(두정)에서부터의 관절압축

정렬을 정상적으로 유지하고 똑바로 마루에서부터 관절압축을 가하여 자세를 유지시킨다. 그 자세 그대로 수의적으로 무릎의 굽힘-폄을 시켜도 된다.

9) 선 자세에서 PNF

① 정중 선 자세를 유지하여 머리, 팔이음뼈, 다리이음뼈에 맨손접촉을 한다. 맨손접촉을 하는 장소를 다시 짜고, 교호 정지성 수축이나 율동적 안정화를 적용하여 안정성의 증대를 강화한다.

② 머리 및 양쪽 팔이음뼈에 관절압축을 가하고 몸통 및 다리의 동시수축을 강화한다(**그림 23**).

③ 치료사는 환자의 앞쪽에 위치한다. 양쪽의 위앞엉덩뼈가시에서부터 궁둥뼈결절을 연결하는 선 위에 체중을 이용한 관절압축을 가하여 하부몸통 근육군과 양 다리 근육군의 동시수축의 강화를 도모한다.

④ 치료사는 환자의 옆쪽에 위치하고 몸통을 유지하여 안정성을 확보한다. 굽힘 올림을 하고 있는 다리의 무릎에 저항을 가하면, 지지하는 쪽 다리의 동시성 수축능력은 한층 강화된다(**그림 24**).

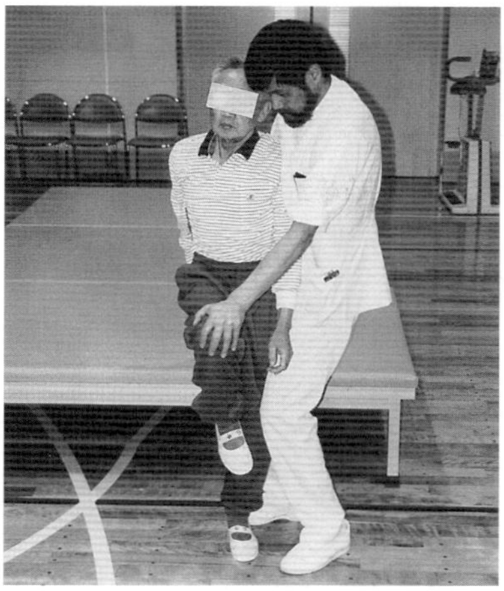

그림 24 반대쪽 다리의 동시성 수축의 촉진

무릎 굽힘을 동반하는 굽힘–모음–가쪽회전을 시킨 오른쪽 무릎에 저항을 가하여 선 자세를 유지시킨다. 몸통은 확고하게 유지시켜둔다.이 때, 왼쪽 무릎의 수의적인 굽힘–폄을 시켜도 된다.

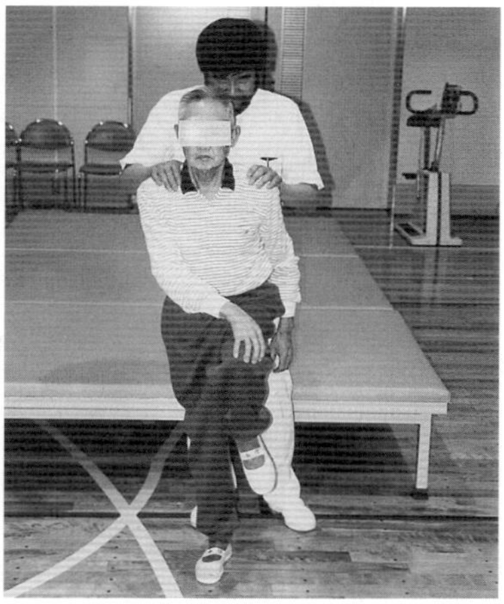

그림 25 한쪽 다리의 유지능력의 촉진

치료사는 양 어깨에서부터 가볍게 관절압축을 가한다. 번갈아 무릎을 두드리게 한다.
리듬을 여러 가지로 바꿔 구령을 붙이도록 한다.

⑤ 치료사는 환자의 뒤쪽에서 환자의 양 어깨를 유지한다. 들어 올리게 한 한쪽 무릎을 반대쪽 손으로 가볍게 만지게 한다. 이것을 번갈아 반복한다. 지지하는 쪽 다리의 무릎은 가볍게 굽힘 위치를 유지시킨다(**그림** 25). 몸통의 안정성을 더 증대시켜서 다리의 지지성과 운동성의 개선이 목적이 된다.

10) **보행에 대한 PNF**

① 머리, 가슴, 양 어깨에 맨손접촉을 하고, 또는 양손을 깍지 끼고 앞쪽보행에 저항을 가한다(**그림** 26).

② 몸통 정중위치, 엉덩관절 · 무릎관절을 약간 굽힘 위치로 시킨 채로 이른바 원숭이걸음을 보행시킨다.

③ 한쪽 무릎을 높이 올리게 하여 반대쪽 손으로 그 무릎을 만지게 한다. 무릎을 번갈아 만지면서 보행한다. 리듬을 여러 가지로 바꿔 시행한다.

④ 양 팔을 들어 올리게 하여 머리 · 몸통을 펴서 교차보행을 시키고 몸통과 다리의 협동성을 높인다(**그림** 27).

⑤ 가장 균형이 깨지는 것은 한쪽다리 지지기이다. 불안감을 해소하고 몸통하부의 안정성을 증대시키기 위해 양발의 밑에 걸레를 놓고 바닥을 닦는 것처럼 미끄러지게 하면서 걷게 하는 저항보행을 시행시켜도 된다.

보행은 능동적인 것이며 수의적 노력이 필요한 운동절차에서부터 차츰 수의적 노력이 적어도 되는 운동절차로 바꿔갈 필요가 있다.

운동실조증 환자의 운동치료는 증상에 따라서 프렌켈(Frenkel)체조나 PNF, 다른 신경발달학적 접근, 추(weight)의 부하나 탄성붕대를 사용한 방법 등이 시행되고 있다. 운동실조증 환자의 치료에서는 시각에 의한 팔다리의 보상적 기능 증대를 목적으로 하는 것이 아니라, 고유감각을 (운동발달의 4단계를 통해서) 몸통의 안정성 · 균형반응의 증대 · 팔의 지지성의 향상 등의 기본적 운동능력으로부터 자세와 운동의 협동성을 높여가도록 한다.

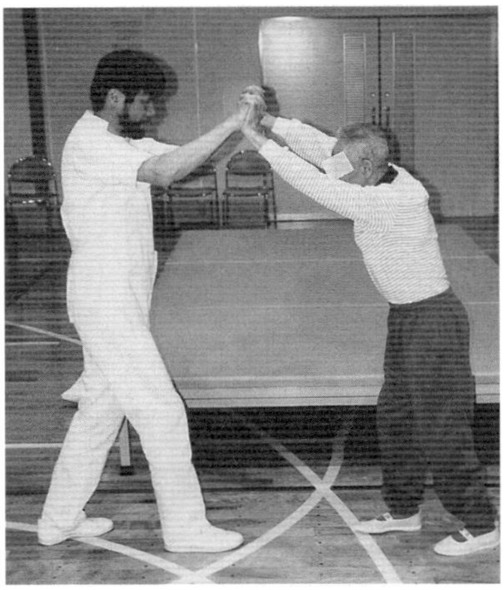

그림 26 앞쪽으로 저항보행

양 무릎을 가볍게 굽히게 하고 앞쪽으로의 저항보행을 한다.

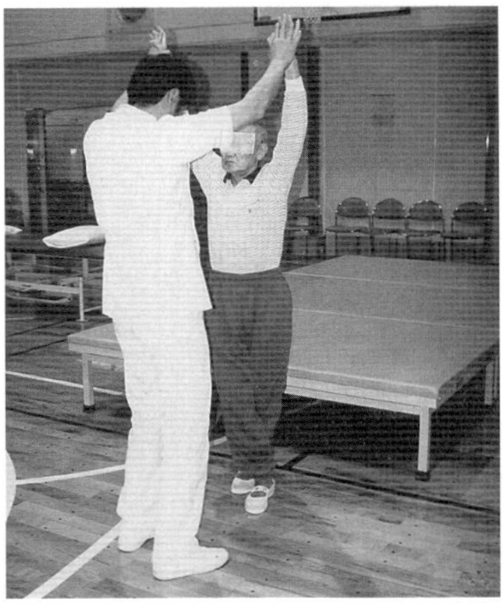

그림 27 몸통과 다리 협동성의 촉진

오른쪽 다리는 굽힘-모음-가쪽회전을 하고 다음으로 왼쪽 다리가 굽힘-벌림-안쪽회전을 한다. 이어서 오른쪽 다리는 폄-모음-가쪽회전을 하고 다시 왼쪽 다리는 폄-벌림-안쪽회전을 하는 교차보행을 시킨다.

◆ 문 헌 ◆

1) Sullivan PE, Markos PD, Minor MA（石川友衛, 吉松俊一監訳）: 臨床 PNF, メディカル葵出版, 東京, 1986

4. 파킨슨병

만성이며 진행성의 파킨슨병(Parkinson disease)에는 여러 가지의 장애가 출현한다. 발의 움츠림이나 돌진보행으로 대표되는 보행장애, 저작 · 삼킴, 발어, 호흡 등의 기능장애, 지적 능력의 저하, 손가락 정교성 동작능력의 저하 등이 병의 진행에 동반하여 나타나지만, 환자에 따라서 그 장애의 정도는 크게 다르다. 이 때문에 물리치료실이나 병동에서의 운동치료만이 아니라, 퇴원 후에 있어서의 가정에서의 프로그램을 계속해서 시행할 필요성이 있다.

파킨슨병의 치료에 있어서는 이 질환이 만성적이고 동시에 진행성이라는 것에 유의하여 현 단계에서의 장애에서부터 가까운 장래에 일어날 것인 장애를 예측하여 전신적으로 치료를 진행시킬 필요가 있다.

1 특징

파킨슨병은 무동 · 근유강직 · 떨림(tremor) · 바로잡기반응 · 평형반응의 장애에 의해서 특징적인 자세나 운동양식을 나타내게 된다. 몸통이 앞굽힘 · 앞경사를 하고 팔꿈치 · 무릎관절은 약간 굽혀진 특징적인 선 자세를 취한다. 이 자세에서 목 · 몸통 회전의 움직임은 거의 없으며 팔의 흔듦도 부족하고 다리를 종종걸음으로 마치 앞쪽으로 돌진하는 것처럼 걸어버리게 된다. 임의의 장소에서의 방향전환은 특히 곤란하며 균형을 용이하게 소실하여 넘어질 위험성이 있다. 선 자세에서 앞쪽·뒤쪽으로 가볍게 당겨지거나 밀리거나 하면 밀린 쪽으로 돌진하여 넘어지기 쉽다.

목·몸통의 장축을 중심으로 한 회전의 움직임이 매우 적어 몸 구르기 동작을 곤란한 것으로 하고 있다. 일어나기 동작·의자에서부터 일어서는 동작·의자에 걸터앉는 동작 등도 보행이 가능할지라도 이 움직임이 곤란한 환자가 많다. 할 수 있는 동작과 할 수 없는 동작과의 단절이 커서 꾀병으로 의심받기 쉽다. 또한 여러 가지 자세를 유지하는 능력도 장애를 받고 있다. 특히 항중력 근육의 활동이 저하하는 것도 특징적이다.

2 치료

여러 가지 합병증이 일어난다. 호흡장애·폐렴·요로감염·관절구축·삼킴 장애·정신적 활동의 저하 등의 2차적 장애가 환자의 운동능력을 장애하게 된다. 이 2차적 장애를 어떻게 관리하는지가 운동장애의 치료와 함께 중요하다. 파킨슨병 치료의 중점은 유지적 치료 면에 있으며 신체적 조건의 악화를 방지하는 것도 주된 치료목적의 하나가 된다.

치료는 각 환자가 안고 있는 문제점에 맞춰서 진행시켜갈 필요가 있다. 여기서는 바로 누운 자세·앉은 자세·엎드려 누운 자세·선 자세·보행 등 기본적 운동 자세에서의 치료에 초점을 맞춰서 언급한다. 안정된 보행능력을 재획득하여 유지해가기 위해서는 머리 및 목 부분·몸통을 중심으로 항중력 활동을 높이고, 나아가서는 회전운동을 가능케 해가는 것이 중요하다.

치료에 있어서는 아래와 같은 점에 주의하여 진행시킨다.

① 환자에게 통증이나 피로를 주지 않는다.
② 능동운동을 주체로 하고 환자가 할 수 있는 것은 적극적으로 시행시킨다.
③ 자기 자신이 운동을 할 수 없을 때는 율동적 개시를 적용한다. 최초에 수동적으로 하고 이어서 능동적인 운동으로 진행시킨다.
④ 한쪽 방향으로의 운동을 할 수 있게 되면 반대쪽 방향의 움직임을 시작한다.

1) 바로 누운 자세에서 PNF

① 목의 회전을 동반하는 폄 및 굽힘 패턴을 사용하여 머리 및 목 부분의 회전능력을 촉진한다.
② 팔의 양쪽 대칭성 굽힘 패턴을 사용하여 몸통의 폄을 촉진한다(**그림** 28). 양 팔을 천천히 견인하면서 굽힘-벌림-가쪽회전 패턴을 시행시킨다. 이때, 율동적인 상부몸통의 회전을 시행하면 효과적이다. 적용해서 시행하면 좋다.
③ 바로 누워 양 무릎을 굽힌 자세에서의 하부몸통의 좌우 회전운동을 시행시켜 몸통의 회전의 움직임을 촉진한다.
④ 어깨뼈의 앞쪽올림을 강조하면서 한쪽 팔의 굽힘-모음-가쪽회전 패턴을 시행시켜서 몸통의 회전능력을 촉진한다(**그림** 29).
⑤ 팔의 폄-모음-안쪽회전 패턴과 머리 및 목의 회전을 동반하는 굽힘 패턴을 사용하여 바로 누운 자세에서부터의 일어나기 동작을 촉진한다. 최초에는 반 앉은 자세에서부터 움직이기 시작하고, 점증적으로 펴게 한 자세에서부터 운동을 촉진한다.

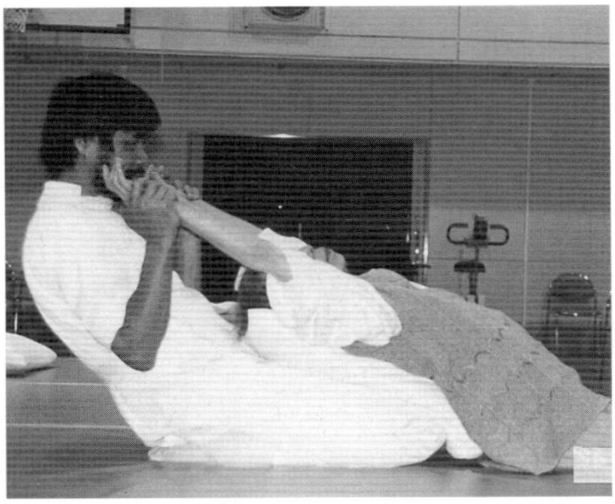

그림 28 바로 누운 자세에서 몸통 폄의 촉진

(끝에 걸터앉는 자세에서)치료사의 무릎에 베개를 놓고 환자를 바로 누운 자세로 한다.
천천히 시간을 들여서 양 팔을 굽힘-벌림-가쪽회전 위치로 한다. 양 팔에 율동적 회전을 적용하면서 무릎으로 척주를 천천히 편다.

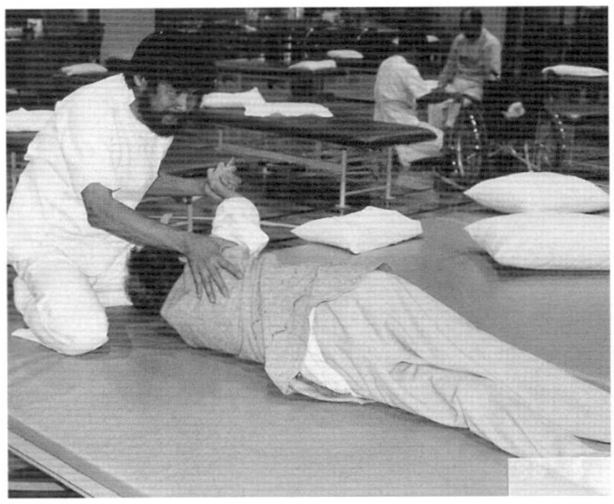

그림 29 바로 누운 자세에서부터 몸 구르기 동작의 촉진

팔을 굽힘-모음-가쪽회전 패턴으로 어깨뼈를 앞쪽올림 위치로 유도하고, 바로 누운 자세에서부터 옆으로 누운 자세로 하여 몸통의 회전을 촉진한다.

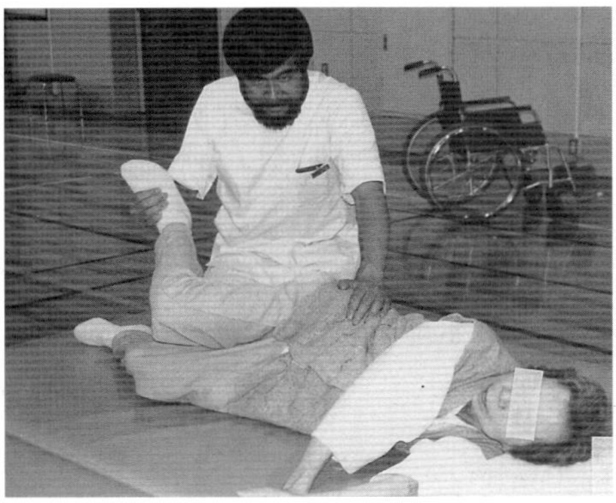

그림 30 옆으로 누운 자세에서 골반 회전운동의 촉진

앞위엉덩뼈가시와 발등부분을 맨손접촉을 한다. 골반의 뒤경사의 움직임을 강조하여 다리의 굽힘을 동반하는 굽힘-모음-가쪽회전 패턴으로 골반의 회전의 움직임을 촉진한다.

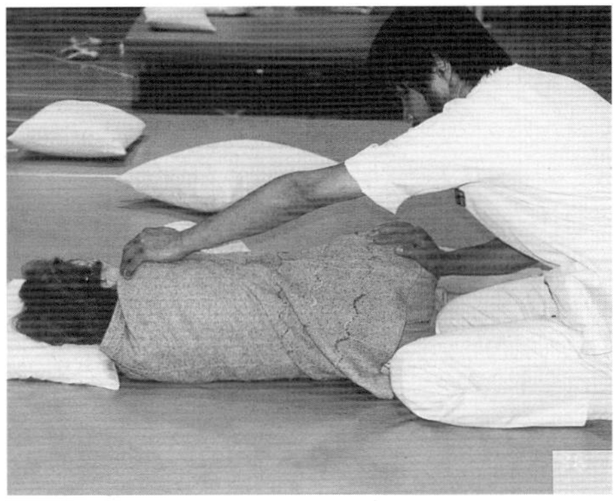

그림 31 옆으로 누운 자세에서 몸통 폄의 촉진

어깨뼈 봉우리와 궁둥뼈결절에 맨손접촉을 한다. 어깨뼈의 앞쪽올림을 골반을 앞으로 기울게 하는 움직임과 맞춰서 몸통의 폄을 촉진한다.

목의 근육군은 강하게 긴장하고 몸통도 굽혀져 있는 일이 많으며 바로 누운 자세가 되는 것이 곤란한 환자도 관찰된다. 목 및 몸통의 회전의 움직임도 부족하고 몸 구르기 동작 · 일어나기 동작은 특히 제한된다. 목 및 몸통의 수동적 관절운동을 시간을 들여서 시행하고 가동성을 높여간다. 새로이 가동범위가 획득되면, 율동적 개시를 적용하여 점증적으로 가동범위의 확대를 도모한다. 머리 · 목부분 및 몸통의 가동성을 높인 후에 몸 구르기나 일어나기 동작을 촉진한다.

2) 옆으로 누운 자세에서 PNF

① 무릎의 굽힘을 동반하는 굽힘-모음-가쪽회전과 무릎의 폄을 동반하는 폄-벌림-안쪽회전 패턴을 시행시켜서 골반회전의 움직임을 촉진한다(**그림 30**).

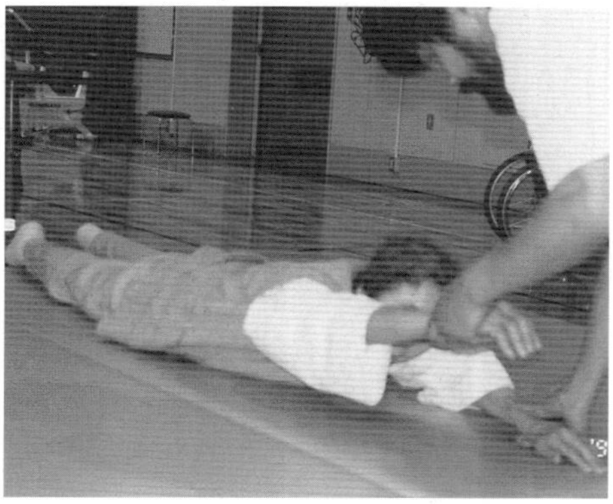

그림 32 엎드려 누운 자세에서 몸통의 폄의 촉진
엎드려 누운 자세에서 한쪽 팔을 굽힘–벌림 위치로 유지하고 율동적으로 시작 적용한다.

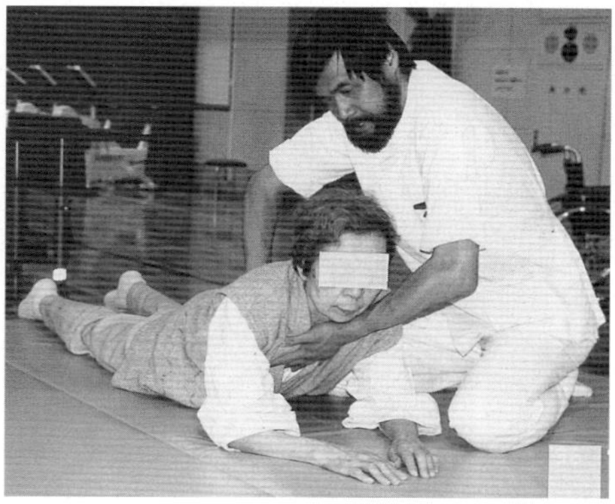

그림 33 양 아래팔로 지지하는 엎드려 누운 자세에서 몸통 폄의 촉진
복장뼈부분과 등허리뼈 이행부분에 맨손접촉을 한다. 복장뼈부분을 위쪽으로 끌어올리고 등허리뼈 이행부분을 밑으로 밀어내려 척주의 폄을 촉진한다.

② 어깨뼈의 앞쪽올림과 골반 패턴과 어깨의 뒤쪽내림과 골반 패턴을 시행시켜 한쪽 몸통의 신장과 단축의 움직임을 촉진한다(**그림** 31).

③ 팔의 굽힘-모음-가쪽회전과 다리의 폄-벌림-안쪽회전 패턴과 팔의 폄-벌림-가쪽회전과 다리의 굽힘-모음-가쪽회전 패턴을 시행시켜 몸통의 회전의 움직임을 촉진한다.

옆으로 누운 자세는 위쪽의 팔이음뼈 및 팔, 골반 및 다리의 움직임을 하는 데에는 최적의 자세이다. 이 자세에서는 중력이 보조로서 작용하므로 몸 구르기 동작을 지도하는 데에 있어서 환자에게는 편안하다.

3) 엎드려 누운 자세에서 PNF

① 엎드려 누운 자세에서 한쪽 팔의 굽힘-벌림-가쪽회전 패턴을 시행한다. 몸통의 회전을 동반하는 폄의 운동을 천천히 시행한다(**그림** 32). 율동적 개시를 적용하여 점증적으로 시행한다.

② 양 아래팔로 지지하는 엎드려 누운 자세에서 몸통과 머리의 폄을 촉진한다(**그림** 33).

머리 및 목 부분 · 몸통이 굽고 엉덩관절도 굽힘구축을 하고 있는 일이 많아 환자로서 바로 누운 자세와 함께 곤란한 자세의 하나이다.

4) 네발기기 자세에서 PNF

① 머리의 폄과 양쪽 골반의 앞경사 패턴과 머리의 굽힘과 양쪽 골반의 패턴을 시행시켜서 몸통과 골반의 분리된 움직임을 촉진한다(**그림** 34).

② 어깨뼈의 뒤쪽내림과 골반의 뒤경사 패턴과 어깨뼈의 앞쪽올림과 골반의 패턴을 시행시켜 몸통의 옆굽힘과 신장의 움직임을 촉진한다(**그림** 35). 이 움직임은 네발기기 자세에서 어깨 너머로 같은 쪽의 발을 보도록 지시하면 이해하기 쉽다.

③ 한쪽 팔의 굽힘-벌림-가쪽회전 패턴과 한쪽 다리의 폄-벌림-안쪽회전 패턴을 유도한다. 이 움직임은 몸통 폄의 움직임을 촉진한다.

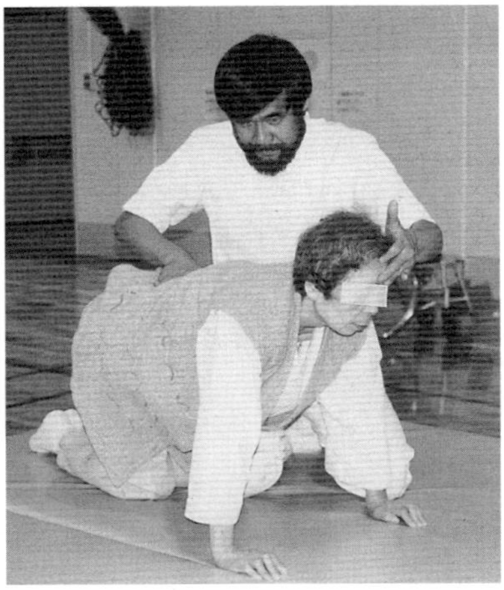

그림 34 네발기기 자세에서 몸통 굽힘-폄 운동의 촉진

머리의 폄과 척주가 움푹 들어가게 하도록 등허리뼈 이행부분을 아래쪽으로 밀어내리도록 유도한다. 반대로 머리의 굽힘과 척주를 둥글게 하도록 유도한다. 이때, 배아래·머리 뒤쪽으로 맨손접촉을 하여 움직임을 유도한다.

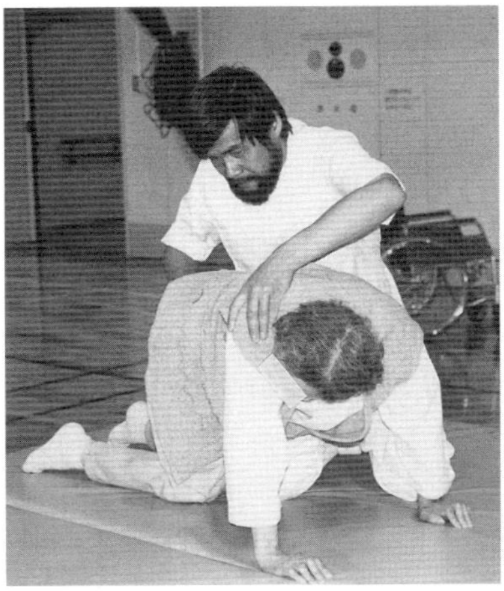

그림 35 네발기기 자세에서 번갈아 하는 몸통 옆굽힘 운동

같은 쪽 몸통의 신장과 반대쪽 몸통의 단축의 움직임을 촉진한다. 이것을 번갈아 시행한다.

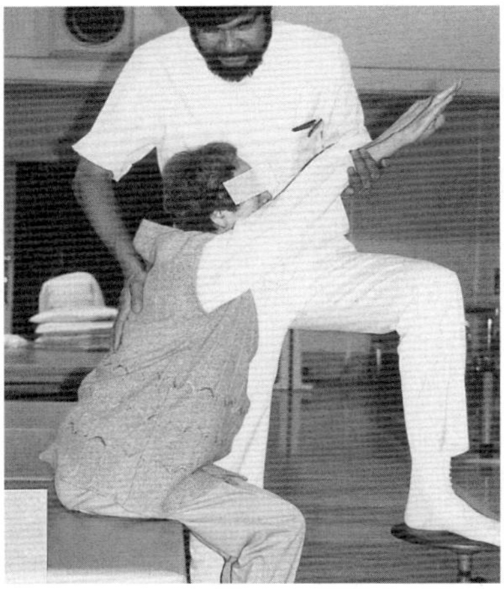

그림 36 앉은 자세에서 몸통 폄의 촉진

양 팔을 비스듬히 위쪽으로 당겨 올리면서 수동적으로 등허리뼈 이행부분에 압박을 가하여 몸통의 폄을 촉진한다.

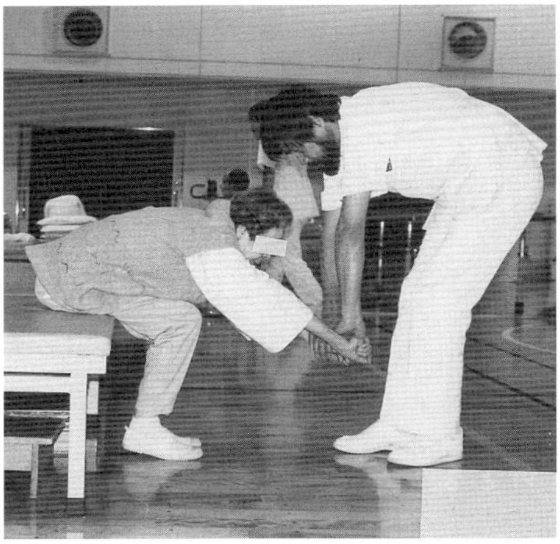

그림 37 앉은 자세에서 앞쪽으로 체중이동

양쪽 대칭성 폄-모음-안쪽회전 패턴을 적용한다. 앞발 부분에의 체중이동을 촉진한다.

④ 네발기기 자세에서 앞뒤 비스듬한 방향으로 균형을 상실하지 않는 범위에서 몸통을 흔들어 움직인다.

몸통의 폄, 옆굽힘 및 옆쪽 신장의 움직임이나 균형반응을 촉진하는 데에 최적의 자세의 하나이다.

5) 앉은 자세에서 PNF

① 양쪽 대칭성 굽힘-모음-가쪽회전 패턴을 사용하여 몸통의 폄과 골반의 앞경사를 촉진한다(**그림** 36). 치료사는 한쪽 손으로 양손을 유지하고 굽힘-모음-가쪽회전 패턴의 최종 운동범

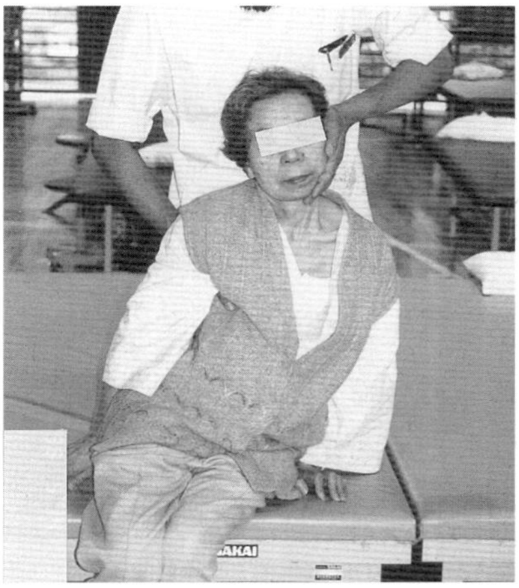

그림 38 앉은 자세에서 번갈아 하는 몸통 옆굽힘 운동

한쪽 궁둥뼈에 체중을 걸고 목 부분을 당겨 늘이면서 같은 쪽의 몸통을 신장한다. 반대쪽 몸통을 밀어붙인다. 이 때, 골반이 뒤로 경사지지 않도록 치료사의 넓적다리 부분으로 밀어붙여 중간위치를 유지한다.

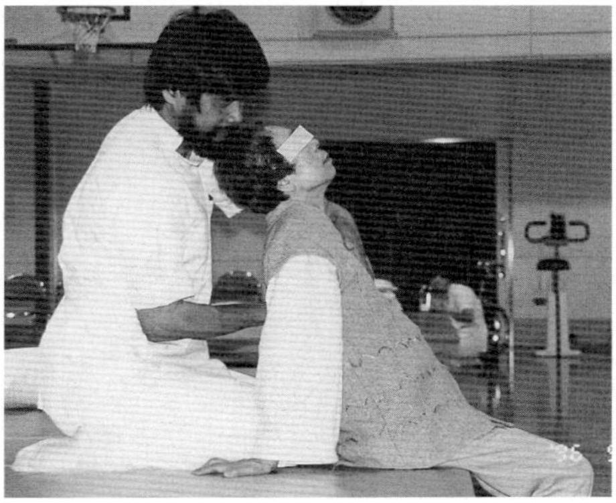

그림 39 앉은 자세에서 몸통 폄 운동

몸통의 폄을 촉진한다. 몸통의 폄과 함께 숨을 들이마시게 하고 몸통의 굽힘과 함께 숨을 내뱉게 한다.

위로 유지한다. 반대쪽 손을 등허리뼈 이행부에 대고 양 팔의 굽힘과 몸통 폄의 움직임을 시행시켜서 척주의 폄과 골반의 앞경사를 촉진한다.

② 양쪽 대칭성 폄-모음-안쪽회전 패턴을 사용하여 골반의 앞경사와 양발 앞부분으로의 중력중심 이동을 촉진한다(**그림 37**). 이 때, 양발은 첨족(pes equinus)이 되지 않도록 주의한다.

③ 한쪽의 궁둥뼈(좌골)에 체중을 걸면서 반대쪽의 옆목부분 근육군을 수동적으로 신장하고 환자 자신이 능동적으로 체중이동을 할 수 있도록 움직임을 보조한다(**그림 38**).

④ 한쪽 궁둥뼈에 체중을 걸면서 환자 자신이 궁둥뼈에 더욱 체중이동을 할 수 있도록 반대쪽 다리의 무릎의 굽힘을 동반하는 굽힘-모음-가쪽회전 패턴을 함께 시행시킨다.

⑤ 머리의 회전을 동반하는 폄 패턴을 사용한다. 이 때 같은 쪽 몸통의 폄 · 회전과 한쪽 골반에의 체중이동을 보조한다.

⑥ 어깨의 벌림 · 가쪽회전을 하고 조금씩 팔꿈치를 펴서 팔이 지지할 수 있도록 준비한다. 양 팔을 폄 · 벌림 · 가쪽회전 위치로 하여 몸통의 폄을 촉진한다(**그림 39**).

환자의 앉은 자세는 머리 및 목 부분을 굽히고 몸통은 전체로 굽히며 골반은 뒤로 경사진 자세로 앉아있는 경우가 많다. 앉은 자세에서 하부몸통의 폄 · 회전, 골반의 앞경사의 가동성을 획득하고 앞발부분에 체중을 걸 수 있도록 치료를 진행시킨다.

6) 일어서기에 대한 PNF

① 최초는 환자와 하나가 되어 일어서기 동작을 촉진한다. 환자의 옆쪽에 앉아 환자의 몸통과 넓적다리에 치료사의 몸을 맞춰서 환자 볼기부분을 유지한다. 몸통의 앞쪽이동을 함께 시행하면서 일어서기 동작을 촉진한다.

② 양쪽 대칭성 굽힘-벌림-가쪽회전 패턴을 보조하면서 일어서기 동작을 촉진한다.

중력에 저항하는 폄근 활동이 저하하여 있으므로 일어서기 동작은 파킨슨병 환자에 있어서 곤란한 동작의 하나이다. 수동적으로 보조하면서 하는 일어서기 동작을 통해서 목 · 몸통 · 다리의 폄 활동을 촉진한다.

일어서기 위해서는 몸통이 펴지고 골반이 앞으로 기울어 중력중심을 앞발부분으로 이동할 수 있어야 한다.

7) 선 자세에서 PNF

① 선 자세에서 양쪽 대칭성 굽힘-벌림-가쪽회전 패턴을 취하게 하여 폄 최종영역에서의 폄 활동을 촉진한다(**그림** 40). 치료사는 환자의 뒤쪽에 위치하고 환자의 양팔을 굽힘-벌림-가쪽회전 위치로 한다. 척주를 펼 수 없다면 치료사의 무릎을 대고 폄을 촉진한다.

② 상기 자세에서 팔의 굽힘-벌림-가쪽회전 위치를 유지하면서 몸통의 회전운동을 보조함과 동시에 환자 자신에게도 시행시킨다.

③ 상기 자세에서 팔의 굽힘-벌림-가쪽회전 위치를 유지하면서 무릎의 굽힘을 동반하는 굽힘-모음-가쪽회전 및 굽힘-벌림-안쪽회전을 시행한다. 몸통과 무릎의 폄 활동을 촉진한다(**그림** 41).

④ 벽을 마주보고 서게 하여 팔을 서서히 벽을 따라서 들어 올리게 하고 몸통과 무릎을 지속적으로 펴도록 지시한다. 이리하여 전신의 항중력 폄 활동을 높여간다.

⑤ 치료사는 환자의 옆쪽에 위치하여 교차보행의 요소인 굽힘-모음-가쪽회전 및 폄-벌림-안쪽회전 패턴을 시행한다. 지지하는 다리의 폄 활동을 더 한층 촉진한다.

선 자세는 몸통 앞굽힘 · 엉덩관절/무릎관절 약간의 굽힘 위치 · 양 팔꿈치 약간의 굽힘 위치를 나타내고 있는 일이 많다. 이 자세를 개선하고 안정된 보행을 재획득하여 유지하기 위해서 목 부분 · 몸통을 중심으로 항중력 폄 활동을 높이고 게다가 회전운동을 가능케 하는 것이 중요하다.

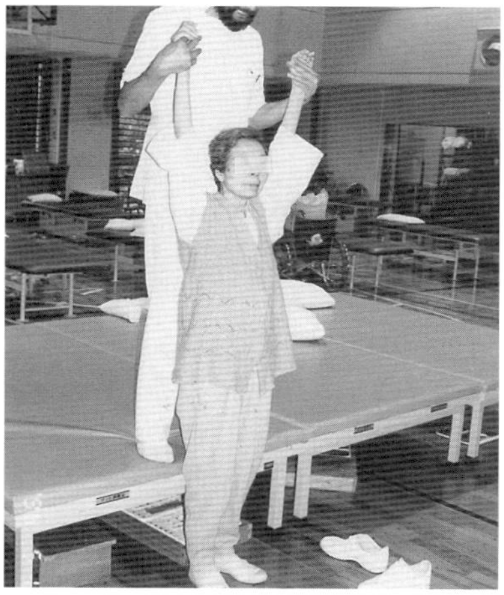

그림 40 선 자세에서 몸통 폄의 촉진

양 팔을 양쪽 대칭성 굽힘–벌림–가쪽회전 위치로 유지한다. 치료사의 무릎을 환자의 척주에 대고, 양 팔을 천천히 잡아 늘이면서 율동적 회전을 적용한다. 발꿈치가 올라가지 않도록 주의한다.

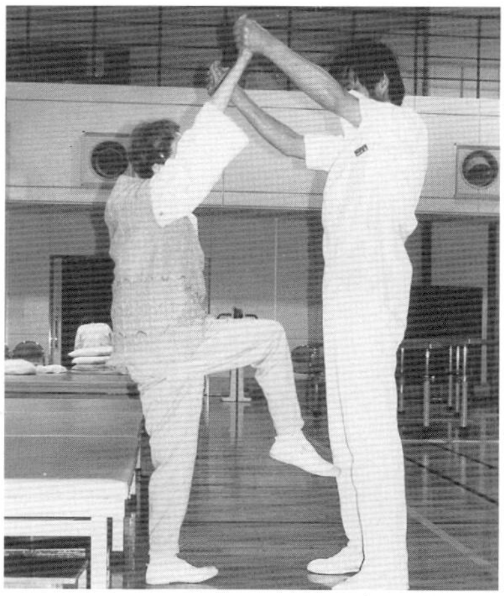

그림 41 선 자세에서 다리 내딛기의 촉진

양 팔을 양쪽 대칭성 굽힘–벌림–가쪽회전 위치로 유지한다. 번갈아 무릎의 굽힘을 동반하는 굽힘–모음–가쪽회전 패턴을 시행시킨다. 지지하는 쪽 무릎을 펴도록 지시한다.

8) 보행에 대한 PNF

① 양 어깨를 유지하여 상부몸통과 하부몸통이 반대방향으로 회전하도록 양 어깨를 조작하고 양 무릎을 높이 올리게 한 보행을 시행시킨다.
② 양 손을 깍지 끼어 높이 올리게 하고 (몸통을 펌 위치가 되도록) 양 무릎을 높이 올리게 한 보행을 시행시킨다.
③ 치료사는 뒤쪽에 위치하여 뒤쪽보행을 시행시킨다.
④ 옆쪽보행을 시행시킨다. 한쪽의 다리가 벌림을 하고 있는 동안에 반대쪽 다리는 체중을 지지한다. 옆쪽보행은 다리를 용이하게 흔들어 내딛게 하는 효과가 있다.
⑤ 교차보행을 시켜 보행의 협동성을 높여간다. 보행훈련 중에서 가장 어려운 동작이다. 하부몸통의 회전, 다리의 정중선을 넘어선 교차 및 흔들어 내딛기 다리의 앞쪽과 뒤쪽으로 번갈아 하는 이동이 포함되어 있다.

앞경사 위치에서 체중은 앞쪽에 걸리고 손을 흔드는 것은 거의 관찰되지 않으며 종종걸음이 된다. 많은 동작이 완만한 것에 반하여 보행의 상태는 빠른 예가 많다. 보행전환은 곤란하고 갑자기 정지할 수 없는 돌진현상이 관찰된다.

3 기타의 고려해야 할 사항

1) 호흡 · 삼킴에 접근

근육 강직 및 적은 움직임의 영향은 운동장애 이외에 호흡이나 저작 · 삼킴 능력의 저하로 유도하게 된다. 호흡은 조기부터 치료 프로그램에 편입시켜야 한다. 모든 치료절차를 율동적인 호흡과 함께 시행시키는 것은 전신의 이완에 좋은 영향을 준다.

근육 강직에 의한 영향은 저작 · 삼킴 기능에도 미친다. 머리 · 목의 근육, 저작근이나 혀의 근육이 경축에 의해서 자유로운 움직임이 장애되어 잘 씹거나 삼키거나 하는 것이 어려워진다. 치료에 있어서는 이들의 생명유지에 관한 촉진을 초기부터 시행하는 것도 중요하다는 것에 주의한다.

2) 얼굴근육에 접근

파킨슨병의 한 증상으로서 나타나는 가면모양의 얼굴은 사회생활을 영위하는 데에 중대한 지장을 초래하게 된다. 특히 여성에 있어서 미용 · 외관 때문에 소극적으로 되기 쉽다. 가급적 조기부터 얼굴근육훈련도 치료 프로그램 안에 편입하여야 한다. 온갖 표정(우는 얼굴 · 웃는 얼굴 · 찡그리는 얼굴 등)을 짓도록 지도한다. 얼굴근육의 활동의 촉진은 삼킴 · 저작기능의 개선에도 크게 관여하고 있다.

3) 심리적 · 정신적 지지

파킨슨병은 만성적이고 진행성이며 환자의 30~60%는 우울경향을 갖고 있다. 약물에 의한 효과가 명백한 사람이 많이 있다. 또한 운동능력의 동떨어짐이 있고 이 때문에 주위의 사람은 꾀병을 의심하고 주위와의 관계가 잘 이루어지지 않는 일도 흔히 관찰된다. 또한 움직이거나 걷는 것이 곤란한 등의 이유로 가정에 틀어박히기 쉬워진다. 파킨슨병의 환자를 에워싸는 사람들의 이해와 지지가 필요하다.

만성이고 진행성인 파킨슨병의 운동치료는 장기간에 걸치는 것이며 그 물리치료는 환자의 현재의 ADL을 가능한 한 유지하는 것 같은 치료 프로그램을 세워가는 것이 중요하다. 그리고 환자가 어떠한 형태로 가정 내에서, 또한 사회에서 자기의 역할을 수행하도록 작용하여 지도하는 것이 필요하다.

파킨슨병 환자는 가정에 있는 일이 많기 때문에 가정 프로그램에도 중점을 둔 치료계획의 설정도 고려할 필요가 있다. 가정 프로그램은 가족의 협력을 얻으면서 환자 자신이 할 수 있는 것으로 매일의 일과가 되는 것 같은 내용으로 할 필요가 있다.

B 신경 · 근육질환

1. 척수손상

1 기본적인 사고방법

척수손상의 PNF에서는 종전의 신경학적 평가결과가 중요시되고 있다는 것은 말할 것도 없다. 그러나, 운동능력으로서의 평가는 결과적으로 근육수축에 의해서 야기되는 신체운동을 단서로 하여 판단하게 된다. 이 때문에, PNF에서는 특별히 평가와 치료를 나눠서 생각하지 않고 치료기법이 그대로 평가기법이 된다. 근육수축의 유무에만 얽매이지 않고 자세나 패턴의 조합 안에서 근육수축이 어떻게 변화하는가를 파악하는 것이 매우 중요하다.

또한 척수손상은 호흡기능의 저하 특히, 날숨의 힘의 저하, 방광직장장애, 발한이나 혈압의 조절장애 등, 복합된 전신적인 장애를 야기하고 있다는 것도 잊어서는 안 된다.

여기서 채택하는 척수손상 환자에서는 사고, 기타의 갑자기 발생한 원인에 의해서 그때까지 의식하지 않고 발휘할 수 있었던 신체운동기능이 극단적으로 저하하여 있기 때문에 남겨진 근육수축만을 동작의 힘의 원천으로 하고 새로운 운동감각을 재구축해야 한다. 이러한 것은 척수손상 환자가 단순히 근력저하를 초래하고 있는 것만이 아니라, 표재감각을 비롯하여 운동감각이나 위치감각의 저하에 의해서 운동패턴상의 이미지와 현실과의 사이에 혼란이 일어나고 있다고 파악해야 한다.

2 패턴의 선택

운동조절을 발달적 측면에서 보면 운동의 획득은 하중이 가해져 있지 않은 상태에서의 번갈아 하는 운동 패턴, 하중이 가해진 상태에서의 자세의 안정, 하중이 가해진 상태에서 자세를 유지하면서 하는 운동패턴 그리고 협동된 패턴으로 획득된다고 하고 있다(Stockmeyer, 1967)[1]. 이 때문에 최초부터 안정성이나 고정성을 지향하지 않고 전체 관절의 운동범위 내에서 근육수축의 세기를 평가한다.

패턴의 개시영역이 강하고 최종영역에서 저하하거나 그 반대이거나 환자 한 사람 한사람에 상응한 근육수축의 변화(variation)가 관찰되는 일이 많다. 또한 지지 기저면이 넓고 중력중심도 낮은 안정된 자세에서부터 기저면이 좁은 불안정한 자세로 프로그램이 진행되어 간다. 여기서는 일반적인 의미에서의 팔다리마비(사지마비)를 전제로 프로그램의 흐름을 나타내고 있지만, 큰가슴근이나 위팔세갈래근 등의 잔존근력의 차이에 의해서 약간의 변경도 부득이 하게 되는 경우도 있다.

패턴의 선택에 있어서는 일상의 동작 중에서 사용되는 패턴을 우선한다. 팔의 굽힘 패턴은 상체를 일으키거나 다리를 당겨 올리는 동작에 사용되고 폄의 패턴은 팔꿈치를 짚은 누운 자세나 앉은 자세의 확보에 이용된다. 잔존 최하위 척수분절 C6 이상에서는 위팔세갈래근 근력은 기대할 수 없으나 어깨 폄근과 팔꿈치 굽힘근이 무의식적으로 연동되어버리는 것을 피하기 위해 폄-벌림-안쪽

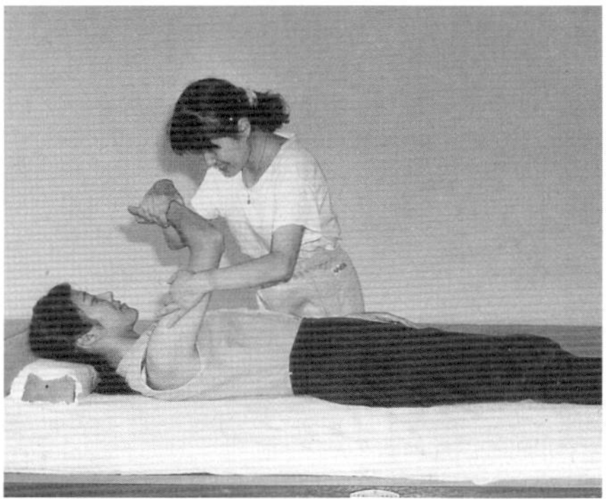

그림 1 팔꿈치 굽힘을 동반하는 굽힘-벌림-가쪽 회전 패턴

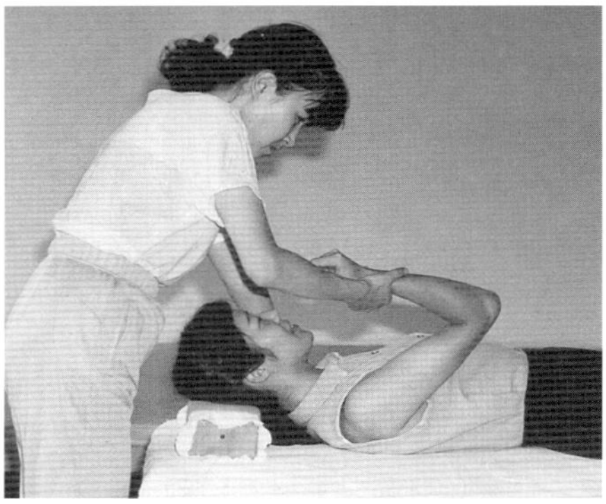

그림 2 팔의 자쪽 돌출 반전패턴

회전 패턴을 누운 자세나 앉은 자세에서 실시해두면 좋다. 그리고 큰가슴근 · 마름모근 · 넓은등근 등의 어깨관절 주위근육의 활동을 확인하기 위해 팔이음뼈의 움직임이 특히 중요하다.

1) 팔꿉관절 굽힘을 동반하는 굽힘-벌림-가쪽회전 패턴 (그림 1)

노쪽손목폄근 · 위팔두갈래근 · 어깨세모근 등, 비교적 근육수축을 얻기 쉬운 근육군이 관여한다. 위팔두갈래근과 노쪽손목폄근의 최대수축에 의해서 어깨뼈 주위의 몸쪽근육의 수축을 촉진한다. 어깨관절의 충분한 굽힘과 어깨뼈의 뒤쪽올림의 출현을 확인할 필요가 있다.

패턴의 도중에 어깨관절 가쪽회전이나 팔꿉관절 굽힘이 과도해지면, 상이한 운동방향으로 진행하기 때문에 주의해야 한다.

2) 팔의 자쪽 돌출 반전패턴(reverse pattern) (그림 2)

팔꿈치 굽힘을 동반하는 폄-벌림-안쪽회전 패턴과 유사하지만, 회전의 요소가 다르다. 위팔은 거의 회전하지 않고 아래팔은 뒤침을 한다. 팔꿉관절 굽힘근군에서부터 넘쳐흐르기 현상(overflow)에 의해서 어깨관절 폄과 어깨뼈의 뒤쪽내림을 촉진한다.

고위의 손상자일수록 큰가슴근의 고정이 불충분하기 때문에 어깨관절이 벌림 위치를 취하기 쉽다. 어깨뼈의 뒤쪽내림을 얻기 위해 팔꿈치는 극력 몸쪽에 가까운 편이 바람직하다.

3) 팔꿉관절 굽힘을 동반하는 굽힘-모음-가쪽회전 패턴 (그림 3)

큰가슴근의 근육수축이 불충분한 경우, 어깨관절 모음이 곤란한 경우도 많지만 수축이 촉진(palpation)에 의해서 확인될 수 있다면, 위팔두갈래근에서부터의 넘쳐흐르기 현상을 이용하여 근력강화를 시도해야 한다. 게다가 위팔두갈래근 수축을 유지한 채 어깨관절 굽힘과 모음의 근육수축을 촉진한다.

반대쪽의 팔을 모래주머니 등으로 고정하면 몸통의 안정성을 얻을 수 있는 경우가 있다.

4) 팔꿉관절 굽힘을 동반하는 폄-모음-가쪽회전 패턴 (그림 4)

3)항과 마찬가지로 큰가슴근의 수축이 약한 경우, 어깨관절 모음이 출현하기 어렵다. 위팔두갈래근의 수축을 충분히 확보하는 것이 중요하다.

5) 팔의 폄-벌림-안쪽회전 패턴 (그림 5)

어깨관절의 폄근군과 위팔두갈래근의 수축을 분리한다. 운동의 조절을 주목적으로 한다.

6) 팔꿉관절 폄을 동반하는 굽힘-벌림-가쪽회전 패턴 (그림 6)

만일 위팔세갈래근의 수축을 확보할 수 있을 것 같으면 실시할 필요가 있다.

7) 양쪽 대칭성의 팔꿉관절 굽힘을 동반하는 굽힘-벌림-가쪽회전 패턴 (그림 7)

패턴을 양측성으로 시행하는 경우는 근육수축이 강한 쪽을 선행시키고 약한 쪽을 강조한다.

8)양쪽 대칭성의 자쪽 돌출 반전패턴 (그림 8)

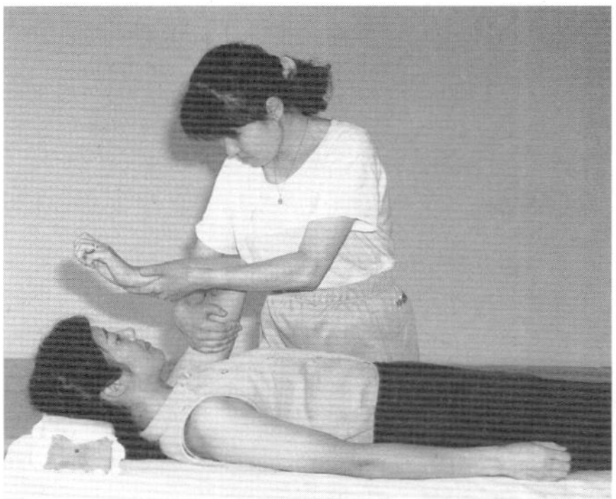

그림 3 팔꿉관절 굽힘을 동반하는 굽힘-모음-가쪽회전 패턴

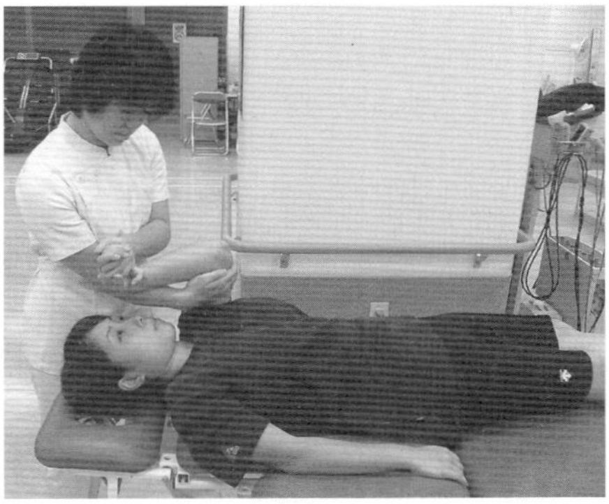

그림 4 팔꿉관절 굽힘을 동반하는 폄-모음-안쪽회전 패턴

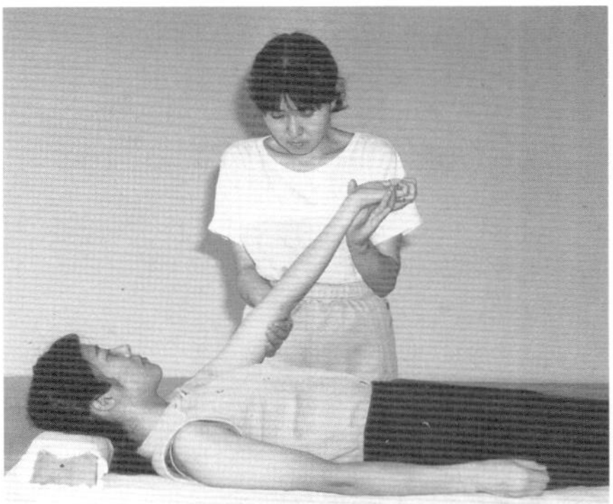

그림 5 팔의 폄-벌림-안쪽회전 패턴

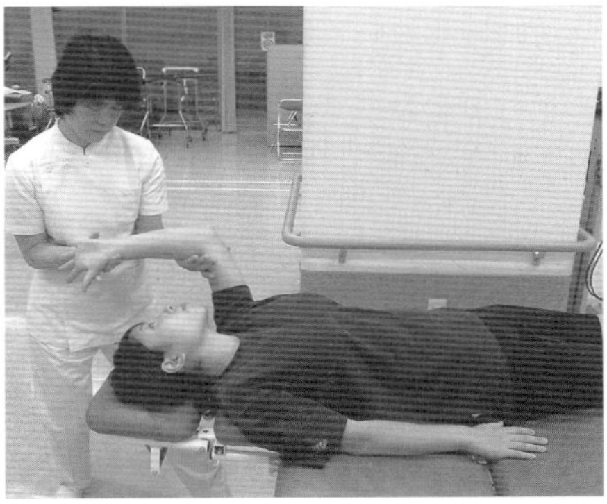

그림 6 팔꿉관절의 폄을 동반하는 굽힘-벌림-가쪽회전 패턴

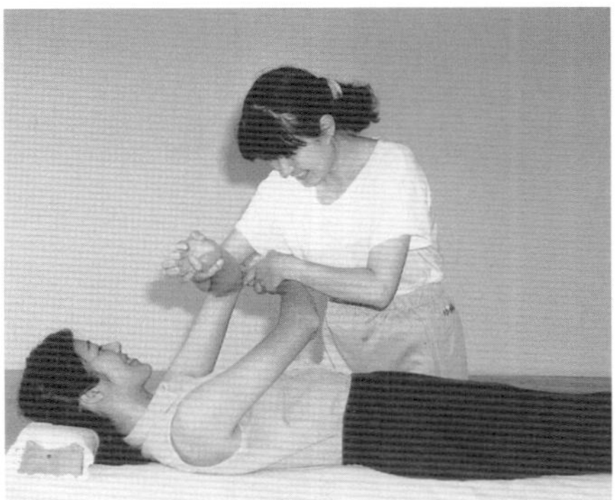

그림 7 양쪽 대칭성의 팔꿉관절 굽힘을 동반하는 굽힘-벌림-가쪽회전 패턴

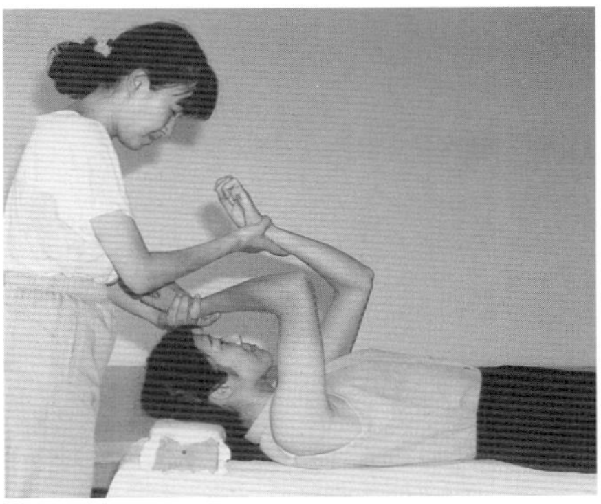

그림 8 양쪽 대칭성의 자쪽 돌출 반전패턴

3 매트 위에서 PNF의 흐름

1) 옆으로 누운 자세에서의 어깨뼈 앞쪽올림 (그림 9)

패턴의 일부를 끄집어내어 부분적으로 근력강화를 시행하는 일도 있다. 고위 손상자에서는 중요한 힘의 원천이 된다. 다음의 어깨뼈 뒤쪽과 함께 느린 반전(slow reversal)을 이용하는 경우가 많다.

가능하다면 충분히 앞쪽으로 들어 올린 자세에서 반작용(reverse action)을 이용하여 몸통 하부를 끌어당기는 동작의 타이밍을 학습해두면 좋다.

2) 옆으로 누운 자세에서 어깨뼈 뒤쪽내림 (그림 10)

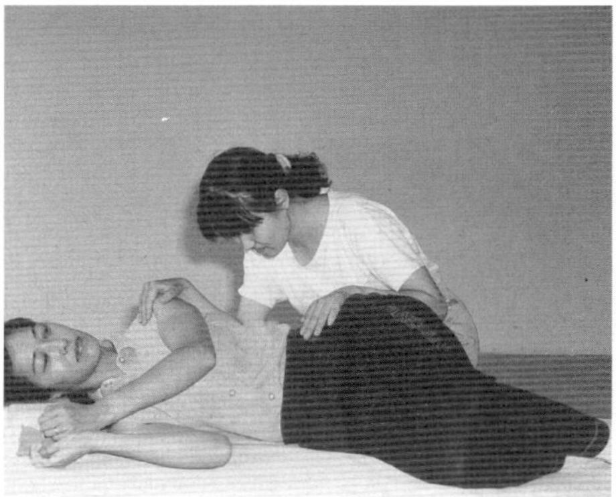

그림 9 옆으로 누운 자세에서 어깨뼈 앞쪽올림

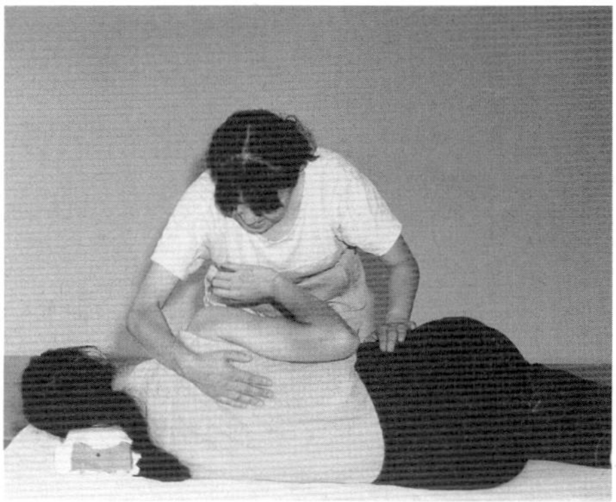

그림 10 옆으로 누운 자세에서 어깨뼈 뒤쪽내림

3) 옆으로 누운 자세에서 어깨뼈 뒤쪽올림 (그림 11)

4) 옆으로 누운 자세에서 어깨뼈 앞쪽내림 (그림 12)

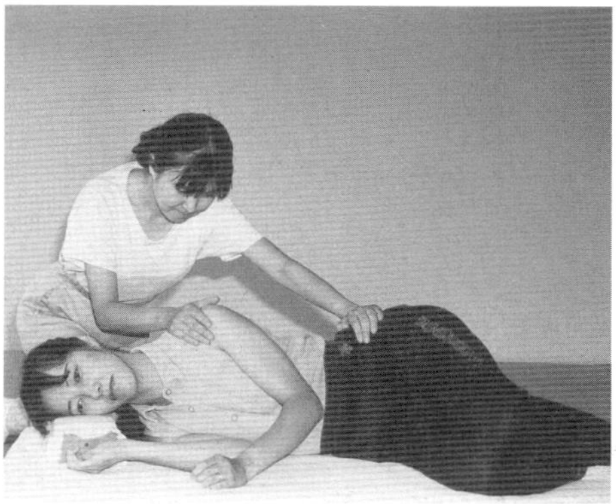

그림 11 옆으로 누운 자세에서 어깨뼈 뒤쪽올림

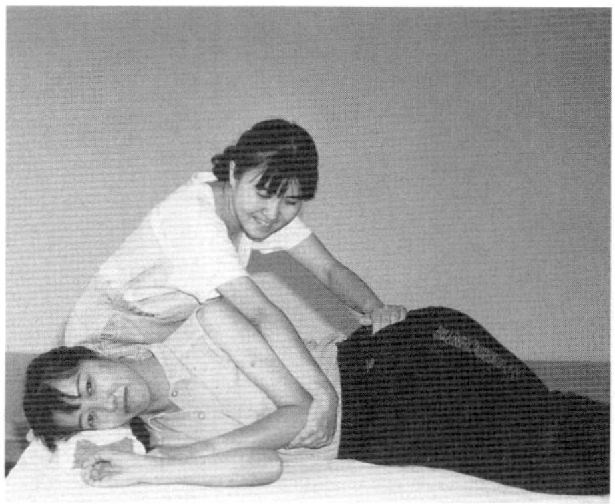

그림 12 옆으로 누운 자세에서 어깨뼈 앞쪽내림

5) 옆으로 누운 자세에서 자쪽 돌출 반전 패턴과 몸통상부의 회전 (그림 13)

몸통상부가 회전하고 팔꿈치가 매트 위에 붙는다.

6) 한쪽 아래팔 지지에서 지지하는 쪽의 어깨뼈 뒤쪽내림과 반대쪽의 앞쪽올림 (그림 14)

이 자세에서의 균형은 최초는 별로 문제로 하지 않는다. 이 때문에 지지하는 쪽의 어깨뼈를 뒷면에서부터 보조하고, 반대쪽 어깨뼈의 앞쪽올림을 촉진한다.

지지하고 있는 팔꿈치와 양 어깨뼈가 머리 쪽에서부터 보아 일직선이 되는 것이 바람직하다.

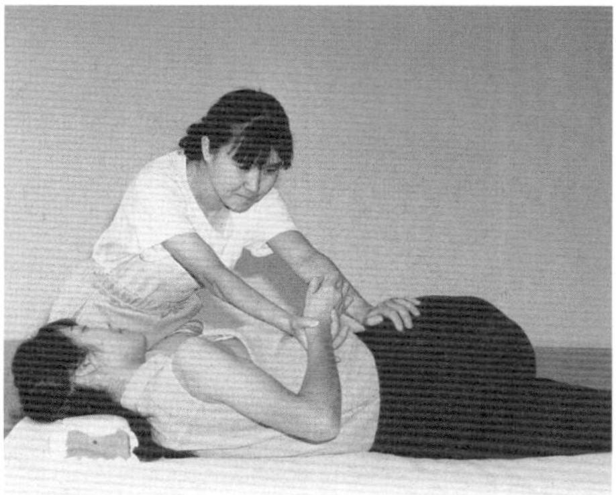

그림 13 옆으로 누운 자세에서의 자쪽 돌출 반전 패턴과 몸통상부의 회전

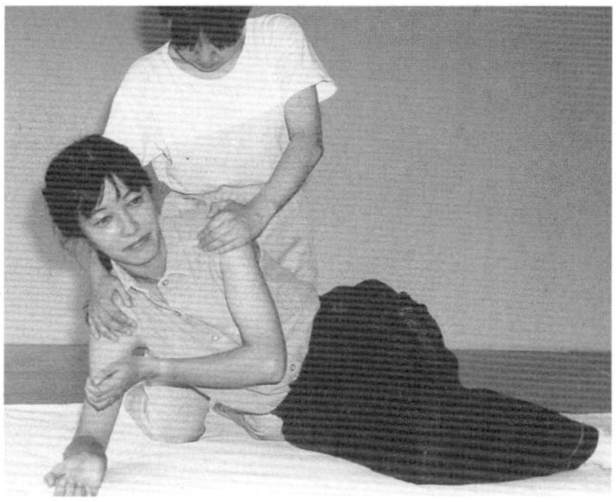

그림 14 한쪽 아래팔 지지에서의 지지하는 쪽의 어깨뼈 뒤쪽내림과 반대쪽의 앞쪽올림

7) 한쪽 아래팔 지지에서의 자쪽 돌출 반전 패턴과 몸통상부의 회전 (그림 15)

8) 한쪽 아래팔 지지에서의 팔꿉관절 폄을 동반하는 폄-벌림-안쪽회전 패턴 (그림 16)

팔의 뒤쪽으로의 흔들어내기가 된다. 어깨관절 폄과 위팔두갈래근이 분리하여 있는 것이 필요하며 필연적으로 저항이 지나치게 과대해지지 않도록 주의가 필요하다.

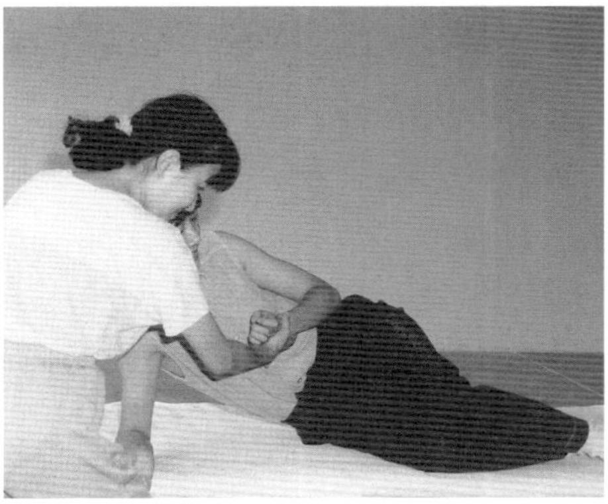

그림 15 한쪽 아래팔 지지에서의 자쪽 돌출 반전 패턴과 몸통상부의 회전

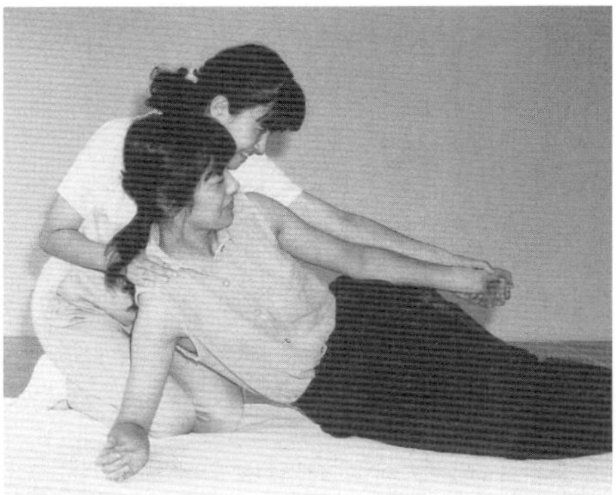

그림 16 한쪽 아래팔 지지에서의 팔꿉관절 폄을 동반하는 폄-벌림-안쪽회전 패턴

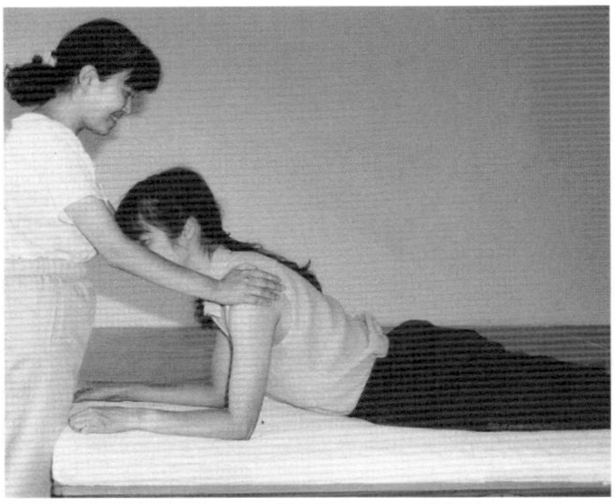

그림 17 양 아래팔 지지에서의 몸통상부의 조절

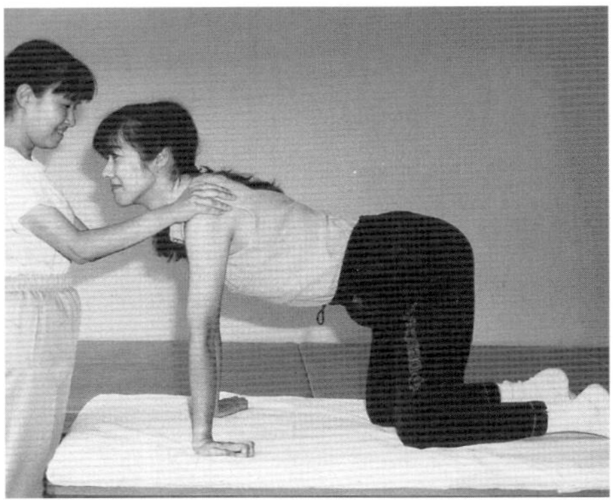

그림 18 몸통상부의 조절(네발기기 자세)

9) 양 아래팔 지지에서의 몸통상부의 조절 (그림 17)

누운 자세보다 중력중심의 위치가 약간 높아지고 지지하는 면 안에서 중력중심을 안정시켜 몸통상부를 지지한다. 또한 위팔두갈래근의 수축이 과잉이 되어 아래팔이 떠오르지 않도록 주의한다.

이하 7), 8)항(앞에서 언급)과 함께 유지-이완(hold relax)이 적응되지만, 앞에서 언급한 운동성의 후에 고정성이 획득된다는 것으로부터 바로 이 자세에서의 실시는 바람직하지 않다. 충분한 관련 근육군의 수축을 촉진하고 관절운동을 확보한다.

10) 몸통상부의 조절(네발기기 자세) (그림 18)

중심의 위치가 더 높아지고 지지하는 면이 좁아진다.

11) 몸통의 조절(손바닥으로 지지하는 앉은 자세) (그림 19)

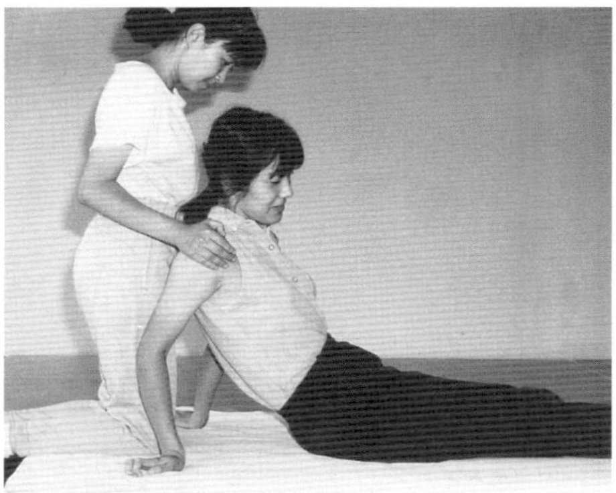

그림 19 몸통의 조절(손바닥으로 지지하는 앉은 자세)

4 호흡

PNF에서는 패턴운동 · 매트운동을 통해서 호흡을 멈추게 하는 일은 드물다. 호흡운동만을 끄집어내어 집중적으로 접근하는 일도 있으나, 호흡을 운동 전체의 일부라 파악하여 패턴 안에 편입시켜 생각되고 있다. 일반적으로 팔다리 굽힘은 날숨(호기)을 촉진하고 폄은 들숨(흡기)을 촉진한다.

고위 척수손상자에서는 몸통근육이나 갈비뼈 주위의 근육군에 마비가 있고 정상적인 흉곽운동이 확보되어 있지 않은 경우가 많다. 이러한 경우, 정상적인 흉곽운동에 지나치게 얽매어 흉곽의 유연성을 지나치게 높이는 것은 바람직하지 않다. 들숨 때에 흉강 내의 음압에 의해서 흉곽이 찌부러지고 호흡효율을 저하시킬지도 모르기 때문에 충분한 주의를 필요로 한다.

1) 가로막(횡격막)에 자극 (그림 20)

복부의 장기를 압박하지 않도록 주의한다. 흉곽창 안쪽에서부터 흉강을 향해서 압박하고 들숨에 저항을 가한다.

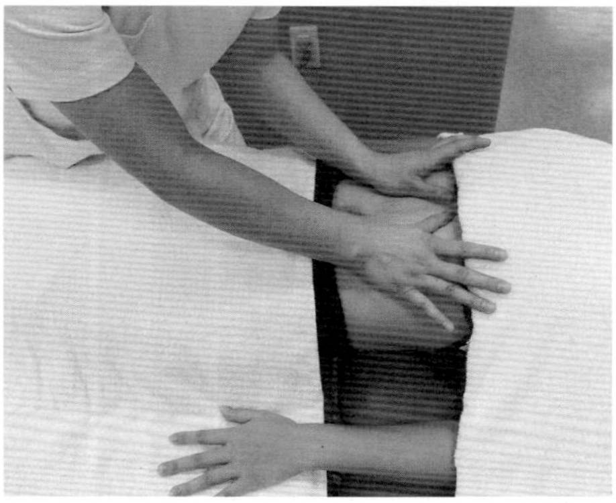

그림 20 가로막에 자극

고위 척수손상자에서는 양간의 근육활동을 효율적으로 활용하고, 가능한 한 일상생활 동작의 획득에 노력하는 것이 요망되고 있다.

모든 패턴은 일상생활상 이용할 가능성이 높고 또한 매트 위에서는 이들의 패턴을 이용한 부분적인 동작을 중심으로 운동치료가 진행되고 있다. 단순히 패턴을 도입할 뿐만 아니라, 구체적인 일상의 동작에 결부된 분석과 패턴의 선택이 매우 중요하다.

◆ 문 헌 ◆

1) Stockmeyer SA : An interpretation of the approach of Rood to the treatment of neuromuscular dysfunction. Am J Phys Med **46** : 900-956, 1967

2) Voss DE : Proprioceptive neuromuscular facilitation. Am J Phys Med **46** : 838-898, 1967

3) Voss DE, Ionta MK, Myers BJ : Proprioceptive Neuromuscular Facilitation, 3rd Ed, Harper & Row, Philadelphia, 1985（福屋靖子ほか訳：神経筋促通手技—パターンとテクニック—. 第 3 版, 協同医書出版社, 東京, 1989）

4) Sullivan PE, Markos PD, Minor MA（石川友衛, 吉松俊一監訳）：臨床 PNF, メディカル葵出版, 東京, 1986

2. 얼굴 · 삼킴

삼킴이란 구강 내의 음식물을 안으로 보내는 일련의 운반 작업이다. 삼킴에 있어서는 많은 근육이 중추신경계의 정묘한 조절로 지배되어 있다. 게다가 삼킴이나 저작의 기능에는 표정 · 환기 · 발어의 운동기능의 면까지 이른다. 이 기능이 장애되면 음식물 섭취나 호흡기능을 장애하여 영양섭취의 저하를 초래하거나 흡인성폐렴을 일으켜 생명의 위험에 직면하는 일도 있다. 또한 환자는 "먹는다"는 인간의 근본적인 즐거움을 없애버린다.

이러한 생명유지에 관계되는 기능에 대해서 이제까지 별로 적극적인 물리치료는 시행되지 않았다. 이것은 치료사가 저작과 삼킴의 기전의 촉진방법에 대한 광범위한 교육을 받지 않았다는 것이 원인일 것이다. 그러나 최근 삼킴 · 저작기능 장애의 치료의 중요성이 강조되고 실제로 치료효과에 대해서 언급하고 있는 논문도 증가하고 있다[1~6].

이 항에서는 PNF를 사용한 삼킴 · 얼굴 기능의 접근에 대해서 기술한다. 후술하는 기능회복기법은 환자가 아직 병상에 있는 동안부터 시작되고, 환자가 흡인의 위험성 없이 삼킬 수 있게 될 때까지 계속되어야 한다.

1 삼킴 · 저작기능과 전신적 관련성

음식물 섭취 · 표정 · 호흡 · 발성 · 구음은 보다 고도로 발달한 정교성이 있는 협동운동이며 서로의 사이에는 밀접한 연관성이 있다[이들의 기능은 식도를 통과하거나 기관(trachea)을 통과하는가의 차이는 있으나 거의 같은 기관(organ)을 병용하여 시행되고 있다]. 음식물을 씹어서 부수고 부드러운 음식덩이로 하는 초기의 단계는 수의적으로 시행된다. 삼킴은 음식덩이가 인두를 통과하는 단계에서 불수의적으로 일어난다. 혀 뒷부분의 점막에 음식덩이 또는 타액이 접촉함으로써 인두의 삼킴반사가 나타난다. 불수의 단계에서의 음식덩이는 환자가 바른 정렬의 앉은 자세를 취하고 있을 때의 중력의 작용과 삼킴에 관계되는 근육군의 협동성이 있는 연속된 수축의 도움을 받아 인두에서부터 식도로 통과한다.

성숙된 삼킴 · 저작기능은 앉은 자세를 취할 수 있고 머리를 펌 위치로 유지할 수 있는 시기에 발달한다. 삼킴 · 저작기능에는 몸통 몸쪽부분의 정상적인 운동조절이 필요조건이 된다. 강직이나 근육이완과 같은 비정상적인 자세 근육긴장은 삼킴 · 저작기능에 중대한 영향을 미치게 된다.

초기의 치료목적은 몸통의 근육긴장을 정상화하고 보다 정상적인 앉은 자세나 선 자세 균형 등에서의 몸통의 축성 조절의 재획득이다. 몸통의 안정성의 획득이 확인되면 치료의 다음의 목적은 입과 턱, 혀, 물렁입천장(연구개), 인두 그리고 후두의 기능의 촉진으로 돌려진다(Sullivan 등, 1986)[4].

바르게 씹고 삼키기 위해서는 아래턱의 개폐가 원활하고 음식물이 입안에 들어갔을 때에는 입술을 가볍게 다물 수 있어야 한다. 그리고 윗입술과 아랫입술은 대칭성으로 밀착하여 자유로이 다물거나 벌릴 수 있어야 한다. 머리 및 목 부분이나 몸통의 강한 경직이나 근육이완 등의 비정상적인 근육긴장은 아래턱 및 아랫입술의 내려감을 일으키기 쉽고 입술의 폐쇄를 어렵게 한다. 혀 · 물렁입천장 · 인두와 함께 삼킴 동작 중에 협동하여 작용하는 입술의 폐쇄가 저해되어 삼킴 장애나 군침이 생긴다.

혀는 언어 · 미각 · 저작 · 삼킴을 위해 복잡하고 복합된 움직임이 요구된다(Sullivan 등, 1986)[4].

① 온갖 방향으로 움직일 수 있는 운동성이 있을 것.
② 들이마시기 위해 혀의 고랑을 유지할 수 있을 것.
③ 삼키고 있는 동안 혀의 몸쪽을 들어 올려서 치아의 위에 혀끝을 붙여둘 수 있을 것.
④ 혀의 먼쪽부분으로 발어하고 있을 때 혀의 몸쪽부분을 안정시켜둘 수 있는 능력이 있을 것.

이것들의 작용을 위해서는 목뿔뼈(설골) 구조의 유연성, 정상적인 위치에서의 고정성이 필요하다. 목뿔뼈의 운동성과 안정성은 혀 · 후두덮개 · 후두의 기능을 개선하는 데에 중요하다. 경직에 의한 아래턱의 환부 쪽으로의 편위나 내림, 그리고 환부 쪽 어깨뼈의 내림도 또한 목뿔뼈의 환부 쪽으로의 편위를 일으켜 삼킴을 어렵게 만든다.

음식덩이를 삼키는 동안에는 물렁입천장의 근육은 인두와 후두의 근육과 함께 작용하고 있다. 비인강 안에 음식물이 유입하는 것을 방지하기 위해 후두의 앞쪽올림과 물렁입천장의 올림이 일어난다. 이어서 후두의 입구가 폐쇄되어 기관(trachea)에의 흡인을 방지할 수 있다. 이 때, 1~2초 정도 호흡이 멈춘다(삼킴성 무호흡). 동시에 식도의 입구가 열리는데 이때, 양 볼의 근육긴장은 적당히 유지되고 아래턱의 고정과 입술의 폐쇄가 유지되므로 30~35㎝H_2O의 음압이 되어 음식덩이는 식도 내에 삼켜진다.

삼킴 · 저작에 관계되는 근육은 빗장뼈 · 목뿔뼈 · 복장뼈, 그리고 어깨뼈에도 부착하여 있으므로 머리 · 몸통 등의 몸통 몸쪽부분의 정상적이고 협동성이 있는 운동이 없이는 정상적인 삼킴 · 저작 기능이나 명료한 발어는 어려워진다(平野, 1985[7) : 金子, 1987[8)]). 그리고 경직에 의한 얼굴근육군의 비정상적인 근육긴장은 얼굴의 비대칭성을 강화시켜 표정이 부족한 것으로 만들어버린다. 일상동작에서의 과도한 노력은 얼굴의 비대칭성을 강화하여 삼킴 · 저작을 어렵게 한다.

이와 같이 정상적인 삼킴 · 저작기능의 개선에는 단순한 구강 · 얼굴 기능만의 접근으로는 불충분하여 몸통 전체로부터의 접근이 반드시 필요하다.

2 삼킴 · 저작의 치료

1) 머리 및 척주의 대칭성의 개선

대칭성의 자세를 취할 수 있도록 몸통의 축성 조절의 개선을 도모하는 것은 머리 및 목과 구강 주변기관이 전체적 운동에서부터 분리한 기능을 발휘할 수 있는 기초가 된다. 그리고 양치질이나 코를 풀기 위해 필요한 비인강을 개폐하는 물렁입천장의 자립적인 움직임에는 머리 및 목 부분의 대칭적인 항중력 폄 자세를 재획득하는 것이 필요하다(山口, 1987)[9)].

축성 조절은 분절성의 몸 구르기 동작을 통해서 발달한다. 몸통 전체가 하나의 덩어리로서 움직이고 있다면 바로 누운 자세나 앉은 자세에서 율동적 회전을 적용한 몸통의 회전, 바로 누운 양무릎 굽힘 자세에서의 하부몸통의 회전은 몸통의 상호 근육활동을 촉진한다.

몸통의 비대칭성을 수정 · 개선하기 위해 치료는 바로 누운 자세 및 옆으로 누운 자세부터 시작하지만 가능하다면, 시작부터 앉은 자세에서 시행해도 된다. 임상적으로는 이들 몸통의 조절의 획득절차와 병행하여 환자의 침대의 등을 약 80~90°까지 일으켜서 베개로 약간 앞쪽굽힘 위치로 한 상태에서 삼킴 · 저작도 진행시킨다. 이 자세는 삼킴을 용이하게 하고 흡인의 위험성을 감소시킬 수 있다.

선 자세 유지나 보행훈련을 시행하고 있는 환자에서는 운동에 의한 과도한 노력이 몸통이나 구강 주변의 근육긴장을 높여 경직을 높이게 되는 일이 있다. 앉은 자세에서의 대칭성의 개선만이, 아니라 선 자세나 보행에서의 대칭성이나 균형반응의 개선도 도모하는 것이 필요하다(Sullivan 등, 1986[4)]; Adler 등, 1993[5)]).

2) 호흡기능의 개선

담(가래)의 배출 · 흡인을 예방하기 위해서 삼킬 때의 음식물 넘기기 무호흡을 확보하고 발어를 용이하게 하기 위해 호흡기능의 개선을 도모할 필요가 있다. 머리 및 척주의 대칭성의 개선절차에 맞춰서 호흡기능의 개선도 진행시킨다. 머리 및 목 부분, 몸통의 폄, 팔의 굽힘 그리고 골반의 앞경사의 움직임과 함께 들숨을 시행시킨다. 그리고 이것들의 반대의 움직임에서는 날숨을 시행시킨다. 양쪽 대칭성의 자세를 취할 수 있고, 이완된 호흡이 가능하도록 하는 것이 삼킴 · 저작기능 개선에는 중요한 것이다.

지도할 때의 주의사항으로서 환자에게 과도한 수의적 노력을 요구하는 동작은 환자의 전신적 근육긴장을 증대시켜 호흡을 어려운 것으로 만들 위험성이 있다. 율동적 개시를 적용하고 전신적 근육긴장을 증대시키지 않도록 배려가 필요하다(**그림 21**).

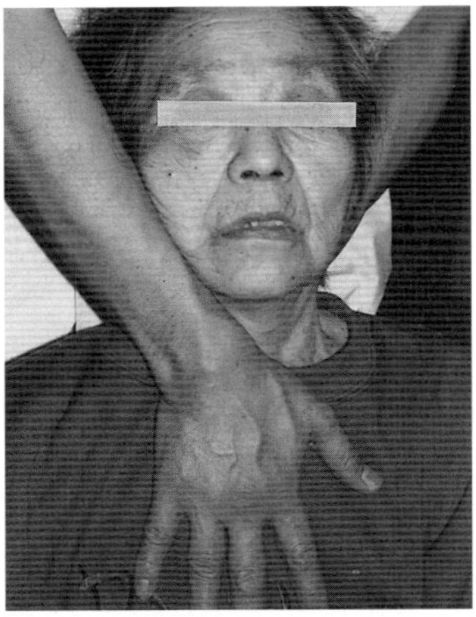

그림 21 날숨 · 들숨의 촉진

한쪽의 손은 복장뼈, 다른 쪽의 손을 등허리뼈 이행부분에 댄다. 복장뼈를 밀어내리면서 크게 숨을 내뱉게 한다. 이어서 등허리뼈 이행부분에 댄 손으로 척주를 펴게 하면서 숨을 들이마시게 한다.

3) 턱의 개폐

아래턱을 벌리기 위해서는 아래턱뼈가 밀어내려지고 동시에 뒤쪽으로 당겨져야 한다. 아래턱을 다물려면 아래턱을 당겨 올리고, 동시에 앞쪽으로 밀어내야 한다. 정상에서는 아래턱의 개폐는 약 3㎝, 좌우에의 미끄러져 움직임은 1.5㎝, 아래턱의 내밀기는 약 1㎝ 정도 가능하다. 아래턱의 정상적인 가동성은 저작을 위해 필요하다. 아래턱의 운동이 부족한 경우, 앉은 자세보다는 바로 누운 자세(머리를 정중위치로 유지하여)에서 가동성의 개선을 도모한다. 엄지손가락과 집게손가락으로 아래턱을 유지하고 다른 쪽 손으로 머리를 유지하여 앞쪽으로 끌어내면서 입을 벌리게 한다. 좌우의 미끄러져 움직임이나 앞쪽으로의 아래턱의 미끄러져 움직임을 떼어 놓도록 한다. 앉은 자세에서도 마찬가지의 것을 시행한다. 아래턱의 개폐를 강화하기 위해 아래턱의 움직임에 저항을 가한다. 목의 회전을 동반하는 폄 패턴은 입을 다무는 것을 촉진하고, 머리의 회전을 동반하는 굽힘 패턴은 입을 벌리는 것을 촉진한다(**그림 22**).

그리고 아래턱의 옆쪽운동은 목의 회전의 움직임과 함께 강화된다. 신장 · 저항 · 강화 · 반복수축 · 느린반전의 기법 등을 적용한다.

4) 입술의 개폐

삼킴은 아래턱의 개폐가 가능하고 입술을 다물지 않으면 불가능하다. 입술이 다물어지지 않으면 입으로 호흡하는 상태가 되고 음식물이 입으로 들어간 경우, 인두나 기관으로 들어가기 쉬워져 흡인의 원인의 하나가 된다. 뇌졸중 환자는 환부 쪽 볼의 근육은 이완하여 있거나 긴장하여 있거나 이다. 이완하여 있다면 근육의 섬유를 따라서 아래에서부터 위로 가벼운 신장이나 진동을 가하여 근육긴장을 증가시키도록 작용한다. 근육긴장이 높아져 있다면 집게손가락을 입안에 넣어 볼의 근육을 천천히 끌어내려 신장한다(**그림 23**).

양쪽 입꼬리를 천천히 옆쪽으로 당기고 가벼운 신장을 가하여 입을 뾰족 내밀게 한다. 설압자(tongue depressor)나 손가락을 입술의 온갖 부분에 놓고 그것을 빨게 한다. 얼음(ice)의 적용 후에 설압자로 양쪽성으로 저항을 주어 수축을 반복함으로써 입술 개폐를 촉진할 수 있다. 입술을 다물고 볼을 부풀게 하여 볼을 눌러 공기가 빠지지 않도록 노력시키는 것 등도 시행한다.

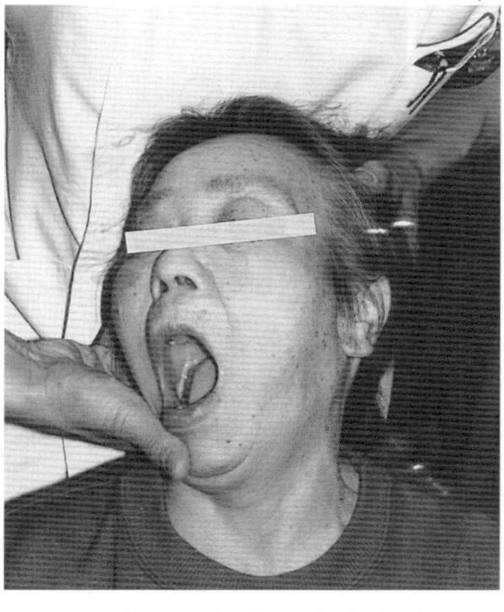

그림 22 입 다물기의 촉진

한쪽의 엄지손가락 바닥 면을 아래턱 가쪽부분에 대고, 다른 쪽 손바닥 면을 머리 가쪽부분에 댄다. 머리의 회전을 동반하는 폄 패턴을 시행시키면서 입을 다무는 움직임에 저항을 가한다.

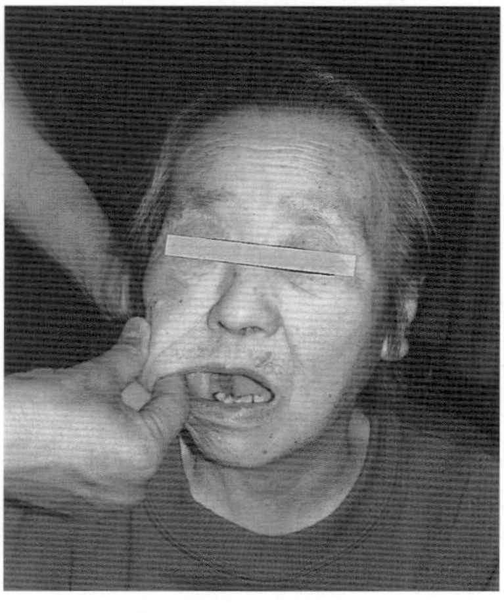

그림 23 볼 근육의 신장

마비 쪽의 볼 근육을 집게손가락으로 천천히 신장한다.

5) 혀의 운동

혀는 여러 가지의 움직임이 가능하다. 혀의 조직은 혀와 아래턱 · 물렁입천장 · 인두 · 후두덮개 · 목뿔뼈와의 사이에 관찰된다.

혀의 운동을 향상시키기 위해 나무로 만든 설압자를 빠른 신장(quick stretch)을 가한 앞쪽 · 옆쪽 · 회전의 움직임이 조합된 운동을 자극하기 위해 사용한다(**그림** 24). 그리고 이들의 움직임에 저항을 주기 위해서도 사용된다. 설압자를 사용해서 좋은 결과를 얻을 수 없으면, 치료사는 적신 멸균 거즈로 혀를 쥐고 신장하거나 운동에 저항을 주거나 한다. 혀의 움직임을 강화하기 위해 저항운동 사용한다(**그림** 25).

목의 폄은 혀의 올림을 강화하고, 목의 굽힘은 끌어내림을 강화하며, 목의 회전은 혀의 회전운동을 강화한다. 입을 벌리는 것은 혀의 끌어내림과 관계가 있으며 입을 다무는 것은 혀의 올림과 관계가 있다. 이와 같이 관련되는 턱의 운동과 입의 개폐운동에 저항을 주어 강화하는 것은 가능하다.

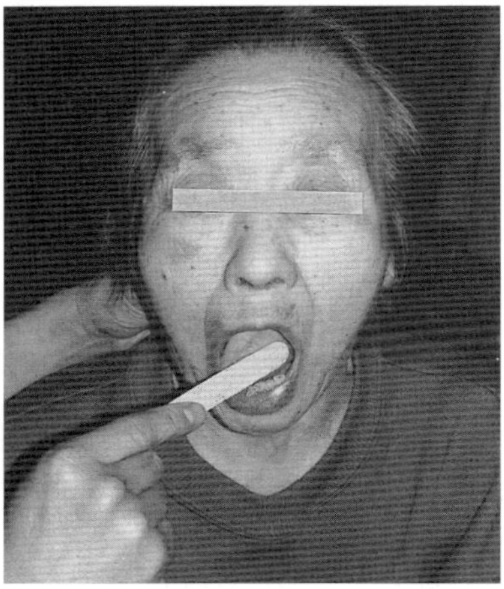

그림 24 혀의 옆쪽운동의 촉진

설압자를 혀의 옆쪽에 대고 가벼운 신장을 가하여 옆쪽 운동을 촉진한다.

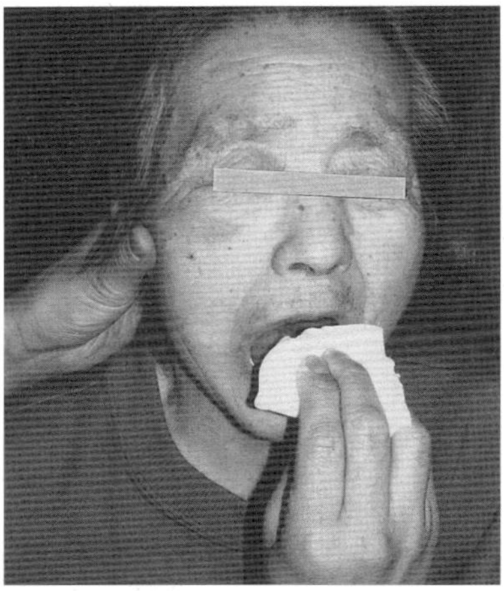

그림 25 혀의 운동성의 촉진

멸균 거즈로 혀를 유지하고 혀의 옆쪽 · 상하 · 앞뒤 방향으로 신장을 가하여 운동성을 촉진한다.

6) 목젖(구개수)

삼킬 때에는 입술은 다물고 혀는 단단입천장(경구개)에 밀어붙여지며 목젖은 올라가고 비인강을 막아 음식물이 비강으로 들어가는 것을 방지하고 있다. 얼음이나 설압자로 목젖을 자극하여 목젖의 올라감을 자극한다. 자극하고 있는 동안 환자에게는 낮은 음조나 높은 음조로 "아~"라는 단속음을 연속해서 내게 한다. 반응의 쇠퇴가 보이기 시작하면 재차 목젖을 가볍게 필요한 빈도로 만져서 자극한다.

이렇게 함으로써 물렁입천장이나 인두근의 수축, 후두의 위쪽으로의 운동, 성대의 모음과 벌림을 촉진한다. 목젖의 올림에는 구토반사의 자극도 효과적이다.

인두근의 반응과 동시에 물렁입천장이 끌어올려지고 잇달아서 자동적인 삼킴반사를 일으킨다. 깃털 · 비눗물 방울 · 빨대 · 풍선 · 고무풍선 · 높은 장소에 탁구공을 불어 올리고 병 속에 공기를 불어넣거나 하는 동작 등을 시행시키면 효과적이다.

7) 목뿔뼈

엄지손가락과 집게손가락으로 목뿔뼈를 유지한다. 반대쪽의 손으로 아래턱을 고정하고 목뿔뼈를 위쪽으로 아래쪽으로 서서히 가쪽으로 움직인다. 경직에 의한 목뿔뼈의 편위는 머리 및 목 부분 및 몸통의 환부 쪽으로의 정중선을 넘어서는 폄을 동반하는 회전운동과 함께 목뿔뼈를 움직여서 목뿔뼈의 정중위칭의 회복을 촉진한다.

8) 방패연골 · 반지연골

후두조직도 목뿔뼈와 함께 건강한 쪽으로 전위하고 있는 일이 많다. 방패연골(갑상연골) 및 반지연골(윤상영골)을 손가락으로 고정하고 위쪽 · 아래쪽 · 좌우로 움직여간다. 또한 이들에 엄지손가락을 제외한 네 손가락을 대고 후두의 미끄러져 움직임을 향상시키기 위해 도수적 진동을 가하여 여러 가지 높고 낮은 또는 가벼운 억제를 한 발성을 시킨다.

9) 얼굴근육군

얼굴의 근육은 주로 속근(rapid muscle)으로 구성되어 있고 상동성의 외수용성 입력에 충분한 반응이 관찰된다. 빠른 신장은 얼굴근육의 움직임을 촉진한다(Sullivan 등, 1986)[4]. 얼굴근육은 나선적 · 대각선적 성격을 갖추고 좌우 대칭운동에 걸맞게 배열되어 있다. 입이나 눈 주위의 반지근(윤상근)의 강한 수축에는 다른 얼굴근육군 및 두피근의 신장이나 단축을 필요로 한다. 반대로 코의 근육군은 강하게 수축할 때 눈이나 입의 근육의 협력을 필요로 한다. 얼굴근육군의 촉진에 적용되는 촉진기법에는 신장 · 저항 · 강화 · 반복수축 · 동적 반전 등이 있다. 치료사는 손가락 끝을 사용하여 맨손접촉을 시행한다. 약한 운동의 자극과 강화를 위해 강한 쪽의 운동에 저항을 가한다.

예컨대, 왼쪽 눈썹의 올림이 약한 환자가 있다고 하자. 치료사는 자기의 손가락 끝을 환자의 눈썹의 양 끝에 대고 아래 안쪽으로 향해서 압박과 신장을 시행한다. 충분히 잡아 늘인 부분에서 "위쪽을 보시오!" "나를 보시오!" "눈썹을 올리시오!"라 지시한다. 이 때 치료사는 오른쪽 눈썹에 강한 저항을 주고 왼쪽의 눈썹에는 운동을 허용한다. 이번에는 눈썹을 "올린 채로!" 라 지시하고 여기서 반복수축을 적용한다. 눈썹의 상하의 움직임을 증가시키는 데에 수축양태에 의한 조합이나 이완의 기법을 사용하는 것도 생각할 수 있다(Voss 등, 1989)[10](**그림 26**).

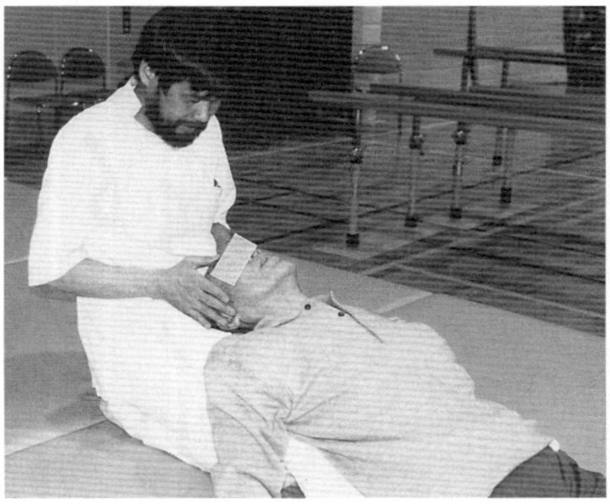

그림 26 눈썹주름근(추미근)의 촉진

눈썹의 운동은 눈꺼풀(안검)의 개폐운동의 강화를 위해 사용되고, 입술의 운동은 코나 눈의 운동의 강화를 위해 사용된다. 목의 패턴도 강화의 수단이 된다. 올림이나 위쪽으로의 움직임을 필요로 하는 것 같은 얼굴운동은 어느 것도 목의 폄에 의해서 강화된다. 끌어내림이나 아래쪽으로의 움직임을 필요로 하는 얼굴운동은 목의 굽힘에 의해서 강화된다. 목의 회전은 머리가 회전하고 있는 쪽의 운동을 강화한다.

PNF를 적용한 삼킴 · 저작, 얼굴기능의 개선에 대해서 언급하여왔다. 정상적인 삼킴 · 저작, 얼굴기능의 개선은 단순한 구강 · 얼굴기능에만 한정되는 것이 아니라 몸통 전체로부터의 치료가 중요하다.

삼킴 · 저작, 얼굴기능의 회복은 조기부터의 적당한 자세잡기(positioning) · 가동성의 증대 · 협동성 · 근육강화로 촉진하는 것이 가능하다. 치료를 시행할 때에는 아래와 같은 점에 주의한다.

① 무리한 노력은 피하고 환자에게 피로를 주지 않도록 한다.
② 적정한 자세잡기(positioning)로 시행한다.
③ 환자의 능력 내에서의 훈련으로 한다.
④ 기관절개 튜브는 가급적 초기에 제거한다.
⑤ 병실에서의 동작, 예컨대 안정하여 누운 자세 · 앉은 자세 · 휠체어에서의 자세 등에 항상 주의를 게을리 하지 않도록 한다.
⑥ 퇴원 후의 후속조치를 게을리 해서는 안 된다.
⑦ 기술한 치료절차는 환자가 아직 병상에 있는 발작 후 수일 안에 시작되고, 환자가 흡인의 위험성 없이 삼킬 수 있게 될 때까지는 계속하여야 한다.

◆ 문 헌 ◆

1) 近藤克則, 二木　立：急性期脳卒中患者に対する段階的嚥下訓練. 総合リハ 16：19-25, 1988
2) 川口祥子：脳卒中片麻痺による嚥下障害の治療訓練. 理学療法 2：191-197, 1985
3) 本田知行ほか：嚥下障害に対する機能訓練. 総合リハ 19：603-609, 1991
4) Sullivan PE, Markos PD, Minor MA（石川友衛, 吉松俊一監訳）：臨床 PNF, メディカル葵出版, 東京, p 206-214, 1986
5) Adler SS, Beckers D, Buck M : PNF Practice — An Illustrated Guide, Springer, Philadelphia, 1993（柳澤　健ほか訳：PNF ハンドブック, クインテッセンス出版, 東京, 1997）
6) 古澤正道：脳卒中後の口腔顔面機能障害への運動療法. 理学療法 4：139-145, 1987
7) 平野　実：嚥下の生理と病態生理. 理学療法 2：167-179, 1985
8) 金子芳洋：食べる機能の障害, 医歯薬出版, 東京, 1987
9) 山口武宣：脳卒中早期治療のリスク管理. 理作療法 20：85-88, 1987
10) Voss DE, Ionta MK, Myers BJ（福屋靖子ほか訳）：神経筋促通手技—パターンとテクニック—, 第3版, 協同医書出版社, 東京, p 349-361, 1989

C 뼈 · 관절질환

교통사고에 의한 골절 · 스포츠 장애의 증가 · 고령자 인구의 증가에 동반하여 엉덩관절 · 무릎관절 장애는 증가경향에 있다. 치료사의 이들에 대한 접근의 중요성은 증가하고 있다. 이하, 엉덩관절 · 무릎관절 장애에 대한 PNF의 평가 및 치료를 언급한다(Adler 등, 1993[1) : Sullivan 등, 1986[2) : 柳澤, 1994[3)).

같은 질환에서도 환자에 따라서 반응은 다르기 때문에 증상사례마다 PNF 평가를 시행하고 타당한 치료 프로그램을 입안하는 것이 중요하다. 또한 치료 후의 재평가도 잊어서는 안 된다.

치료 프로그램 입안을 4단계로 나눠서 **표1**에 나타냈다.

표1 치료 프로그램

제1단계	제2단계	제3단계	제4단계
발산현상의 이용	단축영역에서의 정지성 수축	구심성 수축과 정지성 수축의 촉진	원심성 수축의 촉진
강한 근육 또는 건강한 쪽에 대해서 저항을 가함으로써 발산현상이 일어나고, 약한 근육이나 환부 쪽에 수축을 일으킨다.	단축영역에서 정지성 수축력을 높인다. 정지성 수축(Adler 등, 1993)[1)은 환자와 치료사가 쌍방으로 움직임이 일어나지 않도록 시행한다. "여기서 유지하시오!" 등의 구두지시를 한다. 자세의 유지를 목적으로 하였을 때 등에 사용된다.	최대저항이나 최소, 또는 중등도의 저항을 사용한다.	반복수축이나 주동근(protagonist)에 의한 반대운동 기법을 사용한다. (주) 압축이나 반복수축은 골절부위의 유합이 불완전한 경우는 원칙적으로 금기이다.

1. 엉덩관절

1 변형성고관절증

1) 평가

① 병력은 의학적 기록과 환자 본인과의 면담에 의해서 기록한다.

② 감각평가는 통증 · 감각탈실 · 압각 · 고유수용감각 등을 평가한다.

③ 관절가동범위의 평가와 변형의 유무를 확인한다.

④ 근력평가는 몸통이나 다리 항중력 근육의 근력평가를 한다.

⑤ 다리길이를 측정하여 높이 보완의 필요성을 평가한다.

⑥ 운동 분석 및 일상생활활동의 평가.

2) 문제점

문제점에 대한 치료방법에 대해서 언급한다.

ⓐ **항중력 근육군의 약화**

i) **엉덩관절 주위근군의 동시수축의 저하** : 姬野 등(1989)[4]은 엉덩관절 모음근군과 벌림근군의 동시수축은 절구형성부전에 의한 골성 요소의 불안정성을 보상하여 불완전탈구 장애의 진행을 예방한다고 보고하고 있다. 변형성고관절증에서는 동시수축의 촉진이 중요하다.

ii) **폐쇄성운동연쇄** : 개방성운동연쇄(OKC)에 의한 운동은 물체와의 관계에서 자유로이 개방되고 다른 관절과 독립한 관절활동의 상태에서 일어나며 폐쇄성운동연쇄(CKC)에 의한 운동은 부하가 가해진 상태에서 관절의 폐쇄상태가 근육활동을 수정함으로써 일어난다(Viel 등, 1985)[5].

예컨대, **그림 1**에 나타낸 것처럼 바닥에 발이 접지하여 있을 때는 다리의 근육은 수축방향이 반대가 되어 아래쪽으로 당기는 것처럼 작용하고(반작용), 근육활동을 수정하여 작용함으로써 관절의 안정성을 확보할 수 있다.

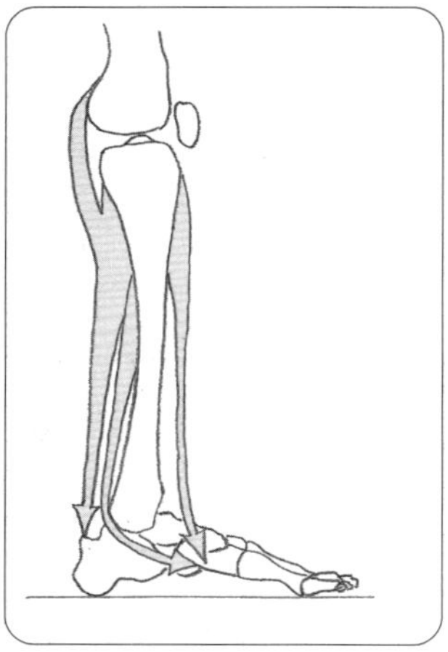

그림 1 하중 선 자세에서의 폐쇄성운동연쇄 때 근육수축 방향

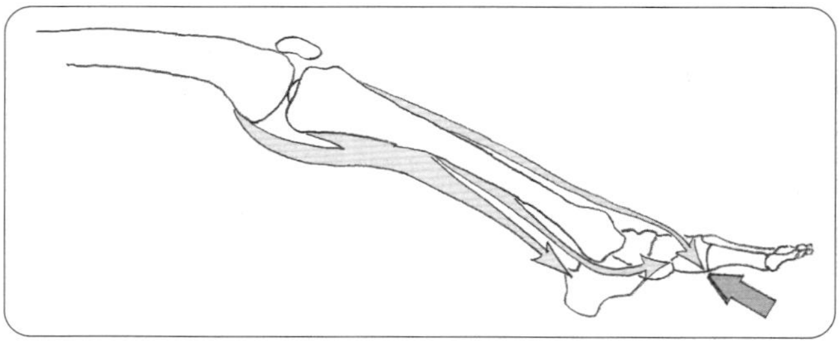

그림 2 발바닥에 맨손접촉을 하였을 때의 작용

발바닥에 맨손접촉을 하여 다리를 압축함으로써 선 자세와 마찬가지의 근육수축이 된다.

개방성 운동연쇄인 옆으로 누운 자세의 상태에서 엉덩관절 벌림을 할 수 없는 경우에도 발바닥에 손가락 하나를 접촉하는 것만으로 벌림이 가능해지는 것은 임상에서 흔히 경험한다. 이것은 **그림 2**에 나타낸 것처럼 발가락 부분에 맨손접촉을 하면 폐쇄성운동연쇄가 되고, 근육수축은 선 자세와 마찬가지의 수축을 나타낸다.

최소의 저항을 사용한 PNF 접근에 의한 폐쇄성운동연쇄는 하중자세에서의 폐쇄성운동연쇄의 준비단계로서 리스크가 적어 유용하다.

ⓑ **통증** 廣橋 등(1994)[6]은 엉덩관절 절구형성부전이나 불완전 탈구를 가진 증상사례에서도 엉덩관절 주위근육군의 근력이 유지되어 있는 환자는 통증이 발현하기 어렵고, 스포츠 활동의 계속도 가능하다고 한다. 엉덩관절 주위근육군의 근력저하가 인지되는 경우, 근력강화를 함으로써 통증을 경감할 수 있다.

ⓒ **관절가동범위** 제한엉덩관절 굽힘구축이나 넙다리근막긴장근의 단축, 또한 2차적으로 일어나는 무릎관절 굽힘구축이나 아킬레스힘줄의 단축에 주의한다.

3) 치료계획

ⓐ **중간볼기근의 강화**

제1단계 발산현상의 이용

(방법 1) **건강한 쪽으로의 반복수축** **그림** 3에 나타낸 것처럼 건강한 쪽 엉덩관절 굽힘-벌림-안쪽회전 패턴의 연장영역에서 최대저항을 가한다. 이 때, 환부 쪽의 통증이 강화되지 않도록 유의하면서 반복수축을 반복하고, 환부 쪽 엉덩관절 벌림근군에의 발산현상을 기대한다.

(주) 머리를 올리고 몸통근군의 동시수축을 시킴으로써 발산현상이 높아진다. 또한 환자가 입을 다물고 힘을 주면 숨을 참는 것이 되어 발살바(Valsalva)효과에 의한 흉강 내압의 상승이 동맥압의 상승을 일으키므로 유의한다. 치료사도 마찬가지로 숨을 참는 것이 되지 않도록 주의한다(이하 마찬가지로 정지성 수축의 촉진 때에 발살바 효과가 일어나지 않도록 주의한다).

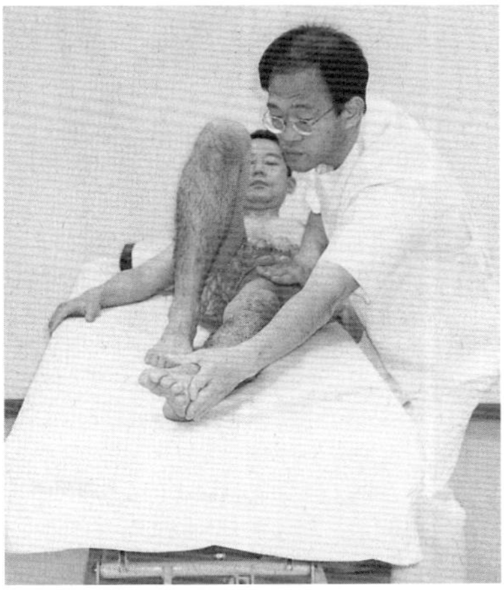

그림 3 중간볼기근의 발산

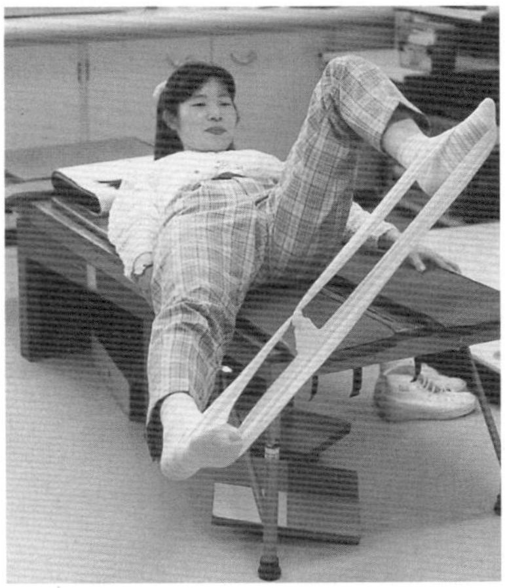

그림 4 고무 밴드를 사용한 단축영역에서의 정지성 수축을 목적으로 한 방법

제2단계 단축영역에서 정지성 수축의 강화를 목적으로 한 방법

(방법 1) **단축영역에서 정지성** 수축옆으로 누운 자세에서 무릎관절 폄을 동반하는 폄-벌림-안쪽회전 패턴을 사용한다. 단축영역에서의 정지성 수축을 촉진한다.

(방법 2) **단축영역에서 정지성** 수축건강한 쪽 한쪽다리 선 자세로 하고, 환부 쪽 무릎관절 굽힘을 동반하는 굽힘-벌림-안쪽회전 패턴의 단축영역에서의 정지성 수축을 시행시킨다. 고무 밴드를 사용한 단축영역에서의 정지성 수축으로서 **그림** 4와 같은 강화법을 사용한다.

(주) 몸통의 동시수축이 얻어지지 않으면 요통 등의 원인이 된다.

제3단계 구심성 수축과 정지성 수축의 촉진

(방법 1) **무릎관절을 축으로 한 강조의 타이밍** **그림** 5에서 나타낸 것처럼 바로 누운 자세에서 환부 쪽 무릎관절 폄을 동반하는 굽힘-벌림-안쪽회전 패턴의 요소를 포함한 하부몸통 패턴의 무릎관절을 축으로

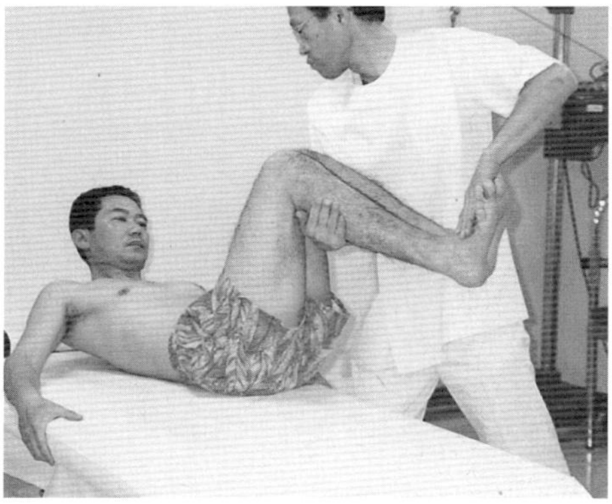

a. 시작 자세

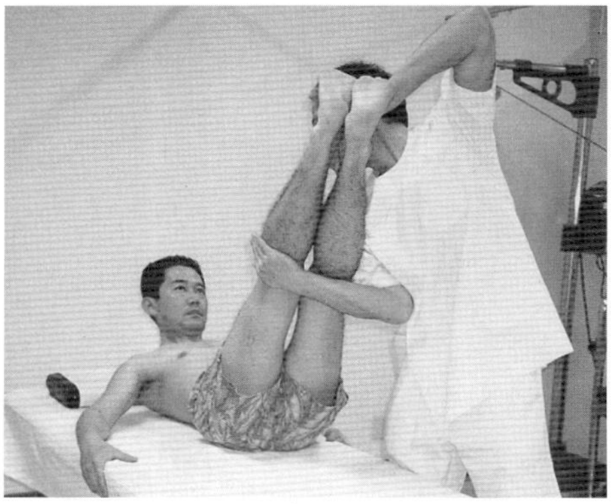

b. 종료 자세

그림 5 강조의 타이밍을 사용한 오른쪽 중간볼기근의 강화

한 강조의 타이밍을 사용한다. 엉덩관절 굽힘-벌림-안쪽회전의 움직임을 중간영역에서 최대저항을 가하여 고정하면서 무릎관절 폄을 동반하는 환부 쪽 엉덩관절 안쪽회전의 운동을 몇 번 반복한다(Sullivan 등, 1986[2) ; Hungerfoard 등, 1980[7)]).

(주) 근력저하에 의해서 관절운동이 전체 가동범위에서 곤란한 경우는 견인을 증가시키거나 보조운동을 시행하여 전체 가동범위의 정상적인 고유수용감각을 학습시킨다. 구축이 있는 경우는 느린 반전유지(slow reversal hold)를 시행한다.

(방법 2) **교각자세에서 교호 정지성** 수축과 율동적 안정화 교각자세에서 골반이나 무릎뼈 안 · 가쪽 면쪽의 맨손접촉의 조합으로 교호 정지성 수축과 율동적 안정화를 시행한다. 이 때, 저항을 대각선 방향으로 가한다(Sullivan 등, 1986[2)] : 柳澤, 1994[3)]).

(주) 골반이 수평을 유지하도록 노력시킴으로써 몸통의 동시수축을 촉진한다.

(방법 3) **선 자세에서 율동적 안정화** 안정된 체위에서 골반이나 환부 쪽 무릎관절에 맨손접촉을 하여 율동적 안정화를 시행함으로써 정지성 수축을 촉진한다. 압축을 가하면서 자세를 유지하도록 구두지시를 주고 다리의 항중력 근육군의 정지성 수축을 촉진한다. 압축은 처음에는 바로 아랫방향으로 가하고, 환자의 압축에 대한 반응이 높아지면 서서히 뒤 아래쪽 45°에 가한다. 압축을 가할 때, 치료사는 팔꿉관절의 약간 굽힘위치, 손목관절 자쪽편위 위치의 상태에서 팔의 동시수축을 시키고, 치료사 자신의 체중을 팔에 전달하면서 시행하는 것에 주의한다. 팔만의 힘으로 압축하려고 해서는 안 된다.

(방법 4) **환부 쪽 다리 정지성** 수축력의 환부 쪽 다리에 의한 한쪽 발 지지를 시행시키면 체중부하가 증대하고 보행의 입각기에서 필요한 지지성을 개선시키게 된다(Sullivan 등, 1986)[2)]. 지지하는 면의 안정된 바닥에서 엄지발가락을 차고 발끝서기 자세를 유지시키면서 환부 쪽 다리를 엉덩관절 폄-벌림-안쪽회전 패턴의 단축영역에서 유지시킨다. 이 때, 압축을 가하면서 다리의 항중력 근육군의 정지성 수축을 촉진한다. 통증이 유발되지 않는 것과 몸통을 직립자세로 유지시켜 몸통 근육군의 동시수축을 지향한다.

(방법 5) **환부 쪽 한쪽 발 서기를 폄-모음-가쪽회전 패턴의 단축영역에서 정지성 수축 유지** **그림 6**에 나타낸 것처럼 환부 쪽 다리는 폄-모음-가쪽회전의 단축영역에 유지시키고 새끼발가락으로 걷어차는 것처럼

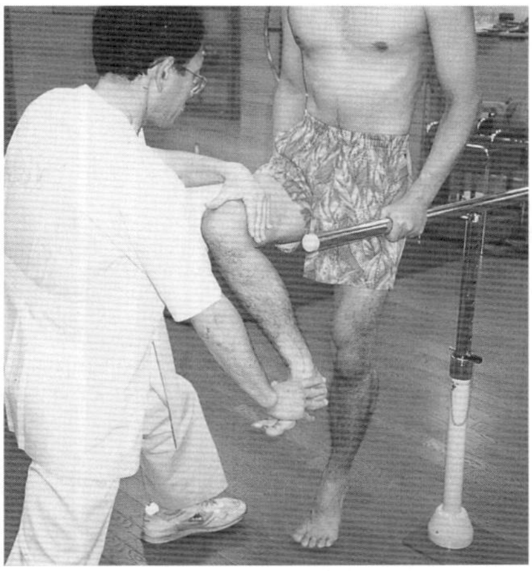

그림 6 환부 쪽 다리 폄–모음–가쪽회전 패턴에서 정지성 수축의 촉진
몸통의 대칭성에 주의한다.

의식시킨다. 건강한 쪽 다리의 무릎관절 굽힘을 동반하는 굽힘-모음-가쪽회전 패턴의 단축영역에서의 정지성 수축을 촉진하면서 한쪽 발 서기가 되어있는 환부 쪽 다리의 정지성 수축을 촉진한다.

(방법 6) **환부 쪽 한쪽 발 서기를 폄-벌림-안쪽회전 패턴의 단축영역에서의 정지성 수축** 유지평행봉 등을 잡고 환부 쪽 다리는 폄-벌림-안쪽회전 패턴의 단축영역에서 유지시키고, 엄지발가락으로 걷어차는 것처럼 의식시킨다. 건강한 쪽 다리의 무릎관절 굽힘을 동반하는 굽힘-벌림-안쪽회전 패턴의 단축영역에서 정지성 수축을 시키면서 환부 쪽 다리의 정지성 수축을 촉진한다.

제4단계 원심성 수축의 촉진

(방법 1) **교각자세에서 건강한 쪽의 무릎관절을 축으로 한 강조의 타이밍 그림** 7과 같이 양 팔꿈치와 환부 쪽 다리 지지에 의한 교각자세에서 건강한 쪽 다리의 무릎관절 폄을 동반하는 굽힘-모음-가쪽회전 패턴에서의 무릎관절을 축으로 한 강조의 타이밍을 사용하여 지지하는 다리인 환부 쪽으로의 중력중심 이동을 촉진하고 자세유지를 노력시킴으로써 환부 쪽 다리 항중력 근육군의 구심성 · 원심성 수축을 터득시킨다(Sullivan 등, 1986)[2].

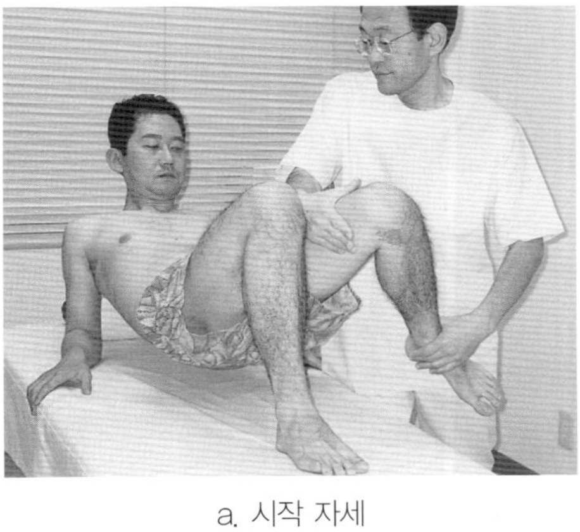

a. 시작 자세

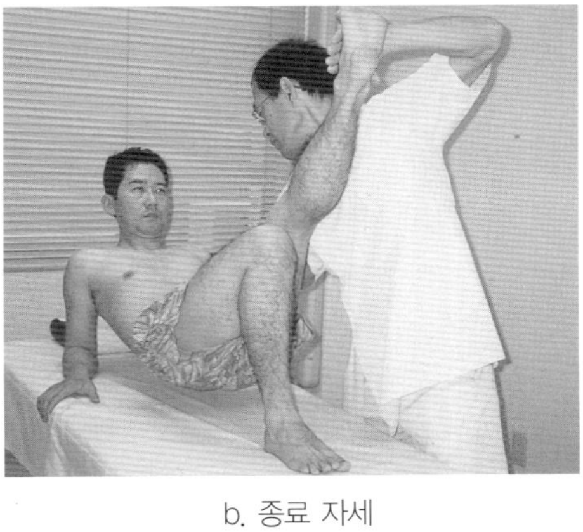

b. 종료 자세

그림 7 양 팔꿈치로 지지하는 교각자세에서 환부 쪽으로 중력중심 이동

교각자세와 마찬가지의 방법의 기법을 선 자세에서 시행한다.

(방법 2) **중간볼기근의 구심성-원심성 수축의 강화** 입각기에서의 골반의 조절을 위해 중간볼기근의 원심성 수축력은 중요하다. 선 자세에서 건강한 쪽 한쪽 발 서기가 되고, 환부 쪽 무릎관절 굽힘을 동반하는 굽힘-벌림-안쪽회전 패턴의 단축영역에서의 반복수축을 반복하면서 주동근에 의한 반대운동 기법을 적용한다. 이 패턴에서는 엉덩관절 안쪽회전의 저항을 강조한다. 치료사는 단축영역에서 맨손접촉을 바꾸지 않고 시작자세로 되돌린다. 이 때, 환자는 치료사의 저항에 대항하면서 천천히 되돌아가도록 노력함으로써 원심성 수축이 얻어진다(Sullivan 등, 1984)[8].

(방법 3) **중간볼기근의 구심성-원심성 수축의 강화를 위한 PNF 패턴을 사용한 미끄러짐** 평행봉 등을 잡고 건강한 쪽 다리로 지지하여 (한쪽 발 서기) 환부 쪽 무릎관절 폄을 동반하는 폄-벌림-안쪽회전 패턴을 사용해서 중간볼기근의 구심성-원심성 수축을 촉진한다.

(방법 4) **정상적인 타이밍의 습득** 안전한 엉덩이를 쳐들고 기는 자세에서의 그 자리에서의 달리기나 선 자세에서 그 자리에서의 달리기를 시행한다. 작은 받침대를 사용하여 번갈아 뛰어 올라가거나 뛰어 내려가거나 한다(Sullivan 등, 1986)[2]. 이 때 발소리를 동동거리지 않도록 가능한 한 원활하게 시행시킨다. 가능하다면 발꿈치를 조금 뜨게 하여 시행시키면 좋다.

ⓑ **큰볼기근의 강화를 주된 목적으로 한 방법** 폄-모음-가쪽회전 패턴을 사용하고 앞의 항(ⓐ 중간볼기근의 강화의 항, p. 211)을 참조하여 응용한다.

ⓒ **엉덩관절 모음근군의 강화를 주된 목적으로 한 방법** 폄-모음-가쪽회전 패턴을 사용하고 앞의 항(ⓐ 중간볼기근의 강화의 항, p .211)을 참조하여 응용한다.

ⓓ **넙다리네갈래근, 뒤넙다리근, 종아리세갈래근의 강화를 주목적으로 한 방법** 뒤에서 언급하는 것(2. 1 변형성슬관절증의 항, p. 216)을 참조하여 응용한다.

4) 통증경감을 목적으로 한 기법

(방법 1) **엉덩관절 주위근육군의 동시수축**

(방법 2) **최소의 저항을 사용한 상반억제에 의한 통증 제거**

(주) "임상 PNF"(Sullivan 등, 1986)[2]나 "PNF Handbook"(Adler 등, 1993)[1]에서는 유지-이완의 수정법이라 하였으나, 여기서는 상반억제라 하였다.]

① 통증이 없는 범위의 최소의 저항을 단계적으로 가하여 근육수축과 이완의 감각을 환자에게 습득시킨다(Sullivan 등, 1986)[2]. 저항의 양이 크면 관절가동범위가 증대하여 통증이 경감하여도 몇 시간 후에 통증을 유발하는 경우가 있다. 따라서 통증이 주된 호소인 환자에게는 저항의 양이 커지지 않도록 주의한다. "2~3초 유지, 3~15초 이완"을 1세트로 하여 3세트를 시행한다.

② 정상적인 혈액순환을 획득하기 위해 인체의 구조와 기능의 관계를 바르게 유지시킬 목적으로 사용되는 osteopathy(Hartman, 1997)[9] 기법의 수정법이다. 통증이 나타나지 않는 관절제한이 없는 방향으로 수동적으로 움직이고, 그 자세에서 제한이 없는 방향으로 최소의 저항을 가하여 상반억제를 시행한 후, 통증이 있는 가동범위 제한의 방향으로 움직이면 통증이 경감하여 있어 가동범위가 증가한다. "2~3초 유지, 3~15초 이완"을 1세트로 하여 3세트를 시행한다.

(주) 저항은 서서히 가하고 서서히 감소시킨다.

(주) Till(1969)[10)]은 후발사가 종료하려면 15초간은 필요하다 하고 있다. 상반억제를 이용하는 이 기법에서 고려할 필요가 있다.

5) 관절가동범위의 개선에 대한 방법의 기법

① 몸통 또는 양쪽성 패턴에 의해서 환부에 발산현상을 일으켜 목적으로 하는 근육을 수축시킨 후 이완을 얻는다.

② **상반억제**에 의해서 가동범위를 개선한다.

이하에는 상반억제에 의해서 가동범위를 개선하는 방법을 언급한다.

ⓐ **엉덩허리근의 단축 그림** 8과 같이 바로 누운 자세에서 굽힘-모음-가쪽회전 패턴의 연장영역의 누운 자세로 하고 폄-벌림-안쪽회전에 2~3초 최소 또는 중등도의 저항을 가하고, 그 후 3~15초 이완시킨다. 이 방법은 엉덩관절 폄근군을 수축시킴으로써 반사성으로 엉덩관절 굽힘근인 엉덩허리근을 억제한다. 엉덩허리근의 억제에 의해서 엉덩관절의 폄이 촉진된다.

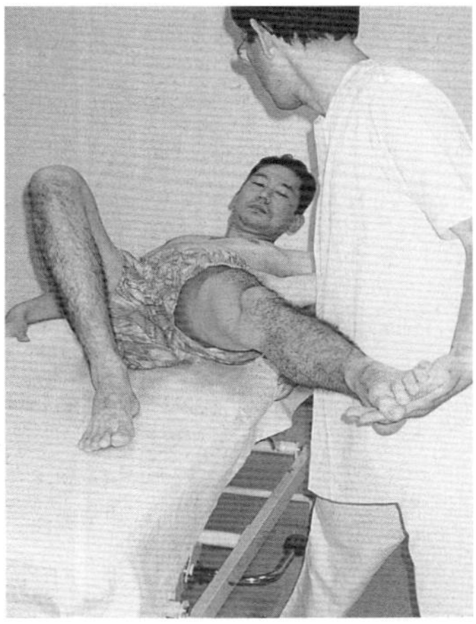

그림 8 상반억제를 사용하는 엉덩허리근의 단축의 개선

ⓑ **넙다리네갈래근의 단축 그림** 9와 같이 엎드려 누운 자세에서 폄-모음-가쪽회전, 무릎관절 굽힘 패턴의 단축영역에서 뒤넙다리근에 2~3초 최소 또는 중등도의 저항을 가하고 그 후 3~15초 이완시킨다.

ⓒ **종아리세갈래근의 단축 그림** 10과 같이 엎드려 누운 자세에서 굽힘-모음-가쪽회전 패턴을 이용하여 2~3초 양쪽 발목관절 등쪽굽힘에 최소 또는 중등도의 저항을 가하고 그 후 3~15초 이완시킨다.

(주) 수술 후 초기에서의 강력한 근육수축은 관절내압을 증가시켜 관절파괴로 연결되므로 유의한다. 또한 관절가동범위의 개선을 위한 저항의 양은 통증을 유발하지 않고 상반억제의 원리에 기초하여 접근하는 경우, 반사성 억제를 목적으로 하는 근육에 발산현상이 일어나지 않을 정도의 수축을 촉진한다.

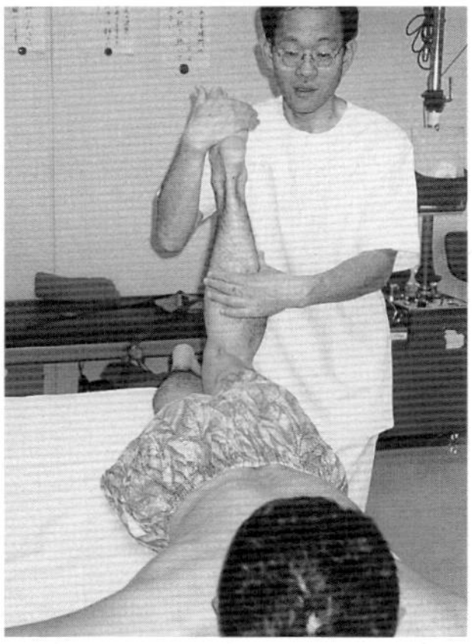

그림 9 상반억제를 사용하는 넙다리네갈래근 단축의 개선

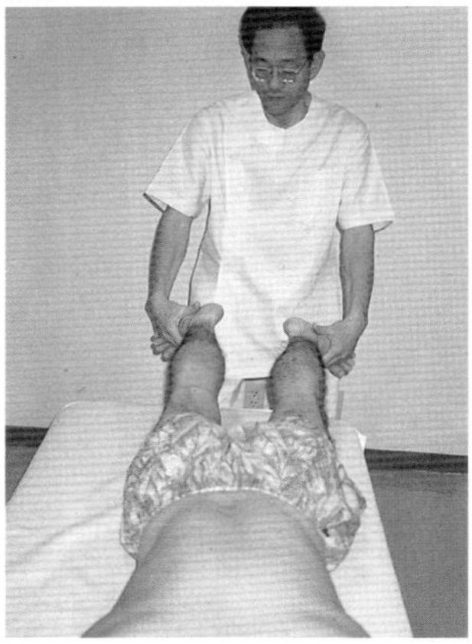

그림 10 상반억제를 사용하는 종아리세갈래근 단축의 개선

2. 무릎관절

1 변형성무릎관절증

1) 평가

① 병력을 평가한다.

② 감각을 평가한다. 무릎관절의 통증은 엉덩관절과 관계하고 있는 일이 있으므로 주의한다.

③ 엉덩관절 · 무릎관절 가동범위를 평가한다. 넙다리뼈 장축과 정강뼈 거친면에서부터 무릎뼈 중심으로 그은 선이 이루는 각도(Q각)를 측정한다.

④ 둘레길이를 측정한다.

⑤ 근력을 평가한다.

⑥ 걷은 모습 분석 및 일상생활활동을 평가한다.

2) 무릎을 펼 때에 완전힌 펼 수 없는 일(lag)이 자주 관찰되는 원인

① 무릎뼈의 가동성의 감소에 의한다[1. 5) ⓑ 넙다리네갈래근의 단축의 항(앞 페이지) 참조].

② 넙다리네갈래근이 단축영역에서의 수축을 지속하는 데에 충분한 수의 운동단위를 활성화하는 능력의 부족[4) ⓐ 종아리의 정상적인 회전의 촉진과 넙다리네갈래근의 강화의 항(다음 페이지) 참조].

③ 고유수용기계의 장애의 가능성. 무릎관절이 완전히 펴지지 않는 운동을 반복함으로써 완전히 펴지지 않은 상태를 고유수용기는 완전히 펴진 정보로서 보내고 있는 상태에 있다. (개선하는 기법으로서 전체 가동범위의 정상적인 고유수용감각을 학습하는 목적을 위해 구축이 있는 경우 느린반전유지를 사용하고 근력저하가 원인인 경우는 율동적 개시를 사용한다).

3) 문제점

ⓐ **종아리의 회전의 장애** 변형성무릎관절증 환자의 하중 시의 무릎의 폄에 동반하여 정강뼈가 역회전운동을 나타낸다[11]. PNF 패턴을 사용할 때, 무릎을 펼 때에 종아리의 안쪽회전이 일어나지 않는

패턴을 선택하여 통증이 일어나지 않는 범위에서 가쪽회전을 촉진한다.

ⓑ **무릎관절 굽힘구축** 鈴木 등(1985)[12]은 변형성무릎관절증의 넙다리네갈래근 단면적의 두드러진 감소가 굽힘구축과 대응한다고 하고 있으므로 넙다리네갈래근의 강화가 필요하다.

ⓒ **고유수용기의 결여** Schultz 등(1984)[8]은 무릎관절 십자인대의 운동 각속도 등의고유수용기가 변형성무릎관절증이 진행된 단계에서는 염색할 수 없었다고 보고하고 있다. 이 고유수용기의 결여에 대해서 보상작용으로서의 신경근육 재교육이 필요하다.

ⓓ **통증에 의한 운동장애** : 정지성 수축이나 무릎관절의 통증을 유발하지 않도록 발산현상 등을 사용한다(1. ① 변형성엉덩관절증의 항, p 209참조).

4) 치료계획

ⓐ **종아리의 정상적인 회전의 촉진과 넙다리네갈래근의 강화**

제1단계 발산현상 바로 누운 자세에서 발목관절을 축으로 한 강조의 타이밍을 사용한다. 굽힘-벌림-안쪽회전, 또는 무릎관절 폄을 동반하는 굽힘-모음-가쪽회전에 최대저항을 가하고 고정하면서 발목관절 등쪽굽힘 외반운동을 몇 회 반복한다.

제2단계 단축영역에서의 정지성 수축의 강화를 목적으로 한 방법 단축영역에서의 정지성 수축, 다리의 무릎관절 폄을 동반하는 굽힘-모음-가쪽회전에서의 단축영역에서의 정지성 수축을 시행한다. 가정 프로그램으로서 고무 밴드를 사용한다.

제3단계 구심성 수축과 정지성 수축의 촉진 중력을 이용한 강화는 **그림 11**과 같이 굽힘-모음-가쪽회전 패턴을 사용하여 무릎관절을 축으로 한 강조의 타이밍을 시행한다(통증에 주의).

또 하나의 방법은 종아리 가쪽회전 위치에서의 넙다리네갈래근의 정지성 수축의 촉진이다.

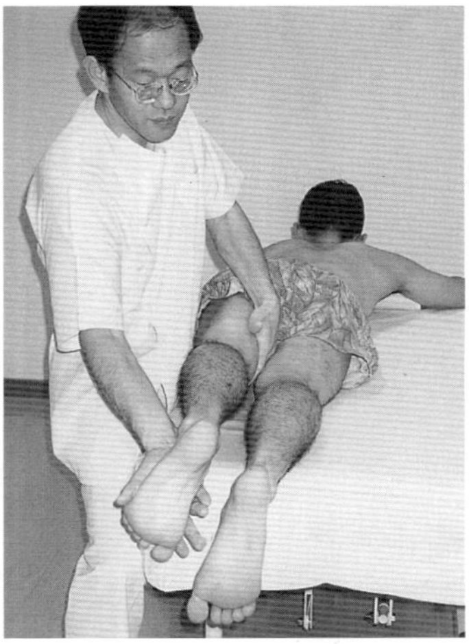

그림 11 중력을 이용한 넙다리네갈래근 강화

발등 굽힘의 반응을 나타낸 후 등쪽굽힘 위치에서 견인을 시행하면서 주의 깊게 저항운동을 시행한다.

① 교각자세에서 발꿈치를 뜨게 하고(뜨게 할 작정으로도 가능. 최초는 뜨게 할 수 없는 경우가 많다) 새끼손가락으로 바닥을 걷어차는 것처럼 하면 종아리근(비골근)이나 뒤정강근(후경골근)이 수축하여 안쪽 아치가 유지되고 종아리가 가쪽회전 위치가 된다. 맨손접촉을 양 무릎뼈 몸쪽 안쪽부분으로 하여 무릎관절 폄을 동반하는 폄-모음-가쪽회전 패턴을 이용하고 율동적 안정화를 사용해서 정지성 수축을 촉진한다.

② **그림** 12에 나타낸 것처럼 선 자세에서 발의 가쪽에 체중을 가하면서 양 엉덩관절 · 무릎관절 양간 굽힘 위치, 발목관절 바닥쪽굽힘 위치로 유지한다(발꿈치는 뜨게 하지 않아도 된다. 발꿈치를 뜨게 할 작정으로 새끼발가락 쪽에 체중을 가하는 것처럼 의식한다). 치료사는 골반에서부터 압축을 가하면서 율동적 안정화를 사용해서 정지성 수축을 촉진한다. 양 엉덩관절 · 무릎관절 약간 굽힘 위치, 발목관절 바닥쪽굽힘 위치로 유지하면서 골반에서부터 압력을 가한다.

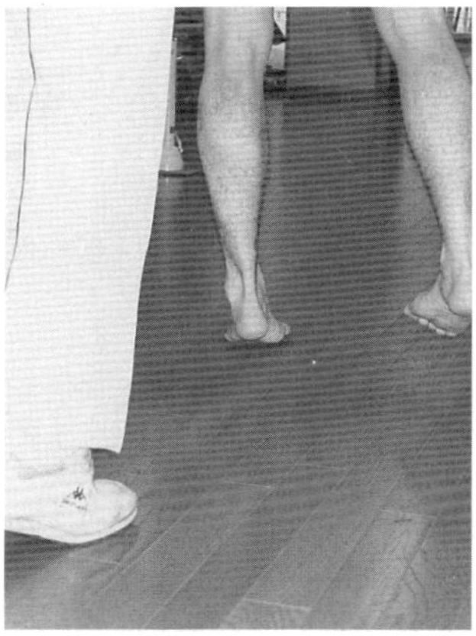

그림 12 폄-모음-가쪽회전 패턴의 단축영역에서 정지성 수축

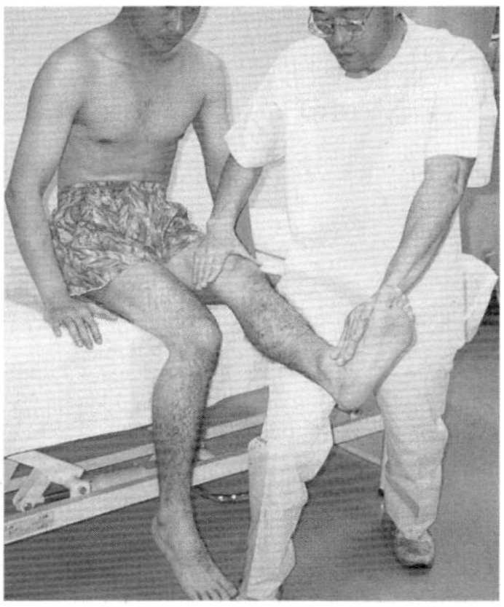

그림 13 넙다리네갈래근의 구심성 수축과 원심성 수축의 촉진

제4단계 원심성 수축의 촉진 안쪽넓은근의 구심성-원심성 수축의 촉진. **그림** 13과 같이 앉은 자세에서 무릎관절 폄을 동반하는 굽힘-모음-가쪽회전 패턴을 사용하고, 종아리는 가쪽회전 위치로 유지한 채로 주동근에 의한 반대운동 기법(원심성 수축을 일으키는 운동)을 적용하여 원심성 수축을 촉진한다. 전체 가동범위에서 시행하는 것을 목표로 하지만, 최초는 10° 전후의 좁은 가동범위에서 통증이 일어나지 않도록 시행한다.

상기 이외에 종아리 가쪽회전의 요소를 포함하는 PNF 패턴을 사용해서 1. [1] 변형성엉덩관절증의 항(p 209)을 응용하여 접근할 수 있다.

5) 유지-이완에 의한 무릎관절 굽힘구축의 개선

ⓐ **안쪽 뒤넙다리근의 신장방법 Ⅰb 억제**를 이용한다. 폄-벌림-안쪽회전 패턴의 연장영역에서 폄-벌림-안쪽회전 패턴에 2~3초 중간정도 또는 최대의 저항을 가하고 그 직후 이완시킨다.

ⓑ **가쪽 뒤넙다리근의 신장방법 그림** 14와 같이 폄-모름-가쪽회전 패턴의 연장영역에서 폄-모음-가쪽회전 패턴에 2~3초 중간정도 또는 최대의 저항을 가하고 그 직후 이완시킨다. 상기와 마찬가지로 Ib 억제를 이용한다.

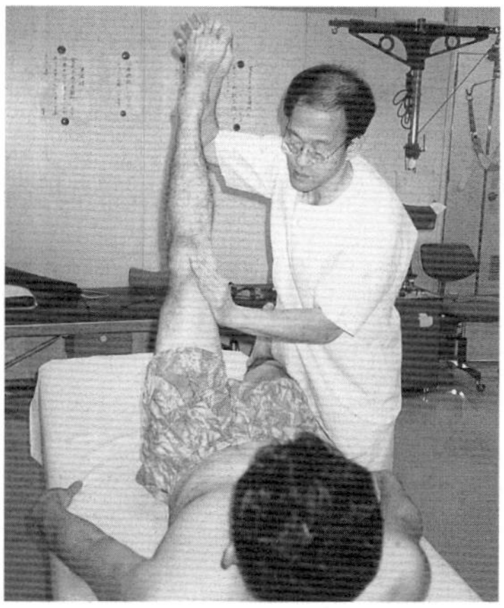

그림 14 수축 후 이완을 이용한 가쪽뒤넙다리근의 신장

2 앞십자인대 손상

1) 평가

1 1)의 항(p216)을 참조. 이것 이외에 넙다리뼈에 대한 정강뼈의 전후 불안정성, 내번 · 외반, 회전불안정성을 평가한다.

2) 문제점

문제점에 대한 치료방법에 대해서 언급한다.

ⓐ **관절수증** 최근에 앞십자인대 재건술 후 초기 재활이 주목되고 있다. 그러나 임상적으로 관절수증의 문제가 일어나 프로그램의 가속의 폐해가 되는 일이 있다. PNF 접근에 의한 폐쇄성운동연쇄는 하중자세에서의 폐쇄성운동연쇄의 준비단계로서 리스크가 적어 유용하다.

ⓑ **넙다리네갈래근의 무릎 20° 정도 굽힘위치에서의 근육수축 토크의 저하** 金井(1993)[13]은 무릎을 펴는 근력평가에서는 무릎 20° 정도 굽힘위치에서의 근육수축 토크의 저하를 지적하고 있다.

무릎 20° 정도 굽힘위치에서의 정지성 수축을 강화하여야 한다.

ⓒ **종아리의 앞쪽 동요성** 金井(1993)[13]는 넙다리네갈래근의 세기와 종아리의 앞쪽 끌어내기 힘이 비례하므로 주의가 필요하다고 보고하고 있다. 앞쪽동요를 조절하는 방법으로 해부학적으로 뒤넙다리근과 종아리세갈래근의 강화를 생각할 수 있다.

大越 등(1990)[14]은 근육의 주행으로부터 장딴지근(비복근)과 비교하여 가자미근 쪽이 종아리의 뒤쪽 끌어내기 힘이 크다고 하고 있다. 또한 선 자세에서 무릎관절 30° 굽힘위치 및 60° 굽힘위치에서 몸통을 30° 앞으로 굽힘으로써 정강뼈에의 뒤쪽 끌어내기 힘이 증대하였다고 언급하고 있다.

따라서 몸통을 30° 앞굽힘 위치에서 관절 30° 및 60° 굽힘 위치에서 종아리세갈래근과 뒤넙다리근을 강화하는 것이 효율적이다.

ⓓ **종아리의 가쪽회전 운동장애** 金井(1993)[13]는오래된 앞십자인대 손상이 있는무릎관절의 51명 중 79%가 90° 굽힘위치에서부터 펴짐과 더불어 종아리는 안쪽회전을 하고, 20° 굽힘위치에서부터는 안쪽회전 상태 그대로이거나 가쪽회전운동의 저하를 나타냈다고 언급하고 있다. PNF 패턴을 사용할 때, 종아리의 가쪽회전의 요소를 포함한 패턴에 의한 강화가 필요하다.

3) 치료계획

ⓐ **관절수증에 대한 대책** PNF에 의한 폐쇄성운동연쇄에서의 준비단계를 거친 후 하중에 의한 폐쇄성운동연쇄의 단계로 이행하는 방법이 안전하다.

접근의 예는 **그림 6**(p. 213), **그림 12**(p. 218)를 참조.

ⓑ **넙다리네갈래근 강화** 앞쪽 동요성을 조절하는 방법으로서 뒤넙다리근과 종아리세갈래근의 정지성 수축을 촉진하면서 하는 강화가 중요하다.

접근의 예로서 무릎관절 20° 굽힘위치에서의 동시수축을 강조하는 것에 유의한다[**그림 6**(p. 213), **그림 12**(p. 218), **그림 18**, 19(p. 222)를 참조].

ⓒ **종아리의 앞쪽 동요성 조절에 대한 기법**

ⅰ) **뒤넙다리근 강화**

제1단계 발산현성 건강한 쪽 폄-벌림-안쪽회전, 또는 폄-모음-가쪽회전 패턴을 사용한 반복수축.

제2단계 단축영역에서의 정지성 수축의 강화를 목적으로 한 방법 강조의 타이밍과 단축영역에서의 정지성 수축, 엎드려 누운 자세에서 무릎관절 굽힘을 동반하는 폄-모음-가쪽회전 패턴을 사용하여 무릎관절을 축으로 강조의 타이밍을 시행한다. 또한 뒤넙다리근의 단축영역에서의 정지성 수축을 촉진한다.

단축영역에서의 정지성 수축에 익숙해지면, 고무 밴드를 사용해도 된다.

제3단계 구심성 수축과 정지성 수축의 촉진 앉은 자세에서의 강조의 타이밍, 안쪽 뒤넙다리근의 강화의 첫 번째 방법은 **그림 15**와 같이 무릎관절 굽힘을 동반하는 폄-벌림-안쪽회전 패턴을 사용하여 무릎관절을 축으로 강조의 타이밍을 시행한다. 무릎관절 폄-벌림과 발목관절 바닥쪽굽힘에 최대저항을 가하여 고정하면서 무릎관절 굽힘과 엉덩관절 안쪽회전운동을 몇 번 반복한다. 가쪽뒤넙다리근의 강화는 무릎관절 굽힘을 동반하는 폄-모음-가쪽회전 패턴을 사용한다.

두 번째 방법은 앉은 자세에서의 양쪽 대칭성 상반성 패턴이다. **그림 16**과 같이 앉은 자세에서 무

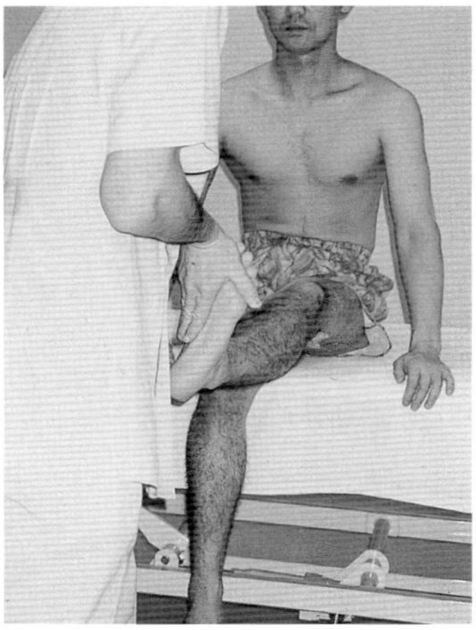

a. 시작 자세

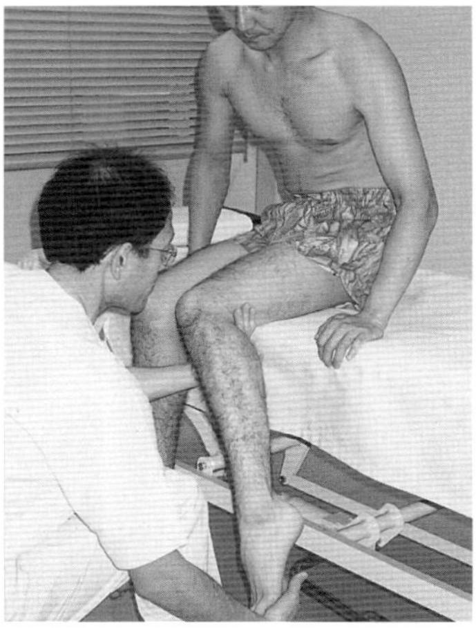

b 종료 자세

그림 15 안쪽뒤넙다리근 강화를 목적으로 한 강조의 타이밍을 사용한 강화방법

릎관절 굽힘을 동반하는 폄-모음-가쪽회전 패턴을 사용하여 양쪽 대칭성 교호성 패턴을 시행한다.
(주) 몸통의 대칭성을 의식시키면서 동시수축을 촉진한다.

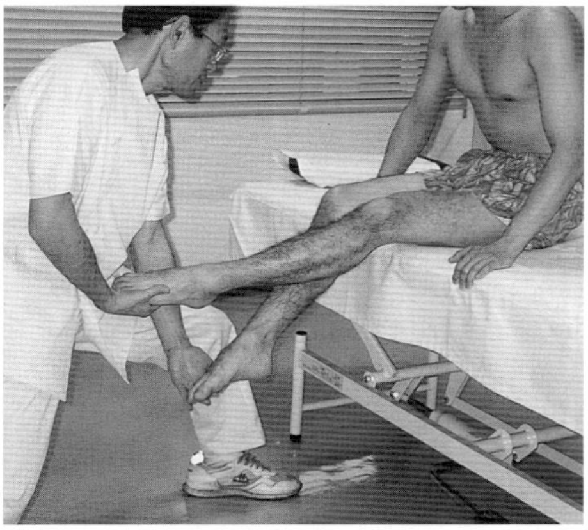

그림 16 앉은 자세에서 양쪽 대칭성 상반성 패턴

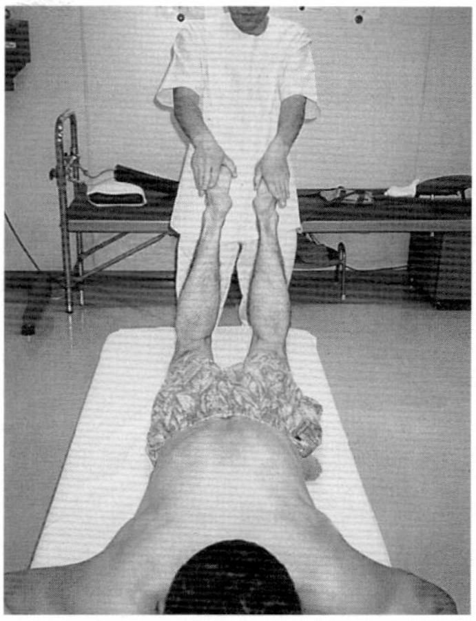

그림 17 양쪽 대칭성 패턴과 강조의 타이밍을 사용한 뒤넙다리근의 강화

세 번째의 방법은 양쪽 대칭성 패턴을 사용한 뒤넙다리근의 원심성 수축을 주된 목적으로 한 방법이다. 연장영역에서의 뒤넙다리근의 원심성 수축의 힘이 보행을 위해 필요하다(Sullivan 등, 1986)[2]. **그림** 17과 같이 엎드려 누운 자세에서의 무릎관절 굽힘을 동반하는 양쪽 폄-모음-가쪽회전 패턴을 사용하여 건강한 쪽의 연장영역에서의 반복수축을 반복한다. 주동근에 의한 반대운동 기법에 의해서 연장영역에서의 원심성 수축을 촉진한다.

제4단계 원심성 수축의 촉진 선 자세에서의 뒤넙다리근의 원심성 수축의 강화를 주된 목적으로 한 방법. **그림** 18에 나타낸 것처럼 발산효과를 기대하여 건강한 쪽 다리는 발끝서기로 선다. 환부 쪽 다리는 무릎관절을 축으로 강조의 타이밍과 반전기법을 적용한다.

ii) 종아리세갈래근의 강화

제1단계 발산현상 바로 누운 자세에서 건강한 쪽의 무릎관절 폄을 동반하는 폄-벌림-안쪽회전 패턴의 단축영역에서 발목관절 바닥쪽굽힘의 반복수축을 반복하고 환부 쪽 종아리세갈래근에의 발산현상을 기대한다.

제2단계 단축영역에서 정지성 수축의 강화를 목적으로 한 방법 종아리세갈래근의 단축영역에서의 정지성 수축. 엎드려 누운 자세에서 무릎관절 굽힘을 동반하는 폄-모음-가쪽회전 패턴을 사용한다. 엉덩관절의 젖힘(과신전)과 무릎관절의 중간영역 및 발목관절 바닥쪽굽힘 내번위치에서 단축영역에서의 정지성 수축을 촉진한다.

제3단계 구심성 수축과 정지성 수축의 촉진 선 자세에서 환부 쪽 다리의 정지성 수축의 촉진. **그림** 19와 같이 환부 쪽 무릎관절 폄을 동반하는 폄-벌림-안쪽회전 패턴으로 엄지발가락으로 걷어차는 것처럼 의식시켜 단축영역에서의 정지성 수축으로 한쪽 발 서기를 시킨다. 건강한 쪽 종아리에 맨손접촉을 하여 정지성 수축을 촉진시키고, 발산현상을 기대하면서 환부 쪽 종아리에 다른 쪽의 손으로

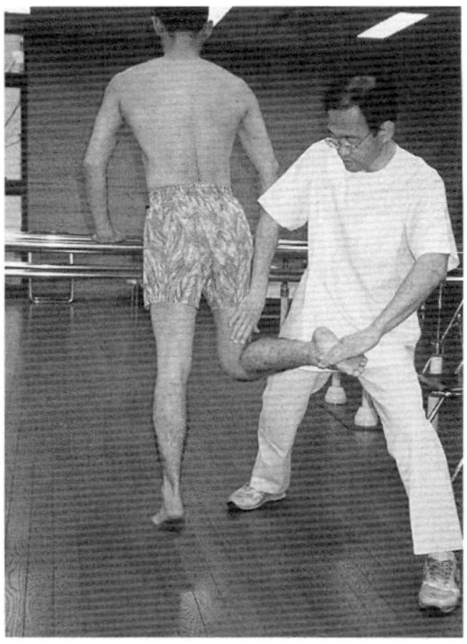

그림 18 선 자세에서 뒤넙다리근의 원심성 수축의 강화

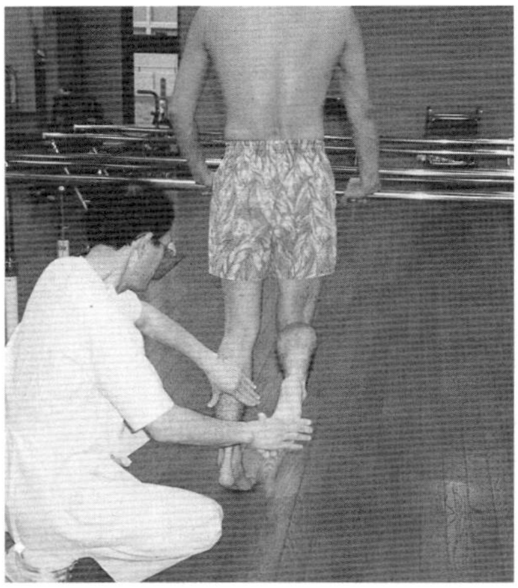

그림 19 선 자세에서 종아리세갈래근의 정지성 수축의 촉진

맨손접촉을 하여 비스듬히 앞쪽으로 누르고 환자에게 움직이지 않도록 구두지시를 한다. 발목관절 바닥쪽굽힘의 각도를 바꾸면서 정지성 수축을 촉진한다.

제4단계 원심성 수축의 촉진 강조의 타이밍. 엎드려 누운 자세에서 무릎관절 굽힘을 동반하는 폄-모음-가쪽회전 패턴에서 발목관절을 축으로 강조의 타이밍을 사용하면서 주동근에 의한 반대운동기법을 적용한다. 이상의 것 이외에 1. ① 3) ⓐ 중간볼기근의 강화의 항(p. 211)을 참조.

ⓓ **종아리 가쪽회전 가동범위 저하에 대한 방법** ① 변형성무릎관절증의 항(p. 216)의 기법을 참조.

3 무릎-넓적다리관절 장애

1) 평가

① 1) 평가의 항(p. 209)을 참조. 이 밖에 무릎관절 폄 때의 무릎뼈의 움직임의 분석과 통증의 부위를 확인한다.

2) 문제점

문제점에 대한 치료방법에 대해서 언급한다.

ⓐ **무릎-넓적다리관절**(이하, PF관절)의 **스트레스PF관절**의 스트레스는 선 자세에서는 무릎 굽힘에 동반하여 증가하지만, 앉은 자세에서는 반대로 종아리의 폄에 동반하여 증가한다(Hungerfoard 등, 1980)[7]. 자세를 고려하여 PF관절의 스트레스가 적은 PNF 패턴을 선정할 필요가 있다.

ⓑ **동적 정렬의 저하** 무릎의 굽힘 · 외반 · 가쪽회전의 연합운동이 반복되고 안쪽 지지띠가 이완하기 시작한다(金井, 1994)[15]. 동적 정렬을 정상에 근접시키기 위해서는 안쪽넓은근의 강화를 주된 목적으로 한 방법이 필요하다.

i) **안쪽넓은근과 가쪽넓은근의 근력차이** : 근육의 견인력의 불균형이나 정렬의 이상은 무릎을 펼 때에 무릎뼈의 옆쪽이동을 일으키고 그리고 PF관절의 염증의 원인이 될 가능성이 있다. 무릎을 펼 때에 안쪽넓은근은 무릎뼈를 안쪽으로 움직이고 가쪽넓은근은 무릎뼈를 가쪽으로 움직인다. 두 근육이 동시에 수축함으로써 무릎뼈의 안쪽 방향과 가쪽 방향의 움직임이 중화되어 무릎뼈가 무릎의

폄을 위한 안정된 지지점이 되어 효율적으로 무릎관절 폄 운동이 시행된다. 안쪽넓은근과 가쪽넓은근의 균형이 중요하다.

ii) **통증의 원인** : 정상위치보다 Q각을 10° 증가 또는 감소시켜도 PF관절의 접촉면이 감소하여 그 접촉압력이 증가하는 것이 원인이 된다(Huberti 등, 1984)[16]. 상기의 안쪽넓은근의 강화에 의한 정렬의 개선이 효과적이다.

3) 치료계획

ⓐ **PF관절의 스트레스를 고려한 무릎관절 주위근육군의 강화** 1. 1 3) ⓐ 중간볼기근의 강화 제2단계(p 211)를 참조. 선 자세에서 촉진할 때 무릎관절 젖힘 위치에서 잠기지(lock) 않도록 각별히 주의한다.

ⓑ **동적 정렬의 개선을 위한 안쪽넓은근의 강화** 넙다리네갈래근의 굽힘-모음-가쪽회전 패턴, 폄-벌림-안쪽회전 패턴의 방법의 기법을 참조[**그림** 6, 7(p. 213), **그림** 8(p. 215), **그림** 11(p. 217), **그림** 12(p. 218), **그림** 18, 19]. 선 자세에서의 촉진 접근 때, 무릎관절 젖힘 위치에서 잠기지(lock) 않도록 각별히 주의한다. 아래에 제4단계의 예만을 나타낸다.

제4단계 안쪽넓은근의 구심성-원심성 수축의 촉진 다리의 무릎관절 폄을 동반하는 굽힘-모음-가쪽회전 패턴이나 무릎관절 폄을 동반하는 폄-모음-가쪽회전을 사용하여 반복수축이나 주동근에 의한 반대운동 기법을 적용한다.

ⓒ **통증에 대한 방법** 동적 정렬의 개선이 통증의 경감으로 연결된다. 상기 ⓑ를 참조.

◆ 문 헌 ◆

1) Adler SS, Beckers D, Buck M : PNF Practice—An Illustrated Guide, Springer, Philadelphia, 1993（柳澤　健ほか訳：PNF ハンドブック，クインテッセンス出版，東京，1997）
2) Sullivan PE, Markos PD, Minor MA（石川友衛，吉松俊一監訳）：臨床 PNF，メディカル葵出版，東京，1986
3) 柳澤　健：理学療法ハンドブック，細田多穂，柳澤　健編，第 2 版，協同医書出版社，東京，1994
4) 姫野信吉，藤井　弘：臼蓋形成不全のバイオメカニクス．関節外科 **8**：301-306，1989
5) Viel E, Ogishima H（倉石健二訳）：PNF ―神経筋促通手技，医歯薬出版，東京，p 83-85，1985
6) 廣橋賢次ほか：亜脱臼性股関節症の運動療法．整形外科 **45**：879-888，1994
7) Hungerfoard DS, Barry M : Biomechanics of the patellofemoral joint. Clin Orthop **144** : 9-15, 1980
8) Schultz RA et al : Mechanoreceptor in human cruciate ligament. J Bone Joint Surg **66-A** : 1072-1076，1984
9) Hartman LS : Handbook of Osteopathic Technique, Chapman & Hall, London, 1997
10) Till D : The uses of reflexes in the restoration of normal movement. Physiotherapy **55** : 2-8, 1969
11) 栗若良臣：関節運動の面よりみた変形性膝関節症の病態．日整会誌 **56**：713-726，1982
12) 鈴木信治ほか：変形性膝関節症における C. T. scan を用いた膝周囲筋の解析．臨整外 **20**：13-19, 1985
13) 金井洋夫：陳旧性 ACL 損傷膝における運動解析―前後動揺性-下腿回旋及び床反力評価―．日整会誌 **67**：617-630，1993
14) 大越康充ほか：膝関節屈曲位における脛骨が受ける力の解析．日整会誌 **64**：769-778，1990
15) 今井　望：膝関節外科の歩みの中で．日整会誌 **68**：1089-1098，1994
16) Huberti HH et al : Patellofemoral contact pressure. J Bone Joint Surg **66-A** : 715-724, 1984

D 스포츠 장애

1. 야구

일본에서의 야구는 소년 · 소녀에서부터 장년에 이르기까지 폭넓은 층에서 즐기고 있는 구기이다. 그 동작은 던지다 · 잡다 · 달리다 · 치다와 같은 것이 특징적이며 항상 변화하여 움직이는 공에 대해서 속도나 자세를 바꿔서 대응한다. 특히 투구에 대해서는 반드시 목적물이 있고 자기나 상대방이 어떠한 자세인가를 순간적으로 판단하여 던지는 표적을 결정하여 공을 정확하게 던지는 것이 모든 위치(position)에서 요구된다. 이러한 것으로부터 야구선수의 팔의 스포츠 장애는 다른 스포츠와 비교하여 높다고 보고되어 있다(竹下, 1990)[1].

야구선수에 대한 연구는 예부터 이루어져 있고 어깨의 장애에 대한 보고가 많다. 가장 투구 수가 많은 투수의 어깨는 과도한 스트레스를 받음으로써 투구 쪽의 어깨가 비투구 쪽과 비교하여 가쪽회전의 능동가동범위가 증가하고 안쪽회전의 능동가동범위가 감소한다는 보고(King 등, 1969)[2]나 고교 야구선수의 어깨는 폴로스루(follow-through)기에서 반복해서 시행되는 원심성 수축과 가쪽회전근 자체의 훈련부족으로부터 가쪽회전/안쪽회전 근력비율이 작아짐으로써 회전근개(rotator cuff)의 근육긴장의 불균형이 일어나기 쉽고 장애가 발생하기 쉽다는 보고(Hinton, 1988)[3] 등이 있다. 小黑 등(1989)[4]은 유명 고등학교의 야구선수를 대상으로 한 조사에서 가쪽회전 근력이 약한 선수에서는 야구부에서 탈퇴하는 사람이 많고, 가쪽회전근의 근력저하는 구기를 계속하는 데에 위험인자로서 보고하고 있다.

이와 같은 장애 또는 장애예방에 대해서는 충분한 컨디셔닝(conditioning)이나 트레이닝(training)이 필요하다. 그러나 단지 단순하게 가쪽회전근을 강화하면 장애를 막을 수 있는 것은 아니다. 가쪽회전근과 함께 주위근육과의 협동적인 동작이 필요하다. 즉, 개개의 근육에 대한 강화는 필요하지만 그것을 효과적으로 사용하기 위한 강화(복합운동에 의한 강화)도 중요하다는 것이다. 이 점에 대해서 PNF 훈련은 효과적인 수단이라 생각된다.

던지는 방법에는 over-throw · side-throw · under-throw가 있으나 어느 것도 회전이 좋은 공을 반복해서 던지는 것이 필요하다. 즉, 좋은 공을 던질 수 있다는 것은 역학적으로도 효율적인 폼(form)이며 근육을 필요에 따라서 변화시켜 에너지를 공에 전달하는 능력을 갖고 있는 것이 중요하다. 표현하는 것은 용이하지만 공을 던지는 동작은 간단하지 않다. 공을 던지는 동작의 경험을 하고 있지 않으면 잘 던질 수 없으며 게다가 근력 · 지구력 · 기술(skill)의 세 가지 점이 갖춰져 있지 않으면 빠르고 동시에 조절이 좋은 공은 던질 수 없다. 이전에 TV에 방영된 열혈야구 만화에 그려진 것처럼 저돌적으로 투구연습을 시행하고, 연습을 연속투구나 변화구를 많이 던지는 것은 어깨나 팔꿈치에 과도한 부담이 발생하여 생리적 한계를 넘어서 통증을 초래하게 된다.

시합 중의 투구에는 다양한 장면을 상정할 수 있고 1루에 주자가 있을 때 투수는 도루를 저지하기 위해 빠른 동작으로 던지지 않으면 안 되거나 타자를 이기기 위해 손끝으로 섬세한 움직임이 필요한 커브나 슈트 등의 변화구를 던지지 않으면 안 된다. 우선 기본이 되는 투구 폼을 연습한 다음에 변화(variation)에 대응할 필요가 있으며 팔 · 몸통 · 다리에 대해서 부담이 되지 않는 투구의 지도가 필요하다. 최근, 소년야구에서는 변화구가 금지되어 있는 것도 이러한 배경이 있기 때문이다. 이러한 것으로부터도 투구 생체 기전(biomechanism)을 안 다음에 목적에 맞는 훈련 및 컨디셔닝을 진행시켜 "좋은 폼" 즉, "장애를 일으키기 어려운 폼"을 우선 이해하는 것이 필요하다.

투구는 팔에 있어서 스트레스가 가해지는 것이며 일상생활에서 사용빈도가 적은 가동범위에서의 운동이나 통상 이상의 근력이 요구된다. 기초훈련에서 충분히 대응할 수 있는 몸을 만들어내지 않으면 재능이 있는 선수가 부상으로 즐거운 야구도 할 수 없게 되는 일이 있다.

1 투구 생체 기전

투구동작의 생체 기전을 이해하는 것은 장애를 일으키기 쉬운 운동을 발견하기 쉽거나 강화가 필요한 장소를 명확히 할 수 있다. 또한 그 운동의 특징을 이해하고 있으면 지도하기 쉽다.

우선 일련의 흐름의 투구를 몇 가지의 단계(phase)로 나누기로 한다(**그림 1**). 일반적인 투구 폼은 Tullos가 나타내어 보여준 3단계로 구분한다. 그러나 관절운동이나 근육수축, 장애의 발생기 등 물리치료적으로 설명하려면 柚木이 나타내어 보여준 6단계로 분류하는 편이 이해하기 쉽다(**표 1**).

여기서는 오른손잡이 투수에 대해서 언급한다.

1) 와인드업 기(windup)

투수는 크게 휘둘러 올린 양 팔을 몸의 중심까지 내리고 동시에 위치 에너지를 만들어내기 위해 왼발을 높이 올린다. 공을 쥔 오른손은 백스윙(back swing)으로 향하고 클럽에서부터 떨어진다. 여기까지의 기간을 와인드업 기라 한다.

2) 초기 코킹 기(early cocking)

클럽에서부터 떨어진 오른손은 백스윙에 들어간다. 어깨관절은 90° 벌림 위치까지 이동하고 최대 폄 위치를 나타낸다. 공을 뒤로 이동 중에 공중에 유지된 왼발은 몸통의 좌회전과 함께 앞쪽이동을 하여 축이 되는 발(오른발) 하나로 지지하게 된다. 그 후 왼발은 앞쪽에서 지면에 접지하여 양쪽 접지가 된다. 여기까지의 기간을 초기 코킹 기라 한다.

3) 후기 코킹 기(late cocking)

양쪽 접지 후 오른발의 걷어참에 의해서 몸통은 좌회전을 시작하고 체중이동과 함께 앞쪽으로 내밀고 이 때, 오른쪽 어깨관절은 최대 가쪽회전 위치를 나타낸다. 이 일련의 운동 중 오른쪽 어깨의 가쪽회전 각도는 90°에서부터 단숨에 160°까지 강제되어 공을 몸의 뒤쪽에서부터 앞쪽으로 끌어내기 위해 어깨의 앞면에 큰 스트레스가 가해져 어깨세모근 앞부분 · 위팔두갈래근 · 어깨밑근 · 큰가슴근은 최대로 잡아 늘여진다. 그 결과 어깨의 앞쪽에는 어께관절주머니 앞부분 · 위팔두갈래근 · 큰가슴근 이는곳(기시부) 부근에 통증이나 염증이 일어나는 일도 있다. 심한 경우에는 불완전 탈구를 일으킬 염려도 있다.

4) 가속 기(acceleration)

가속기는 어깨관절의 최대 가쪽회전 위치에서부터 공이 떠날(ball release)까지의 기간을 가리킨

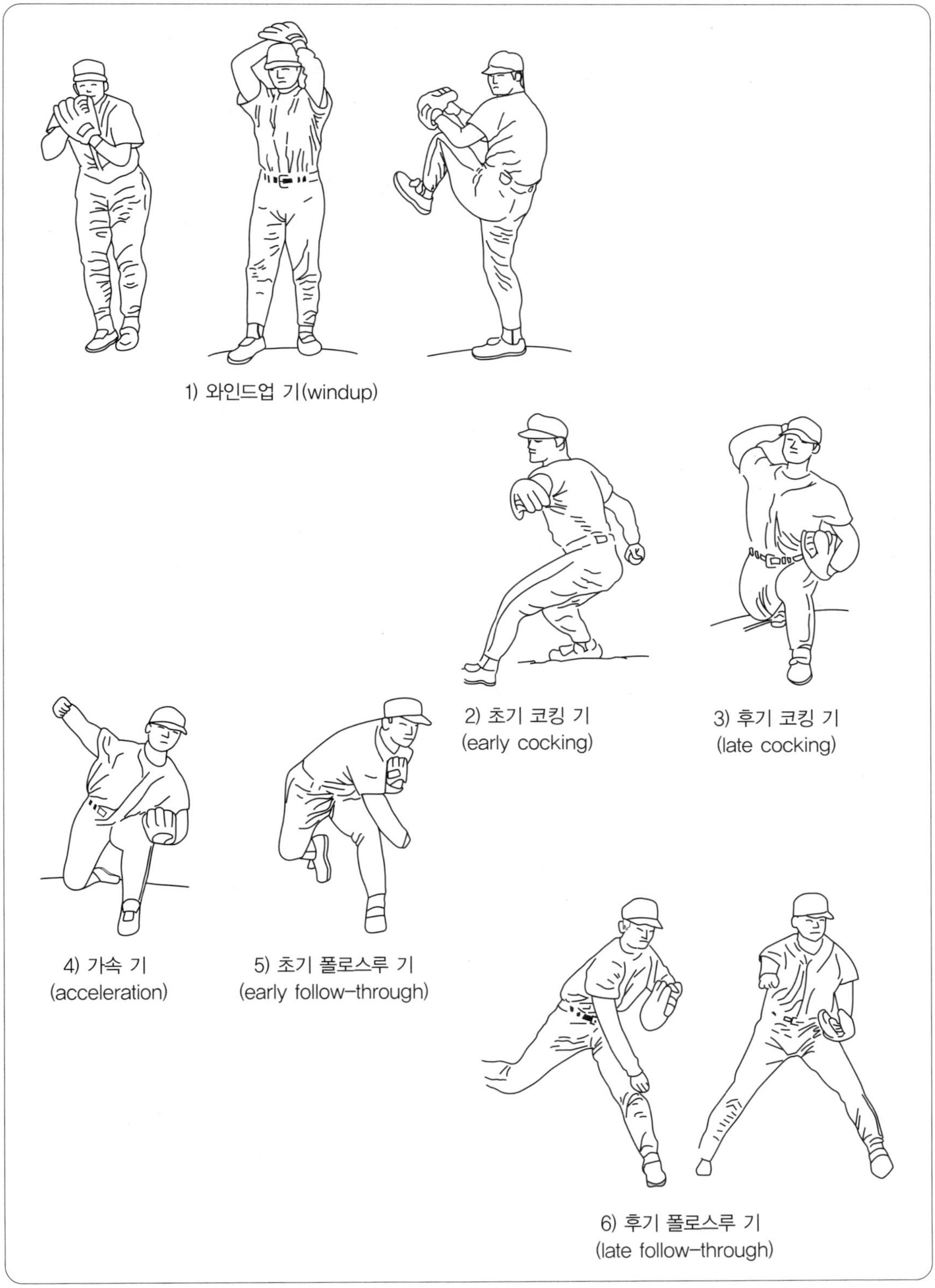
1) 와인드업 기(windup)
2) 초기 코킹 기
(early cocking)
3) 후기 코킹 기
(late cocking)
4) 가속 기
(acceleration)
5) 초기 폴로스루 기
(early follow-through)
6) 후기 폴로스루 기
(late follow-through)

그림 1 투구의 메커니즘

표 1 투구단계(phase)

Tullos 등(1983)[5]의 3단계	유목(1998)[6]의 6단계(그림 1)
1) 코킹 기(cocking) 2) 가속 기(acceleration) 3) 폴로스루 기(follow-through)	1) 와인드업 기(windup) 2) 초기 코킹 기(early cocking) 3) 후기 코킹 기(late cocking) 4) 가속 기(acceleration) 5) 초기 폴로스로 기(early follow-through) 6) 후기 폴로스로 기(late follow-through)

다. 이 때, 다리 · 몸통으로 전달되는 에너지를 팔에 의해서 공에 전달하고 있다. 어깨관절은 최대 가쪽회전 위치에서부터 40°까지 비틀림이 되돌아오게 된다. 팔꿉관절은 가쪽에는 압박이 작용하고 안쪽에는 견인작용이 작용하여(외반 스트레스) 팔꿈치의 장애가 유발되는 일이 많으며 little league elbow는 어린이에게 흔히 관찰된다.

5) 초기 폴로스루 기(early follow-through)

최고속도에 도달한 공을 떼는 순간, 어깨 뒷면에서는 원심성 수축에 의해서 오른팔의 움직임에 급속한 브레이크를 건다. 또한 이때의 어깨에 대한 견인력은 체중의 1.5배에나 도달하고 감속에 소요되는 힘은 가속 때의 약 2배를 필요로 한다고 한다. 이 때문에 어깨관절주머니 뒷부분 · 회전근개 · 위팔세갈래근의 이는곳에 과도한 스트레스가 걸려 통증이나 염증이 일어나는 경우가 있다.

6) 후기 폴로스루 기(late follow-through)

투구에 의한 오른쪽 어깨관절 폄 · 모음 · 안쪽회전의 움직임과 왼쪽 어깨관절 폄 · 벌림 · 안쪽회전의 움직임을 부딪침으로써(counter-movement) 가속된 동작은 다시 감속되어 팔은 앞면으로 되돌아온다. 이 움직임을 원활하게 시행시키기 위해서는 배근육과 등근육이 크게 관여한다.

2 투구장애

투구 생체 기전에서 나타낸 것처럼 특히 팔에 대해서는 일상생활에서는 별로 사용하지 않는 가동범위에서의 고속운동이 시행되고 있다는 것을 이해할 수 있다. 다리 · 몸통 · 팔로 서서히 가속하면서 공에 에너지를 전달하고 있는 투구동작은 많은 투구가 강요되거나 보다 빠른 공을 던지려고 전력을 다 해서 움직면 관절 · 인대 · 근육의 긴장이 생리적 한계를 넘어서는 일이 있다.

일반적으로 투구장애를 일으키는 원인으로서 아래와 같은 것이 일컬어지고 있다.

① 과다사용(overuse)에 의한 조직손상
② 외상에 의한 것
③ 작은 외상의 반복에 의한 것
④ 선천적인 것(어깨의 불안정성 등)
⑤ 개인의 컨디션(근력저하 · 근육긴장 · 피로 등)
⑥ 폼 등의 기술적인 문제

그러나 그 해결방법으로서 목적동작에 맞는 원활한 움직임의 획득이라는 점에 주안점을 둔 트레이닝이나 컨디셔닝에 대해서는 크게 다루어지는 일이 적다. 오히려 기초체력으로서 개개의 근육을 표적으로 한 트레이닝의 소개가 많다.

개개의 관절 · 인대 · 근육이 강하다는 것은 장애를 일으키지 않기 위해 중요한 요인이지만, 투구동작은 일련의 흐름으로 구성되어 있다. 에너지의 원활한 전달을 할 수 없으면 약한 부위가 노출되어 그 부분은 생리적 한계를 넘어서기 쉬워 장애로 연결된다. 전체를 끌어올리는 컨디셔닝, 그 중에서 더 약한 부분을 강화하는 트레이닝을 동작(패턴)을 통해서 강화하는 것이 중요하다.

투구장애에 대해서는 원인 · 기전 · 치료방법 등이 다양하게 소개되어 있다. 어깨 장애의 대표적인 것으로서 아래와 같은 것을 열거할 수 있다.

① 성장기의 장애에서 9~16세에 잘 발생하는 little league shoulder(위팔뼈 몸쪽 뼈끝선 분리)
② 와인드업 때의 위팔뼈 큰결절과 관절오목 뒤 아래쪽의 충돌(impingement)이나 폴로스루 때의 견인력에 의해서 뼈돌기(골극)가 형성되어 주변의 관절테두리 손상도 야기되는 **베넷(Bennet) 병변**(어깨뼈 관절오목 뒤 아래쪽의 뼈돌기 형성)
③ over-throw를 강요당함으로써 어깨위팔 리듬의 균형이 무너지고 악화하면 신경절단으로도 연결되며 가시위근 · 가시아래근의 마비로 발전될 우려도 있는 **어깨위신경장애**
④ 봉우리와 부리봉우리인대로 구성되는 봉우리 아랫면과 봉우리밑윤활주머니, 회전근개와의 사이에서 일어나는 기능적 스트레스에 의해서 일어나는 **봉우리밑충돌증후군**
⑤ 가속기 · 초기 폴로스루 기 · 후기 폴로스루 기에 일어나는 견인력이나 위팔두갈래근 긴갈래힘줄과 직각으로 교차하는 힘이 가해짐으로써 발병하기 쉬운 **어깨관절오목 위관절테두리 복합손상**(SLAP 병변 : superior labrum both anterior and posterior lesion)

어느 것도 바깥근육(outer muscle)과 안쪽근육(inner muscle)이나 안쪽회전근과 가쪽회전근 등의 불균형 등이 발생하여 어깨위팔 리듬의 원활한 동작을 시행할 수 없기 때문에 염증 등이 야기되는 것에 기인한다. 팔꿉관절의 장애에서는, 특히 가속기에 일어나는 팔꿈치 안쪽으로의 견인 스트레스나 가쪽으로의 압박 스트레스가 원인이고, 가쪽에서는 이단성 골연골염(Osteochondritis dissecans), 안쪽에서는 안쪽위관절융기뼈끝선 분리절단, 뒤쪽에서는 팔꿈치머리 뼈끝 분리절단이 일어난다. 또한 변형성팔꿉관절증이나 신경장애 등도 인지된다. 손목관절이나 손가락에서는 손가락을 부딪쳐 삐거나 건초염(힘줄윤활막염) 등도 일어난다. 투구동작에 의해서 팔 전체에 대해서 장애를 일으킬 가능성이 있다.

투구동작을 생각할 때, 가장 움직이는 지체는 팔이 되므로 어깨 · 팔꿈치 · 손목관절 등에 주목하게 되지만, 야구에 관한 모든 동작은 허리의 격렬한 회전력이 기인이 되어 구성되어 있다. 이것은 높은 수준의 야구선수의 조사에서도 요통의 자각은 상당히 높은 비율로 인지되고 있으며 요통은 야구에 붙어 다니는 장애라 보고되어 있다.

허리의 장애에서는 허리 염좌나 근육 · 근막염, 근육 · 인대부착부염, 척추분리증 · 전위증, 척추원반 장애 등이 잘 발생하는데 이것은 폼에 기인하는 일이 많다. 흔히 볼 수 있는 현상으로서 투구시에 오른손잡이 투수의 왼발을 내디뎠을 때(초기 코킹기)에 궁둥신경이 신장되고 궁둥구멍근(이상근)의 긴장에 의해서 궁둥신경이 압박되어 다리의 방산통을 느끼는 일이 있으며 척추원반탈출증과 마찬가지의 증상을 초래하는 일이 있다. 실제로는 궁둥구멍근의 운동범위의 확대를 시행함으로써 그 증상은 완화된다.

타격(batting)에서는 임팩트 때에 양 다리가 확고하게 지면을 잡고 있기 때문에 골반은 움직이기 어려워진다. 그대로 스윙을 계속함으로써 하부허리뼈의 척추원반이나 돌기사이관절(추간관절)에 과도한 토크(torque)가 집중한다.

이와 같이 동작분석을 적절히 시행할 수 있다면 동작을 수정하거나 운동에 가해지는 부하의 양을 수정함으로써 장애의 발생빈도를 적게 할 수 있다.

가령 장애가 발생한 경우, 통증이 있는 기간에서는 투구의 금지 · 국소의 안정 · 폼의 지도 · 외용약 등의 사용을 검토한다. 치료와 트레이닝의 구별을 명확히 한다. 한편, 선수는 자기가 결장하고 있는 동안에 자기 자리(position)를 빼앗길지도 모른다는 불안감으로부터 무리를 하는 일이 많다. 또한 승부에 연연함으로 인해서 장애가 완치되지 않는 선수를 기용하는 등, 지도자와 선수 각각이 신체 및 정신의 관리를 할 수 있도록 하지 않으면 모처럼의 즐거운 스포츠도 괴로운 것이 돼버린다.

특히 소년야구에서는 선수가 발달기에 있다는 것을 충분히 이해하여 감독 · 코치가 장애예방의 지도를 시행하고 정기적인 건강검진을 받는 것이 바람직하다. 무리가 없는 폼을 지도하고, 투구수는 1일 50~60구로 하며 시합에서는 이닝(inning)을 제한하고, 연투는 피한다(하루걸러). 또한 장애가 발생하지 않도록 하기 위해서는 평소부터 충분한 스트레칭과 개개의 근력 트레이닝이 중요하지만, 최종적으로는 PNF 등을 이용하여 고유수용기를 자극함으로써 코디네이션 트레이닝을 시행하고 바른 폼으로 연결되는 재현성이 있는 원활한 움직임의 확보가 중요하다.

3 트레이닝

1) 워밍업

근육을 원활하게 활동시키기 위해서는 근육이 갖고 있는 조성 중 중요한 단백질을 작동시키는 것에 있다. 이 단백질은 근육온도를 올리는 것에 의해서 작용하므로 스트레칭으로 근육온도를 올리는 것은 매우 중요하다. 또한 스트레칭은 근육만이 아니라 힘줄 · 인대 등의 혈행을 개선해주므로 관절운동범위를 넓히는 것에 연결된다[7]. 실제의 운동에서는 그 스포츠에서의 한정된 가동범위밖에 사용하지 않지만 스트레칭에 의해서 최대 운동범위를 미리 신체에 이해시켜두는 것이 중요하다.

운동 강도에도 따르지만 일반적으로 근육온도가 일정량 이상 상승하기 위해서는 필요한 워밍업 시간은 15분 이상이라 한다. 조기야구나 일의 틈틈이 야구를 하는 애호가도 많지만, 신체를 갑자기 움직임으로써 다양한 장애가 발행한다는 것은 이미 알고 있는 그대로이다. 이러한 것은 워밍업의 올바른 이해가 이루어져 있지 않다는 것에 기인할지도 모른다. 일상에서 몸을 움직이는 일이 적은 사람에 대해서는 충분한 양의 워밍업이 필요하다고 생각해두는 것이 좋다고 생각한다.

운동 후의 스트레칭은 피로 즉, 젖산의 제거를 촉진하고 근육 혈류량을 증가시켜 쿨링다운에도 도움이 된다. 이때의 스트레칭은 각 관절의 최대 가동범위를 목표로 무리를 하지 않고 진행하는 것이 중요하다.

또한 지도자는 필요한 워밍업 시간에 개인차가 있다는 것을 이해하고 일률적으로 시행하는 것은 회피하도록 한다.

2) 근력 트레이닝

근육이 발휘하는 능력(근육출력)을 향상시키고 관절의 동적 안정성을 높이는 것이 목표이다. 투구장애에서 어깨위팔 리듬의 불균형에 의해서 장애가 발생한다(앞에서 언급). 이러한 팔이음뼈 주위근

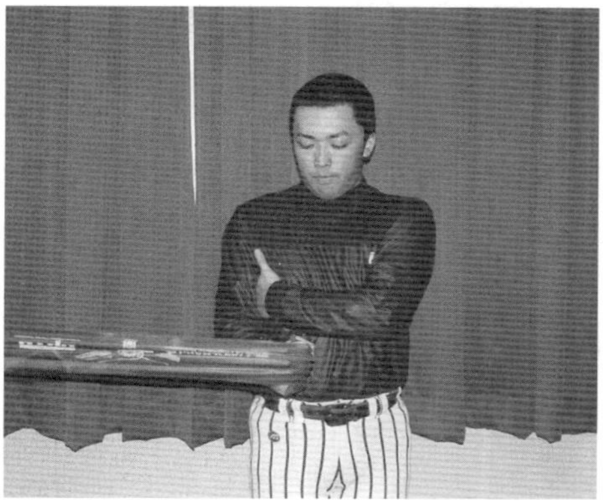

a. 안쪽근육(inner muscle)

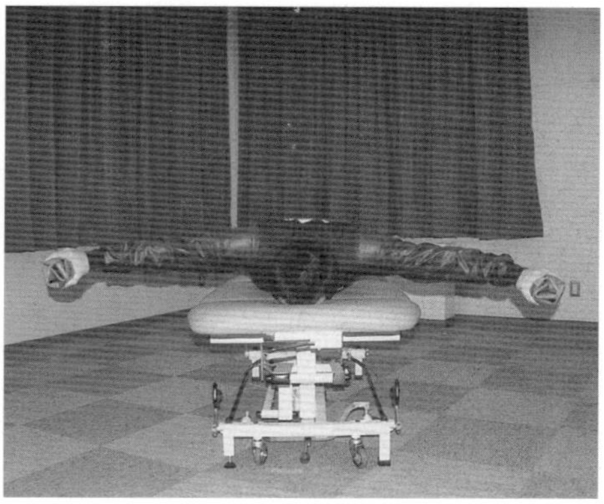

b. 바깥근육(outer muscle)

그림 2 근력 트레이닝의 한 예

육의 수축 타이밍이 잘 맞지 않기 때문에 어깨뼈와 위팔뼈의 관절의 맞물림이 잘 되지 않는(원활한 움직임을 할 수 없는) 경우, 우선 작은 근육(안쪽근육)부터 재교육을 할 필요가 있다. 부하의 정도는 무부하에서부터 저항운동으로 전개하고, 장애의 문제가 없는 경우는 기능을 유지할 정도의 부하를 반복한다(**그림** 2).

3) PNF 트레이닝

PNF 패턴에 의한 트레이닝은 개별적으로 재교육된 근육기능을 동작에 결부시키기 위해 중요하다. 전체의 근육균형이나 유연성 · 민첩성 · 지구력이나 반응시간을 포함한 순발력의 향상에 결부시킬 수 있다. PNF 패턴을 이용한 스트레칭과의 조합에 의해서 효과성이 더욱 높아진다. 우선은 패턴의 이해(Voss 등, 1996)[8)]가 필요하지만, 여기서는 투구동작을 상정하여 전개하는 트레이닝 방법을 언급한다.

ⓐ **어깨뼈에 접근** 투구동작 장애에서는 앞에서 언급한 것처럼 어깨위팔 리듬의 불균형에 기인하는 일이 많아 어깨뼈에 접근은 중요하다. 충분한 가동범위의 확보나 때로는 고속에서의 패턴을 조합하면 효과적이다. 개개의 운동을 진행하면서 세기를 확인하는 것도 중요하다. 우선 어깨뼈의 앞쪽올림 패턴 · 뒤쪽내림 패턴 · 뒤쪽올림 패턴 · 앞쪽내림 패턴의 반복수축을 시행한 후 앞쪽올림과 뒤쪽내림, 뒤쪽올림과 앞쪽내림을 함으로써 앞톱니근(하부), 큰마름모근 · 작은마름모근, 넓은등근이 활성화되고, 뒤쪽올림을 함으로써 등세모근, 어깨올림근이 활성화되며, 앞쪽내림을 함으로써 큰마름모근 · 작은마름모근, 앞톱니근, 큰가슴근 · 작은가슴근의 활성화가 기대된다.

ⓑ **팔의 패턴** 어깨뼈 패턴에 의한 촉진 후에 팔의 패턴을 시행하는 것이 중요하다.

팔의 폄-모음-안쪽회전 패턴(**그림** 3) (Ⅲ. B. 10. 팔꿈치를 똑바로 뻗은 채로의 폄-모음-안쪽회전 패턴의 항, p. 39도 참조)과 굽힘-벌림-가쪽회전 패턴(**그림** 4) (Ⅲ. B. 7. 팔꿈치를 똑바로 뻗은 채로의 굽힘-벌림-가쪽회전 패턴의 항, p. 34도 참조)은 길항하는 패턴이다. 폄-모음-안쪽회전 패턴은 가속기에서부터 초기 폴로스루기에 걸친 투구 때의 운동패턴을 그대로 반영하고 있는 것이며 가속기의 수행(performance)에 크게 영향을 준다. 굽힘-벌림-가쪽회전 패턴은 반대로 폴로스루기의 원심성 수축(감속) 및 견인력에 견디기 위해 강화해둘 필요가 있다. 어깨뼈와의 협동운동에 더하여 팔

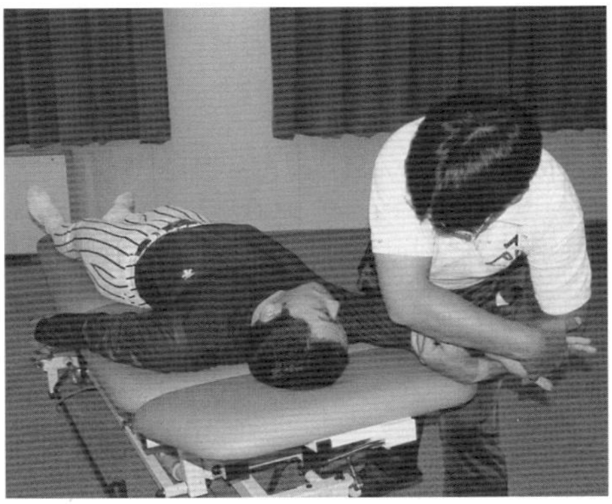

a. 시작 자세

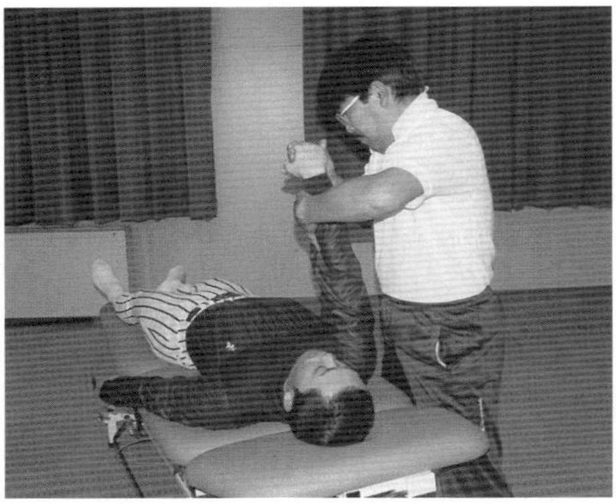

b. 중간 자세

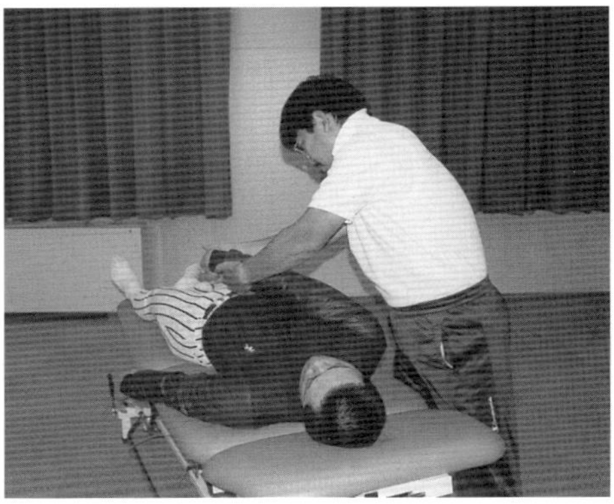

c. 종료 자세

그림 3 팔의 폄-모음-안쪽회전 패턴

(Ⅲ. B. 10. p 39 참조)

에의 강한 저항에 의해서 몸통의 약한 근육군의 발산에 영향을 준다는 것으로부터 팔에서부터 몸통으로의 연동강화도 시야에 넣은 트레이닝이 가능하다.

반복수축 후에는 팔의 굽힘-벌림-가쪽회전 패턴, 폄-모음-안쪽회전 패턴의 느린 반전으로 원활한 움직임을 요구하면서 관절주위근육에 불균형이 있는 경우, 느린 반전유지를 조합시킴으로써 보다 큰 효과를 추구할 수 있다.

ⓒ 몸통 패턴

i) 쵸핑(내려치기) 패턴 (그림 5) (Ⅲ. H. 1. 초핑 패턴의 항, p. 84도 참조) : 팔의 양쪽 비대칭성 패턴과 목 · 상부몸통의 굽힘과 회전이 조합된 것이며 코킹 기에서부터 가속기에 걸쳐서 팔에 힘을 전달하기 위해 중요하다. 몸통 굽힘의 강화로 연결된다. 몸통근육의 수축에 의해서 엉덩관절 굽힘이 약한 근육군의 발산에 영향을 준다.

ii) 리프팅(들어올리기) 패턴 (그림 6) (Ⅲ. H. 2. 리프팅 패턴의 항, p. 86도 참조) : 팔의 양쪽 비대칭성 패턴과 목 · 상부몸통의 폄과 회전이 조합된 것이며 폴로스루 기의 팔의 운동을 감속시키기 위해 중요하고 몸통 폄근의 강화로 연결된다. 높은 수준의 선수의 배근육 및 등근육의 근력은 상당히 높은 수치를 나타낸다는 것으로부터도 이 부분의 강화가 수행에 미치는 영향으로서 하나의 열

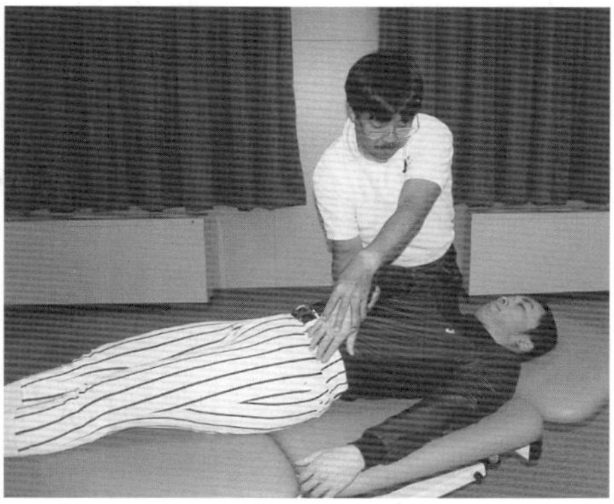

a. 시작 자세

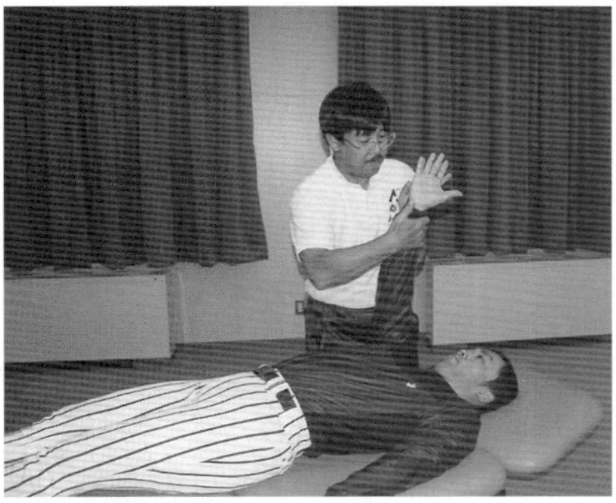

b. 중간 자세

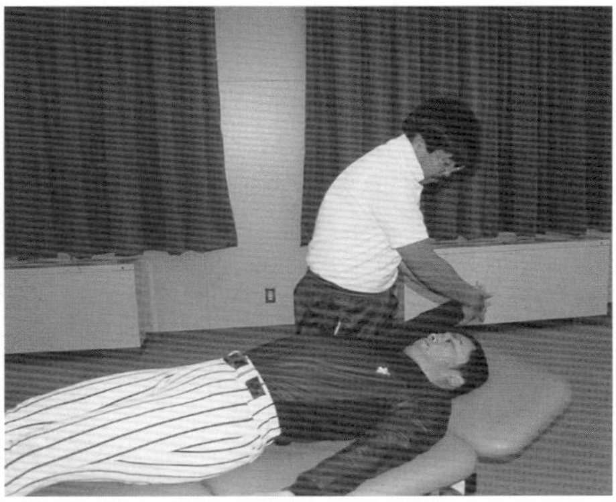

c. 종료 자세

그림 4 팔의 굽힘-벌림-가쪽회전 패턴

(Ⅲ. B. 7. p 34 참조)

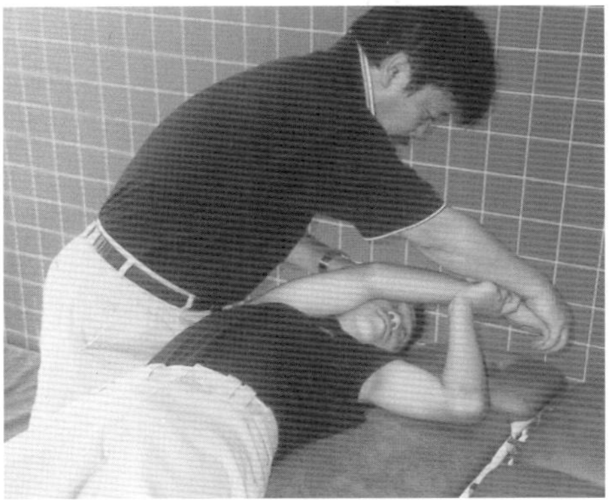

a. 시작 자세

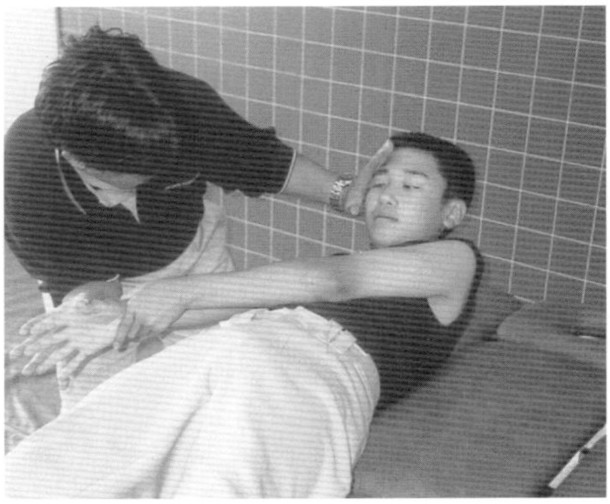

b. 종료 자세

그림 5 쵸핑 패턴

(Ⅲ. H. 1. p 84 참조)

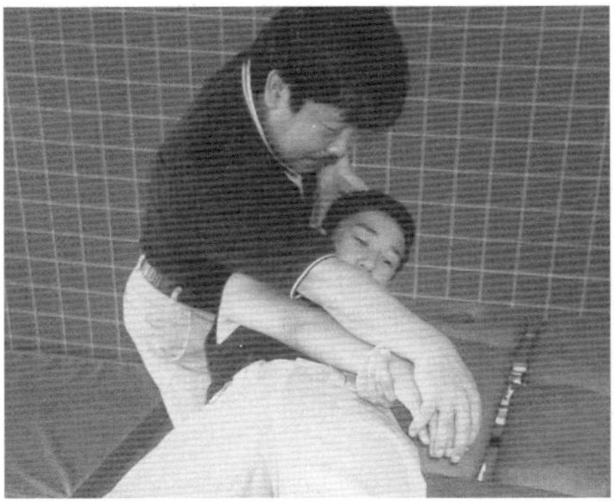

a. 시작 자세

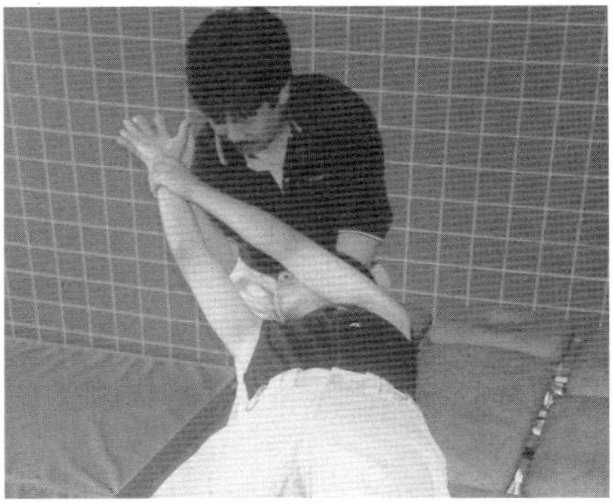

b. 종료 자세

그림 6 리프팅 패턴

(III. H. 2. p 86 참조)

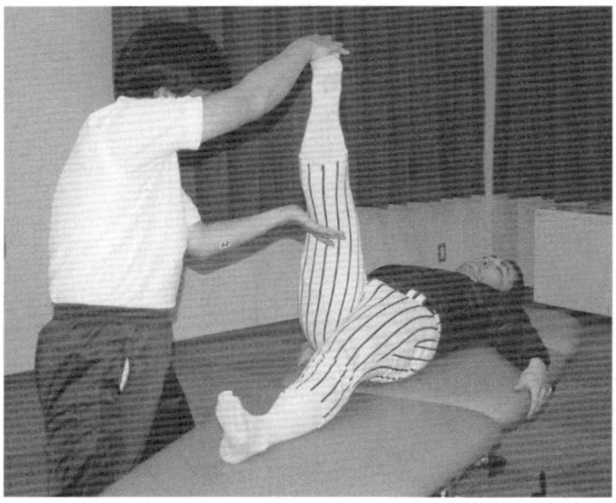

a. 시작 자세

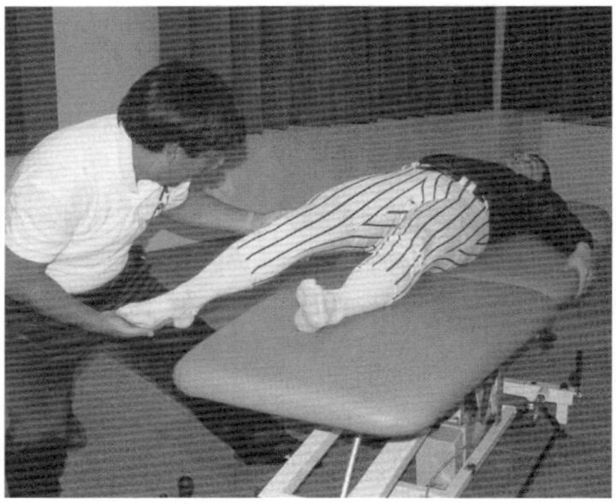

b. 종료 자세

그림 7 다리의 폄-벌림-안쪽회전 패턴

쇠가 될 수 있는 것이라 생각된다.

배근육의 수축은 가속기의 공에 힘을 주고 등근육의 수축은 폴로스루의 감속에 기여한다. 상부 · 하부몸통 패턴도 반복수축 후에는 느린 반전 · 느린 반전유지 등을 사용함으로써 더욱 원활한 강화된 움직임을 요구할 수 있다.

ⓓ **다리의 패턴** 다리의 굽힘-모음-가쪽회전 패턴과 폄-벌림-안쪽회전 패턴에 의한 반복수축 및 느린반전을 시행한다. 특히 폄-벌림-안쪽회전 패턴(**그림** 7)은 오른손 투수의 오른발은 와인드업기에서부터 초기 코킹 기에 걸쳐서 중력중심이 앞쪽으로 이동하는 것을 돕는다. 한편 왼발은 초기 코킹기에 중력중심 이동을 멈추는 역할을 한다. 몸통 이상의 부위의 고정을 하면서 중력중심을 앞쪽으로 이동한다는 부가가 걸리기 쉬운 움직임이다.

움직임은 다리를 기점으로 하여 몸통/팔과 연결된다는 것으로부터 이 부분에서의 근육의 불균형은 상체의 균형을 무너뜨리는 요인이라 생각되며 율동적 안정화 등을 병용해서 이른 단계에서 불균형을 시정하는 것이 중요하다.

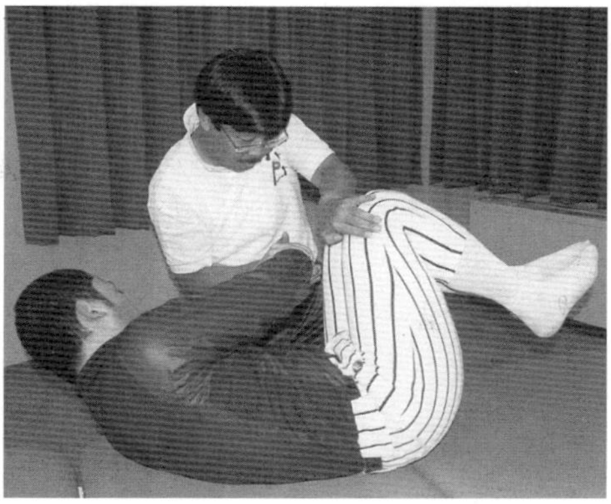

그림 8 몸통의 조합패턴

ⓔ **몸통의 조합패턴** 팔 · 몸통 · 다리와 연속하여 접근을 한 다음에 움직임 중에서 가장 중요한 몸통을 중심으로 팔 및 다리의 컨디셔닝을 조정하는 데에는 몸통의 조합패턴의 사용이 효과적이다.

상부 · 하부몸통의 굽힘에서는 왼쪽으로의 쵸핑 패턴과 오른쪽으로의 양쪽다리의 굽힘 패턴을 조합시킨다(**그림 8**). 상부 · 하부몸통의 폄에서는 오른쪽으로의 리프팅 패턴과 왼쪽으로의 양쪽다리의 폄 패턴을 사용함으로써 최종 조정이 가능한 것으로 생각한다.

야구는 즐거운 스포츠이다. 전신을 사용하여 공을 뒤쫓아 가고 보다 빨리 달리거나 멀리 공을 던지거나 치거나 하기 위해 연습을 반복한다. 이 때, 인간의 동작은 몸통을 중심으로 시행되고 있다는 것을 이해해두는 것은 중요하다. 경기 중에는 여러 가지 동작이 요구되지만, 기본이 되는 움직임을 이해한 다음에 움직임의 변화(variation)에 대응해가는 것이 바람직하다.

PNF는 생체역학에 기초하여 힘의 전달방법을 고려한 트레이닝이라는 것으로부터 반복연습에 의해서 장애의 발병률도 저하하는 것이라 생각된다. 올바른 기법을 시행하려면 지식의 축적과 기술의 숙련이 필요하게 되므로 강습회 등을 이용하는 것도 중요하다. 또한 선수의 능력에 따라 방법은 조금씩 변화하므로 선수의 능력을 파악하는 평가력이 중요하다.

어중간한 트레이닝이나 단순히 경험에 기초하는 트레이닝은 선수에게 나쁜 영향을 줄지도 모르므로 PNF를 사용하는 사람은 충분한 연습이 필요할 것이다. 실제의 동작에 맞춘 강화, 고유수용기에 대한 접근, 원활한 움직임의 학습 등, PNF 트레이닝은 향후 점점 확산을 보여줄 것이다.

◆ 문 헌 ◆

1) 竹下　満：種目（投げる，打つ，泳ぐなどの動作）からみた肩のスポーツ障害．臨スポ医 7：1101-1105, 1990
2) King JW et al : Analysis of the pitching arm of the professional baseball player. Clin Orthop **67** : 116-123, 1969
3) Hinton RY : Isokinetic evaluation of shoulder rotational strength in high school baseball pitchers. Am J Sports Med **16** : 274-279, 1988

4) 小黒賢二ほか：野球肩のメディカルチェック．臨スポ医 **6**（別冊）：211-214, 1989
5) Tullos HS, King JW：Throwing mechanism in sports. Orthop Clin North Am **4**：709-720, 1983
6) 柚木　脩：第３章 無理のない正しい投球フォームについて．野球障害予防ガイドライン，日本臨床スポーツ医学会整形外科学術部会編，第３版，文光堂，東京，p 153-176, 1998
7) 健康運動実践指導者用テキスト―健康運動指導の手引き―，第２版，（財）健康・体力づくり事業財団，東京，p 105-106，1999
8) Voss DE, Ionta MK, Myers BJ（福屋靖子ほか訳）：神経筋促通手技―パターンとテクニック―，第３版，協同医書出版社，東京，1996
9) Adler SS, Beckes D, Buck M（柳澤　健ほか訳）：PNF ハンドブック，クインテッセンス出版，東京，1997

2. 육상경기

육상경기는 달리기 · 뛰어오르기(도약) · 던지기의 동작을 "더 빨리" "더 높이" "더 멀리"를 경쟁하는 개인경기이다. 이것을 수행하기 위해서는 효과적인 동작의 획득에 더하여 심폐기능도 중요한 인자로서 파악되고 있다. 육상경기에서의 심폐기능은 지구력으로서 파악되고 있으며 ① 기초 지구력, ② 속도 지구력, ③ 근육 지구력 등으로 구성되어 있다.

장거리경기에서의 3,000미터 · 5,000미터 · 10,000미터 · 마라톤 · 역전경기 · 크로스컨트리 경기 등에서는 심폐기능이 중요시되고 있다. 그러나 단시간에 폭발적인 힘을 내는 경기종목(단거리 · 도약 · 던지기)의 동작에 대해서는 오히려 파워(power)나 폼(form)에 대해서 논의되는 일이 많다.

육상경기에서의 동작은 온갖 스포츠의 기본이라고도 일컬어지지만 경기의 종목은 그 수가 많고 단거리와 같은 범주 안에서도 100미터 · 200미터 · 400미터 · 100미터 허들(여자) · 110미터 허들(남자) · 400미터 허들(남자 · 여자) 등 각각의 종목에 따라서 경기특성이 있다. 또한 최고 육상선수에서는 항상 극한에 이르는 동작을 시행하기 때문에 각각의 특징적인 동작에 따라서 운동양식이 다르고 장애가 발생되는 특징도 다양하다.

(재단법인) 일본육상경기연맹 의사위원회 트레이너부회가 고교대항경기 · 단체 등의 경기대회에서 시행한 조사에 따르면 장애발생 건수는 발 · 발목관절과 넓적다리가 각각 30%를 차지하고 있다(**표 2**). 특히 넓적다리부분의 장애 중 약 70%가 뒤넙다리근(hamstrings)이다. 달리기 · 뛰어오르기 · 던지기의 모든 동작에서 다리의 급격한 근력발휘나 원심성 수축에서부터 구심성 수축으로의 전환 때에 문제가 발생한다는 것을 알 수 있다.

종목별로 보면 장애가 발행한 사람 전체의 약 40%가 단거리 경기자이며 단거리 · 뛰어오르기 · 던지기을 더하면 실로 80%를 차지하고 있다.

여기서는 육상경기의 다양성이 있는 동작에서부터 주로 공통적으로 부하가 걸리기 쉽고 장애가 발생하기 쉬운 다리에 착안하여 컨디셔닝을 중심으로 한 PNF 트레이닝을 언급한다. 또한 도약경기나 던지기경기의 특수한 동작에 대해서도 PNF 패턴과의 연관성에 대해서 언급한다.

표 2 육상경기대회의 장애발생률

부위 · 종목별		발생률(%)
부위별	발, 발목관절	30
	넓적다리부분	30
	허리 · 볼기부분	15
	무릎관절	10
	기타	15
종목별	단거리	42.5
	도약	21.5
	던지기	13
	허들	10.5
	장거리	7
	중거리	5.5

1 달리기 동작

육상경기에서의 달리기 동작은 트랙 · 필드의 종목에 관계없이 기본동작이다. 달리는 폼은 유각기와 접지기로 대별되고 각각 교차성으로 서로의 움직임을 보완하고 있다. 단거리 달리기에서는 달리는 속도가 커질수록 다리의 회전운동 궤적이 커지고 엉덩관절이나 무릎관절의 가동범위가 증가한다. 출발(start)이나 가속기에는 앞쪽으로의 추진을 위해 다리의 굽힘/폄의 힘이 필요하고, 그 후는 발목관절에 의한 지면에의 세게 긁기나 밀기의 조작이 중요한 동작이며 팔을 흔드는 동작도 반작용으로서 다리의 운동이나 몸통의 안정성에 효과적인 영향을 미치고 있다.

특히 다리에 대해서 보면 접지 직후는 완충작용으로서 약간 무릎관절 굽힘 위치가 되지만 그 후 무릎관절은 펴지면서 엉덩관절 폄 · 발목관절 바닥쪽굽힘 · 차 내기 동작을 시행한다. 이지 직후는 엉덩관절 폄 · 무릎관절 폄 · 발목관절 바닥쪽굽힘이다. 그 후 바로 무릎관절 굽힘을 동반한 엉덩관절의 굽힘 운동으로 전환하고, 엉덩관절 최대 굽힘위치에서부터 폄 방향으로의 전환과 더불어 무릎관절의 최대 폄이 일어나며 발꿈치 접지기로 이행한다.

단거리 달리기에서는 특히, 엉덩관절, 무릎관절을 급격히 강하게 굽힘 · 폄을 반복하기 때문에 넙다리곧은근 · 뒤넙다리근 · 종아리세갈래근 등의 2관절근에서 근막이나 근섬유의 부분적인 손상을 일으킨다. 이른바 "근골격근 절단 또는 파열"이 많이 발생한다. 이러한 장애는 근육 장력이 발생할 때 급격한 구심성의 근육수축 방향과 반대의 외력이나 원심성 수축 때에 과도한 중력이 가해진 경우에 일어나기 쉽다.

예컨대, 출발 대쉬(start dash) 때에는 강력한 다리의 폄과 함께 중력중심을 낮게 유지하기 위해 엉덩관절의 굽힘을 신속하게 시행할 필요가 있다. 이러한 경우, 서로 길항하는 근육의 최대 수축을 반복하는데 근력의 불균형이나 운동의 타이밍을 잘 맞출 수 없는 상태이면 근섬유에 부분적인 손상을 받기 쉽다. 또한 접지 때에 종아리의 근육수축에 문제가 있으면 발의 불안정성을 초래하여 관절 염좌를 일으키기 쉬워지거나 발꿈치 접지 때의 충격을 다 흡수 할 수 없기 때문에 정강이 염증(shin-splints) 등 통증성 장애를 일으키기 쉽다.

이들의 요소를 고려한 다음에 초기운동의 시작, 운동의 학습, 운동의 타이밍의 변경, 근력강화, 안정성 · 내구성의 증대, 협동성 · 운동조절의 개선 등을 목적으로 한 달리기 동작에서의 다리의 트레이닝이 필요하다. 아래에 컨디셔닝 메뉴※를 소개한다.

1) 엉덩관절 : 굽힘-벌림-안쪽회전 패턴과 폄-모음-가쪽회전 패턴(바로 누운 자세)

ⓐ **능동가동범위의 증대, 운동의 유도, 근력강화, 피로의 예방과 감소를 목적으로 한 패턴**

① 굽힘-벌림-안쪽회전 패턴에서의 전체 가동범위를 통한 반복수축(**그림 9**) : 엉덩관절 0°, 중간영역, 최종영역에서 발목관절 등쪽굽힘-외반에 저항을 가하면서 유지(hold)를 시켜 신장을 가하고, 넙다리네갈래근(특히 안쪽넓은근)에 두드림(tapping)을 시행하여 수축을 촉진한다. 어덩관절의 굽힘이 커짐에 따라 엉덩관절 안쪽회전을 강조한다. 이것은 발꿈치 접지 때 충분한 발목관절 등쪽굽힘을 유지하기 위해 시행한다.

② 폄-모음-가쪽회전 패턴에서의 전체 가동범위를 통한 반복신장(**그림 10**) : 엉덩관절 90°, 중간영역에서 발목관절 바닥쪽굽힘-내번에 저항을 가하면서 유지(hold)를 시켜 신장을 가하고, 뒤넙다리근의 수축을 촉진하면서 엉덩관절 가쪽회전을 강조한다. 이것은 뒤넙다리근의 강화와 발가락의 이지를 원활하게 시행시키기 위해 사용된다.

③ ①항, ②항에 잇달아서 같은 패턴에서 느린 반전을 시행한다. 이 때, 필요에 따라서 반복신장을 가한다.

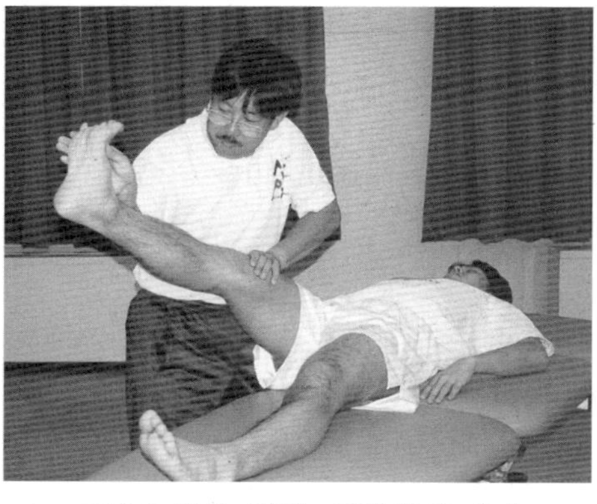

그림 9 굽힘-벌림-안쪽회전 패턴

발꿈치 접지 때, 충분한 발목관절 등쪽굽힘 위치를 유지하기 위해 넙다리네갈래근(특히 안쪽넓은근)에 두드림(tapping)을 시행하면서 수축을 촉진한다.

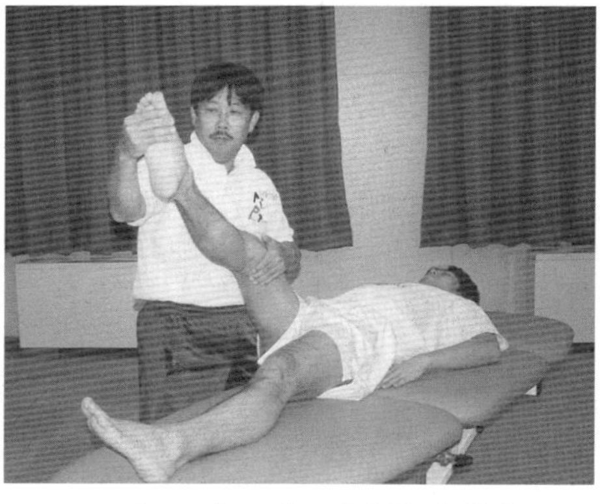

그림 10 폄-모음-가쪽회전 패턴

반복신장을 가하면서 뒤넙다리근의 강화와 발가락 떼어내기를 원활하게 시행한다.

ⓑ **협동성과 운동감각의 개선, 근력강화, 피로의 예방과 감소를 목적으로 한 패턴**

① 무릎관절의 굽힘을 동반하는 굽힘-벌림-안쪽회전 패턴, 폄-모음-가쪽회전 패턴의 느린 반전 : 율동적 개시에서부터 유도하여 운동의 전환 때에 다리 전체에 빠른 신장(quick stretching)을 가한다. 다리의 치켜 올리기, 내려치기의 협동성과 운동감각의 학습을 위해 사용한다.

※ 여기서 소개하는 컨디셔닝 메뉴는 당시 400미터 허들 세계 역대 2위(47.02초, 1983년 8월)의 기록을 가진 에드윈 모제스(Edwin Moses) 선수의 전성기에 일상 컨디셔닝(전속 물리치료사에 의함)에서 사용되고 있었던 PNF 패턴이다.

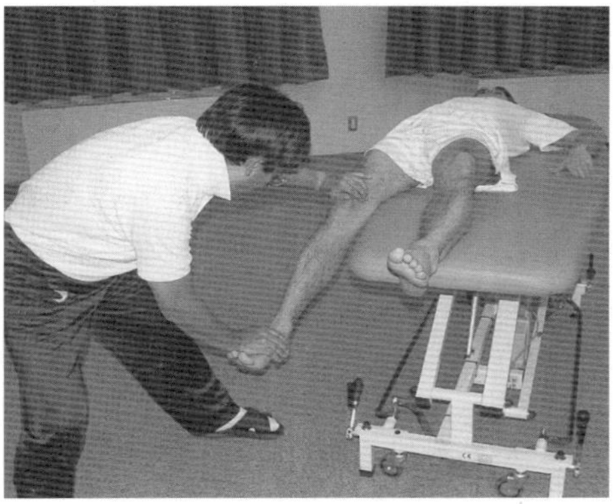

a. 시작 자세

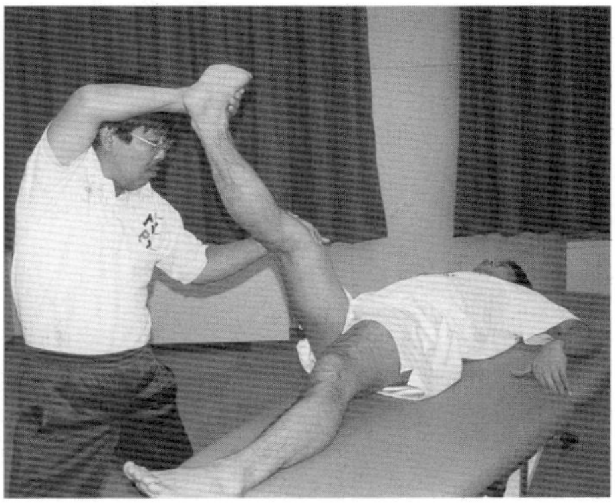

b. 종료 자세

그림 11 굽힘-모음-가쪽회전 패턴

허들경기(hurdling) 동작 중의 치켜 올리는 다리에 대한 강화

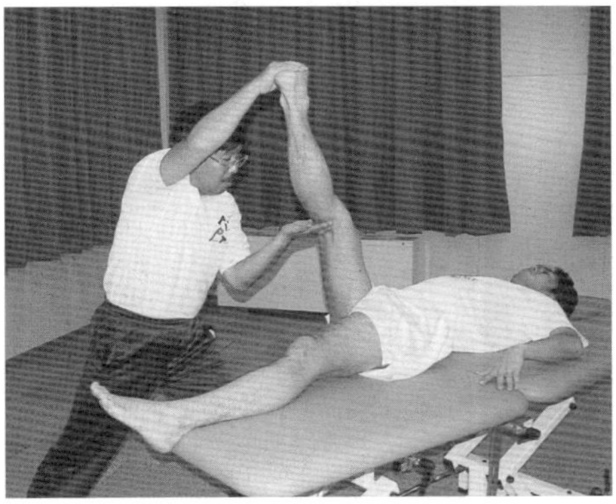

a. 시작 자세

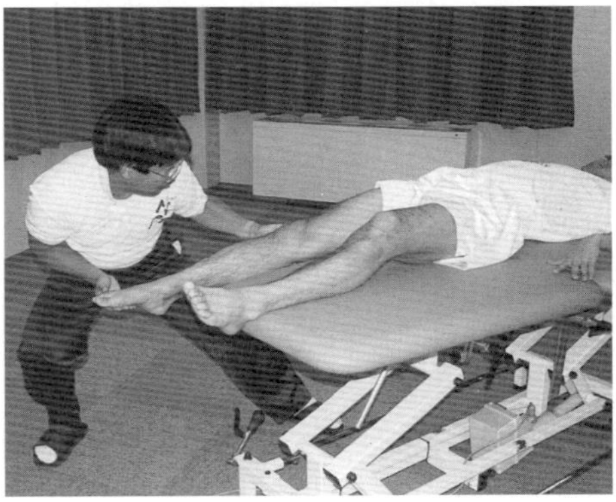

b. 종료 자세

그림 12 폄-벌림-안쪽회전 패턴

허들경기 동작 중의 땅을 힘차게 차서 뛰어오르는 다리에 대한 강화

2) 엉덩관절 : 굽힘-모음-가쪽회전 패턴과 폄-벌림-안쪽회전 패턴(바로 누운 자세)

ⓐ **능동가동범위의 증대, 운동의 유도, 근력강화, 피로의 예방과 감소를 목적으로 한 패턴**

① 엉덩관절 0°에서 발목관절 등쪽굽힘-외반의 구심성 저항운동 : 넙다리네갈래근(특히, 안쪽넓은근)에 두드림을 시행하고 수축을 촉진하면서 저항운동을 시행한다.

② 굽힘-모음-가쪽회전 패턴에서의 구심성 저항운동(**그림 11**) : 최초는 폄-벌림-안쪽회전 위치에서 발목관절의 등쪽굽힘-내번 방향으로의 저항부터 시행하고, 서서히 엉덩관절의 운동으로 이행한다. 허들경기 동작 중 치켜 올리는 다리를 강화하기 위해 사용한다.

③ 폄-벌림-안쪽회전 패턴에서의 구심성 저항운동(**그림 12**). 이것은 허들경기 동작 중의 땅을 힘차게 차고 뛰어오르는 다리의 강화로 연결된다.

④ ②항, ③항에 잇달아서 같은 패턴에서 느린 반전.

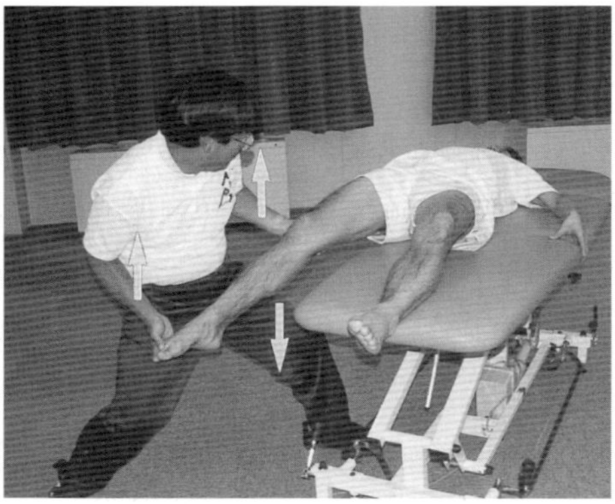

그림 13 폄–벌림–안쪽회전 패턴의 원심성 저항운동
패턴 마지막영역에서 몸통이 반대쪽 다리의 넘쳐흐름을 유도한다.

ⓑ **협동성과 운동감각의 개선, 근력강화, 피로의 예방과 감소를 목적으로 한 패턴**
① 무릎관절의 굽힘을 동반하는 굽힘-모음-가쪽회전 패턴에서의 율동적 개시
② 무릎관절의 굽힘을 동반하는 폄-벌림-안쪽회전 패턴에서의 율동적 개시
③ 무릎관절의 굽힘을 동반하는 굽힘-모음-가쪽회전 패턴, 무릎관절 폄을 동반하는 폄-벌림-안쪽회전 패턴에서의 느린 반전 : 이 때 필요에 따라서 반복신장을 가한다.

ⓒ **협동성과 운동조절의 개선, 안정성의 증대를 목적으로 한 패턴**
① 폄-벌림-안쪽회전 패턴에서의 원심성 저항운동(**그림** 13) : 패턴 최종영역에서 몸통 · 반대쪽 다리에 넘쳐흐름(overflow)이 일어나도록 시행한다.

3) 발목관절 : 바닥쪽굽힘-내번, 등쪽굽힘-외반(바로 누운 자세)

ⓐ **안정성 · 내구성의 증대, 근력강화를 목적으로 한 패턴**
① 발목관절 바닥쪽굽힘-내번의 구심성 저항운동
② 발목관절 등쪽굽힘-외반의 구심성 저항운동
③ ①항, ②항에 잇달아서 느린반전.

4) 무릎관절 : 굽힘-폄 패턴(앉은 자세)

ⓐ **안정성 · 내구성의 증대, 협동성과 운동감각의 개선, 근력강화를 목적으로 한 패턴**
① 무릎관절 폄 위치, 발목관절 등쪽굽힘 위치에서 발꿈치에서부터 중추부분으로의 압축(**그림** 14) : 두드림을 병용하고 동시에 넙다리네갈래근(특히 안쪽넓은근)의 수축을 촉진한다.
② 발목관절 등쪽굽힘-외반 패턴의 정지성 저항운동(**그림** 15) : 무릎관절 폄 위치에서 시행하고 동시에 넙다리네갈래근의 수축을 촉진한다.
③ 발목관절 등쪽굽힘-외반 패턴과 동시에 무릎관절 폄 : 무릎관절은 약간 굽힘 위치에서 부터 시작하고 서서히 굽힘 각도를 크게 한 범위에서 시행한다.
④ 발목관절 바닥쪽굽힘-내번 패턴과 동시에 무릎관절 굽힘의 수축 : 무릎관절 폄 영역에서부터 시작하고 서서히 굽힘 위치의 범위에서 시행한다.
⑤ ③항, ④항에 잇달아서 느린 반전.

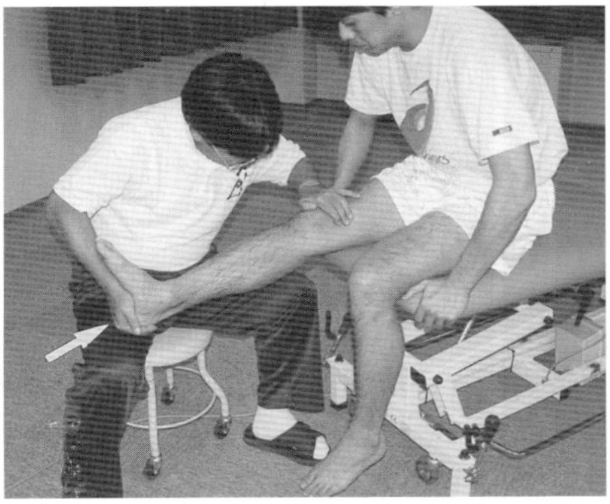

그림 14 발꿈치에서부터 압축

발 및 무릎관절의 안정성이나 항중력 근육의 수축을 촉진한다.

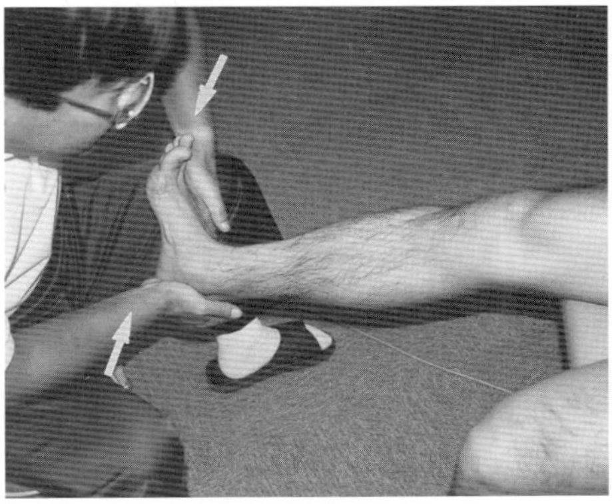

그림 15 발목관절 등쪽굽힘-외반의 정지성 저항운동

발의 안정성을 얻기 위하여.

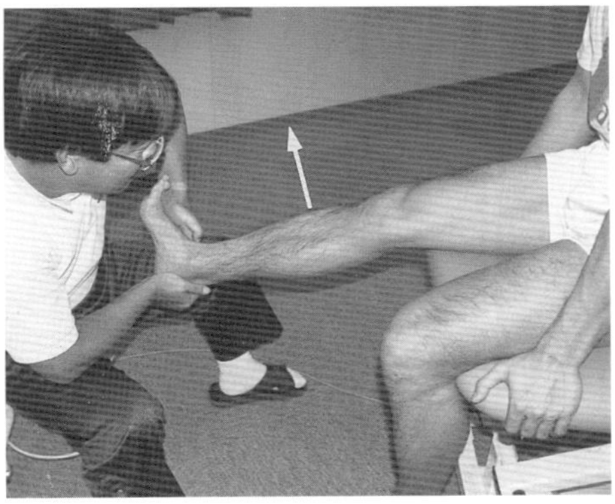

a. 시작 자세

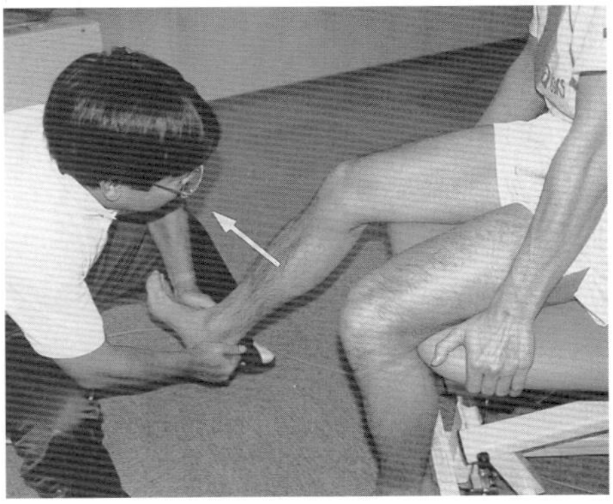

b. 종료 자세

그림 16 넙다리네갈래근의 원심성 저항운동

발꿈치 접지 때 충격완화를 위해 저항력을 맞추면서 원심성 수축을 시행한다.

ⓑ **협동성과 운동조절의 개선, 안정성의 증대를 목적으로 한 패턴**

① 넙다리네갈래근(무릎관절 폄 위치에서부터 굽힘 방향으로)의 원심성 저항운동(**그림** 16) : 이 때 발목관절 등쪽굽힘-외반에 저항을 가하면서 시행한다.

5) 엉덩관절 : 가쪽회전-안쪽회전 패턴(바로 누운 자세)

ⓐ **안정성 · 내구성의 증대, 근력강화를 목적으로 한 패턴**

① 엉덩관절 가쪽회전의 구심성 저항운동 : 엉덩관절 굽힘 90°, 무릎관절 굽힘 90°에서 시행한다.

② 엉덩관절 안쪽회전의 구심성 저항운동 : 엉덩관절 굽힘 90°, 무릎관절 굽힘 90°에서 시행한다.

이와 같이 컨디셔닝에서는 충분한 시간을 들여 근력의 불균형을 시정하기 위해 많은 패턴을 사용하고 거의 모든 방향에서 근육활동을 시행시킨다. 약한 부분의 강화와 함께 전신적으로 근력을 높여가는 방법을 채택하고 있다. 시합 직전에는 동작에서 사용하는 패턴을 집중적으로 강화하는 방법을 채택하고 있다.

2 도약경기

1) 높이뛰기

등쪽 면 뛰기는 땅을 힘차게 차고 뛰어오를 때의 신체 중력중심의 초속도와 도약각도로 그 도약이 결정된다고 일컬어지고 있다. 도움닫기는 곡선도움닫기로 땅을 힘차게 차고 뛰어오르기 준비에서 신체를 안쪽으로 경사지게 함으로써 신체 중력중심을 낮춰 도움닫기 속도의 손실을 방지하고 치켜 올리기 동작에 의해서 중력중심 위치를 높이 되돌리고, 땅을 힘차게 차고 뛰어오르기 동작에서 다리 · 몸통의 폄 근력을 효율적으로 발휘시킴으로써 도약각도가 결정된다.

등쪽 면 뛰기에서의 땅을 힘차게 차고 뛰어오르는 다리는 무릎 폄 위치, 엉덩관절 굽힘-모음-가쪽회전 위치에서 접지하고, 폄-벌림-안쪽회전 패턴의 원심성 수축에서부터 구심성 수축으로 전환되면서 하는 땅을 힘차게 차고 뛰어오르기 동작이 된다. 또한 이때의 치켜 올리는 다리는 도움닫기의 안쪽경사와 발을 내디딜 때에 일어나는 신체의 뒤경사에 의해서 낮게 유지한 신체의 중력중심을 높이고 수직방향의 도약 초속도를 크게 하기 위해 무릎 굽힘을 동반하는 굽힘-벌림-안쪽회전 패턴의 동작으로 치켜 올라진다. 동시에 치켜 올리는 쪽의 팔은 몸통의 폄과 클리어런스(clearance)에 필요한 회전력을 만들어내기 위해 굽힘-벌림-가쪽회전 패턴으로 치켜 올라진다. 이들 팔 · 다리의 치켜 올리기 동작은 땅을 힘차게 차고 뛰어오르는 다리가 지면에 접지할 때의 완충작용도 겸하고 있다.

2) 멀리뛰기

멀리뛰기의 땅을 힘차게 차고 뛰어오르기는 도움닫기로 얻은 수평 속도의 감속을 최소한으로 억제하고, 약 20°의 땅을 힘차게 차고 뛰어오르기 각도를 얻는 것이 중요하다. 이때의 땅을 힘차게 차고 뛰어오르는 다리를 펴는 힘을 효율적으로 발휘시키기 위해 치켜 올리는 다리와 팔의 신속한 움직임이 필요하다. 땅을 힘차게 차고 뛰어오르는 다리에서는 폄-벌림-안쪽회전 패턴이고, 발꿈치 접지 때는 원심성 수축, 땅을 힘차게 차고 뛰어오를 때는 구심성 수축에 해당하고 치켜 올리는 다리에서는 무릎의 굽힘을 동반하는 굽힘-모음-가쪽회전 패턴에 해당한다. 또한 땅을 힘차게 차고 뛰어오르기에서부터 공중의 팔의 동작은 가위뛰기에서는 양쪽 대칭성 상반성 패턴, 젖혀뛰기에서는 양쪽 대칭성 패턴이며 모두 착지 때에는 폄-벌림-안쪽회전 패턴이 된다.

3) 장대높이뛰기

장대높이뛰기에서의 땅을 힘차게 차고 뛰어오르기 직전의 돌진동작은 장대의 상단을 쥔 손을 신속하게 머리 위에 자세를 갖추는 동작이며 정확한 땅을 힘차게 차고 뛰어오르기를 시행하기 위한 중요한 동작이다. 이때의 동작은 자쪽(척측)으로 쑥 내미는 패턴에 해당한다. 땅을 힘차게 차고 뛰어오르기 직후의 매달리기 동작 때에는 오른팔은 폄-모음-안쪽회전 패턴의 원심성 수축 · 정지성 수축에 의해서 팔이 고정된다. 또한 치켜 올리기와 다리의 감아 넣기 동작, 이른바 lock back에서는 몸통의 조합 패턴인 왼쪽으로의 쵸핑과 오른쪽으로의 양쪽성 다리의 굽힘에 해당한다. 이것은 다리 · 하부몸통의 굽힘이 강조되고 신속하고 역동적인 동작이 필요하다. lock back 후 신체는 굽힘 방향에서부터 폄 방향으로 동작이 전환하고 공중에서 거꾸로 선 상태가 된다. 이 단계에서 신체의 폄과 회전(turn)을 시행하지만, 도약 후반의 팔의 내치기 동작에서는 장대의 반발을 이용하면서 자쪽 내치기 패턴으로 신체를 더 위쪽으로 밀어낸다.

3 던지기 경기

던지기 경기는 더 멀리 던지기 위한 요소로서 투사속도(초속도)가 요점이 된다. 이때, 팔 · 몸통의 던지기 동작과 함께 서클이나 도움닫기 길 안에서 다리의 차는 힘을 반발력으로 하여 던지기물에 전달시키고 있기 때문에 효과적으로 지면을 포착하는 것이 중요하며 다리의 동작은 중요하다.

오른쪽 던지기의 경우, 창던지기의 크로스 스텝(cross step)이나 원반던지기, 포환의 회전던지기 방법 등의 왼쪽다리를 축으로 하여 회전할 때 왼쪽다리의 입각동작은 폄-벌림-안쪽회전의 원심성 수축과 구심성 수축이고, 오른쪽다리의 유각 동작은 굽힘-모음-가쪽회전 패턴의 구심성 수축에 해당되며 도움닫기나 회전의 속도를 획득하고 있다. 그 후 던지기 때에는 왼쪽다리가 축이 되고 효과적인 투사속도를 얻기 위해 폄-벌림-안쪽회전 패턴에서의 강한 원심성 근육수축을 필요로 한다. 그 직전에 오른쪽다리는 폄-벌림-안쪽회전 패턴의 구심성 근육수축으로 차내고 동시에 골반 · 몸통의 폄과 회전을 시행한다.

해머던지기의 경우, 던지기 시의 적절한 투사 각도를 얻기 위해 리프팅 패턴에 해당하는 양팔의 던지기 동작과 몸통의 폄 운동이 특징적이라 할 수 있다. 종목에 따라서 각각에 동작 특성이 있으며 경기자의 개인차에 의해서도 강조해야 할 요소나 목적에 차이가 나타나기 때문에 상황에 따라서 기법이나 운동량을 조절해가야 한다.

각종 운동패턴은 그 경기를 진행함에 있어서 중요한 움직임이며 PNF 트레이닝 중에 편입함으로써 더 높은 수행의 향상으로 연결된다. 특히 운동 중에 근육수축을 잘 시행할 수 없는 범위, 운동방향이나 운동의 변환을 원활하게 시행할 수 없는 경우 등에서는 목적으로 하는 근육수축이나 운동을 시행할 수 있게 될 때까지 반복해서 시행한다. 그리고 대상이 되는 경기자의 동작 특성이나 신체 특성을 파악하기 위해 동작분석이나 근력 등의 평가를 충분히 시행하여 PNF 기법의 목적을 명확하게 해두는 것이 중요하다.

다리만이 아니라 팔이나 몸통에 대해서도 마찬가지로 패턴이나 기법을 조합하여 안정성 · 운동성 · 협동성 등 전신적인 총체적 접근(total approach)을 시행한다. 이들의 기법은 트레이닝만이 아니라 경기 전후나 경기 사이의 컨디셔닝 방법으로서 시행함으로써 효율적인 운동의 촉진이나 피로회복, 부상의 예방에도 유용하다.

구미를 비롯한 여러 외국의 트레이닝은 외국인 특유의 성격과 유리한 지리적 조건을 활용한 크로스 커트리가 한창 시행되고 있다. 이에 반해서 일본의 트레이닝은 거리 · 페이스를 면밀히 설정하여 시행하기 때문에 페이스의 불확정 요소를 많이 포함하는 기복이 있는 지형은 피하는 경향에 있다. 그러나 PNF에서 자극하는 고유감각은 오히려 기복이 있는 지형의 대응으로 효과적으로 작용한다. PNF 트레이닝과 크로스컨트리를 조합함으로써 거듭 움직임에 대한 반응은 좋아진다는 것을 생각할 수 있다.

◆ 문 헌 ◆

1) (財) 日本体育協会 (編) : アスレティックトレーナー専門科目テキスト, 1999
2) (財) 日本陸上競技連盟 (編) : 陸上競技指導教本, 大修館書店, 東京, 1996
3) 金原　勇ほか : 現代スポーツコーチ全集, 陸上競技のコーチング (I), 大修館書店, 東京, 1988

4) Voss DE, Ionta MK, Myers BJ（福屋靖子ほか訳）：神経筋促通手技―パターンとテクニック―，第3版，協同医書出版社，東京，1989

5) Adler SS, Beckers D, Buck M（柳澤　健ほか訳）：PNFハンドブック，クインテッセンス出版，東京，1997

3. 수영

1 수영경기의 특징

경영으로 대표되는 수영경기는 "물"이라는 매체를 이용하기 때문에 부력 · 정수압 · 동수압 등 육상에서의 운동과 다른 환경에서 실시되는 것이 특징이다. 이들의 물이 가지는 물리적 특징이나 환경은 신체운동을 할 때에 좋은 영향을 주는 반면, 육상에서의 운동과는 다른 특유의 스포츠 장애가 발생하기도 한다.

수중에서의 신체운동이 육상에서의 운동과 가장 다른 점은 바닥면으로부터의 작용 · 반작용의 힘의 관계가 작용하지 않는다는 것이다. 즉 부력 속에서 운동하기 때문에 지지가 되는 면(육상에서의 운동이라면 바닥이나 그라운드 등)이 존재하지 않기 때문에 전단력(차단하는 힘, 지레의 작용의 "받침점"이 되는 부분의 힘)이 작용하지 않는 상태가 된다. 이 때문에 부력 속에서 운동의 기축이 되는 "몸통부분"의 작용과 몸통부분이 미치는 전신운동에의 관여가 요점이 된다[1,2].

2 수영경기의 특징과 스포츠장애의 발생상황

수영경기는 ① 경영, ② 다이빙, ③ 수중발레(synchronized swimming), ④ 수구의 4개 분야로 분류할 수 있다.

① 경영은 일정한 수영법(평영 · 접영 · 배영 · 크롤)에 차이는 있으나 몸통부분을 기축으로 하여 팔 및 다리를 연동하여 사용하고 물을 통해서 추진력을 얻음으로써 시간을 겨루는 경기이다.

② 다이빙(하이 다이빙 · 스프링보드 다이빙)은 경영과는 완전히 다르며 기계체조 경기적인 요소가 강하고 낙하운동 중에 연기를 시행하기 때문에 허리와 다리에 큰 부담이 걸린다. 또한 입수할 때에는 충격이 머리나 손을 통해서 목이나 팔에 미치기 때문에 다양한 장애가 발생하게 된다.

③ 수중발레는 수중에서 실시하는 발레 경기적인 요소가 강하지만 부력을 이용하여 같은 팀의 사람을 들어 올리거나 지지하거나, 위쪽 등에 내던지거나 함으로써 스포츠 장애가 다관절에 미쳐 발생한다.

④ 수구는 헤엄치는 요소에 의한 장애, 특히 "선 자세로 치는 헤엄의 발을 사용법"에 의한 무릎관절 장애에 더해서 구기(ball game) 특유의 어깨 · 팔꿉관절의 스포츠 장애가 발생한다.

이상을 요약한 조사결과를 보면 4개의 종별 모두 허리등부분과 어깨 및 팔이음뼈에 스포츠 장애가 발생하고 있다는 것을 알 수 있다(**표 3**)[3]. 그러나 앞에서 언급한 것처럼 다이빙 경기는 기계체조경기 계통과, 수중발레 경기는 댄스계통과, 그리고 수구는 팔을 사용하는 구기계통(핸드볼, 야구 등)과 연관성이 깊으므로 여기서는 다른 데에서 볼 수 없는 수중운동의 특징이 있는 경영의 4개 수영법[4]을 중심으로 소개한다.

표 3 수영경기 별로 본 통증 · 피로의 부위별 비율

	경영*1	다이빙*2	수구*3	수중발레*4
1	등허리부분(33.1%)	등허리부분(32.3%)	어깨 및 팔이음뼈(40.0%)	등허리부분(21.6%)
2	어깨 및 팔이음뼈(16.9)	어깨 및 팔이음뼈(20.5)	등허리부분(23.4)	어깨 및 팔이음뼈(19.2)
3	넓적다리부분(12.0)	목 부분(14.7)	넓적다리부분(10.5)	종아리부분(19.2)
4	종아리부분(9.8)	넓적다리부분(10.3)	목 부분(7.0)	손 · 손목관절(9.6)
5	목 부분(8.0)	위팔부분(7.4)	위팔부분(4.8)	넓적다리부분(9.6)
6	위팔부분(5.8)	손 · 손가락(5.9)	종아리부분(4.0)	목 부분(5.8)
7	볼기부분(4.3)	종아리부분(5.9)	아래팔부분(3.4)	위팔부분(3.9)
8	엉덩관절(2.2)	아래팔부분(1.5)	손 · 손목관절(2.9)	아래팔부분(3.9)
9	무릎관절(0.8)	볼기부분(1.5)	볼기부분(2.9)	엉덩관절(3.9)

*1 86 증상사례 650부위 (제8 · 제9회 세계선수권 + 제12회 아시아대회)
*2 13 증상사례 68부위 (제12회 아시아대회 + 제2회 동아시아대회)
*3 39 증상사례 582부위 (제9회 세계선수권 + 제12회 아시아대회)
*4 13 증상사례 52부위 (제8회 세계선수권 + 제12회 아시아대회)

(加藤, 2001)[3]

3 접근의 기본적 사고방법

수중운동의 특징으로서(헤엄친다는 것에 대해서) 아래의 점을 열거할 수 있다.

① 부력의 영향 하에서 "자유부유위치"에서의 운동이기 때문에 육상에서의 운동처럼 바닥에서부터의 반발력과 같은 작용 · 반작용의 힘이 작용하지 않는다. 이 때문에 수중에서는 눈속임 운동(trick motion)이 일어나기 어렵기 때문에 몸통부분을 중심으로 한 전신에 대한 움직임의 확산에 대해서 착안하여 중추부분에서부터 말초부분에 운동의 확산을 중요시한다. 이 때문에 접근의 자세의 선택에 대해서 유의할 필요가 있다. 이에 더해서 침대 위에서의 접근에 있어서는 침대와의 작용 · 반작용의 역학관계가 일어나므로 저항의 양과 방향에 관해서 충분히 유의할 필요가 있다.

② 몸통을 중심으로 한 패턴에서부터 팔 · 다리의 패턴으로, 그리고 한쪽성의 패턴에서부터 양쪽성 패턴으로 발전시킨다. 특히 양쪽성의 패턴의 이용에 있어서는 "크롤", "배영"의 경우는 양쪽성 상반성 패턴을, "평영", "접영"의 경우는 양쪽 비대칭 패턴을 이요하면 좋다. 어느 경우도 팔 · 다리와 몸통부분의 양호한 관계를 유지하는 것에 유의할 필요가 있다.

③ 특이성의 원칙을 고려하고 적정자세의 선택에 유의한다. 접근에 있어서는 개시는 바로 누운 자세부터 시작하지만, 최종적으로는 경영 때의 자세 즉, "크롤", "평영", "접영"의 경우는 최종적으로는 엎드려 누운 자세에서 접근하도록 하고 "배영"의 경우는 최종적으로는 바로 누운 자세에서 접근하는 단계까지 발전시킨다.

④ 더 효율적인 움직임을 터득하는 것을 목적으로 하여 PNF 접근을 사용한다.

4 접근의 흐름

1) 몸통

요점 : 우선 어깨뼈와 골반 각각의 촉진을 도모하고 그 후에 조합 패턴을 중심으로 시행하여 경영 동작으로 통하는 동작의 촉진을 도모한다.

제1단계

ⓐ **어깨뼈의 패턴** 경영선수의 경우에는 어깨뼈 및 어깨위팔관절의 가동성이 우수할 것이 요구되기 때문에 어깨뼈의 패턴을 이용하여 양호한 능동적 가동범위를 확보함과 동시에 어깨뼈의 촉진을 도모할 필요가 있다.

① 어깨뼈의 뒤쪽올림 패턴(Ⅲ. E. 3. ④ 뒤쪽올림의 항, p. 71 참조)

② 어깨뼈의 앞쪽올림 패턴(Ⅲ. E. 3. ① 앞쪽올림의 항, p. 67 참조)

ⓑ **골반의 패턴** 골반의 경우에는 어깨뼈의 경우처럼 가동성의 확보가 아니라, 몸통하부와 다리의 움직임이 연동하도록 그 이음매(joint)적인 역할을 수행해야 할 안정성의 촉진을 도모할 필요가 있다.

① 골반의 앞쪽내림 패턴(Ⅲ. F. 3. ④ 앞쪽내림의 항, p. 77참조)

② 골반의 뒤쪽내림 패턴(Ⅲ. F. 3. ② 뒤쪽내림의 항, p. 75참조)

제2단계 크롤의 경우의 조합 패턴

ⓐ **어깨뼈의 뒤쪽올림과 골반의 앞쪽내림의 조합 패턴(그림 17)**

① 환자의 체위 : 옆으로 누운 자세

② 치료사의 자세 위치 : 환자의 봉우리 뒤쪽 등부분

③ 맨손접촉 : 한쪽 손은 봉우리 뒤 위쪽, 다른 쪽 손은 무릎뼈 앞쪽

④ 저항의 방향 : 봉우리와 무릎이 평행선을 유지하면서 멀어지는 방향에 대해서 저항을 가한다.

⑤ 구두지시

"어깨를 미시오!"
"무릎을 미시오!" 등.

⑥ 반복횟수 : 정상적인 반응이 확인될 때까지(대략 5회 정도).

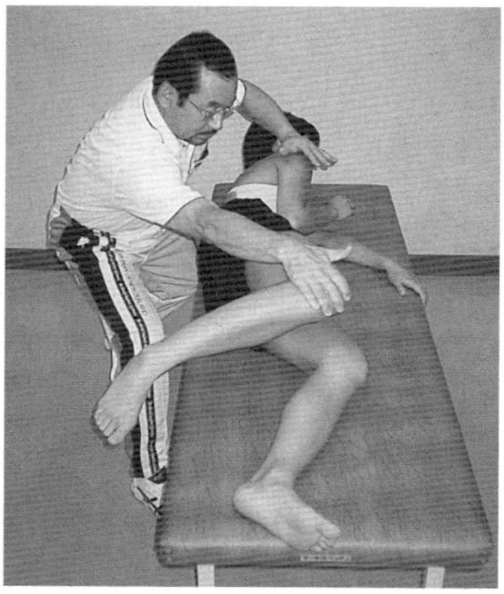

a. 시작 자세

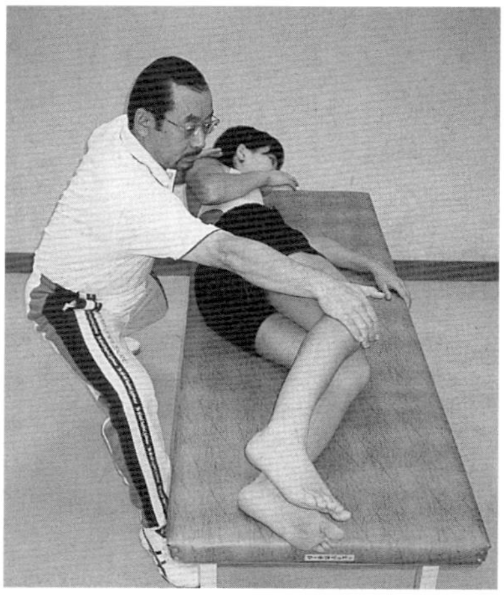

b. 종료 자세

그림 17 어깨뼈의 뒤쪽올림과 골반의 앞쪽내림의 조합 패턴

ⓑ **어깨뼈의 앞쪽올림과 골반의 뒤쪽내림의 조합 패턴(그림 18)**

① 환자의 체위 : 옆으로 누운 자세.

② 치료사의 자세 위치 : 환자의 다리이음뼈 뒤쪽 등부분.

③ 맨손접촉 : 한쪽 손은 봉우리 앞 위쪽, 다른 쪽 손은 궁둥결절.

④ 저항의 방향 : 봉우리와 궁둥결절이 평행선을 유지하면서 멀어지는 방향에 대해서 저항을 가한다.

⑤ 구두지시

"어깨를 미시오!"
"엉덩이를 미시오!"

⑥ 반복횟수 : 정상적인 반응이 확인될 때까지(대략 5회 정도)

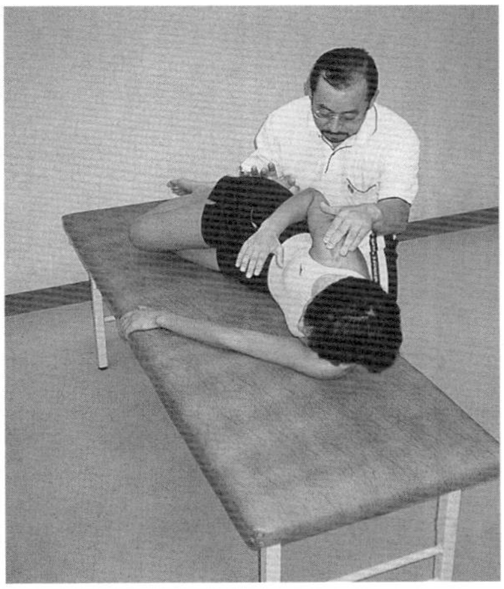

a. 시작 자세

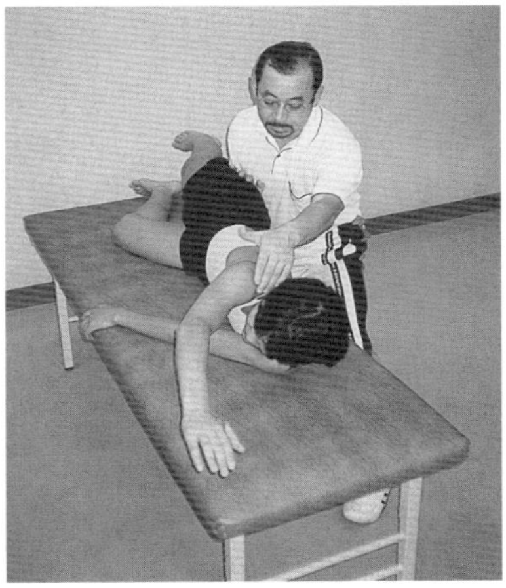

b. 종료 자세

그림 18 어깨뼈의 앞쪽올림과 골반의 뒤쪽내림의 조합 패턴

2) 어깨뼈 · 어깨 · 팔

요점 : 우선 각각의 한쪽성 패턴에 의한 어깨뼈에서부터 팔의 촉진을 도모하고 그 후 양쪽성 패턴으로 발전시켜간다.

제1단계

ⓐ **어깨뼈 패턴**

① 앞쪽올림 패턴과 뒤쪽내림 패턴(Ⅲ. E. 3. 1 앞쪽올림 2 뒤쪽내림의 항, p. 67, 68참조)

② 뒤쪽올림 패턴과 앞쪽내림 패턴(Ⅲ. E. 3. 3 앞쪽내림 4 뒤쪽올림의 항, p. 69, 71 참조)

제2단계

ⓐ **팔의 한쪽성 패턴**

① 굽힘-모음-가쪽회전 패턴과 폄-벌림-안쪽회전 패턴의 느린반전

② 굽힘-벌림-가쪽회전 패턴과 폄-모음-안쪽회전 패턴의 느린반전

제3단계 팔의 양쪽성 패턴 (양쪽 상반성 패턴) 크롤을 중심으로[1)]

ⓐ **바로 누운 자세에서의 양쪽 상반성 패턴(느린 반전)(그림 19)**

① 환자의 체위 : 침대 위 바로 누운 자세

② 치료사의 자세 위치 : 환자의 머리 위쪽에 선다.

③ 맨손접촉 : 한쪽 손은 손등부분, 다른 쪽 손은 손바닥 면

④ 저항의 방향 : 한쪽 팔은 폄-모음-안쪽회전 방향, 다른 쪽 팔은 굽힘-벌림-가쪽회전 방향으로 저항을 가한다.

⑤ 구두지시

"반대방향으로 미시오!"

⑥ 반복횟수 : 적절한 반응이 확인될 때까지(대략 5~10회 정도)

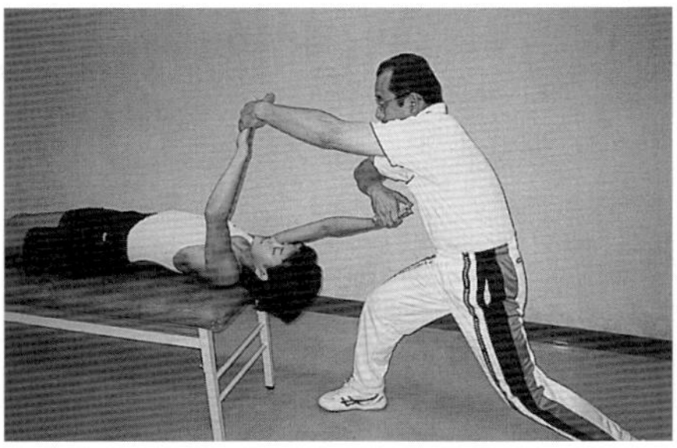

a.

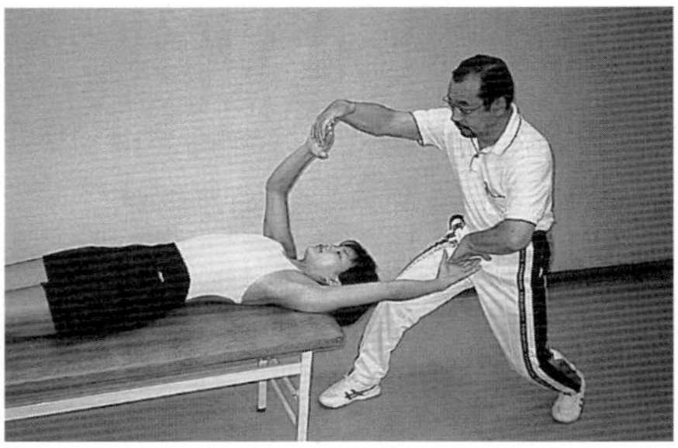

b.

그림 19 양쪽 상반성 패턴(바로 누운 자세)

ⓑ 엎드려 누운 자세에서의 양쪽 상반성 패턴(그림 20)

① 환자의 체위 : 침대 위 엎드려 누운 자세

② 치료사의 자세 위치 : 환자의 머리 위쪽에 웅크리고 앉다.

③ 한쪽 손은 손등부분, 다른 쪽 손은 손바닥 면

④ 저항의 방향 : 한쪽 팔은 폄-모음-안쪽회전 방향으로, 다른 쪽 팔은 굽힘-벌림-가쪽회전 방향으로 저항을 가한다.

⑤ 구두지시

"미시오!"

"당기시오!"

⑥ 반복횟수 : 적절한 반응이 확인될 때까지(대략 5~10회 정도)

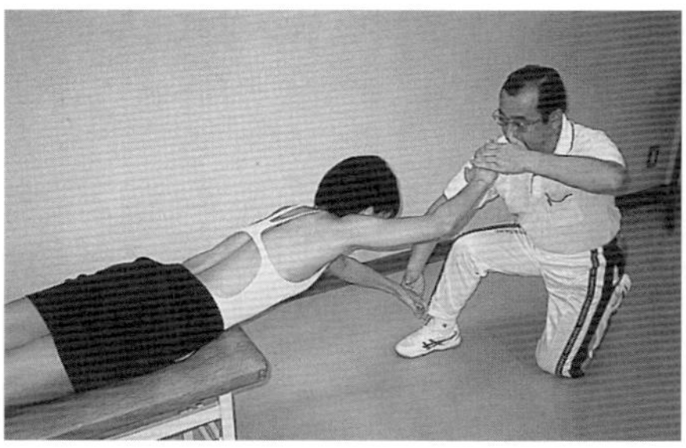

a.

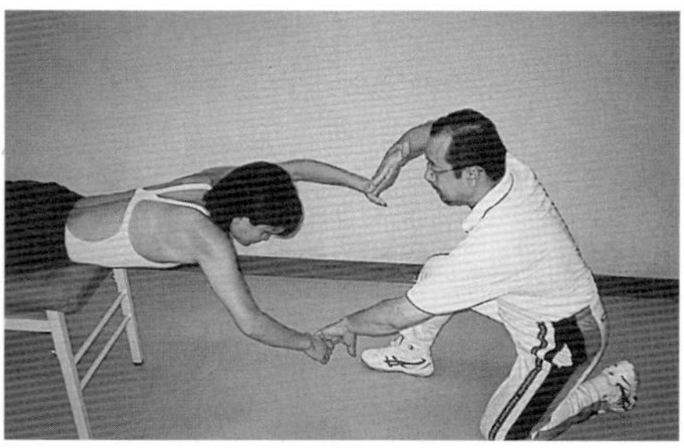

b.

그림 20 양쪽 상반성 패턴(엎드려 누운 자세)

3) 골반 · 엉덩관절 · 다리

요점 : 우선 하부몸통 패턴에서부터 도입을 개시하고, 그 후 다리 한쪽성 패턴을 시행하며 최종적으로 양쪽성 패턴으로 발전시켜간다.

제1단계

ⓔ **하부몸통 패턴(III. I. 하부몸통 패턴, p 88 참조)**

① 굽힘 패턴

② 폄 패턴

제2단계

ⓐ **골반 패턴**

① 앞쪽올림 패턴과 뒤쪽내림 패턴(III. F. 3. 1 앞쪽올림, 2 뒤쪽내림의 항, p. 73~75 참조)

② 뒤쪽올림 패턴과 앞쪽내림 패턴(III. F. 3. 3 뒤쪽올림, 4 앞쪽내림의 항, p. 76, 77 참조)

제3단계

ⓐ **다리 한쪽성 패턴**

① 굽힘-모음-가쪽회전 패턴과 폄-벌림-안쪽회전 패턴의 느린 반전

② 굽힘-벌림-안쪽회전 패턴과 폄-모음-가쪽회전 패턴의 느린 반전

제4단계

ⓐ **다리 양쪽성 패턴(양쪽 상반성 패턴의 느린 반전) : 물장구를 중심으로**

i) **양발부분에서부터 다리에 대한 접근(그림 21)**

① 환자의 체위 : 침대 위 바로 누운 자세(양발부분은 침대에서부터 내민다).

② 치료사의 자세 위치 : 환자의 발 부분

③ 맨손접촉 : 한쪽 손은 발등 부분, 다른 쪽 손은 발바닥 부분

④ 저항의 방향 (이 경우, 발목관절을 중심으로) : 한쪽 다리는 폄-모음-가쪽회전 방향으로, 다른 쪽 다리는 굽힘-벌림-안쪽회전 방향으로 저항을 가한다.

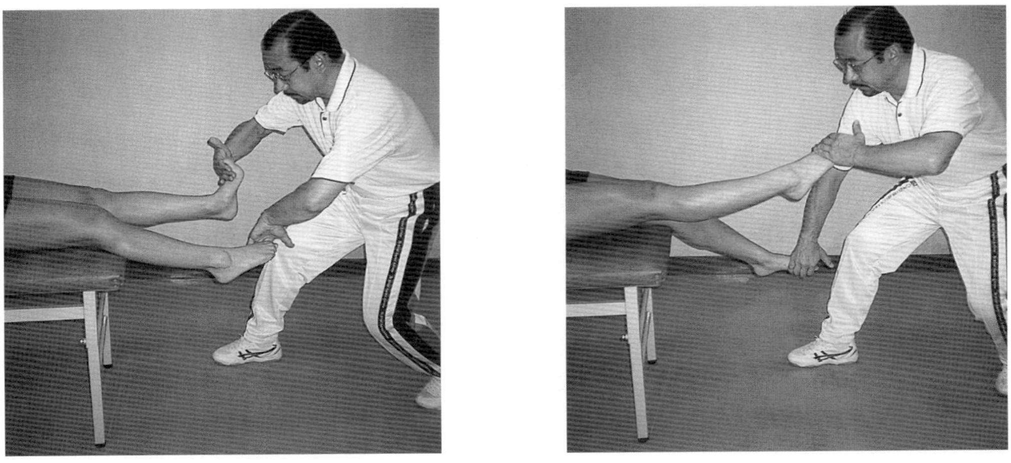

a. b.

그림 21 양발부분에서부터 다리에 대한 접근

⑤ 구두지시

🔈 "미시오!"

"올리시오!"

⑥ 반복횟수 : 적절한 반응이 확인될 때까지 대략 5~10회 정도

ii) **양발부분에서부터 다리에 대한 접근(그림 22)**

① 환자의 체위 : 침대 끝에 걸터앉은 자세

② 치료사의 자세 위치 : 환자의 종아리 앞쪽

③ 맨손접촉 : 한쪽 손은 발등부분, 다른 쪽 손은 발바닥 부분.

④ 저항의 방향 : 한쪽 다리는 폄-모음-가쪽회전 방향으로, 다른 쪽 다리는 굽힘-벌림-안쪽회전 방향으로 저항을 가한다.

⑤ 구두지시

🔈 "무릎을 펴시오!"

"무릎을 굽히시오!"

⑥ 반복횟수 : 적절한 반응이 확인될 때까지 대략 5~10회 정도

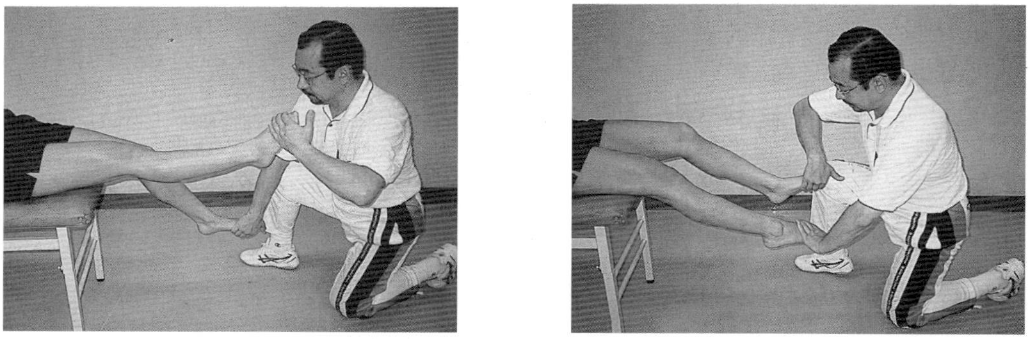

a. b.

그림 22 양발부분에서부터 넓적다리에 대한 접근

iii) **양발부분에서부터 몸통하부에 대한 접근(그림 23)**

① 환자의 체위 : 다리를 침대 끝에서부터 내민 침대 위 바로 누운 자세

② 치료사의 자세 위치 : 환자의 발 부분

③ 맨손접촉 : 한쪽 손은 발등부분, 다른 쪽 손은 발바닥부분

④ 저항의 방향 : 한쪽 다리는 폄-모음-가쪽회전 방향으로, 다른 쪽 다리는 굽힘-벌림-안쪽회전 방향으로 저항을 가한다.

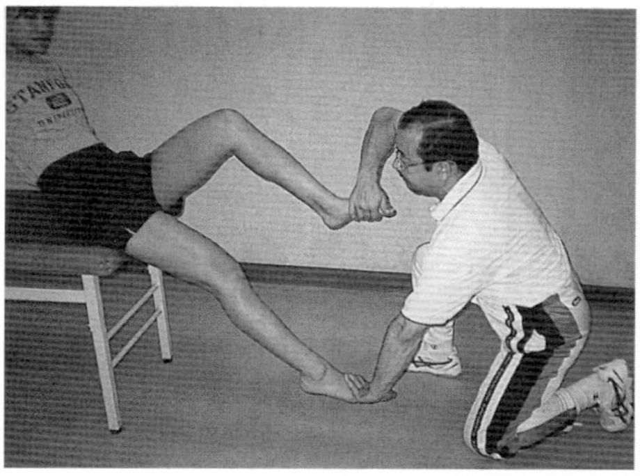

a.

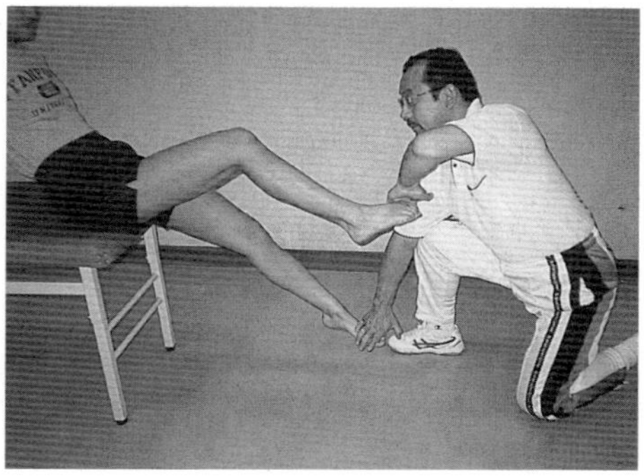

b.

그림 23 양발부분에서부터 몸통하부에 대한 접근

⑤ 구두지시

"발을 펴시오!"
"발을 굽히시오!"
"발을 차시오!"
"발을 굽히시오!"

⑥ 반복횟수 : 적절한 반응이 확인될 때까지 대략 5~10회 정도

◆ 문헌 ◆

1) 覚張秀樹：水泳．スポーツ PNF マニュアル，南江堂，東京，p 176-177，1992
2) 覚張秀樹：水中プールコンディショニング．新版 スポーツ外傷・障害の理学診断理学療法ガイド，文光堂，東京，p 420-428，2003
3) 加藤知生：水泳選手に対するスポーツ理学療法．理学療法 18：1130-1134，2001
4) 清水　顕ほか：競泳日本代表選手のメディカルチェック．整スポ医 24：173，2004
5) 覚張秀樹：水中における PNF．スポーツ PNF ハンドブック，南江堂，東京，p 119-147，2008
6) 覚張秀樹：水中運動の実践—運動療法として水中運動を確立するために—．臨床スポーツ医学 27：845-856，2010

찾아보기

ㄱ

가동성의 증대 208
가로막(횡격막) 118
가벼운 스트레칭 103
가벼운 재 압박(재 신장) 118
가속기(acceleration) 226
가자미근 7, 219
가쪽넓은근 222
갈고리(hook) 114
감각운동영역 11
강화(reinforcement) 17
개방성운동연쇄(OKC) 210
개폐운동 114, 206
겉질자극 15
겔혼(Gellhorn) 162
견인 152
고유감각 155, 161, 177
고유수용감각 212
고유수용감각계의 자극 15
고유수용기 10
고유수용성신경근육촉진법 1
골반 73, 104, 131, 161, 181, 212
골반의 앞경사와 뒤경사 운동 128
골반패턴 73
공동운동 104, 106, , 132
관성모멘트 157
관절가동범위 139, 145, 152, 209, 211
관절구축 187
관절압축 14, 30, 121, 125, 162
관절운동 1, 13, 188
관절치환술 25
관찰항목 144
교각(bridging) 자세 98
교차보행 133, 173, 176,
구두지시 31
구심성 수축 100, 103, 136
구심성 141, 155, 180, 211
굽힘근군 89
굽힘-모음-가쪽회전 패턴 11
궁둥구멍근(이상근) 229
궁둥뼈(좌골) 191
궁둥뼈결절(좌골결절) 75, 121, 131
균형반응 125
근력 152
근력강화 238
근막염 229
근유강직 186
근육강화 208
근육방추 1, 11, 155
근육수축 148
근육수축의 변화 195
근육신장 11, 20, 126
근전도 반응시간(premotor time) 14
기관(organ) 202
기관(trachea) 202
기능장애(impairment) 141, 186
기본 테크닉 96
기본적 ADL 96
기술(skill) 225
기시부 66
긴갈래힘줄 229
긴목폄근군 64
긴장(tension) 152
길항근 137, 180

ㄴ

날숨(호기) 117, 200
내반 60
넓은 가동범위 56
넓은등근 195
넙다리네갈래근 7, 177, 214, 220
네발기기 자세에서의 PNF 189
노쪽손목폄근 196
노쪽편위 42
뇌신경외과 153
뇌졸중 89, 98,161, 171
뇌혈관장애 9, 14, 153
눈둘레근(안륜근) 113
느린 반전(slow reversal) 122,166, 198, 212
느린 반전유지(slow reversal hold) 212
능동보조운동 18, 89, 135, 162
능력장애(disability) 141

ㄷ

다리(엉덩관절) 3
다리의 맨손접촉 95
다이빙 244
단계(phase) 226

단단입천장(경구개) 206
단축영역 70
대뇌겉질 10
도수근력검사(MMT) 136
돌기사이관절(추간관절) 229
두드림(tapping) 238
둥근등(round back) 66
뒤넙다리근(hamstrings) 89, 138, 177, 236
들숨(흡기) 117, 200
들숨운동 118
등쪽굽힘 42
등허리뼈(흉요추) 171
떨림(tremor) 186

ㄹ

류마티스 13
리프팅 패턴 145
리프팅(들어올리기) 패턴 86

ㅁ

마름모근 195
말초신경질환 1
매트운동 200
맨손접촉 132
모음근 177
목 147
목뿔뼈(설골) 203
목젖(구개수) 206
몸통굽힘근 65
몸통근육 182, 201, 122
몸통의 균형 121
무동 186
무릎관절 굽힘 145
무릎관절 66
무릎힘줄반사 11
물렁입천장(연구개) 202, 203, 205
민첩성 235

ㅂ

바깥근육(outer muscle) 229
바로잡기반응(righting reaction) 177, 180, 186
반대운동 기법 218
반복수축 162, 183, 205, 209
반복신장(반복수축) 136
반사 3
반전패턴(reverse pattern) 196
반지연골 207
발목관절 177
발바닥굽힘 60
발산(irradiation) 17
발살바(Valsalva) 211
발판(footrest) 142
방광직장장애 195
방패연골 207
백스윙(back swing) 226
벡터(vector) 11
변형성고관절증 209
변형성관절증 25
변형성무릎관절증 216, 222
보상운동 68
보행 161
보행장애 186
복장뼈 203
복제기법 136, 146, 151
복합운동 225
볼근(협근) 115
봉우리(견봉) 45
봉우리돌기(견봉돌기) 66
봉우리밑충돌증후군 229
부전마비 18, 113
불완전 탈구 226
비마비 90, 99, 106, 143, 146, 171
비중추신경질환 15
빗장뼈 203
빠른 신장(quick stretch) 78, 136, 148, 205, 238
뻗어닿기 동작 149

ㅅ

사회적 불이익(handicap) 141
삼킴 장애 187, 202
삼킴 193
삼킴반사 206
상반억제 215
상부몸통 84, 122, 145, 147, 193
생체 기전(biomechanism) 226
설압자(tongue depressor) 116, 205
세계보건기구(WHO) 141
소화기계 153
손목관절 42
수동운동 18, 135, 162
수중발레(synchronized swimming) 244
수축-이완(contract relax) 139
스쿠팅(scooting) 121, 122, 142, 143, 145
스트레스 114, 225, 171
스포츠손상 1
신경내과 153
신경발달학적 접근 177
신경섬유(neuron) 2
신경지배(reciprocal innervation) 153
신장 3, 122, 205

신장기법 139
신장반사 11, 24
신장자극 24
신체기능정보 141
심부감각 145, 153
심장 153

ㅇ

아이스마사지 113
아킬레스힘줄 211
안정성(stability) 177
안쪽근육(inner muscle) 229
안쪽넓은근 222
압축 152
앞쪽굽힘 105
앞쪽보행 130
양 골반 176
양 어깨뼈 176
양 팔의 패턴 145
어깨관절 30, 42
어깨관절의 가동범위 150
어깨밑근 226
어깨세모근 196
어깨위신경장애 229
얼굴신경마비 113
엉덩관절 굽힘 145
엉덩관절 폄 59
엉덩관절 3, 11, 17, 53, 56, 73, 98
엉덩뼈능선(장골릉선) 74
엉덩허리근 177
엉치엉덩관절 73
연장영역 56
오용증후군 153
옮겨타기(transfer) 142
와인드업 기(windup) 226
왕복운동 137
외력(저항) 171
외반 222
요로감염 186
운동발달 179
운동성(mobility) 177
운동성 · 안정성 66
운동신경세포 153
운동실조증 177, 185
운동장애 177, 187
운동저항 2
운동조절을 195
운동종료자세(네발기기 자세) 102
운동처방 153,
운동패턴 73
원심성 수축 135, 96
원심성 135, 141, 179, 180
위뒤엉덩뼈 126, 129
위입술주름띠(상순소대) 115
위치결정(positioning) 155
위치의 감각 155
위팔두갈래근 196, 199, 226, 229
위팔세갈래근 6
유각기(swing phase) 146, 148, 167, 174, 237
유연성 231
유지(hold) 238
유지-이완(hold relax) 138, 200
율동적 개시(rhythmic initiation) 122
율동적 돌림(rhythmic rotation) 135
율동적 안정화(rhythmic stabilization) 96, 138
이단성 골연골염 (Osteochon-dritis dissecans) 229
이완기법 138
이해력 152
인대부착부염 229
인두 206
일상생활활동 122, 160, 209
입각기(stance phase) 148, 150, 214
입둘레근(구륜근) 113
입술의 개폐 205

ㅈ

자세반사(긴장성미로반사) 163
자세반사의 반응 158
자세반사의 촉진 158
작용근 137, 180
작은마름모근 231
잠재적인 기능(보상기능) 160
장딴지근(비복근) 219
장애되지 않고 남은 기능(잔존기능) 160
장애된 기능(손상기능) 160
재 스트레칭 117
저작 193
저작기능 193, 202
저항 121, 210, 214
저항보행 185
저항운동 135, 146
전위증 229
정강이 염증(shinsplints) 237
정교성(skill) 177
정상운동발달 96
정중위치 121
정지성 수축 20, 103, 122, 136, 138, 141
정지성 155
정형외과 153
젖혀지지(과신전) 89
조작편마비 142
조작항목 144

조절된 운동성(controlled mobility) 177
조합패턴의 응용 163
종료자세로 163
종아리세갈래근 219
중간볼기근 177, 211, 214
중력중심 45, 56
중력중심의 이동 148
중추신경성 질환 161
중추신경질환 1, 15
지구력 152
지적 능력의 저하 186
직접법과 간접법 162
집합운동 패턴 3
집합적 굽힘 운동 144
짧은목폄근군 64

ㅊ

척수반사 138
척수손상 195
척수운동신경세포 10
척주 73
척추분리증 229
척추원반 장애 229
척추원반탈출증 229
초기 코킹 기(early cocking) 226
초핑 패턴 145
초핑(chopping) 142
촉진(palpation) 121, 196
총체적 접근(total approach) 243
최대저항 3

ㅋ

카이저(Kaiser) 재단병원 153
컨디셔닝(conditioning) 225
큰가슴근 226
큰가슴근 195
큰마름모근 231

ㅌ

타격(batting) 229
턱관절 114
턱의 개폐 204
투구동작 226
투구장애 228
트레이닝(training) 225
특수 테크닉 96

ㅍ

파킨슨병 177
파킨슨병(Parkinson disease) 186
팔(어깨관절) 3
팔꿉관절 굽힘 4
팔다리마비(사지마비) 195
팔의 맨손접촉 93
팔이음뼈 105, 108, 122, 161, 171, 181
패턴운동 24, 26, 200
페르테스병(Perthes disease) 25
편마비 89, 114, 143, 146
편마비환자 9
평가절차 144
평형반응 177, 186
폐렴 186
폐쇄성운동연쇄 210
폼(form) 225
프렌켈(Frenkel) 체조 177
피드백 116

ㅎ

하부몸통 굽힘 패턴 88
하부몸통 89, 143, 145, 147, 180, 240
항중력반응 158
혀근육(설근) 116
혈관장애 9
혈액순환 214
협동근(synergist) 113
호출(내쉬기) 117
호흡기계 153
호흡운동 117, 120, 200
호흡장애 187
회복기의 응용 예 164
회복된 기능(회복기능) 160
회전근개(rotator cuff) 225
후기 코킹 기(late cocking) 228
후두덮개 206
흉곽운동 201
흡인성폐렴 202
힘살(근복) 113
힘의 감각 155
힘줄방추 155

영문

PNF 기법 117
PNF 패턴 137

부록 DVD를 사용할 때의 주의사항

1. 본 DVD는 Power DVD-Video 형식입니다. Power DVD-Video 전용 플레이어로 보기 바랍니다.
2. DVD-Video 전용 플레이어 이외의 환경에서 사용된 경우의 동작 보장은 하지 않습니다. 당사의 조사에서는 DVD-ROM 드라이브를 탑재하여 DVD-Video형식에 대응한 재생 소프트가 설치되어 있는 대부분의 개인용 컴퓨터에서는 거의 정상으로 동작하였으나, 개인용 컴퓨터에서의 동작을 보장하는 것은 아닙니다.
3. 본 DVD를 무단으로 복제, 상영, 공중송신 등을 시행하는 것은 저작권법상 예외를 제외하고 금지되어 있습니다.
4. 본 DVD의 사용 또는 사용불능에 의해서 일어난 손해에 대해서 보상은 하지 않습니다.
5. 수록된 동영상의 내용은 권두 xi, xii 페이지에 게재한 "동영상 타이틀 일람표"를 참조하기 바랍니다.
6. DVD의 조작에 대해서는 사용하는 DVD-Video 전용 플레이어의 취급설명서 등을 참조하기 바랍니다.